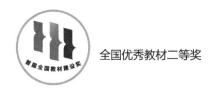

全国优秀教材二等奖

国家卫生健康委员会"十三五"规划教材

全国高等学历继续教育（专科起点升本科）规划教材

供护理学类专业用

妇产科护理学

第3版

U0208095

主　编　张秀平

副主编　王爱华　陈　洁　周小兰

人民卫生出版社

图书在版编目（CIP）数据

妇产科护理学 / 张秀平主编. —3 版. —北京：人民卫生出版社，2018

全国高等学历继续教育"十三五"（护理专升本）规划教材

ISBN 978-7-117-26169-2

Ⅰ. ①妇…　Ⅱ. ①张…　Ⅲ. ①妇产科学－护理学－成人高等教育－升学参考资料　Ⅳ. ①R473.71

中国版本图书馆 CIP 数据核字（2018）第 050001 号

| 人卫智网 | www.ipmph.com | 医学教育、学术、考试、健康，购书智慧智能综合服务平台 |
| 人卫官网 | www.pmph.com | 人卫官方资讯发布平台 |

妇产科护理学
第 3 版

主　　编：张秀平
出版发行：人民卫生出版社（中继线 010-59780011）
地　　址：北京市朝阳区潘家园南里 19 号
邮　　编：100021
E - mail：pmph @ pmph.com
购书热线：010-59787592　010-59787584　010-65264830
印　　刷：中煤（北京）印务有限公司
经　　销：新华书店
开　　本：850×1168　1/16　印张：29
字　　数：724 千字
版　　次：2003 年 8 月第 1 版　2018 年 4 月第 3 版
　　　　　2023 年 12 月第 3 版第 3 次印刷（总第 16 次印刷）
标准书号：ISBN 978-7-117-26169-2/R·26170
定　　价：68.00 元
打击盗版举报电话：010-59787491　E-mail：WQ @ pmph.com
（凡属印装质量问题请与本社市场营销中心联系退换）

纸质版编者名单

数字负责人 张秀平

编　　者（以姓氏笔画为序）

王艳红 / 兰州大学护理学院　　　　陈丽萍 / 泰山医学院护理学院

王爱华 / 潍坊医学院护理学院　　　　周小兰 / 西安医学院护理学院

李　霞 / 中国医科大学附属第一医院　周广华 / 济宁市第一人民医院

李晋琼 / 长治医学院附属和济医院　　夏焕君 / 济宁医学院护理学院

张　平 / 大连医科大学附属第一医院　高玲玲 / 中山大学护理学院

张秀平 / 济宁医学院继续教育学院　　郭洪花 / 海南医学院国际护理学院

陈　洁 / 哈尔滨医科大学附属第一医院

编写秘书 夏焕君 / 济宁医学院护理学院

数字秘书 夏焕君 / 济宁医学院护理学院

在线课程编者名单

在线课程负责人 张秀平

编　　者（以姓氏笔画为序）

刘　冰 / 济宁医学院护理学院　　　　孟灿灿 / 济宁医学院附属医院

李　宪 / 济宁市第一人民医院　　　　夏焕君 / 济宁医学院护理学院

张秀平 / 济宁医学院继续教育学院　　高　凡 / 济宁医学院附属医院

周广华 / 济宁市第一人民医院

在线课程秘书

周广华 / 济宁市第一人民医院

第四轮修订说明

随着我国医疗卫生体制改革和医学教育改革的深入推进,我国高等学历继续教育迎来了前所未有的发展和机遇。为了全面贯彻党的十九大报告中提到的"健康中国战略""人才强国战略"和中共中央、国务院发布的《"健康中国 2030"规划纲要》,深入实施《国家中长期教育改革和发展规划纲要(2010—2020 年)》《中共中央国务院关于深化医药卫生体制改革的意见》,落实教育部等六部门联合印发《关于医教协同深化临床医学人才培养改革的意见》等相关文件精神,推进高等学历继续教育的专业课程体系及教材体系的改革和创新,探索医药学高等学历继续教育教材建设新模式,经全国高等学历继续教育规划教材评审委员会、人民卫生出版社共同决定,于 2017 年 3 月正式启动本套教材护理学专业(专科起点升本科)第四轮修订工作,确定修订原则和要求。

为了深入解读《国家教育事业发展"十三五"规划》中"大力发展继续教育"的精神,创新教学课程、教材编写方法,并贯彻教育部印发《高等学历继续教育专业设置管理办法》文件,经评审委员会讨论决定,将"成人学历教育"的名称更替为"高等学历继续教育",并且就相关联盟的更新和定位、多渠道教学模式、融合教材的具体制作和实施等重要问题进行了探讨并达成共识。

本次修订和编写的特点如下:

1. 坚持国家级规划教材顶层设计、全程规划、全程质控和"三基、五性、三特定"的编写原则。

2. 教材体现了高等学历继续教育的专业培养目标和专业特点。坚持了医药学高等学历继续教育的非零起点性、学历需求性、职业需求性、模式多样性的特点,教材的编写贴近了高等学历继续教育的教学实际,适应了高等学历继续教育的社会需要,满足了高等学历继续教育的岗位胜任力需求,达到了教师好教、学生好学、实践好用的"三好"教材目标。

3. 本轮教材从内容和形式上进行了创新。内容上增加案例及解析,突出临床思维及技能的培养。形式上采用纸数一体的融合编写模式,在传统纸质版教材的基础上配数字化内容,以一书一码的形式展现,包括在线课程、PPT、同步练习、图片等。

4. 整体优化,本轮修订增加 3 个品种,包含我国新兴学科以及护理临床操作技能,以满足新形势下的教学培养目标与需求。

本次修订全国高等学历继续教育"十三五"规划教材护理学专业专科起点升本科教材 19种,于 2018 年出版。

第四轮教材目录

序号	教材品种	主编	副主编
1	护理研究（第3版）	陈代娣	肖惠敏 邹海欧
2	护理管理学（第3版）	张振香	刘彦慧 陈翠萍
3	护理心理学（第3版）	史宝欣	唐峥华 孙慧敏
4	护理教育学（第3版）	李小寒 罗艳华	周芸 马小琴
5	健康评估（第3版）	张彩虹	赵莉 李雪萍 李雪莉 余丽君
6	内科护理学（第3版）	胡荣 史铁英	李健芝 游兆媛 朱小平
7	外科护理学（第3版）	张美芬 孙田杰	王爱敏 尹兵 牟绍玉
8	妇产科护理学（第3版）	张秀平	王爱华 陈洁 周小兰
9	儿科护理学（第3版）	范玲 沙丽艳	杨秀玲 李智英
10	急危重症护理学（第3版）	成守珍	桑文凤 甘秀妮 郝春艳
11	老年护理学（第3版）	王艳梅	尹安春 童莉 石蕾
12	精神科护理学（第3版）	吕春明	刘麦仙 王秀清 魏钦令
13	临床营养学（第3版）	让蔚清 于康	施万英 焦凌梅
14	护理伦理学（第3版）	崔香淑 翟晓梅	张旋 范宇莹
15	护理人际沟通	刘均娥 孟庆慧	付菊芳 王涛
16	助产学	蔡文智	丁艳萍
17*	基础护理学（第2版）	杨立群 高国贞	崔慧霞 龙霖
18*	社区护理学（第3版）	涂英 沈翠珍	张小燕 刘国莲
19*	临床护理技能实训	李丹	李保刚 朱雪梅 谢培豪

注:1. * 为护理学专业专科、专科起点升本科共用教材

2. 本套书部分配有在线课程,激活教材增值服务,通过内附的人卫慕课平台课程链接或二维码免费观看学习

前　言

　　《妇产科护理学》是在第四轮全国高等学历继续教育规划教材修订工作原则和基本要求的基础上编写修订的。本次教材的修订紧扣高等学历继续教育人才培养目标,继续体现"三基(基本理论、基本知识、基本技能)""五性(思想性、科学性、启发性、先进性、适用性)""三特定(特定的对象、特定的要求、特定的限制)"的原则,着力传承上版教材的特色与风格,以增加网络增值服务和数字教材为创新点,并致力于理论联系实践及临床护理思维能力的培养。根据高等学历继续教育的非零起点性、学历需求性、职业需求性、模式多样性的特点,力求做到编排合理、内容精选、详略有度、便于教学与学习。

　　本教材的修订着重体现以下特点。首先,改变了上版教材内容排列顺序。总体内容按照产科护理学、妇科护理学、计划生育及妇女保健的顺序编排。产科护理学部分按照先生理产科后病理产科,生理产科与病理产科又按照产前、产时、产后的顺序排列;妇科护理学部分按照妇科生殖系统炎症、肿瘤、生殖内分泌的顺序编写,炎症、肿瘤部分又按照先外生殖器后内生殖器的顺序排列;计划生育部分按照先避孕后流产的顺序编写,这种编排模式更好地体现出临床妇产科医疗与护理工作的密切衔接。二是在保留上版教材中学习目标、案例、相关链接及复习参考题几个模块的基础上,增加了理论与实践模块。三是学习小结采用思维导图的形式编写,将各章节的学习要点进行总结提炼,便于学生理解记忆。四是将妇产科专科护理技术部分融入各相关章节,便于学生在学习理论的同时注重技能实训。五是在"互联网+教育"的背景下,增加了网络增值服务和数字教材,这也是本教材最为突出的亮点。网络增值服务包括教学课件和同步练习题。教学课件介绍教材各章节重点学习内容,习题覆盖全书各章节,学生可以自主测试学习效果。在线课程中授课视频全部由教学经验丰富、深受学生欢迎的教师进行授课录制,内容为精心提炼的各章节的知识点、重点和难点,充分利用现代信息技术帮助学生更加深入地理解核心内容。此外,为了启发读者阅读和提高临床分析思维能力,特将案例解析放置于融合部分,扫描二维码即可查看。因此,本教材内容立体化、生动化,可以满足学生自主学习需要。

　　本教材编写人员均为各高等医学院校具有扎实专业知识和丰富教学经验的专职教师以及从事妇产科护理及助产工作的兼职教师。在编写过程中注重教材内容科学、体例新颖、逻辑清晰、文字精练、图文并茂,是一部实用性较强、适用范围较广的规划教材。本教材可供高等学历继续教育护理学类专业专升本学生和助产专业、妇幼保健专业学生使用,也可供从事临床妇产科工作的医护人员使用。

　　本教材的编写得到各位编者及其所在单位的大力支持与帮助,尤其是大连大学护理学院和兰州大学护理学院的大力支持,谨在此深表谢意!同时也对为本教材付出艰辛努力的人民卫生出版社表示由衷的敬意!

　　由于编写时间有限,教材中的内容及编排难免有不妥之处,殷切希望使用本教材的师生、临床专家和广大读者给予指正,以便再次修订时改进。

张秀平

2018 年 3 月

目 录

第一章 绪 论

1

学习目标

掌握 妇产科护理学研究范畴；以家庭为中心的产科服务模式的内涵；导乐分娩；妇产科护理学的特点。

熟悉 家庭化产房；母婴一体化护理；妇产科护理学学习目的与方法。

了解 妇产科护理学发展趋势；妇产科护士素质要求。

妇产科护理学是研究女性一生不同时期生殖系统生理和病理变化，处理女性现存和潜在健康问题，为女性健康提供服务的科学。服务对象是生命各阶段不同健康状况的女性，这是妇产科护理学不同于其他学科的最基本特征。

【妇产科护理学的研究范畴及主要任务】

妇产科护理学的研究范畴包括产科护理学、妇科护理学、计划生育、妇女保健。产科护理学是研究女性在妊娠期、分娩期和产褥期全过程中孕产妇、胎儿及新生儿现存或潜在健康问题的反应，并为其提供健康服务的一门科学。产科护理学包括生理产科和病理产科，各部分又分为产前、产时与产后护理。产科护理学的主要任务是为孕产妇、胎儿及新生儿提供护理与保健，目的是降低孕产妇、围产儿的发病率、死亡率和致残率，提高人口素质。妇科护理学是一门研究非孕女性生殖系统生理及病理状态下现存的或潜在的健康问题，并运用护理知识与技术为服务对象提供健康服务的科学。其主要任务是为女性生殖系统炎症、肿瘤、内分泌异常等女性疾病病人提供护理及健康教育。计划生育是我国的一项基本国策，主要研究女性生育的调控、生育时期的选择、妊娠的预防以及非意愿妊娠的处理等。妇女保健是为健康女性提供自我保健知识，预防疾病并维持健康状态。其主要任务是以预防为主，促进妇女各期及生殖健康的保健服务。

【妇产科护理学发展趋势】

妇产科护理学是在妇产科医学和护理学发展的基础上形成和发展起来的。妇产科护理最早起源于产科护理。自有人类以来，就有专人参与照顾妇女的生育过程，这就是早期的产科及产科护理雏形。随着妇产科医学研究的迅猛发展，妇产科护理的职能也逐渐扩大，护理工作内容更加丰富。目前，护理人员研究心理和身体不同层次的理论和知识，不断发展更有效的新护理技术，从而推动了妇产科护理的发展。护士的执业场所逐渐由医院扩大到家庭和社会，工作内容也从被动地、简单地执行医嘱，扩大到提供整体化护理，护士所担负的角色也越来越多，她们不但是临床第一线的服务者、教育者和咨询者，而且还是管理者和研究者。

（一）以家庭为中心的产科护理

"以家庭为中心的产科护理"是针对个案、家庭、新生儿在生理、心理、社会等方面的需要及调适，向他们提供具有安全性和高质量的健康照顾，尤其强调提供促进家庭成员间的凝聚力和维护身体安全的母婴照顾。其主要措施包括：①鼓励家庭成员积极参与孕妇的生育及分娩的全过程；②设立类似家庭环境的待产、分娩单位；③提倡自由体位分娩；④强调产时父母与新生儿的早期接触和产后"母婴同室"的护理方式；⑤做好出院前指导，实现医院、社区服务到家庭的良好对接，实行连续性护理照顾。

（二）妇科疾病谱的变化及重点转移

近年来环境污染、竞争压力、工作节奏加快、生活方式改变等诸多因素，导致我国女性的妇科疾病谱发生很大改变。卵巢癌、宫颈癌、子宫内膜异位症、慢性盆腔炎、卵巢早衰等妇科疾病发病率明显上升，并呈年轻化趋势，成为威胁我国女性身体健康的"杀手"；月经不调、卵巢早衰、绝经综合征等生殖内分泌失调疾病也越来越多见。

随着妇科疾病谱变化，妇科肿瘤学已成为近年来妇产科临床医生最关注的课题。各项研究和治疗均有明显进展，特别是制定推出宫颈癌等 5 种常见妇科肿瘤全国诊治标准，标志我国妇科肿瘤诊治水平已和国际先进水平接轨。妇科肿瘤诊疗的发展给予了妇产科护士提出配合诊治的新的挑战。护理人员必须紧跟肿瘤学发展，研究护理新理论、新技术，促进病人的治疗与康复。

不孕不育症的发病率也呈上升趋势，给人们的工作、生活及家庭带来了很多烦恼。据研究显示，不孕症发生率的升高，与不良的婚前性行为、过多人工流产有着密切的关系。因此，妇产科护士要利用社区、医院、社会各种渠道，加强青少年的性卫生教育，避免不必要的人工流产，预防不孕不育、感染性疾病对女性健康的危害。同时辅助生育技术成为不孕症治疗的重要手段，医护人员在维护技术的合理应用方面注意辅助生殖的伦理问题，严格掌握适应证，尊重病人的意愿，保守病人的秘密，坚持伦理监督的原则，切实保护妇女家庭幸福健康。

（三）社区护理在妇产科领域将占有越来越重要的地位

在我国，孕产妇的保健和妇女疾病普查，还没有成为社区常规的服务项目。孕产妇的保健和妇女疾病普查大多集中在医院，尤其是妇幼保健专科医院，造成目前各医院孕产妇人满为患，供需紧张。此外，过高的剖宫产率仍然是困扰社会的重大问题，母婴死亡率近 20 年并无大的降低。充分发挥社区服务体系的作用，在社区开展包括青少年性卫生教育、孕产妇健康查体、正常分娩及产后指导、妇女疾病防治普查等服务，由全科医生、专业助产士、妇产科专科护士及专业妇产科医生等共同组成社区服务人员的主体，承担为社区孕产妇服务的任务是未来妇产科的发展方向之一。

（四）中医护理在妇产科领域的作用突显

应用祖国医学的护理理论，发挥中医的特色，把中医护理方面的系列理论灵活运用到妇产科的临床工作中去，提高临床疗效、缩短治疗时间，加快孕、产妇及妇科病人的身心康复是未来妇产科领域的努力方向。根据中医护理防重于治，以整体观念为指导，妇产科护士可将中医护理融入妇女保健、生育分娩、新生儿护理与及妇女围更年期健康保健中。在妇产科的临床护理中，还可采取具有中医特色的治疗方法给予辅助治疗，如配合使用艾灸、热熨、拔罐、按摩、捏脊、贴压耳穴等传统中医疗法临时缓解病人症状，注重中医药技术在护理工作中的作用。医疗实践证明，在施护工作中经常采用这些简便易行的方法，对病人早日康复起到很好的辅助作用。

【妇产科护理学的新进展】

以家庭为中心的产科服务模式是以产妇为中心，重视家庭的支持、参与和选择的重要性，已成为目前各医疗单位产科护理的重要的服务模式。国外许多学者认为这一模式不只是有多功能的房间、漂亮和温馨的环境，更重要的是应将以家庭为中心的护理观念贯穿于生育的全过程，改善整个产科服务的态度和理念促进家庭成员共同参与，提供安全、高质量的母婴服务，适应母婴及家庭成员的生理和心理需要。以家庭为中心护理基于 4 个核心概念：尊严与尊重，信息分享，病人及其家庭成员参与整个护理活动与决策，照护者、病人与家庭成员密切协作。这 4 个核心概念在实践过程中拓展为 9 项基本内容：①认识到家庭作用，贯穿于病人一生；

②促进家庭与医护人员在健康维护方面全方位的合作；③尊重不同家庭的种族、文化及经济社会背景；④认识到家庭的力量及其差异性，尊重不同家庭各自的应对方式；⑤医护人员能始终公平地与家庭分享所有的信息；⑥促进家庭与家庭之间的支持系统以及网络化建设；⑦将满足病人与家庭的发展需要作为健康维护的一部分；⑧通过政策和实际行动为家庭提供心理、感情与财力方面的支持；⑨整个健康维护的计划应是灵活、可行、综合性的，能满足家庭的需求。基于该理念，一些医院除实施以家庭为中心的健康教育以外，还建立了家庭化病房、以家庭为中心的产时分娩支持、以家庭为中心的产后护理、以家庭为中心的出院指导以及产后访视。

1. **家庭化产房** 近年来，越来越多的医院开始用更现代的设计，替代多次转移的待产、分娩、产后和婴儿室的设计。为母亲、配偶、家庭提供家庭般的、非病房化的环境。"待产、分娩、恢复房间"是为了适应母亲和婴儿从待产到分娩再到恢复的全过程而设计的，配备了剖宫产手术除外的所有阴道助产手术、产妇急救等大量仪器设备。家庭化的产房在考虑医疗护理的同时也体现了家庭氛围，房间设有卫生间、厕所、容纳家庭支持人员的足够的空间、舒适的家具与婴儿床等。

2. **导乐陪伴分娩** "导乐"一词出自希腊文"Doula"。国外医学界习惯将有过生育经历和接生经验、富有奉献精神的女性称为"导乐"。导乐给予产妇生理支持，心理安慰，密切的产程跟踪，发现问题及时予以纠正，鼓励产妇，使产妇的整个产程在无焦虑、无恐惧，充满热情、关怀和鼓励的氛围中进行，对促进自然分娩起到了积极的推动作用。

我国导乐分娩人员是指有接产经验并经培训考试合格的助产士，对产妇进行一对一全程陪伴，并包括助产。减少在分娩过程中给予过多干预，降低剖宫产率，降低产后出血率，减轻家庭的经济负担。同时鼓励配偶的参与，鼓励产妇在产程中使用自由体位，减轻分娩的不适，从而达到提高产科服务质量，保障母婴健康的目的。

导乐服务内容包括负责产妇的产程观察和处理、治疗措施的实施、生活护理的落实、产程指导、接生、产后 2 小时观察、母乳喂养指导、产后健康教育，产后休养期间，对产妇进行产后的访视，观察产妇伤口愈合情况和健康教育知识的落实情况。

3. **母婴一体化护理** 母婴一体化护理充分体现现代产科护理新模式。它是指护士对母亲和新生儿进行一对一的护理。护理者严格按照护理程序进行护理评估和临床判断，制定适合母婴身心健康的个体化行为处方，在护理操作过程中，新生儿的母亲和家属直接参与并接受面对面的健康教育，提高产妇及家庭自我管理及新生儿护理能力，使产科护理更人性化、自然化、家庭化。母婴床旁护理内容涵盖了有关新生儿和产妇的护理操作和健康指导，新生儿方面包括新生儿床旁沐浴、抚触、游泳、皮肤护理、预防接种、听力筛查、疾病筛查、护理健康指导、安全指导等；产妇方面包括基础护理、产后护理、乳房护理、母乳喂养及健康指导等。

【妇产科护理学的特点】

妇产科护理学与其他学科相比，有其不同的特点，所有特点产生的根本原因在于妇产科护理学研究的对象是女性。女性的心理是脆弱的，尤其在女性几个特殊的生理时期和女性患病后，其心理的变化需要给予特殊关注。在妇产科护理中，无论是对不同年龄段女性的健康保健指导，还是对女性病人的治疗与生活护理，护理人员都要充分理解女性心理，注意尊重女性，处处注意保护女性的隐私，将人文关怀与心理护理贯穿于护理的全过程。

1. **护理对象的"特殊性"** 妇产科护理中，服务的对象都是女性，需要护理的部位又常常涉及女性身体或心理的"隐私",妇科护理直接关系到婚姻、家庭等问题,病人有时对护理人员的语言非常敏感,容易出现害羞、情绪不稳定、忧郁等心理问题,给临床治疗和护理带来一定影响。因此,护理人员既要充分注意其生理、病理变化,又要充分注意其心理变化,注意保护病人的隐私。

2. 护理对象的"家庭性" 近年来,产科护理越来越提倡"以家庭为中心"的护理理念。妊娠、分娩已不仅仅是孕产妇的个人行为,而是孕产妇及其家庭支持系统共同参与的家庭行为。随着二孩政策的全面落实,这一理念的适用性得到更好的体现,在护理工作中除照顾好孕妇之外,同样要帮助并指导家庭成员、尤其是其丈夫积极参与,以协助女性顺利度过妊娠和分娩期,并在促进产后新家庭的建立与和谐发展中起到重要作用。

3. 护理对象的"兼顾性" 在产科护理工作中,护理对象是母子两个,既包括母亲也包括其胎儿与新生儿,这两者在生理与病理变化上既相互独立也相互影响,作为产科护理工作者在考虑护理问题与护理措施时,既要保护孕、产妇健康、安全,也要保障胎儿在宫内的正常发育以及新生儿的健康,两者一样重要而且息息相关。在妇科护理工作中,对于患有妇科疾病,尤其是患恶性肿瘤而实施放、化疗的病人,护理人员不但要关心与照顾住院病人,还要教会其家庭成员实施对病人出院后的生活护理和健康指导等。

4. 孕产过程的"易变性" 孕产过程是一个漫长而又复杂易变的过程,各种意外均可发生,又具有不可预见性的特点。如在妊娠和分娩过程中随时可出现各种意外,如胎心减速、脐带脱垂、胎盘早剥、羊水栓塞、产后出血等;产科危重病人病情进展往往在短时间内急转而下,危及母儿生命。因此,产科工作需要护士具有良好的判断力和熟练的解决问题、处理突发事件的能力。

【妇产科护理学学习目的与方法】

学习妇产科护理学的目的是运用所学的专业知识与技能为护理对象实施整体护理,使服务对象减轻痛苦,促进康复、预防疾病、保持健康。

学好妇产科护理学必须具备前期医学基础学科和社会人文学科知识,如解剖学、生理学、病理学、药理学、组织学与胚胎学、心理学、礼仪沟通等课程,同时还要具有基础护理学、内外科护理学、儿科护理学等专业知识。妇产科护理学是一门实践性很强的学科,在学习过程中必须注重理论联系临床实践,同时妇产科护士要熟悉 Orem 自理理论、Roy 的适应模式及 MasLow 人类基本需要层次论等,充分运用护理程序及护理理论指导临床护理实践。

【妇产科护士的素质要求】

1. 医德修养 一是具有较强的慎独品质;二是需要具有奉献精神。产科护理工作的特点是工作量大,床位周转快,护理对象特殊,常常需要同时照顾母亲和新生儿;工作时间不确定,因为自然临产的时间不受控制,而且夜间临产的概率更大。因此,产科护士必须具备坚韧、乐观、全身心投入工作的奉献精神;三是具有同理心。在产科医疗护理服务中,时常会涉及病人生理和心理的隐私,病人会拒绝检查,不愿当众述说自己的病情,护理人员要理解病人的感受,关心体贴病人,保护妇女的身心健康。四是保护病人隐私。妇产科护士应该具备仁爱、善良、真诚、严谨的道德情感。由于妇产科服务对象都是女性,常涉及生育、婚姻、家庭、社会,其伦理问题更为突出。妇产科护士必须加强职业道德的修养,严守职业道德规范,保护病人的隐私。

2. 业务素质 在扎实的基础护理知识与技能的基础上必须具有妇产科专科护士能力。

（1）敏锐的观察能力：孕产妇在很多情况下，由于对分娩的无知、恐惧、担忧，叙述是不客观的，稍有疏忽极易发生意外。妇科病人手术较多，术后并发症发生概率较高，所以妇产科护士要学会有计划、有目的了解和观察孕产妇和手术病人病情变化和心理反应，充分运用评判性思维，及时发现现存和潜在的问题，为治疗和护理赢得时间。

（2）娴熟的操作能力：扎实的专业理论知识和娴熟的操作技能是妇产科护士必备的业务能力。妇产科是一门理论性和操作性很强的学科，要求护士不仅熟知妇产科的基本理论、基本知识，还要具有娴熟的专科技术操作能力和抢救技术，应对妇产科病人的应急意外事件，确保母婴安全。

（3）良好的沟通能力：妇产科护士应具备良好的交流沟通的能力，建立良好的护患关系，是做好妇产科护理工作的基础。通过与病人的沟通交流，详细询问健康史，充分收集与健康相关信息，及时做出判断，发现问题，解决问题；通过沟通能为服务对象制定个体化住院计划和健康教育计划，并按计划实施，促使其早日康复。

（4）果断的决策能力：在妇产科护理工作中，经常会有不同程度的异常情况需要进行紧急处理。妇产科护士不仅需要具有敏锐的观察力，还要有正确的判断能力和果断的决策能力，时间就是生命，果断的决策能力能为病人转危为安争取处理的最佳时机。

（5）协调合作能力：临床一线工作是医务人员团队合作性较强的工作，没有哪一位医务工作者能独立完成，尤其是妇产科工作，急危重症较多，手术较多，不确定因素和突发事件时有发生，孕产妇及病人的具体情况和需求千差万别，要满足服务对象的需求，仅靠个体努力是远远不够的，必须相互依赖，相互支撑，以团队的工作形式，通过优势互补，最大限度地利用资源，达到最后的效果。

（6）自我调适能力：心理健康不仅关系到妇产科护士的身体健康，还直接影响护理工作质量。由于妇产科工作长期处于高强度的工作环境中，又面临专业发展、知识更新、事业竞争等带来的挑战，以及家庭生活带来的压力。所以，可能会产生急躁、不耐烦的情绪，导致发生工作失误或医患纠纷。因此，要求妇产科护士必须具有良好的自我疏导、自我调节能力，学会控制和管理自己情绪，切忌把情绪带入工作中。

3. 身心素质 妇产科护理工作具有工作量大，床位周转快，护理对象病情变化快，夜班工作忙等特点，这就要求妇产科护士必须有强健的体魄，才能胜任忙碌的工作。同时妇产科工作与血液接触密切，经血液传染的疾病较多，如果没有健康的身体易于感染疾病。妇产科护士不仅需要具有强健的身体素质，还需要具有热情开朗、积极向上的心理素质，只有身心健康才能做好妇产科护理工作，满足服务对象的需求。

（张秀平）

学习小结

妇产科护理学研究范畴
- 产科护理学
- 妇科护理学
- 计划生育
- 妇女保健

妇产科护理学发展趋势
- 以家庭为中心的产科护理
- 妇科疾病谱的变化及重点转移
- 社区护理在妇产科领域将占有越来越重要的地位
- 中医护理在妇产科领域的作用突显

妇产科护理学的新进展
- 家庭化产房
- 导乐陪伴分娩
- 母婴一体化护理

妇产科护理学的特点
- 护理对象的"特殊性"
- 护理对象的"家庭性"
- 护理对象的"兼顾性"
- 孕产过程的"易变性"

妇产科护理学学习目的与方法

妇产科护士素质要求
- 医德修养
- 业务素质
  - 敏锐的观察能力
  - 娴熟的操作能力
  - 良好的沟通能力
  - 果断的决策能力
  - 协调合作能力
  - 自我调适能力
- 身心素质

复习参考题

1. 阐述妇产科护理学研究范畴。
2. 简述妇产科护理学的特点。
3. 简述妇产科专科护士能力。

第二章　女性生殖系统基础知识

2

学习目标

掌握　女性内生殖器官的构成及功能；骨盆的构成；卵巢的周期性变化及雌、孕激素的生理功能。

熟悉　骨盆各平面的形态及特点；月经周期的调节。

了解　女性一生不同阶段的生理特点。

第一节　女性生殖系统解剖

女性生殖系统包括外生殖器、内生殖器及其相关组织，内生殖器官位于骨盆内，骨盆与产妇经阴道分娩关系密切，因此在此进行阐述。

【外生殖器】

女性外生殖器又称外阴，指女性生殖器官的外露部分，包括耻骨联合至会阴及两股内侧间的组织，包括阴阜、大阴唇、小阴唇、阴蒂和阴道前庭(图 2-1)。

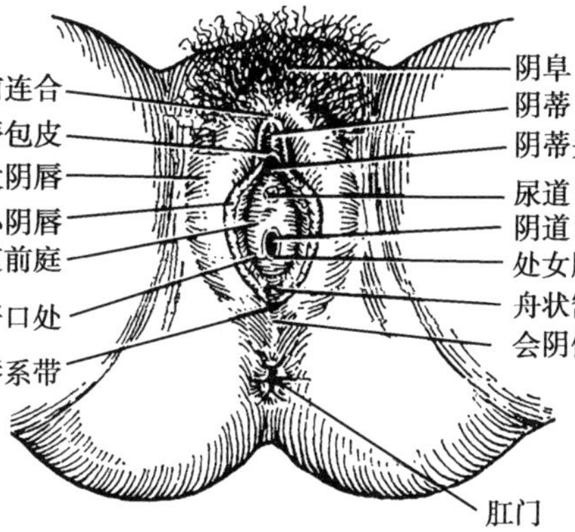
阴唇前连合
阴蒂包皮
大阴唇
小阴唇
阴道前庭
前庭大腺开口处
阴唇系带
阴阜
阴蒂
阴蒂头
尿道口
阴道口
处女膜
舟状窝
会阴体
肛门

图 2-1　女性外生殖器

(一) **阴阜**(mons pubis)

位于耻骨联合前方隆起的脂肪垫。青春期开始生长阴毛，呈倒三角形。阴毛为女性第二性征之一，其疏密、粗细、色泽存在种族和个体差异。

(二) **大阴唇**(labium majus)

为两股内侧纵行隆起的一对皮肤皱襞，起于阴阜，止于会阴。大阴唇外侧面为皮肤，青春期长出阴毛，内有皮脂腺和汗腺；大阴唇内侧面湿润似黏膜。皮下为疏松的结缔组织和脂肪组织，含有丰富的血管、淋巴管和神经，外伤后易形成血肿。未产妇女两侧大阴唇自然合拢，产后向两侧分开，绝经后大阴唇呈萎缩状，阴毛稀少。

(三) **小阴唇**(labium minus)

为位于大阴唇内侧的一对薄皱襞。表面湿润、褐色、无毛，富含神经末梢，极敏感。两侧小阴唇在前端相互融合，并分成两叶包绕阴蒂，前叶形成阴蒂包皮，后叶形成阴蒂系带。大、小阴唇后端会合，在正中线形成阴唇系带。

(四) **阴蒂**(clitoris)

位于小阴唇顶端的联合处，类似男性阴茎海绵体组织，有勃起性。分为阴蒂头、阴蒂体、阴蒂脚三部分。仅阴蒂头显露，富含神经末梢，极敏感，为性反应器官。

（五）阴道前庭（vaginal vestibule）

指两侧小阴唇之间的菱形区，前为阴蒂，后为阴唇系带。在此区域内，前方有尿道外口，后方有阴道口。阴道口与阴唇系带之间有一浅窝，称舟状窝（fossa navicularis）。此区域内有以下结构：

1. **前庭球**（vestibular bulb） 又称球海绵体，位于前庭两侧，由具勃起性的组织构成。其前部与阴蒂相接，后部与前庭大腺相邻，表面被球海绵体肌覆盖。

2. **前庭大腺**（major vestibular glands） 又称巴氏腺，位于大阴唇后部，被球海绵体肌覆盖，如黄豆大小，左右各一。腺管细长（1～2cm），向内侧开口于阴道前庭后方小阴唇与处女膜之间的沟内。性兴奋时分泌黏液起润滑作用。正常情况下不能触及此腺体，感染时腺管口堵塞可形成前庭大腺脓肿或囊肿。

3. **尿道外口**（urethral orifice） 位于阴蒂头的后下方，略呈圆形，其后壁有一对尿道旁腺，腺体开口小，容易有细菌潜伏。

4. **阴道口及处女膜**（vaginal orifice and hymen） 阴道口位于尿道口后方的前庭后部，其形状、大小常不规则。阴道口覆盖一层较薄的黏膜，称为处女膜，膜中央有一孔，孔的形状、大小及厚薄因人而异，处女膜多在初次性交时破裂，分娩后仅留下处女膜痕。

【内生殖器】

女性内生殖器位于真骨盆内，包括阴道、子宫、输卵管及卵巢，后两者合称子宫附件（图2-2）。

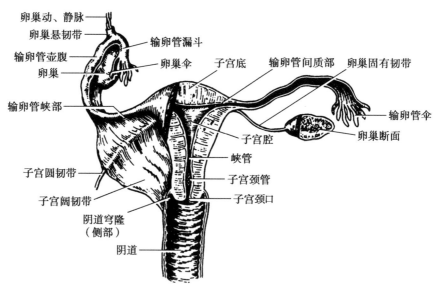

图2-2 女性内生殖器

（一）阴道（vagina）

1. **功能** 是性交器官，也是月经血排出及胎儿娩出的通道。

2. **位置与形态** 位于真骨盆下部的中央，上宽下窄，前壁长约7～9cm，与膀胱及尿道相邻，后壁长约10～12cm，与直肠贴近。上端包绕子宫颈，周围的组织形成的圆周状隐窝称为阴道穹窿，下端开口于阴道前庭后部。阴道穹窿按其位置可分为前、后、左、右四部分，其中后穹窿较深，其顶端与盆腔最低的子宫直肠陷凹相邻，临床上可经此穿刺或引流，在临床上具有重要意义。

3. **组织结构**　阴道壁由内向外三层构成：黏膜层、肌层和纤维层。黏膜层由复层扁平上皮覆盖，淡红色，无腺体，有许多横行皱襞，伸展性较大，受性激素影响有周期性变化。阴道壁富有静脉丛，损伤后易出血或形成血肿。幼女及绝经后妇女的阴道黏膜上皮甚薄，皱襞少，伸展性小，易受创伤及感染。

（二）子宫（uterus）

1. **功能**　是孕育胚胎、胎儿和产生月经的器官。

2. **位置与形态**　子宫位于骨盆腔中央，前为膀胱，后为直肠，下端接阴道，两侧是输卵管和卵巢。正常情况下宫底位于骨盆入口平面以下，宫颈外口位于坐骨棘水平稍上方，成人子宫的正常位置呈轻度前倾前屈位，主要靠子宫韧带及骨盆底肌和筋膜的支托作用。子宫是有腔壁厚的肌性器官，呈前后略扁的倒置梨形，成人非孕时子宫长约 7～8cm，宽约 4～5cm，厚约 2～3cm，重约 50～70g，容量约 5ml。子宫上部较宽称子宫体，宫体顶部称子宫底，宫底两侧称子宫角，子宫下部较窄呈圆柱形称子宫颈。子宫体与子宫颈的比例因年龄而异，儿童期为 1∶2，性成熟期为 2∶1，老年期为 1∶1（图 2-3）。子宫腔为上宽下窄的三角形，两侧子宫角通输卵管，尖端朝下通宫颈管。子宫体与子宫颈之间形成的最狭窄部分，称子宫峡部，在非孕期长约 1cm，子宫峡部的上端因解剖上狭窄又称解剖学内口，下端因黏膜组织在此处由宫腔内膜转变为宫颈黏膜又称组织学内口。妊娠期子宫峡部逐渐伸展变长，妊娠末期可达 7～10cm，形成子宫下段，成为软产道的一部分。子宫颈内腔呈梭形称宫颈管，成年妇女长约 2.5～3cm，其下端称子宫颈外口。宫颈以阴道为界，分为上下两部分，上部占宫颈的 2/3，两

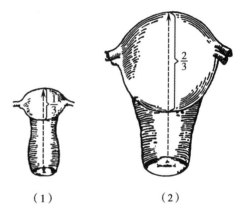

图 2-3　不同年龄子宫体与子宫颈发育的比例
（1）婴儿子宫；（2）成年子宫

侧与子宫主韧带相连，称为宫颈阴道上部；宫颈下端伸入阴道内的部分称宫颈阴道部（图 2-4）。未产妇的子宫颈外口为圆形；经产妇的宫颈外口因受分娩的影响呈横裂状，将宫颈分为前唇和后唇。

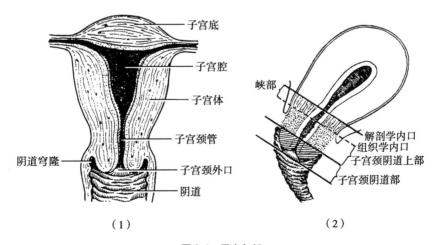

图 2-4　子宫各部
（1）子宫冠状断面；（2）子宫矢状断面

3. 组织结构

（1）子宫体：子宫壁由内向外3层组织构成，由内向外分为子宫内膜层、肌层和浆膜层。内膜表面2/3为致密层和海绵层，统称为功能层，受卵巢激素的影响发生周期性变化，剥脱出血形成月经。基底层为靠近子宫肌层的1/3内膜，不受卵巢激素影响，无周期性变化。子宫肌层较厚，由大量平滑肌束和少量弹力纤维组成，分为3层，内层肌纤维环行排列，外层纵行排列，中层交叉排列。子宫收缩时血管被压缩可有效地控制子宫出血。子宫浆膜层最薄，为覆盖在子宫底及子宫前后面的脏腹膜。在子宫的前面，近子宫峡部处的腹膜向前反折，形成膀胱子宫陷凹。在子宫后面，腹膜沿子宫壁向下，至宫颈后方及阴道后穹窿再折向直肠，形成直肠子宫陷凹，也称道格拉斯陷凹（Douglas pouch）。

（2）子宫颈：主要由结缔组织构成，也含平滑肌纤维、弹力纤维和血管。宫颈管内膜为单层柱状上皮，宫颈阴道部为复层鳞状上皮，宫颈外口柱状上皮与鳞状上皮交界处是子宫颈癌的好发部位。

4. **子宫韧带** 子宫有4对韧带。韧带与骨盆底肌肉和筋膜共同维持子宫的正常位置（图2-5）。

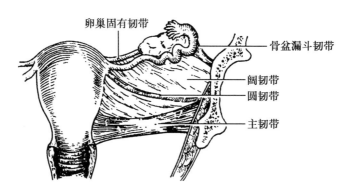

图2-5 子宫各韧带

（1）圆韧带（round ligament）：呈圆索状，起自两侧子宫角的前面，向前方伸展达两侧骨盆壁，再穿越腹股沟，终止于大阴唇前端，有维持子宫前倾位的作用。

（2）阔韧带（broad ligament）：位于子宫两侧呈翼状的双层腹膜皱襞，由子宫两侧至骨盆壁，将骨盆分为前、后两部分，维持子宫在盆腔的正中位置。韧带有前后两叶，其上缘游离，内2/3部包裹输卵管（伞部无腹膜覆盖），外1/3部移行为骨盆漏斗韧带或称为卵巢悬韧带，卵巢动静脉由此穿行。卵巢内侧与宫角之间的阔韧带稍增厚，称为卵巢固有韧带或卵巢韧带。在阔韧带中有丰富的血管、神经、淋巴管及大量疏松结缔组织称宫旁组织。子宫动、静脉和输尿管从阔韧带基底部穿过。

（3）主韧带（cardinal ligament）：又称子宫颈横韧带，横行于宫颈两侧和骨盆侧壁之间，为一对坚韧的平滑肌与结缔组织纤维束，有固定宫颈于正常位置的作用。

（4）宫骶韧带（uterosacral ligament）：起自宫颈后上侧方，向两侧绕过直肠达第2、3骶椎前面的筋膜。韧带含平滑肌和结缔组织，将宫颈向后上牵引，间接保持子宫于前倾位置。

（三）输卵管（fallopian tube）

1. **功能** 是精子与卵子相遇受精的部位，也是向宫腔运送受精卵的通道。

2. **位置与形态**　为一对细长弯曲的肌性管道,内侧与子宫角相连,外端游离,与卵巢相近,全长 8~14cm。根据输卵管的形态由内向外分为间质部、峡部、壶腹部和伞部四个部分:①间质部:为通入子宫壁内的部分,管腔最窄,长约 1cm;②峡部:在间质部外侧,管腔较窄,长约 2~3cm;③壶腹部:在峡部外侧,管腔宽大弯曲,长约 5~8cm,是正常受精的部位;④伞部为输卵管的末端,开口于腹腔,游离端呈漏斗状,又称漏斗部,长约 1~1.5cm,有"拾卵"作用。

3. **组织结构**　输卵管由 3 层构成:①外层为浆膜层,为腹膜的一部分,即为阔韧带的上缘;②中层为平滑肌层,该层肌肉的收缩有协助拾卵、运送受精卵及一定程度地阻止经血逆流和宫腔内感染向腹膜扩散的作用;③内层为黏膜层,由单层高柱状上皮组成,其中有分泌细胞及纤毛细胞,纤毛向宫腔方向摆动,协助孕卵的运行。输卵管也受卵巢激素影响有周期性变化。

(四)卵巢(ovary)

1. **功能**　产生与排出卵子,并分泌甾体激素。

2. **位置与形态**　卵巢位于输卵管后下方,其外侧以骨盆漏斗韧带连于骨盆壁,内侧以卵巢固有韧带与子宫相连。卵巢为一对扁椭圆形的性腺,青春期前,卵巢无排卵,表面较光滑,青春期开始排卵后,表面逐渐凹凸不平,成年妇女的卵巢约 4cm×3cm×1cm,重 5~6g,呈灰白色,绝经后萎缩变小、变硬。

3. **组织结构**　卵巢表面无腹膜,由单层立方上皮覆盖,称为生发上皮,有利于成熟卵子的排出,但同时也易于卵巢癌的恶性细胞播散。上皮的深面有一层致密纤维组织,称为卵巢白膜。再往内为卵巢组织,分为皮质与髓质两部分,皮质在外层,内有数以万计的始基卵泡及致密结缔组织,髓质在卵巢的中央,无卵泡,但有疏松结缔组织及丰富的血管、神经、淋巴管及少量的平滑肌纤维等(图 2-6)。

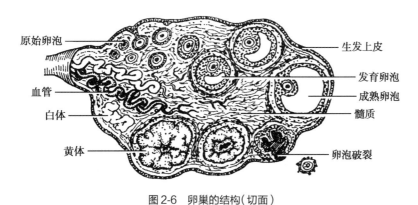

图 2-6　卵巢的结构(切面)

【血管、淋巴及神经】

(一)血管

女性生殖器的血液供应,主要来自卵巢动脉、子宫动脉、阴道动脉及阴部内动脉。各部位的静脉均与同名动脉伴行,静脉数量较多,在相应器官及其周围形成静脉丛且互相吻合,所以盆腔感染易于蔓延。

(二)淋巴

女性生殖器官和盆腔有丰富的淋巴管和淋巴结,均伴随相应的血管而行,分为外生殖器淋巴与盆腔淋巴两组。当内、外生殖器发生炎症或癌症时，可沿各部回流的淋巴管扩散，引起相应的淋巴结肿大。

（三）神经

女性生殖器官由躯体神经和自主神经共同支配。

1. 外生殖器官的神经支配 主要由阴部神经支配。阴部神经由第Ⅱ、Ⅲ、Ⅳ骶神经分支组成，含感觉和运动神经纤维，伴阴部内动脉同行，在坐骨结节内侧下分成3支，此处是会阴侧切时神经阻滞麻醉的药物注射点。

2. 内生殖器官的神经支配 主要由交感神经和副交感神经支配。交感神经纤维由腹主动脉前神经丛分出，进入盆腔后分为卵巢神经丛和骶前神经丛，分布于卵巢、输卵管、子宫体、子宫颈和膀胱上部等。子宫平滑肌有自主节律性活动，因此，临床上低位截瘫的产妇也能自然分娩。

【邻近器官】

女性生殖器官与尿道、膀胱、输尿管、直肠及阑尾相邻。生殖器官的损伤、感染易波及邻近器官，同样，邻近器官的疾病也会影响生殖器官。

（一）尿道（urethra）

为肌性管道，长约4～5cm，直径约0.6cm，从膀胱三角尖端开始，穿过泌尿生殖膈，终止于阴道前部的尿道外口。由于女性尿道短而直，邻近阴道，易发生泌尿系统感染。

（二）膀胱（urinary bladder）

为囊状肌性器官，排空的膀胱位于耻骨联合和子宫之间，膀胱充盈时可突向盆腔甚至腹腔。膀胱壁由浆膜层、肌层和黏膜层构成。充盈的膀胱妨碍盆腔检查，并在盆腔手术中易受误伤，故妇科检查及盆腔手术前必须排空膀胱。

（三）输尿管（ureter）

为一对肌性圆索状管道，起自肾盂，止于膀胱，长约30cm，粗细不均。从肾盂开始后沿腰大肌前面偏中线侧下降，在骶髂关节处进入盆腔，继续下行，至阔韧带底部向前内方行，于宫颈部外侧约2cm处，在子宫动脉下方穿过，在位于宫颈阴道上部的外侧1.5～2cm处，斜向前内穿越输尿管隧道进入膀胱（图2-7）。在施行子宫切除结扎子宫动脉时，应避免损伤输尿管。

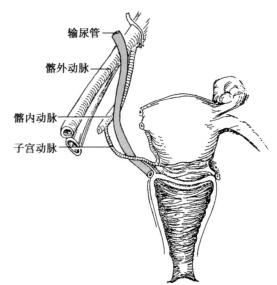

图2-7　输尿管与子宫动脉的关系

（四）直肠（rectum）

位于盆腔后部，上接乙状结肠，下连肛管，前为子宫及阴道，后为骶骨，全长约15～20cm。

直肠前面与阴道后壁相连,盆底肌肉与筋膜受损伤,常与阴道后壁一并脱出。肛管长约2~3cm,借会阴体与阴道下段分开,分娩时应注意保护会阴,避免损伤肛管。

(五)阑尾(vermiform appendix)

上连接盲肠,长7~9cm,通常位于右髂窝内。其位置、长短、粗细变化较大,下端有时可达右侧输卵管及卵巢部。阑尾炎症可累及子宫附件。妊娠期阑尾的位置可随子宫增大而向上向外移位。

【骨盆】

骨盆(pelvis)是支持躯干和保护盆腔脏器的重要器官,为生殖器官所在,也是胎儿经阴娩出的必经通道。其大小、形态对分娩有直接影响。

(一)骨盆的组成

1. 骨骼 骨盆由左右两块髋骨及一块骶骨、一块尾骨组成。每块髋骨又由髂骨、坐骨及耻骨融合而成;骶骨由5~6块骶椎融合而成;尾骨由4~5块尾椎融合而成(图2-8)。

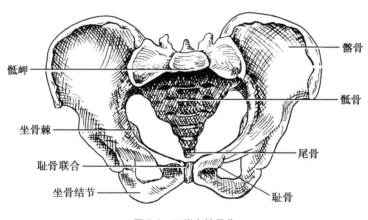

图2-8 正常女性骨盆

2. 关节 包括耻骨联合(pubic symphysis)、骶髂关节(sacroiliac joint)和骶尾关节(sacrococcygeal joint)。在骨盆前方,两耻骨之间由纤维软骨连接,称为耻骨联合;在骨盆后方,骶骨和髂骨之间形成骶髂关节;骶骨与尾骨之间为骶尾关节,骶尾关节有一定的活动度。

3. 韧带 骨盆关节的周围均由韧带附着,以骶、尾骨与坐骨棘之间为骶棘韧带(sacrospinous ligament)和骶、尾骨与坐骨结节之间为骶结节韧带(sacrotuberous ligament)较重要。妊娠期受性激素影响,韧带松弛,有利于分娩。

(二)骨盆的标记

1. 骶骨岬(promontory) 第一骶椎向前突出,形成骶岬,是骨盆内测量的重要指示点。

2. 坐骨棘(ischial spine) 坐骨后缘中点突出的部分,是分娩时判断胎先露下降程度的标志。

3. 耻骨弓(pubic arch) 耻骨两降支的前部相连构成耻骨弓,其间的夹角为耻骨弓角/耻骨角,正常为90°~100°。

（三）骨盆的分界

以耻骨联合上缘、髂耻缘及骶岬上缘的连线为界，分界线之上为假骨盆，又称大骨盆；分界线之下为真骨盆，又称小骨盆，是胎儿娩出的骨产道。假骨盆与产道无直接关系，测量假骨盆的径线可以间接了解真骨盆的大小及形态。

（四）骨盆的类型

骨盆的形态、大小因人而异，造成差异的因素有种族、遗传、营养、性激素、疾病等。根据骨盆形状，按 Callwell 与 Moloy 骨盆分类法，分为 4 种类型（图 2-9）。

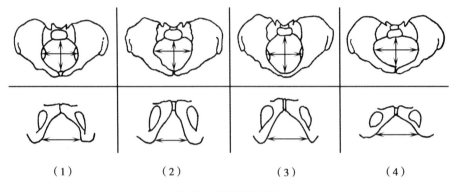

（1）　　　　（2）　　　　（3）　　　　（4）

图 2-9　骨盆的基本类型

1. **女性型骨盆**　入口呈横椭圆形，入口横径较前后径稍长。骨盆侧壁直，坐骨棘不突出，坐骨棘间径≥10cm，耻骨弓较宽。为女性正常骨盆，最常见，我国妇女占 52%～58.9%。

2. **扁平型骨盆**　入口呈扁椭圆形，入口横径大于前后径。骶骨变直向后翘或深弧形，耻骨弓宽，骨盆浅。较常见，我国妇女占 23.2%～29%。

3. **类人猿型骨盆**　入口呈长椭圆形，入口横径小于前后径。骨盆两侧壁稍内聚，骶骨向后倾斜，坐骨棘较突出，坐骨切迹较宽，耻骨弓较窄。此型骨盆前部较窄而后部较宽，较其他类型深。我国妇女占 14.2%～18%。

4. **男性型骨盆**　骨盆入口略呈三角形，两侧壁内聚，骶骨较直而前倾，坐骨棘突出，坐骨切迹窄。骨盆腔呈漏斗状，往往造成难产。少见，我国妇女仅占 1%～3.7%。

上述 4 种基本类型只是理论上的归类，临床所见多是混合型骨盆。

（五）骨盆底

骨盆底（pelvic floor）是封闭骨盆出口的软组织，由多层肌肉和筋膜组成，承托盆腔脏器并保持其正常位置。若骨盆底组织结构和功能异常，可以导致骨盆底功能障碍性疾病。骨盆底的前方是耻骨联合下缘，后方是尾骨尖，两侧是耻骨降支、坐骨升支及坐骨结节。两侧坐骨结节前缘的连线将骨盆底分为前后两部，前部是尿生殖三角，有尿道和阴道通过。后部是肛门三角，有肛门通过。骨盆底由外向内分为 3 层：

1. **外层**　为浅层筋膜与肌肉。在外生殖器、会阴皮肤及皮下组织的下面有会阴浅筋膜，其深面有球海绵体肌、坐骨海绵体肌、会阴浅横肌和肛门外括约肌，此层肌肉的肌腱汇合于阴道外口与肛门之间，形成中心腱（central tendon）（图 2-10）。

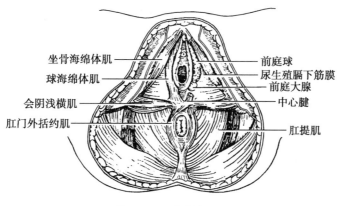

图2-10 骨盆底浅层肌

2. 中层 即泌尿生殖膈(urogenital diaphragm),由上下两层坚韧的筋膜和位于其间的会阴深横肌、尿道括约肌构成,覆盖于由耻骨弓、两侧坐骨结节形成的骨盆出口前部三角形平面的尿生殖膈上,其间有尿道和阴道穿过(图2-11)。

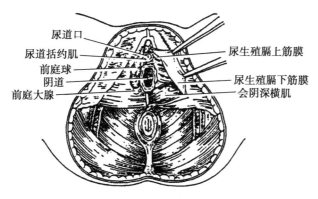

图2-11 骨盆底中层肌肉及筋膜

3. 内层 即盆膈(pelvic diaphragm),是骨盆底最坚韧的一层,由肛提肌及其内、外面各覆盖一层筋膜组成,由前向后有尿道、阴道及直肠穿过。肛提肌自前内向后由耻尾肌、髂尾肌、坐尾肌3部分组成(图2-12)。有加强盆底托力的作用。

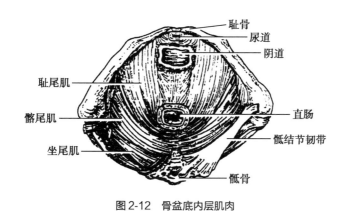

图2-12 骨盆底内层肌肉

会阴(perineum)有广义和狭义之分。广义的会阴是指封闭骨盆出口的所有软组织,前至耻骨联合下缘,后至尾骨尖,两侧是耻骨降支、坐骨支、坐骨结节和骶结节韧带。狭义的会阴是指阴道口与肛门之间的软组织,厚约 3～4cm,由外向内逐渐变窄呈楔形,表面为皮肤及皮下脂肪,内层为会阴中心腱。会阴伸展性大,妊娠后期会阴组织变松软,有利于分娩。分娩时要注意保护会阴,以免裂伤。

第二节　女性生殖系统生理

【女性一生各阶段的生理特点】

女性从胎儿形成到衰老是渐进的生理过程,也是下丘脑 - 垂体 - 卵巢轴功能发育、成熟和衰退的过程。根据妇女一生的特点,划分为胎儿期、新生儿期、儿童期、青春期、性成熟期、绝经过渡期和绝经后期 7 个阶段,但各阶段并非截然分开,可因遗传、环境、营养等条件不同而有个体差异。

（一）胎儿期（fetal period）

受精卵是由父系和母系来源的 23 对（46 条）染色体组成的新个体,其中一对染色体在性发育中起决定性作用,称性染色体。性染色体 x 与 y 决定着胎儿的性别,xx 合子发育为女性,xy 合子发育为男性。胚胎 6 周后原始性腺开始分化。卵巢形成后,因无雄激素,无副中肾管抑制因子,所以中肾管退化,两条副中肾管发育成为女性生殖道。

（二）新生儿期（neonatal period）

出生后 4 周内称新生儿期。女性胎儿由于受母体内胎盘及卵巢产生的性激素的影响,出生时新生儿外阴较丰满,乳房略隆起或有少许泌乳,出生后新生儿血中女性激素水平因脱离母体迅速下降,可出现少量血性分泌物,即假月经,这些都是正常生理现象,可在短期内自然消退。

（三）儿童期（childhood）

从出生后 4 周到 12 岁左右称儿童期。在 8 岁之前,儿童体格持续增长和发育,但生殖器仍为幼稚型。约 8 岁后,卵巢内的卵泡受垂体促性腺激素的影响,有一定发育并分泌性激素,但达不到成熟阶段。

（四）青春期（adolescence）

从乳房发育等第二性征出现至生殖器官逐渐发育成熟,获得性生殖能力的一段生长发育期,称为青春期。世界卫生组织（WHO）规定青春期为 10～19 岁。这一时期的生理特点为:

1. **生长加速**　此期体格加速生长,月经初潮后增长速度减缓。

2. **第一性征发育**　即生殖器官发育卵巢增大,卵泡开始发育和分泌性激素,使内外生殖器官进一步发育。生殖器官从幼稚型变为成人型。阴阜隆起,大小阴唇变肥厚并有色素沉着;阴道长度及宽度增加,阴道黏膜变厚并出现皱襞;子宫增大,尤其子宫体明显增大,使宫体占子宫全长的 2/3；输卵管变粗，卵巢增大，卵巢皮质内有不同发育阶段的卵泡，使卵巢表面出现凹凸不平。此时虽已初步具备生育能力，但整个生殖系统的功能尚未完善。

3. **第二性征出现**　包括音调变高，乳房发育，出现阴毛及腋毛，骨盆横径大于前后径，胸、肩及髋部皮下脂肪增多，形成女性特有的体态。

4. **月经来潮**　第一次月经来潮，称为月经初潮（menarche），是青春期开始的一个重要标志。此时卵巢功能尚不完善，月经周期常不规则。

（五）性成熟期（sexual maturity period）

又称为生育期，是卵巢生殖功能与内分泌功能最旺盛的时期。一般自 18 岁左右开始，历时约 30 年，此期妇女卵巢功能成熟，有规律地周期性排卵。生殖器官各部及乳房在卵巢分泌的性激素作用下发生周期性变化。

（六）绝经过渡期（menopausal transition period）

是指卵巢功能开始衰退直至最后一次月经的时期。一般从 40 岁开始，历时短则 1～2 年，长至 10 余年。妇女一生中最后一次月经称为绝经。世界卫生组织将卵巢功能开始衰退直至绝经后 1 年内称为围绝经期。由于卵巢功能逐渐衰退，卵泡不能成熟及排卵，因而常出现无排卵性"月经"；此期雌激素水平降低，可出现血管舒缩障碍和神经精神症状。

（七）绝经后期（postmenopausal period）

指绝经后的生命时期。妇女 60 岁以后称为老年期。此期卵巢间质的内分泌功能逐渐消退，体内雌激素明显下降，整个机体发生衰老改变，生殖器官进一步萎缩。

【卵巢的功能与周期性变化】

（一）卵巢的功能

卵巢为女性的性腺，其主要功能是产生卵子和分泌女性激素，因此，卵巢具有生殖功能和内分泌功能。

（二）卵巢的周期性变化

从青春期开始至绝经前，卵巢在形态和功能上发生周期性变化，成为卵巢周期（ovarian cycle）（图 2-13）。

按卵泡的发育及成熟、排卵、黄体形成与退化分述如下：

1. **卵泡的发育与成熟**　新生儿出生时卵巢约有 100 万～200 万个始基卵泡，经历儿童期直至青春期，卵泡数下降只剩下 30 万～40 万个。进入青春期后，卵泡发育成熟的过程则依赖于促性腺激素的刺激。生育期每月发育一批卵泡，其中一般只有 1 个优势卵泡可以完全成熟并排出卵子，其余的卵泡在发育不同阶段自行退化，称为卵泡闭锁。成熟卵泡或格拉芙卵泡（Graafian follicle）直径可达 18～23mm，其结构从外向内依次为卵泡外膜、卵泡内膜、颗粒细胞、卵泡腔、卵丘、放射冠、透明带（图 2-14）。妇女一生中仅有 400～500 个卵泡发育成熟并排卵。

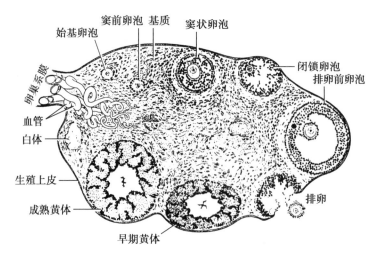

图2-13　卵巢的生命周期

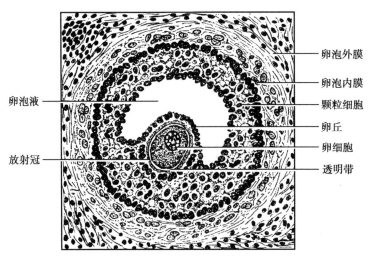

图2-14　排卵期卵泡示意图

2. 排卵　随着卵泡的发育成熟,卵泡逐渐向卵巢表面移行向外突出,接近卵巢表面时,表面细胞变薄、破裂,出现排卵(ovulation)。排卵多发生在两次月经中间,一般在下次月经来潮前14天左右。两侧卵巢交替排卵,也可由一侧卵巢连续排卵。

3. 黄体形成与退化　排卵后,卵泡壁塌陷,卵泡膜血管破裂,血液流入腔内形成血体,继而卵泡的破口由纤维蛋白封闭,残留的颗粒细胞变大,胞浆中出现黄色的类脂质颗粒而成为黄体。排卵后7～8天(相当于月经周期第22～23天),黄体体积和功能达高峰,直径约1～2cm,外观色黄。若卵子未受精,黄体在排卵后9～10天开始退化,黄体细胞逐渐萎缩变小,逐渐由结缔组织所代替,组织纤维化,外观色白称白体。排卵日至月经来潮为黄体期,一般14天。黄体功能衰退后月经来潮,此时卵巢中又有新的卵泡发育,开始新的周期。若排出的卵子受精,则黄体在胚胎滋养细胞分泌的人绒毛膜促性腺激素(human chorionic gonadotropin HCG)作用下增大,转变为妊娠黄体,至妊娠3个月末退化。

（三）卵巢分泌的激素与功能

1. 雌激素(estrogen)　在卵泡开始发育时,雌激素分泌量很少,随着卵泡渐趋成熟,雌激素分泌也逐渐增加,于排卵前形成一高峰,排卵后分泌量稍减少。约在排卵后7～8日黄体成熟时，形成又一高峰，第二高峰较平坦，峰值低于第一高峰。随着黄体的萎缩退化，雌激素水平迅速下降，在月经前达最低水平。卵巢主要合成雌二醇(E_2)及雌酮(E_1)，雌二醇是妇女体内生物活性最强的雌激素。体内尚有雌三醇(E_3)，是E_2及E_1的降解产物。

雌激素的主要生理作用：

（1）子宫：促进子宫肌细胞增生和肥大，使肌层增厚；增进血运，促使和维持子宫发育；提高子宫平滑肌对催产物质的敏感性；使子宫内膜腺体和间质增殖、修复；使宫颈口松弛，宫颈黏液分泌增加，质变稀薄可拉成丝状，有利于精子的通过。

（2）输卵管：促进输卵管发育，加强输卵管节律性收缩。

（3）阴道上皮：促进阴道上皮细胞增生和角化，使黏膜变厚并增加细胞内糖原含量，使阴道维持酸性环境。

（4）外生殖器：使阴唇发育丰满，色素加深。

（5）卵巢：协同促卵泡激素促进卵泡发育。

（6）下丘脑、垂体：通过对下丘脑和垂体的正负反馈调节，控制促性腺激素的分泌。

（7）乳房及第二性征：促进乳腺腺管增生，乳头、乳晕着色；促进第二性征发育：使脂肪沉积于乳房、肩部、臀部等，音调较高，毛发分布呈女性特征。

（8）代谢作用：促进钠与水的潴留；促进肝脏高密度脂蛋白的合成，抑制低密度脂蛋白合成，降低循环中胆固醇水平；促进钙盐及磷盐在骨质中沉积，以维持正常骨质。

2. 孕激素（progesterone） 孕酮是卵巢分泌的重要孕激素。排卵前，成熟卵泡分泌少量的孕酮。排卵后卵巢黄体分泌孕酮，孕激素分泌量开始增多，在排卵后7~8日黄体成熟时，分泌量达最高峰，以后逐渐下降，到月经来潮时恢复到排卵前水平。

孕激素的主要生理作用：孕激素一般在雌激素作用的基础上发挥效应。

（1）子宫：使子宫平滑肌松弛，兴奋性降低，同时降低妊娠子宫对催产物质的敏感性，抑制子宫收缩，有利于受精卵在子宫腔内生长发育；使增生期子宫内膜转化为分泌期内膜，为受精卵着床做好准备；使宫颈口闭合，黏液变稠、量少，拉丝度减少，阻止细菌和精子进入宫腔。

（2）输卵管：使输卵管收缩减弱，蠕动减慢，并调节受精卵的运行。

（3）阴道上皮：使阴道上皮细胞脱落加快。

（4）下丘脑、垂体：孕激素通过对下丘脑的负反馈作用，影响腺垂体促性腺激素的分泌。

（5）乳房：促进乳腺腺泡发育。

（6）体温：有升高体温作用，使基础体温在排卵后上升0.3~0.5℃。

（7）代谢作用：促进水与钠的排泄。

雌激素与孕激素既有协同作用又有拮抗作用。协同作用表现为孕激素在雌激素作用基础上，进一步促使女性生殖器官和乳房的发育；拮抗作用表现在雌激素促进子宫内膜增生及修复，孕激素则限制子宫内膜增生，使子宫内膜发生分泌期变化。其拮抗作用还表现为子宫收缩、输卵管蠕动、宫颈黏液变化、阴道上皮变化及钠水潴留与排泄方面。

3. 雄激素（androgen） 女性的雄激素主要为睾酮和雄烯二酮，大部分来自肾上腺，小部分来自卵巢。

雄激素的主要生理作用：

（1）拮抗雌激素，若雄激素过多则可拮抗雌激素，表现为减缓子宫及其内膜的生长及增殖，抑制阴道上皮的增生和角化。长期使用可出现男性化。

（2）促进阴蒂、阴唇和阴阜的发育，促进阴毛和腋毛的生长。

（3）促进蛋白质的合成，促进肌肉的生长，并刺激骨髓中红细胞的增生。

（4）在性成熟期前，促使长骨骨基质生长和钙的保留。

（5）性成熟后可导致骨骺的关闭，使生长停止。

（四）其他生殖器官的周期性变化

卵巢主要分泌雌激素和孕激素。其分泌量对下丘脑、垂体产生反馈作用。性激素作用于子宫内膜及其他生殖器官使其发生周期性变化（图2-15），其中，子宫内膜的周期性变化最显著。

1. 子宫内膜的周期性变化　子宫内膜分为基底层和功能层。基底层不受卵巢激素周期性变化的影响，在月经期不发生脱落。功能层由基底层再生而来，受卵巢激素的影响而出现周期性变化，若未受孕功能层则坏死脱落，形成月经。一个正常月经周期以28日为例，其组织形态改变可分为3期：

（1）增殖期：月经周期第5~14天，相当于卵泡发育成熟阶段。月经期功能层子宫内膜脱落，随月经血排出，仅留下基底层。在雌激素作用下，子宫内膜逐渐增厚至3~5mm，腺体增多，间质致密，间质内小动脉增生延长呈螺旋状卷曲，宫腔增大。

（2）分泌期：月经周期第15~28天，相当于黄体期。雌激素的存在使内膜继续增厚；在孕激素作用下，子宫内膜呈分泌反应。排卵后1~10天，子宫内膜增厚，腺体增大，血管迅速增加，更加弯曲，间质疏松水肿。此时内膜厚且松软，含丰富的营养物质，有利于受精卵着床。至月经的第24~28天，子宫内膜厚达10mm，呈海绵状。

（3）月经期：月经周期第1~4天。由于卵子未受精，黄体功能衰退，雌、孕激素水平骤降，子宫内膜螺旋小动脉开始节段性和阵发性收缩、痉挛，血管远端的管壁及所供应的组织缺血、缺氧，组织变性、坏死，血管壁通透性增加，使血管破裂导致内膜底部血肿形成，促使组织坏死脱落。变性、坏死的内膜与血液相混排出，形成月经血。

2. 生殖器其他部位的周期性变化

（1）阴道黏膜的周期性变化：阴道上皮为复层扁平上皮，分为底层、中层和表层。排卵前，阴道上皮在雌激素的作用下，底层细胞增生，逐渐演变为中层与表层细胞，使阴道上皮增厚，表层细胞角化，其程度在排卵期最明显。阴道上皮细胞内富含糖原，在阴道杆菌的作用下分解为乳酸，使阴道内保持一定酸度，可以抑制致病菌的繁殖。排卵后，在孕激素的作用下，表层细胞脱落。阴道上段黏膜对性激素最敏感，临床上检查阴道上1/3段阴道侧壁脱落细胞的变化，了解卵巢的功能。

（2）宫颈黏液的周期性变化：在卵巢性激素的影响下，宫颈腺细胞分泌黏液，其物理、化学性质及其分泌量均有明显的周期性改变。月经来潮后，体内雌激素水平低，宫颈管分泌的黏液量很少。随着雌激素水平不断提高，宫颈黏液分泌量不断增多，至排卵期变得稀薄、透明，拉丝度可达10cm以上。若将黏液行涂片检查，干燥后镜下可见羊齿植物叶状结晶，这种结晶在月经周期第6~7天开始出现，到排卵期最为典型。排卵后，受孕激素影响，黏液分泌量逐渐减少，质地变黏稠而混浊，拉丝度差，易断裂。涂片检查发现结晶逐步模糊，至月经周期第22天左右结晶完全消失，代之以排列成行的椭圆体。临床上检查宫颈黏液可以了解卵巢功能状态。

（3）输卵管的周期性变化：在雌、孕激素的影响下，输卵管黏膜也发生周期性的改变，但不如子宫内膜明显。

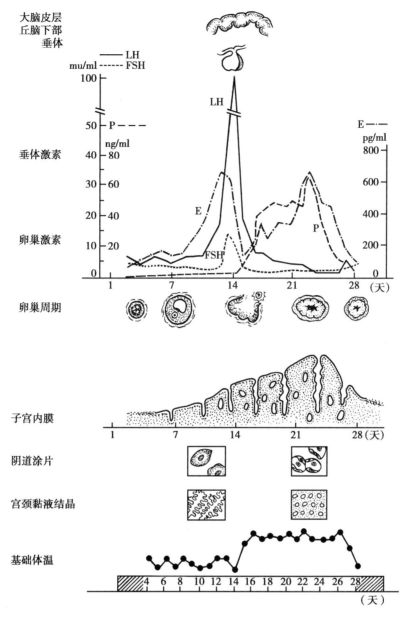

图 2-15　月经周期中激素、卵巢、子宫内膜、阴道涂片、宫颈黏液及基础体温的周期性变化

【月经及月经周期的调节】

（一）月经及其相关概念

1. **月经**（menstruation）　是指伴随卵巢周期性排卵而出现的子宫内膜周期性脱落及出血。规律月经的出现是生殖功能成熟的标志之一。月经第一次来潮称为月经初潮，月经初潮早晚受遗传、营养、气候、环境等因素影响。月经初潮年龄多在 13 ～ 15 岁，可早至 11 ～ 12 岁，或迟至 15 ～ 16 岁，16 岁以后月经尚未来潮者应当引起重视。近年月经初潮年龄有提前趋势。

2. **月经血的特征**　月经血呈暗红色，除血液外，还有子宫内膜碎片、宫颈黏液及脱落的阴道上皮细胞。月经血中含有前列腺素及来自子宫内膜的大量纤溶酶。由于纤溶酶对纤维蛋白的溶解作用，月经血不凝，出血多时可出现血凝块。

3. **正常月经的临床表现**　正常月经具有周期性。月经的第 1 日为月经周期的开始，相邻两次月经第 1 日的间隔时间，称为月经周期（menstrual cycle），一般为 21 ～ 35 天，平均 28 天。每次月经持续的时间为经期,一般为 2～8 天,平均 4～6 天。一次月经的总失血量为经量,正常经量为 20～60ml,超过 80ml 称为月经过多。一般月经期无特殊症状,但经期由于盆腔充血以及前列腺素的作用,有些妇女会出现腹部及腰骶部下坠不适或子宫收缩痛,并可出现腹泻等胃肠道功能紊乱症状。少数妇女可有头痛及轻度神经系统不稳定症状。故在月经期可参加一般劳动,但不宜进行剧烈运动。

(二)月经周期的调节

月经周期的调节是个复杂的过程,主要涉及下丘脑、垂体和卵巢。下丘脑、垂体与卵巢之间相互调节、相互影响,形成完整而又协调的神经内分泌系统,称为下丘脑 - 垂体 - 卵巢轴(hypothalamus pituitary ovarian axis, HPOA),又称性腺轴(图 2-16)。控制性腺发育和性激素的分泌。下丘脑 - 垂体 - 卵巢轴的神经内分泌活动受到大脑高级中枢的影响,因此,大脑皮层功能变化对月经也会产生影响。

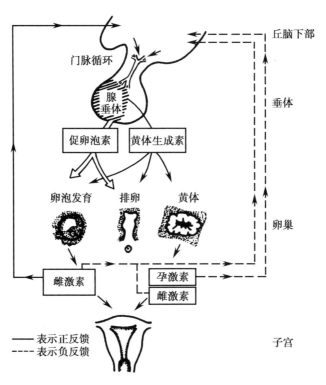

图 2-16 下丘脑 - 垂体 - 卵巢之间的相互关系示意图

1. **下丘脑分泌的调节激素及其功能** 下丘脑是下丘脑 - 垂体 - 卵巢轴的启动中心。下丘脑的神经内分泌细胞分泌促性腺激素释放激素(gonadotropin releasing hormone, GnRH),直接通过垂体门脉系统进入腺垂体。促性腺激素释放激素包括促卵泡激素释放激素和黄体生成激素释放激素,其作用是促进垂体合成、释放促卵泡激素(follicle stimulating hormone, FSH)和黄体生成素(luteinizing hormone, LH)。促性腺激素释放激素的分泌,受垂体促性腺激素和卵巢分泌的性激素的反馈调节。

2. **腺垂体分泌的调节激素及其功能** 腺垂体接受促性腺激素释放激素的调节,合成并释放促卵泡素和黄体生成素,两者共同作用促使卵泡发育成熟和排卵,促进排卵后的卵泡变成黄体,并使卵巢分泌性激素。

3. 下丘脑 - 垂体 - 卵巢轴之间的相互调节　下丘脑、垂体与卵巢激素彼此相互依存，又相互制约，调节着正常的月经周期。月经的黄体萎缩后，雌、孕激素水平降至最低，对下丘脑和垂体的抑制解除，下丘脑又开始分泌 GnRH，使垂体 FSH 分泌增加，促进卵泡发育，分泌雌激素，子宫内膜发生增生期变化。随着雌激素逐渐增加，其对下丘脑的负反馈增加，抑制下丘脑 GnRH 的分泌，使垂体 FSH 分泌减少。随着卵泡逐渐发育，接近成熟时卵泡分泌的雌激素达到 200pg/ml 以上，并持续 48 小时，即对下丘脑和垂体产生正反馈的作用，形成 LH 和 FSH 峰，两者协同作用，促使成熟卵泡排卵。

排卵后，LH 和 FSH 水平均急剧下降，黄体形成并逐渐发育成熟。黄体主要分泌孕激素和少量的雌二醇，使子宫内膜发生分泌期变化。排卵后第 7～8 日孕激素达到高峰，雌激素亦达到又一高峰。由于大量孕激素和雌激素共同负反馈作用，使垂体 LH 和 FSH 分泌相应减少，黄体开始萎缩，雌、孕激素分泌减少，子宫内膜失去性激素支持，发生剥脱而月经来潮。雌、孕激素减少解除了对下丘脑和垂体的负反馈抑制，FSH 分泌增加，卵泡开始发育，下一个月经周期重新开始，如此周而复始。

（周广华）

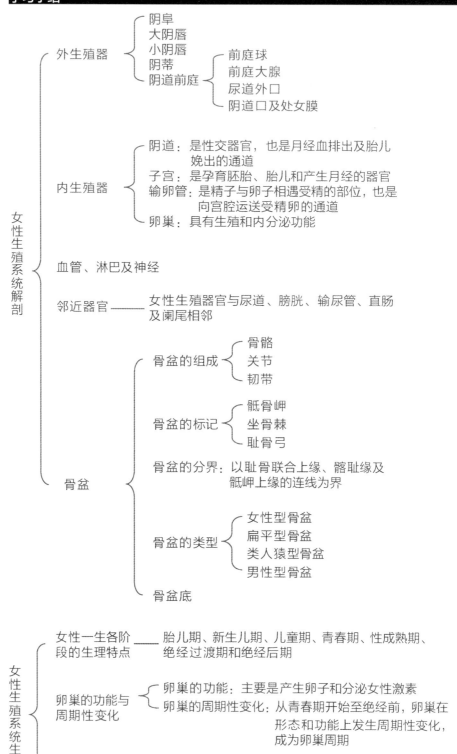

女性生殖系统解剖

外生殖器
- 阴阜
- 大阴唇
- 小阴唇
- 阴蒂
- 阴道前庭
  - 前庭球
  - 前庭大腺
  - 尿道外口
  - 阴道口及处女膜

内生殖器
- 阴道：是性交器官，也是月经血排出及胎儿娩出的通道
- 子宫：是孕育胚胎、胎儿和产生月经的器官
- 输卵管：是精子与卵子相遇受精的部位，也是向宫腔运送受精卵的通道
- 卵巢：具有生殖和内分泌功能

血管、淋巴及神经

邻近器官——女性生殖器官与尿道、膀胱、输尿管、直肠及阑尾相邻

骨盆
- 骨盆的组成
  - 骨骼
  - 关节
  - 韧带
- 骨盆的标记
  - 骶骨岬
  - 坐骨棘
  - 耻骨弓
- 骨盆的分界：以耻骨联合上缘、髂耻缘及骶岬上缘的连线为界
- 骨盆的类型
  - 女性型骨盆
  - 扁平型骨盆
  - 类人猿型骨盆
  - 男性型骨盆
- 骨盆底

女性生殖系统生理

女性一生各阶段的生理特点——胎儿期、新生儿期、儿童期、青春期、性成熟期、绝经过渡期和绝经后期

卵巢的功能与周期性变化
- 卵巢的功能：主要是产生卵子和分泌女性激素
- 卵巢的周期性变化：从青春期开始至绝经前，卵巢在形态和功能上发生周期性变化，成为卵巢周期

月经及月经周期的调节
- 月经、月经周期概念
- 月经周期主要受下丘脑-垂体-卵巢轴的调节

复习参考题

1. 简述子宫、输卵管的解剖结构及功能。

2. 描述骨盆的组成、骨盆平面及骨性标记。

3. 阐述下丘脑、垂体、卵巢轴对月经周期的调节。

第三章　妊娠生理

3

03章

学习目标

掌握	受精与着床的过程、胎盘的功能及妊娠期母体生理与心理变化特点。
熟悉	胚胎及胎儿发育特点。
了解	胎膜、脐带及羊水的功能。

第一节 受精及受精卵发育、输送与着床

妊娠(pregnancy)是胚胎和胎儿在母体内发育成长的过程。始于成熟卵子受精,止于胎儿及其附属物自母体排出,妊娠全过程平均为 38 周(266 天)。妊娠是一个非常复杂、变化极为协调的生理过程,由于受精时间不易确定,临床上常以末次月经(last menstrual period, LMP)的第一天来计算,需 280 天,相当于 40 周。

【受精卵形成】

受精(fertilization)是成熟的卵子和获能的精子在输卵管融合为一个合子的过程。受精一般发生在排卵后 12 小时内,整个受精过程约需 24 小时。

1. **精子获能(capacitation)** 性交时精液被射入阴道,精子从精浆中游出,每分钟以 3mm 的速度用鞭毛摆动方式穿越子宫颈、子宫腔进入输卵管管腔,在此过程中生殖道分泌物中的淀粉酶降解精子顶体表面的糖蛋白,降低顶体膜稳定性,使精子具有受精能力,此过程称为精子获能。获能的部位主要是子宫和输卵管。

2. **顶体反应(acrosome reaction)** 卵子从卵巢排出,经输卵管伞部的拾卵作用进入输卵管内,停留在输卵管壶腹部或峡部等待受精。当卵子与精子相遇时,精子头部顶体外膜破裂,释放出顶体酶,溶解卵子外围的放射冠和透明带,称为顶体反应。借助酶的作用,精子穿过放射冠和透明带。

3. **受精卵形成** 穿过透明带,精子外膜与卵子胞膜接触并融合,精子进入卵子内,卵子迅即完成第二次减数分裂形成卵原核,卵原核与精原核融合,受精完成,形成受精卵(zygote),此时标志着一个新生命的诞生。受精卵的染色体为二倍体,其数目恢复 46 条,完成受精过程。性染色体 XX 的胚胎是女性,性染色体 XY 的胚胎是男性。

【受精卵发育和输送】

受精卵的分裂称卵裂。在受精卵开始进行有丝分裂的同时,借助输卵管蠕动和纤毛摆动,向子宫腔方向移动,约在受精后第 3 天分裂成 16 个细胞组成的实心细胞团,称桑葚胚(morula),又称早期囊胚(early blastocyst)。约在受精后第 4 天进入子宫腔,继续分裂,外层细胞分裂较快,形成囊壁,称滋养层;受精后 5~6 日早期囊胚的透明带消失,内层细胞分裂较慢,形成内细胞团,中间出现囊腔,称晚期囊胚(late blastocyst)。

【着床】

着床(implantation)指晚期囊胚植入子宫内膜的过程,也称为受精卵植入。约在受精后第 6~7 日开始,11~12 天结束。着床是建立母子结构联系从而使囊胚获得母体保护和营养的复杂过程,此过程依赖于孕卵的发育、子宫内膜的变化激素的支持、母体免疫排斥反应的抑制等多个环节的协同作用。

1. **着床必须具备的条件** ①透明带必须消失;②囊胚细胞滋养细胞必须分化出合体滋养细胞;③囊胚和子宫内膜必须同步发育并相互协调;④孕妇体内必须有足够数量的黄体酮。子宫有一个极短的敏感期允许受精卵着床。

2. **着床过程** 需经过定位、黏着和穿透3个阶段。

（1）定位：晚期囊胚进入宫腔后呈游离状态，然后以其内细胞团的滋养层接触子宫内膜。着床的部位一般在子宫腔上部的前壁和后壁，后壁更常见，偶尔在侧壁。着床过程中，滋养细胞迅速增生，分化为内外两层，外层是合体滋养层，内层为细胞滋养层。

（2）黏着：囊胚的合体细胞与子宫内膜接触后，很快长出许多纤毛样突起，在黏着过程中，这些突起通过囊胚和子宫内膜表面的电荷之间的相互吸引，与子宫内膜表面的纤毛状突起形成犬牙交错的衔接。

（3）穿透：合体细胞释放蛋白溶解酶，浸润子宫内膜，使之形成一个缺口，囊胚进入并向纵深生长，进入蜕膜的致密层，子宫内膜缺口自动修复。此时合体细胞开始分泌绒毛膜促性腺激素，维持黄体寿命和功能（图3-1）。

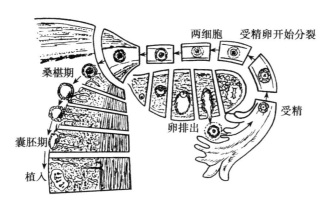

图 3-1　卵子受孕与孕卵着床

【**蜕膜的形成**】

受精卵着床后，在孕激素、雌激素作用下子宫内膜腺体增大，腺上皮细胞内糖原增加，结缔组织细胞肥大，血管充血，此时的子宫内膜称为蜕膜（decidua）。按照蜕膜与胚胎的部位关系将蜕膜分为3部分（图3-2）：

1. **底蜕膜**（decidua basalis）　指与囊胚极滋养层接触的蜕膜，以后与滋养细胞一起形成胎盘的母体部分。

2. **包蜕膜**（decidua capsularis）　指覆盖在囊胚表面的蜕膜。随妊娠进展与真蜕膜相贴，逐渐融合，分娩时无法分开。

3. **真蜕膜**（true decidua）　指底蜕膜及包蜕膜以外覆盖宫腔其他部分的蜕膜，又称壁蜕膜。

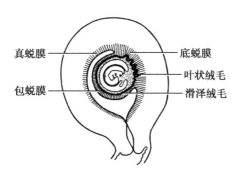

图 3-2　早期妊娠的子宫蜕膜与绒毛的关系

第二节 胚胎、胎儿发育特征及胎儿生理特点

【胚胎、胎儿发育特征】

在受精后 8 周(即妊娠第 10 周)以内的人胚称胚胎(embryo),是其主要器官结构完成分化时期。从受精后第 9 周(即妊娠第 11 周)起称胎儿(fetus),是其各器官进一步发育渐趋成熟的时期。临床上以 4 周为一个孕龄(gestational age)单位来描述胎儿发育的特征如下:

8 周末:胚胎初具人形,头部大小占整个胎体的一半,能分辨出眼、鼻、口、耳部,四肢已经初具雏形。B 型超声可见早期心脏形成并有搏动。

12 周末:胎儿身长约 9cm,体重约 14g,四肢有微弱活动,外生殖器已发育,部分可辨性别。

16 周末:胎儿身长约 16cm,重约 110g,皮肤色红,光滑透明,有少量毳毛,开始有呼吸运动。骨骼进一步发育,B 超可显示骨骼,X 线检查可见骨骼阴影,外生殖器可辨男女。孕妇腹部检查可听到胎心音,部分经产妇能自觉胎动。

20 周末:胎儿身长 25cm,重约 320g,皮肤暗红,透明度减低,全身有毳毛和胎脂,出生后已有心跳、呼吸、排尿及吞咽运动。孕妇产检时可听到胎心音。自妊娠 20 周至满 28 周出生的胎儿,称为有生机儿。

24 周末:胎儿身长 30cm,重约 630g,皮下脂肪开始沉积,皮肤有皱纹,各脏器均已发育。

28 周末:胎儿身长 35cm,重约 1000g。有呼吸运动,出生后能啼哭,会吞咽,四肢能活动,但生活力弱,肺泡 II 型细胞中表面活性物质含量低,出生后易患特发性呼吸窘迫综合征,需特殊护理方能生存。

32 周末:胎儿身长 40cm,重约 1700g,皮肤深红,面部毳毛已脱落,生后适当护理可存活。

36 周末:胎儿身长 45cm,重约 2500g。皮下脂肪多,面部皱纹消失,指(趾)甲已超过指(趾)端。出生后能啼哭及吸吮,生存能力良好,出生后基本能存活。

40 周末:胎儿发育成熟,身长约 50cm,重约 3400g 或以上。皮肤粉红,皮下脂肪发育良好,四肢运动活泼,睾丸已降入阴囊,女性大、小阴唇发育良好,出生后哭声响亮,吸吮力强,生存力强。

【胎儿生理特点】

(一)循环系统

1. 解剖学特点

(1)脐静脉 1 条,带有来自胎盘氧含量较高、营养较丰富的血液进入胎体。

(2)脐动脉 2 条,带有来自胎儿氧含量较低的混合血进入胎盘,与母血进行物质交换。

(3)动脉导管,位于肺动脉及主动脉弓之间。

(4)卵圆孔,位于左右心房之间。

2. 血液循环特点 由于胎盘的存在,胎儿循环包括体外循环和体内循环(图 3-3)。

(1)体外循环:从脐轮发出的两条脐动脉带着胎儿的静脉血通过脐带到达胎盘,分支入绒毛板,进入绒毛毛细血管,与绒毛间隙中的母体血液进行物质交换后汇入脐静脉,新鲜的动脉血经脐静脉回流到胎儿体内。

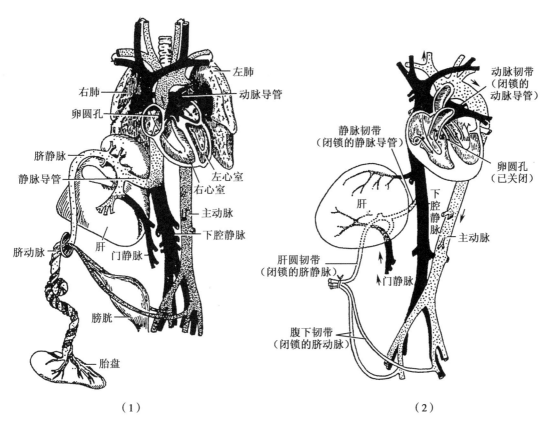

图 3-3　胎儿、新生儿的血液循环

（1）胎儿的血液循环；（2）新生儿的血液循环

（2）体内循环：来自胎盘的血液进入胎儿体内分 3 支：一支直接入肝，一支与门静脉汇合入肝，此两支血液经肝静脉入下腔静脉；还有一支经静脉导管直接入下腔静脉。故进入右心房的下腔静脉血是混合血，既有来自脐静脉含氧量较高的血液，也有来自胎儿腹部、盆腔及下肢含氧量较低的血液，以前者为主。

卵圆孔位于左右心房之间，其开口处正对下腔静脉入口，下腔静脉入右心房的血液，绝大部分经卵圆孔进入左心房。上腔静脉进入右心房的血液经右心室流入肺动脉。由于肺循环阻力较大，肺动脉血液绝大部经动脉导管流入主动脉，仅约 1/3 血液经肺静脉入左心房。左心房内含氧量较高的血液进入左心室，大部分经升主动脉，直接供应心、脑和上肢；小部分血液进入降主动脉至全身后，经腹下动脉和脐动脉进入胎盘，与母血进行交换。可见胎儿体内无纯动脉血，而是动静脉混合血。进入肝、心、头部及上肢的血液含氧量较高及营养较丰富以适应需要，注入肺及身体下半部的血液，含氧量及营养较少。

胎儿出生后开始自主呼吸，肺循环建立，胎盘循环终止，循环系统血流动力学发生显著变化。由于左心房压力升高，右心房压力下降，使卵圆孔在胎儿出生后数分钟后开始闭合。肺循环建立后，肺动脉血不再流入动脉导管，动脉导管闭锁后形成动脉韧带。脐静脉闭锁为静脉韧带，脐动脉闭锁，与相连的闭锁腹下动脉形成腹下韧带。

（二）血液系统

1. 红细胞　胎儿血循环约于受精后 3 周末建立，其红细胞生成主要来自卵黄囊。妊娠 10 周时肝是主要的生成器官，以后骨髓、脾逐渐形成造血功能。妊娠足月时 90% 的红细胞由骨髓产生。妊娠32周红细胞生成素大量产生，故妊娠32周以后无论是早产儿还是妊娠足月儿的红细胞数均增多，约为$6×10^{12}$/L。胎儿红细胞的生命周期短，仅为成人的2/3，故需不断生成红细胞。

2. 血红蛋白　血红蛋白在原红细胞、幼红细胞和网织红细胞内合成。胎儿血红蛋白在结构和功能上分为3种：原始血红蛋白、胎儿血红蛋白和成人血红蛋白。含胎儿血红蛋白的红细胞对氧有较高亲和力，与红细胞膜通透性增加有关。随着妊娠的进展，血红蛋白的合成不仅是数量的增加，其种类也从原始类型向成人型过渡。

3. 白细胞　妊娠8周以后，胎儿血循环出现白细胞，形成防止细菌感染的第一道防线，妊娠足月时白细胞计数可高达$(15～20)×10^9$/L。于妊娠12周，胸腺、脾产生淋巴细胞，成为体内抗体的主要来源，构成对抗外来抗原的第二道防线。

（三）呼吸系统

妊娠3个月时胎儿呼吸中枢出现，B超下于妊娠11周可见胎儿胸壁运动。妊娠16周胎儿出现能使羊水进出呼吸道的呼吸运动，频率为30～70次/分，时快时慢，有时也会平稳，胎儿窘迫时则出现大喘息样呼吸运动。这种胸壁运动是为了出生后在子宫外呼吸做准备，强度能使羊水进出呼吸道，可促进肺泡扩张及生长。

尽管胎儿通过胎盘进行气体交换，但胎儿出生前需完成呼吸道、肺循环及呼吸肌发育，在中枢神经系统支配下协调活动方可生存。尤其是胎肺Ⅱ型肺泡上皮分泌卵磷脂及鞘磷脂，在妊娠34周前卵磷脂与鞘磷脂之比为1:1，在妊娠34周后卵磷脂显著增加，而鞘磷脂不随妊娠进展而变化，当卵磷脂与鞘磷脂之比升为$(1.5～2.0):1$时，提示胎肺成熟。卵磷脂为肺表面活性物质，作用于肺泡内壁可防止肺泡塌陷，预防新生儿呼吸窘迫综合征的发生。

（四）消化系统

妊娠11周时胎儿小肠已有蠕动，至妊娠16周其胃肠功能基本建立，吸收水分、氨基酸、葡萄糖及其他可溶性物质。胎儿通过吞咽羊水，排出胎尿以控制羊水量。胎儿肝脏功能不健全，特别是酶的缺乏，如葡萄糖醛酸基转移酶和尿苷二磷酸葡萄糖脱氢酶，不能结合因红细胞破坏而产生的大量游离胆红素。胆红素主要经胎盘由母体代谢后排出体外，少部分在肝内结合，经胆道胆红素排入小肠氧化成胆绿素，胆绿素降解产物导致胎粪呈黑绿色。胎儿胆汁自小肠流出，呈淡黄色，与吞入羊水中的上皮细胞、胎脂、毳毛等混合后，随肠蠕动向下运行，近分娩时呈暗绿色且黏稠，形成胎粪。

（五）泌尿系统

妊娠11～14周胎儿肾已有排尿功能，于妊娠14周胎儿膀胱内已有尿液。妊娠后半期，通过排尿参与羊水循环。

（六）生殖系统

妊娠6周时形成原始性腺，男性染色体为XY，原始性腺分化为睾丸，约于妊娠第9周后睾丸开始分泌睾酮和米勒管抑制因子，米勒管随后退化。睾酮使尿生殖结节发育成阴茎体，尿生殖隆突发育成阴囊。女性染色体为XX，原始性腺分化为卵巢，由于女性胎儿无睾酮和米勒管抑制因子，中肾管于妊娠11～12周后退化，两条副中肾管即米勒管发育成为女性生殖道。由于外阴部缺乏 5α- 还原酶,外生殖器向女性分化发育,女性胎儿的尿生殖节发育成阴蒂,尿生殖隆突发育成大阴唇。

(七)神经系统

妊娠早期胎儿神经系统开始发育,妊娠 3 周时,神经板形成神经褶,之后形成神经管。神经管头部以后形成胎儿大脑,其余部分发育为脊髓,妊娠 2 个月后大脑发育迅速,妊娠 5 个月时大脑表面平滑,妊娠 6 个月时中央脑沟形成,妊娠晚期形成主要脑沟,足月时形成副脑沟。

(八)内分泌系统

胎儿甲状腺于妊娠第 6 周开始发育,是最早发育的内分泌腺,妊娠 12 周已能合成甲状腺激素。胎儿垂体于胚胎第 3 周开始形成,妊娠 20 周时,可测出胎儿体内的各种垂体前叶激素,妊娠 4~6 个月时垂体门脉系统发育完善。

(九)运动系统

妊娠早期胎儿四肢及全身即有运动,妊娠 16~20 周开始,孕妇可感觉胎动,胎动与其神经系统发育和成熟有关。胎儿胎动随孕周增加而变化,妊娠 7 个月时胎动较频繁,胎动的种类包括胎体及四肢上下前后运动、吞咽运动、胸部打嗝样运动、胸腹壁呼吸样运动、翻身运动等。

第三节　胎儿附属物的形成与功能

胎儿附属物是指胎儿以外的组织,包括胎盘、胎膜、脐带和羊水。它们对维持胎儿宫内生长发育具有重要作用。

【胎盘】

(一)胎盘的结构

足月胎盘(placenta)呈中央厚、边缘薄的盘状,多为圆形或椭圆形,重 450~650g,相当于胎儿体重的 1/6,直径 6~20cm,厚 1~3cm。胎盘分胎儿面和母体面,胎儿面表面被覆羊膜,呈灰白色,中央或稍偏处有脐带附着;母体面粗糙,呈暗红色,由 18~20 个胎盘小叶组成。胎盘小叶由羊膜、叶状绒毛膜和底蜕膜构成(图 3-4)。

1. **羊膜**　构成胎盘的胎儿部分,在胎盘最内层,为附着在绒毛膜板的半透明薄膜。羊膜光滑,无血管、神经和淋巴管,具有一定弹性。

2. **叶状绒毛膜**　构成胎盘的胎儿部分,是胎盘的主要结构。受精卵着床后,滋养层细胞迅速分裂增殖,形成能够分裂生长的细胞滋养细胞(内层)和执行功能的合体滋养细胞(外层)。在滋养层内面有一层细胞称胚外中胚层,与滋养层共同组成绒毛膜。与底蜕膜相接触的绒毛丰富发育良好,成为叶状绒毛膜。

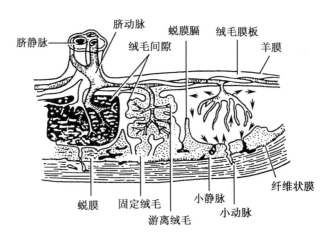

图3-4 胎盘的结构与循环模式图

胚胎发育至13～21日时,绒毛膜分化发育最旺盛,绒毛逐渐形成,历经3个阶段:①一级绒毛:指绒毛膜周围长出不规则突起的合体滋养细胞小梁,呈放射状排列,绒毛膜深部增生活跃的细胞滋养细胞也深入进去,形成细胞中心索;②二级绒毛:细胞中心索伸展至合体滋养细胞的内层,且胚外中胚层也长入细胞中心索,形成间质中心索;③三级绒毛:指胚胎血管长入间质中心索,约在受精后第3周末完成,建立胎盘循环。

叶状绒毛膜逐渐分支形成初级绒毛干、次级绒毛干和三级绒毛干。胚胎表面其余部分绒毛因缺乏血液供应而萎缩、退化,称平滑绒毛膜,与羊膜共同组成胎膜。绒毛滋养层合体细胞溶解周围蜕膜形成绒毛间隙,大部分绒毛游离其中,称游离绒毛;少数绒毛紧紧附着在蜕膜深部,起固定作用,称固定绒毛。绒毛间隙之间有蜕膜隔,将胎盘分成若干胎盘小叶,但蜕膜仅达绒毛间隙的2/3高度,故绒毛间隙是相通的。

3. 底蜕膜 构成胎盘的母体部分。表面覆盖来自绒毛的滋养层细胞,与底蜕膜共同形成绒毛间隙的底,称为蜕膜板,形成母体面20个左右胎盘母体叶。胎盘内有母体和胎儿两套血液循环系统,两者血液在各自封闭的管道内循环,互不相通。底蜕膜螺旋小动脉和小静脉穿过蜕膜板开口于绒毛间隙,动脉因压力高将血液喷入绒毛间隙,使绒毛间隙充满母血,再经蜕膜小静脉回流入母体血液循环。胎儿血自脐动脉至绒毛毛细血管网,经与绒毛间隙的母血进行物质交换,再经脐静脉返回胎儿体内。母儿间物质交换是在绒毛间隙进行的,间隔有绒毛毛细血管壁、绒毛间质及绒毛表面细胞层,靠渗透、扩散和细胞选择的方式完成。

（二）胎盘的功能

胎盘是母儿之间进行物质交换的重要器官。胎盘中的物质交换及转运方式包括:①简单扩散:指脂溶性高、分子量小、不带荷电物质(如氧气、二氧化碳、水、钠、钾电解质等)可通过细胞质膜从高浓度区扩散至低浓度区,不消耗细胞能量;②易化扩散:指物质(如葡萄糖等)通过细胞膜从高浓度区向低浓度区扩散,不消耗能量,但速度较简单扩散快得多,系细胞质膜有专一载体,到达一定浓度时,扩散速度明显减慢,此时扩散速度与浓度不呈正相关;③主动运输:指物质(如氨基酸、水溶性维生素及钙、铁等)通过细胞质膜从低浓度区逆方向扩散至高浓度区,需消耗能量;④其他:较大物质(如大分子蛋白质、免疫球蛋白等)可通过血管合体膜裂隙,或通过细胞膜内陷吞噬后继之膜融合,形成小泡向细胞内移动。胎盘功能包括气体交换、营养物质供应、排除胎儿代谢产物、防御功能、合成功能等。

1. **气体交换** 胎盘代替胎儿呼吸系统的功能。O_2是维持胎儿生命重要物质,在母儿间O_2和CO_2在胎盘中以简单扩散进行交换。母亲血氧分压(PO_2)为$95 \sim 100mmHg$,胎盘绒毛间隙内PO_2为$40 \sim 50mmHg$,脐动脉PO_2为$20mmHg$,经胎盘交换后,脐静脉为PO_2 $30mmHg$以上,尽管PO_2升高并不多,但因胎儿血红蛋白对O_2的亲和力强,携氧能力得到改善,能从母体得到充分的O_2。母血PO_2受多种因素影响,如母亲患有心功能不全、贫血、肺功能不良等,均影响胎儿O_2的供应。CO_2通过血管合体膜的速度比O_2通过快20倍左右,故CO_2容易自胎儿通过绒毛间隙直接向母体迅速扩散。

2. **营养物质供应** 胎盘代替胎儿消化系统的功能。葡萄糖以易化扩散方式通过胎盘。氨基酸以主动运输方式通过胎盘。脂肪酸能较快地以简单扩散方式通过胎盘。电解质及维生素多以主动运输方式通过胎盘。胎盘中含有多种酶。能将复杂化合物分解为简单物质,也能将简单物质合成后供给胎儿。

3. **排除胎儿代谢产物** 胎儿代谢产物如尿素、肌酐等,经胎盘进入母血,由母体排出体外。

4. **防御功能** 胎盘能阻止母血中某些有害物质进入胎儿血中,母血中免疫抗体(IgG)能通过胎盘使胎儿在生后短时间内获得被动免疫力。但是这种屏障功能有限,对胎儿有害分子量较小的药物及某些病毒(如风疹病毒、巨细胞病毒等),可以通过胎盘,致胚胎和胎儿畸形甚至死亡。而细菌、弓形虫、衣原体、螺旋体则先侵犯胎盘,破坏绒毛结构形成病灶后再进入胎儿体内感染胎儿。故妊娠期妇女要注意避免感染,慎重用药。

5. **合成功能** 胎盘具有合成激素和酶的能力。激素包括蛋白激素(人绒毛膜促性腺激素、人胎盘生乳素等)和甾体激素(雌激素、孕激素等)两大类;酶主要有缩宫素酶、耐热性碱性磷酸酶等。还能合成前列腺素、多种神经递质和多种细胞因子、生长因子。简要介绍如下:

(1)人绒毛膜促性腺激素(human chorionic gonadotropin,HCG):是由合体滋养细胞合成的糖蛋白激素。受精后第6日开始分泌微量HCG,着床后能在母血中检测出HCG,临床上用放射免疫法(RIA)在受精后10日自母血清测出,成为诊断早孕的最敏感方法。于妊娠$8 \sim 10$周血清HCG浓度达高峰,持续约10日迅速下降,至妊娠中晚期血清浓度仅为峰值的10%,持续至分娩。分娩后若无胎盘残留,于产后2周内消失。

HCG的生理功能主要有:①维持月经黄体寿命,使月经黄体增大成为妊娠黄体,增加甾体激素的分泌以维持妊娠;②促进雄激素芳香化转化为雌激素,同时能刺激孕酮的形成;③抑制植物血凝素对淋巴细胞的刺激作用,HCG能吸附于滋养细胞表面,以免胚胎滋养层被母体淋巴细胞攻击;④刺激胎儿睾丸分泌睾酮,促进男性性分化;⑤能与母体甲状腺细胞TSH受体结合,刺激甲状腺活性。

(2)人胎盘生乳素(human placental lactogen,HPL):由合体滋养细胞分泌。于妊娠$5 \sim 6$周可用放射免疫法测出HPL,其分泌量随妊娠进展持续增加,至妊娠$34 \sim 36$周达高峰,并维持至分娩,产后迅速下降,7小时即不能测出。HPL的生理功能有:①与胰岛素、肾上腺皮质激素协同作用,促进乳腺腺泡发育,刺激乳腺上皮细胞合成乳蛋白,为产后泌乳做准备;②有促进胰岛素生成作用,使母血胰岛素值增高,促进蛋白合成;③通过脂解作用提高非酯化脂肪酸、甘油浓度,抑制母体摄取葡萄糖,使多余葡萄糖运送给胎儿,成为胎儿的主要能源,也成为蛋白合成的来源;④抑制母体对胎儿的排斥作用。HPL是通过母体促进胎儿发育的"代谢调节因子"。

（3）雌激素：妊娠早期由卵巢黄体产生。妊娠 10 周后主要由胎儿 - 胎盘单位合成。至妊娠末期，雌三醇值为非孕时的 1000 倍，雌二醇及雌酮值为非孕时的 100 倍。雌三醇前身物质主要来自于胎儿，故测量雌三醇值可反映胎儿发育情况。

（4）孕激素：妊娠早期由卵巢妊娠黄体产生。妊娠 8～10 周后胎盘合体滋养细胞是产生孕激素的主要来源。孕激素与雌激素协同作用，对子宫内膜、子宫肌层、乳腺的变化起重要作用，共同参与妊娠期母体各系统的生理变化。

（5）缩宫素酶：由合体滋养细胞产生。可灭活缩宫素分子，起到维持妊娠的作用。胎盘功能不良时，血中缩宫素酶呈低值，见于死胎、子痫前期、胎儿宫内发育迟缓。

（6）耐热性碱性磷酸酶（HSAP）：由合体滋养细胞分泌。于妊娠 16～20 周母血清可测出，随妊娠进展而增多，直至胎盘娩出后其值下降，产后 3～6 日内消失。动态监测可作为胎盘能检查的一项指标。

【胎膜】

胎膜（fetal membrane）是由绒毛膜和羊膜组成，胎膜外层为平滑绒毛膜，是绒毛发育过程中缺乏营养，退化萎缩而成；内层为羊膜，为无血管膜，与覆盖胎盘、脐带的羊膜层相连，至妊娠晚期两层膜轻轻贴附，但能分开。胎膜可维持羊水平衡，参与甾体激素代谢，在分娩发动上有一定作用。

【脐带】

脐带（umbilical cord）表面为羊膜覆盖，呈灰白色。内由一条脐静脉、两条脐动脉及其周围保护血管的华通胶构成。妊娠足月脐带长 30～100cm，平均 55cm，直径 0.8～2.0cm。脐带是母体及胎儿气体交换、营养物质供应和代谢产物排出的重要通道，若脐带受压，使血流受阻，缺氧可导致胎儿窘迫，甚至危及胎儿生命。

【羊水】

羊水（amniotic fluid）是充满羊膜腔的液体。

（一）羊水的来源、量、性状与循环

1. **羊水的来源**　妊娠早期的羊水，主要来自母体血清经胎膜进入羊膜腔的透析液。妊娠中期以后，胎儿尿液为羊水的主要来源。妊娠晚期胎儿肺参与羊水生成，每日 600～800ml 液体从肺泡分泌至羊膜腔。妊娠足月时羊水比重为 1.007～1.025，pH 约为 7.20。妊娠早期羊水为无色澄清液体。

2. **羊水的量与性状**　羊水量在妊娠期呈现动态变化。妊娠 8 周 5～10ml，妊娠 10 周约 30ml，妊娠 20 周约 400ml，妊娠 38 周约 1000～1500ml，此后羊水量逐渐减少，妊娠 40 周羊水量约 800～1000ml。过期妊娠羊水量明显减少，可减少至 300ml 以下。妊娠足月羊水略混浊、不透明，可见羊水内悬有小片状物。由于羊水中含有大量的上皮细胞及胎儿的代谢产物，临床上可通过羊膜腔穿刺抽取少量羊水做染色体分析和特定物质的检测，有助于早期诊断先天性畸形或判断胎儿成熟度。

3. **羊水的循环**　羊水在羊膜腔内不断进行液体交换以保持羊水的动态平衡。母儿液体交

换主要通过胎盘,量约每小时 3600ml。母体与胎儿羊水的交换主要通过胎膜,约每小时 400ml,羊水与胎儿的交换量较少,主要通过胎儿消化道、呼吸道及泌尿系统等途径进行。

(二)羊水的功能

1. 保护胎儿 避免胎儿受到挤压,防止胎体畸形、胎肢粘连;保持羊膜腔内恒温;适量羊水避免子宫肌壁或胎儿对脐带直接压迫所致的胎儿窘迫;有利于胎儿体液平衡;在临产宫缩时,羊水能使压力均匀分布,避免胎儿局部受压。

2. 保护母体 妊娠期减少胎动所致的不适感;临产后,前羊水囊借助楔形水压扩张宫口及阴道;破膜后羊水滑润和冲洗阴道,减少生殖系统感染机会。

第四节 妊娠期母体的变化

妊娠后,孕妇受胎盘产生的激素和神经内分泌的影响,无论在解剖、生理和心理上都发生了一系列变化,以适应胚胎、胎儿生长发育的需要,同时也为产后哺乳做好了准备。了解妊娠期母体变化,有助于护理人员做好孕期保健及健康教育工作。

【妊娠期母体生理变化】

(一)生殖系统

1. **子宫** 变化最为显著,包括子宫体、宫颈及峡部的变化。

(1)子宫体:未孕时子宫体积为(7~8)cm×(4~5)cm×(2~3)cm,重约50g,容量约5ml。妊娠后子宫逐渐增大变软,妊娠 12 周后增大超出盆腔,在耻骨联合上方可触及;妊娠足月时子宫体积 35cm×25cm×22cm,子宫重量约 1100g,宫腔容量 5000ml,较未孕时重量增加约 20 倍,容量增加约 1000 倍。子宫厚度未孕时约 1cm,妊娠中期逐渐变厚,妊娠末期又变薄,足月妊娠时约 0.5~1.0cm。子宫增大不是由于细胞的数目增加,而主要是子宫肌细胞肥大,胞质内充满有收缩性能的肌动蛋白和肌浆球蛋白,为临产后子宫阵缩提供物质基础。子宫底于妊娠后期增长最快,子宫体肌纤维最多,子宫下段次之,子宫颈最少。此特点适应临产后子宫阵缩向下依次递减使胎儿娩出。

妊娠期子宫的循环血量逐渐增加,足月时子宫血流量为每分钟 450~600ml,比非孕时增加 4~6 倍,其中 80%~85% 供胎盘,10%~15% 供子宫蜕膜层,5% 供肌层。

妊娠晚期因盆腔左侧有乙状结肠占据,增大的子宫有不同程度的右旋。

自妊娠 12~14 周起,子宫常出现不规律、不对称的无痛性收缩,其幅度及频率随妊娠进展而逐渐增加,直至妊娠晚期。在此种宫缩时,宫腔内压力通常在 5~25mmHg,持续时间不足30 秒,此种生理性无痛性宫缩称为 Braxton Hicks 收缩,又称无痛性宫缩。在腹部检查时可触知 Braxton Hick 宫缩,孕妇有时也能感知。这种宫缩的特点为宫缩稀少、不规律和不对称,无疼痛感觉。

（2）子宫峡部：位于子宫体与子宫颈之间最狭窄部位。非孕时长约1cm，妊娠后变软，妊娠12周后，子宫峡部逐渐伸展拉长变薄，扩展成子宫腔一部分，临产后伸展至7~10cm，形成子宫下段，成为软产道的一部分。也是临床上子宫下段剖宫产的手术部位。

（3）宫颈：妊娠早期宫颈黏膜充血组织水肿，致使宫颈外观肥大、呈紫蓝色质地柔软状。宫颈管内腺体肥大，黏液增多形成黏液栓，有保护宫腔免受外来感染侵袭的作用。接近临产时，子宫颈管变短并出现轻度扩张。

2. 卵巢　妊娠期略增大，排卵和新卵泡发育均停止。黄体变为妊娠黄体，产生雌激素及孕激素，妊娠黄体于妊娠6~7周前对维持妊娠起重要作用。黄体功能于妊娠10周后由胎盘代替，妊娠3~4月时黄体开始萎缩。

3. 输卵管　妊娠期输卵管伸长，黏膜层上皮细胞稍扁平，在基质中可见蜕膜细胞。有时黏膜呈蜕膜样改变，肌层无明显肥厚。

4. 阴道　黏膜变软，增厚呈紫蓝色，皱襞增多，结缔组织松软，伸展性增加。阴道脱落细胞增多，分泌物增多呈白色糊状。阴道上皮细胞糖原含量增加，乳酸含量增加使pH值降低，不利于一般致病菌生长，有利于防止感染。

5. 外阴　外阴及会阴部局部充血，皮肤增厚，结缔组织松软，伸展性增加，大、小阴唇色素沉着。

（二）乳房

妊娠早期孕妇即自觉乳房发胀、触痛和针刺感。乳腺腺泡增生致乳腺增大并出现结节，乳头敏感性增强易勃起，乳头、乳晕着色加深，外围的皮脂腺肥大形成散在结节状隆起，称为蒙氏结节（Montgomery's tubercles）。乳房充血，皮肤下表浅静脉明显可见。因乳腺细胞膜有垂体催乳激素受体，细胞质内有雌激素和孕激素受体，伴随胎盘形成后大量雌激素、孕激素、人胎盘生乳素产生，刺激乳腺腺管和腺泡发育。此外，垂体催乳激素、胰岛素、皮质醇、甲状腺激素等也参与完善乳腺发育，为产后泌乳做准备。妊娠期并无乳汁分泌，可能与大量雌孕激素抑制乳汁生成有关。妊娠晚期接近分娩时乳房可挤出数滴淡黄色稀薄液体称为初乳（colostrum）。

（三）循环及血液系统

1. 心脏　妊娠后期心脏向左、上、前方移位，更贴近胸壁。心尖搏动左移，心浊音界稍扩大。心脏移位使大血管轻度扭曲，多数孕妇心尖区可闻及1~2级柔和吹风样收缩期杂音，产后逐渐消失。心电图因心脏左移出现电轴轻度左偏。妊娠初期心脏容量增加，至妊娠末期约增加10%，为适应妊娠的需要，妊娠晚期妇女休息时心率亦加快，每分钟可增加10~15次。

2. 血容量　循环血容量于妊娠6~8周开始增加，至妊娠32~34周达高峰，增加40%~45%，平均约增加1450ml，维持此水平直至分娩，其中血浆平均增加1000ml，红细胞平均增加450ml，使血液稀释，出现生理性贫血。

3. 心排血量　自妊娠10周起心排血量逐渐增加，至妊娠32~34周达高峰，左侧卧位较未孕时约增加30%，每次心排血量平均约为80ml，持续至分娩。孕期心搏出量受体位影响，仰卧位时明显减少，改为侧卧位时心排血量可增加20%。临产后在第二产程心排血量显著增加。妊娠期心脏负担加重，如孕妇合并心脏病，在妊娠32~34周、分娩期（尤其是第二产程）以及产褥期最初3天内，需密切观察病情，防止心力衰竭。

4. 血压 在妊娠早期及中期血压偏低，在妊娠 24～26 周血压轻度升高。一般收缩压无变化，舒张压因外周血管扩张、血液稀释及胎盘形成动静脉短路而轻度降低，使脉压稍增大。孕妇体位影响血压，坐位稍高于仰卧位。若孕妇长时间仰卧位，可引起回心血量减少，心搏出量降低，血压下降，称为仰卧位低血压综合征（supine hypotensive syndrome），孕妇改为侧卧位可以解除。因此，妊娠中晚期鼓励孕妇侧卧位休息。

5. 静脉压 妊娠后盆腔血液回流至下腔静脉血量增加，而增大子宫压迫下腔静脉使血液回流受阻，孕妇易发生下肢、外阴静脉曲张和痔疮。若孕妇长时间仰卧位，增大子宫压迫下腔静脉引起回心血量减少，使血压下降，形成仰卧位低血压综合征，孕妇改为侧卧，上述症状解除。因此，妊娠晚期应指导孕妇侧卧位休息。

6. 血液成分

（1）红细胞：妊娠期骨髓不断产生红细胞，网织红细胞轻度增多。与非孕期相比，由于血液稀释，红细胞计数由 $4.2 \times 10^{12}/L$ 降至约为 $3.6 \times 10^{12}/L$，血红蛋白值由 130g/L 降至约为 110g/L。血细胞比容由 0.38～0.47 降至 0.31～0.34。为适应红细胞增加和胎儿生长及孕妇各器官生理变化的需要应在妊娠中、晚期开始补充铁剂，以防缺铁性贫血。

（2）白细胞：自妊娠 7～8 周开始轻度增加，至妊娠 30 周达高峰，约为 $(5.0 \sim 12.0) \times 10^9/L$，有时可达 $15.0 \times 10^9/L$，主要为中性粒细胞增多。

（3）凝血因子：妊娠期凝血因子 Ⅱ、Ⅴ、Ⅶ、Ⅷ、Ⅸ、Ⅹ 增加，仅凝血因子 Ⅺ、Ⅻ 降低，血液处于高凝状态，有利于预防产后出血。妊娠期血小板轻度减少，血沉加快，可达 100mm/h。

（4）血浆蛋白：由于血液稀释，妊娠早期开始降低，至妊娠中期血浆蛋白为 60～65g/L，主要是白蛋白减少，约为 35g/L，以后持续此水平直至分娩。

（四）呼吸系统

妊娠早期孕妇即表现为胸廓横径及前后径加宽、肋膈角增宽、肋骨向外扩展使周径加大。妊娠中期孕妇耗氧量增加 10%～20%，而肺通气量约增加 40%，有过度通气的现象，这有利于供给孕妇及胎儿所需的氧气，通过胎盘排出胎儿血中的二氧化碳。妊娠晚期子宫增大，横膈上升，膈肌活动幅度减少，孕妇以胸式呼吸为主，保持气体交换不减。呼吸次数于妊娠期变化不大，每分钟不超过 20 次，但呼吸较深。因上呼吸道黏膜增厚，轻度充血，易发生上呼吸道感染。妊娠晚期由于横膈上升，平卧后有呼吸困难感，抬高头部可减轻症状。

（五）消化系统

妊娠早期，约半数妇女可出现不同程度的恶心，或伴呕吐，尤以晨起时更为明显，食欲及饮食习惯也有改变，出现食欲缺乏，喜食酸咸食物，厌油腻甚至偏食等，称早孕反应，一般于妊娠 12 周左右自行消失。

妊娠期受大量雌激素影响，齿龈肥厚，充血、水肿，易出血。胃肠平滑肌张力降低，贲门括约肌松弛，胃内酸性内容物逆流至食管下部产生胃部烧灼感；胃液游离盐酸及胃蛋白酶分泌减少，胃排空时间延长出现上腹部饱满感；肠蠕动减弱易出现便秘；由于肠道充血、血管平滑肌松弛，盆腔静脉受压回流不畅等原因，在妊娠晚期常引起痔疮；孕期肝脏未见明显增大，肝功能无明显改变。胆道平滑肌松弛，胆囊排空时间延长，胆汁黏稠易淤积，故妊娠期间容易诱发胆囊炎及胆石病。

（六）泌尿系统

由于孕妇及胎儿代谢产物增多，肾脏负担加重，妊娠期肾脏略增大。肾血浆流量（renal plasma flow，RPF）及肾小球滤过率（glomerular filtration rate，GFR）于妊娠早期均增加，整个妊娠期间维持高水平。RPF 比非孕时约增加35%，GFR 约增加50%，两者均受体位影响，仰卧位时尿量增加，故夜尿量多于日尿量。由于 GFR 增加，而肾小管对葡萄糖再吸收率不能相应增加，导致约15% 孕妇饭后出现生理性糖尿，应与真性糖尿病鉴别。

妊娠早期，由于增大的子宫压迫膀胱可引起尿频；妊娠12周后子宫体超出盆腔，尿频消失；妊娠末期，由于胎先露下降入盆，尿频现象再次出现，甚至腹压稍微增加即出现尿液外溢现象，产后可自行消失。妊娠中期，肾盂及输尿管轻度扩张，输尿管增粗及蠕动减弱，尿流缓慢，加之妊娠后子宫右旋压迫右侧输尿管，因此孕妇易患肾盂肾炎，尤以右侧多见，左侧卧位可以预防。

（七）内分泌系统

妊娠期腺垂体体积增大1～2倍，嗜酸细胞肥大增多，形成"妊娠细胞"，约于产后10日左右恢复正常。如产妇产后发生失血性休克，可使增生、肥大的垂体缺血坏死，导致希恩综合征（Sheehan syndrome）。妊娠后由于促卵泡激素及黄体生成激素分泌减少，卵泡不再发育成熟，也无排卵。垂体催乳激素（PRL）从妊娠7周开始增多，随妊娠进展逐渐增量，妊娠足月分娩前达高峰，为非孕妇女的10倍，与其他激素协同作用，促进乳腺发育，为产后泌乳做准备。促甲状腺素与促肾上腺皮质激素分泌增多，但血液中游离的甲状腺及皮质醇不多，因此孕妇无甲状腺及肾上腺皮质功能亢进表现。

（八）新陈代谢的变化

1. **基础代谢率**（basal metabolic rate，BMR） 于妊娠早期稍下降，妊娠中期渐增高，至妊娠晚期可增高15%～20%。

2. **体重** 孕妇体重在妊娠12周多无明显变化，13周起平均每周增加350g，正常不应超过500g，至妊娠足月时平均增加12.5kg，包括胎儿、胎盘、羊水、子宫、乳房、血液、组织间液及脂肪沉积等。

3. **糖类代谢** 妊娠期因胰岛功能旺盛，血中胰岛素分泌量增加，故孕妇空腹血糖值稍低于非孕妇女。孕妇餐后高血糖和高胰岛素血症以利于胎儿葡萄糖的供给，因而易出现糖耐量试验血糖增高、幅度大且恢复延迟的现象，因此使用胰岛素降血糖时需要量大于非孕期妇女。

4. **脂肪代谢** 妊娠期因肠道吸收脂肪能力增强可使血脂增高，同时能量消耗较大，使糖原储备减少。当能量消耗过多时，体内脂肪分解加速，容易发生酮血症，多见于妊娠剧吐或产程过长的孕妇。

5. **蛋白质代谢** 妊娠期为保证胎儿生长发育、子宫、乳房增大、分娩期消耗的需求，蛋白质的需要量比非孕时有所增加，呈正氮平衡。

6. **水代谢** 妊娠期机体水分平均增加7L，水钠潴留与排泄形成平衡而不引起水肿；至妊娠末期组织间液可增加1～2L或可产生轻度水肿。

7. **矿物质代谢** 胎儿生长发育需要大量的钙、磷和铁。胎儿骨骼及胎盘形成需要较多钙，主要于妊娠末期2个月内积累，因此至少应于妊娠后第3个月补充维生素 D 及钙，以提高血钙值。胎儿造血及合成酶需要较多的铁,孕妇体内的存储量不能满足需求,需在妊娠中、晚期开始补充铁剂,以防发生缺铁性贫血。

(九)皮肤的变化

妊娠后妇女腺垂体分泌促黑素细胞激素增加,雌激素、孕激素刺激皮肤黑色素细胞的功能,使黑色素增加,导致孕妇乳头、乳晕、腹白线、外阴等处出现色素沉着;面颊部、眼眶周围、前额、上唇和鼻部色泽加深呈蝶状褐色斑,习称妊娠斑,多于产后逐渐消退。

随着子宫增大,孕妇腹壁皮肤的弹力纤维过度伸展而断裂,使腹部皮肤出现紫色或淡红色不规律平行条纹,称为妊娠纹。产后妊娠纹呈银白色,持久不退。

(十)骨骼、关节及韧带的变化

妊娠期骨质通常不改变,仅在妊娠次数过多、过密又不注意补充维生素 D 及钙时,才能引起骨质疏松。部分孕妇自觉腰骶部及肢体疼痛不适,可能与松弛素使骨盆韧带、椎间关节松弛有关。妊娠晚期孕妇重心前移,头部与肩部向后仰,腰部向前挺,形成典型孕妇姿势,以保持身体平衡。

【妊娠期母体心理变化】

妊娠是一个家庭的重要事件,是每个家庭所面临的新挑战。新生儿诞生使整个家庭将结构、角色、家庭功能及家庭生活发生变化,准父母的心理及社会适应需要重新调整。因此,护理人员要充分了解孕妇、家庭及社会相关成员的心理特征,并对其进行正确评估和指导,帮助她(他)们进行心理调适,有助于产后建立正常亲子关系和适应新角色,共同迎接新生命的到来。

孕妇常见的心理反应有:

1. **惊讶与震惊** 妊娠初期,几乎所有的妇女,无论是否是计划内妊娠,在获知妊娠的一瞬间,内心会感到惊讶与震惊,会不由自主地问自己:"我真的怀孕了吗?""我确实怀孕了吗?",尤其是计划外妊娠者,"否认"是她的第一反应,常去多家医院反复检查,直到结果一致时方能接受现实。

2. **矛盾心理** 是伴随妊娠确诊而出现的,尤其是计划外妊娠。有些孕妇会感觉自己太年轻,工作还不稳定,还没有能力胜任母亲角色;或者目前还在学习,缺乏可利用的社会支持系统;或家庭经济负担过重;或因早孕反应带来不适等,这些因素会促使孕妇对妊娠产生矛盾心理,甚至会与家庭成员反复商议是否需要终止妊娠。因此,在此阶段孕妇更多地关心的是自己而不是孩子。但当孕妇感受到腹中胎儿的活动时,多数孕妇会改变当初对怀孕的态度。

3. **接受妊娠** 随着妊娠的进展,早孕反应消失,腹部日渐膨隆,在妊娠中期,孕妇可以感觉到胎动,闻及胎心音,真正感觉到胎儿的存在,并开始接受孩子,这种心理反应称为"筑巢反应"。孕妇会主动阅读相关书籍,学习孕育胎儿的相关知识,为孩子购买婴儿服装、睡床、玩具等物品,猜测胎儿的性别、给孩子起名字、幻想胎儿长相和自己做母亲角色的情景,与有关人士谈论妊娠的相关事宜,了解分娩过程、分娩疼痛的程度、分娩方式的选择等。妊娠晚期孕妇负担加重,不适症状增多,多数孕妇期盼分娩的到来,但又担心分娩的痛苦,害怕难产或胎儿畸形或性别不理想。医护人员在此阶段应因势利导开始进行孕期的健康宣教。

4. 情绪波动 可能与体内激素水平变化及妊娠所面临的压力有关。孕妇常表现出情绪的波动,易激动、烦躁、易怒、爱哭泣,常会因为小事与丈夫及家人发生争执,让丈夫感到茫然不知所措,严重时会影响夫妻感情。

5. 内省 孕妇在身心方面已经与胎儿紧密相连,表现出以自我为中心,喜欢独处和休息,关心自己的一日三餐及胎儿营养与发育,专注于保护胎儿安全,学习为胎儿安全限制自己的行为,比如避免穿高跟鞋、去公共场所,避免使用危害胎儿的用品(如染发剂及化妆品等)和提重物,避免性生活等。内省行为有助于孕妇计划、调节、适应,以迎接新生儿的到来,也可能使其家庭成员受冷落而影响相互之间的关系。

孕妇成长的环境、成年后所处的社会和文化环境,个人经历、文化背景、朋友和亲属的态度,都会影响孕妇对妊娠的态度。孕妇在经过一段时间自我调整后,大多数能够适应新的生理和心理变化,顺利度过妊娠期,完成孕育胎儿的任务。

(郭洪花)

学习小结

受精和着床
- 受精卵形成过程：精子获能、顶体反应、受精卵形成
- 着床：定位、黏着和穿透
- 蜕膜的形成：底蜕膜、包蜕膜和真蜕膜

胎儿发育
- 胚胎：受精后8周称胚胎
- 胎儿：受精后9周起称胎儿
- 胎儿的生理特点

妊娠生理

胎儿附属物
- 胎盘
  - 组成：羊膜、叶状绒毛膜、底蜕膜
  - 功能：母儿物质交换、胎儿代谢、防御及合成激素
- 胎膜：维持羊水平衡
- 脐带：1条脐静脉、2条脐动脉，是母儿物质交换的重要通道
- 羊水：保护胎儿和母体

妊娠期母体变化
- 生理变化
  - 生殖系统：子宫变化最显著
  - 乳房：蒙氏结节、初乳
  - 循环系统：血容量增加、仰卧位低血压综合征
  - 消化系统：早孕反应、便秘
  - 泌尿系统：肾脏负担加重
- 心理变化：惊讶与震惊、矛盾心理、接受妊娠、情绪波动、内省

复习参考题

1. 简述受精及受精卵着床的过程。

2. 简述胎盘、羊水的功能。

3. 阐述妊娠期妇女的生理及心理的变化。

第四章　正常妊娠期妇女的护理

4

04章

妊娠期护理是从确诊妊娠开始,以母儿为护理对象,根据妊娠各期特点,进行定期检查与监护,及时发现高危情况,针对高危孕妇进行重点监护与管理,降低孕产妇及围产儿患病率与死亡率,以确保母儿健康安全。

第一节　妊娠诊断

妊娠期是从末次月经第 1 日开始计算,孕龄为 280 日(40 周),临床上根据妊娠不同时期的特点,将妊娠全过程分为三个时期:妊娠第 13 周末之前称为早期妊娠;第 14~27 周末称为中期妊娠;第 28 周及其后称为晚期妊娠。

【早期妊娠诊断】

(一)健康史

1. **停经**　育龄期有性生活史的健康女性,平时月经周期规则,一旦月经过期 10 日或以上,应疑为妊娠。若停经已达 8 周,妊娠的可能性更大。停经可能是妊娠最早与最重要的症状。但停经不是妊娠的特有症状,停经也可受精神、环境等因素的影响。停经不一定就是妊娠,应予以鉴别。哺乳期妇女月经虽未恢复,仍可能再次妊娠。

2. **早孕反应**　约半数妇女于停经 6 周左右出现畏寒、头晕、乏力、嗜睡、流涎、食欲缺乏、喜食酸物或厌恶油腻、恶心、晨起呕吐等症状,称早孕反应(morning sickness)。症状持续时间和程度因人而异,可能与体内 HCG 增多、胃酸分泌减少以及胃排空时间延长有关。多于妊娠 12 周左右自行消失。

3. **尿频**　于妊娠早期出现尿频,系增大的前倾子宫在盆腔内压迫膀胱所致。约在妊娠 12 周以后,当宫体进入腹腔不再压迫膀胱时,尿频症状自然消失。

(二)临床表现

1. **乳房变化**　自妊娠 8 周起,在雌、孕激素作用下,孕妇乳房逐渐增大可伴有轻度胀痛,乳头及乳晕着色,乳晕周围有深褐色蒙氏结节出现。哺乳期妇女一旦受孕,乳汁分泌明显减少。

2. **妇科检查**　阴道壁及宫颈充血,呈紫蓝色。子宫体增大变软,最初是子宫前后径变宽略饱满。双合诊检查:妊娠 5~6 周宫体呈球形;妊娠 6~8 周,子宫峡部极软,子宫体与子宫颈似不相连,称黑加征(Hegar sign)。一般妊娠 8 周子宫约为非妊娠子宫的 2 倍,妊娠 12 周后可在耻骨联合上触及子宫底。

(三)相关检查

1. **妊娠试验**　用免疫学方法检测孕妇血液、尿液中 HCG 含量,可协助诊断早期妊娠。

2. **超声检查**　是检查早期妊娠、确定胎龄的最快速准确的方法。

(1)B 型超声显像法:阴道超声较腹部超声可提前 5~7 天诊断早孕,最早在妊娠 4~5 周时,宫腔内可见到圆形或椭圆形妊娠囊,妊娠 6 周时可见到胚芽和原始心管搏动。在停经 14 周时还可测量头臀长度以预测胎龄。

（2）超声多普勒法:在增大的子宫区内,用超声多普勒仪能听到有节律、单一高调的胎心音,胎心率多在 110~160 次 / 分,可确诊为早期妊娠且为活胎,最早出现在妊娠 7 周时。此外还可听到脐带血流音。

3. **宫颈黏液检查** 宫颈黏液量少、黏稠,拉丝度差,涂片干燥后光镜下仅见到排列成行的椭圆体,不见羊齿植物叶状结晶,则早期妊娠的可能性较大。

4. **基础体温测定** 双相型体温的妇女,高温相一般持续 18 日不下降,早期妊娠的可能性大。高温相持续 3 周以上,早孕的可能性更大。基础体温曲线能反映黄体功能,但不能反映胚胎情况。

【中、晚期妊娠诊断】

（一）健康史

有早期妊娠的经过,并逐渐感到腹部增大,能扪到胎体,感到胎动,听到胎心音,容易确诊。

（二）临床表现

1. **子宫增大** 子宫随着妊娠进展逐渐增大,根据腹部检查时手测宫底高度或尺测子宫高度,可以初步判断胎儿大小及妊娠周数。增长过速或过缓均可能为异常(图 4-1,表 4-1)。

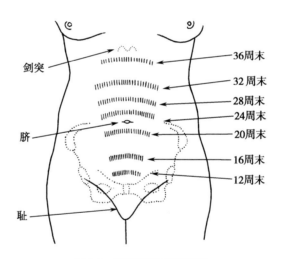

图 4-1 妊娠周数与宫底高度

表 4-1 妊娠各周的子宫底高度及子宫长度

妊娠周数	手测子宫底高度	尺测耻上子宫长度(cm)
满 12 周	耻骨联合上 2~3 横指	
满 16 周	脐耻之间	
满 20 周	脐下 1 横指	18(15.3~21.4)
满 24 周	脐上 1 横指	24(22.0~25.1)
满 28 周	脐上 3 横指	26(22.4~29.0)
满 32 周	脐与剑突之间	29(25.3~32.0)
满 36 周	剑突下 2 横指	32(29.8~34.5)
满 40 周	脐与剑突之间或略高	33(30.0~35.3)

2. 胎动 胎儿在子宫内冲击子宫壁的活动称为胎动（fetal movement，FM）。妊娠 18～20 周时孕妇开始自觉胎动，每小时 3～5 次。随妊娠周数增加，胎动越活跃，32～34 周达高峰，但至妊娠 38 周后胎动逐渐减少。检查孕妇腹部时可扪到胎动，腹壁薄且松弛的经产妇，甚至可在腹壁上看到胎动。

3. 胎心音 妊娠 12 周后可用多普勒胎心听诊仪听到胎心音（fetal heart rate，FHR），妊娠 18～20 周后用一般听诊器在孕妇腹壁上可听到胎心音，呈双音，似钟表的"滴答"声，速度较快，频率为 110～160 次 / 分。妊娠 24 周以前，胎心音多在脐下正中稍偏左或右听到。妊娠 24 周以后，胎心音多在胎儿背侧听得最清楚。

胎儿心音需与子宫杂音、腹主动脉音、胎动音及脐带杂音相鉴别。①子宫杂音为血液流过扩大的子宫血管时出现的吹风样低音响；②腹主动脉音为咚咚样强音响，两种杂音均与孕妇脉搏数相一致；③胎动音为强弱不一的无节律音响；④脐带杂音为脐带血流受阻出现的与胎心率一致的吹风样低音响。一般在体位改变后消失，如持续存在，要考虑有无脐带缠绕的可能。

4. 胎体 妊娠 20 周后，经腹壁可触及子宫内的胎体，妊娠 24 周后运用四步触诊法可以区分胎头、胎臀、胎背及胎儿四肢，从而判断胎产式、胎先露和胎方位。胎头圆而硬，有浮球感（用手指经腹壁或经阴道轻触胎体某一部分，特别是胎头，有胎儿漂动又回弹的感觉，也称浮沉胎动感）；胎背宽而平坦；胎臀软而宽，形状略不规则；胎儿肢体小，且有不规则活动。

（三）辅助检查

1. 超声检查 B 型超声不仅能显示胎儿数目、胎产式、胎先露、胎方位、有无胎心搏动及胎盘位置，而且能测量胎头双顶径等，并可观察有无胎儿畸形。超声多普勒能探出胎心音、胎动音、脐带血流音及胎盘血流音。

2. 胎儿心电图 目前国内常用间接法检测胎儿心电图，通常于妊娠 12 周以后即能显示较规律的图形，于妊娠 20 周后的成功率更高，间接法为非侵入性，可以反复使用，对胎儿心脏异常有一定诊断价值。

【胎姿势、胎产式、胎先露、胎方位】

妊娠期胎儿位置与母体骨盆的关系，对能否经阴道分娩影响很大，故在妊娠后期直至临产前，尽早确定胎儿在子宫内的位置非常重要。胎儿在子宫内的位置及与母体骨盆的关系以胎姿势、胎产式、胎先露和胎方位进行描述。

（一）胎姿势

胎儿在子宫内的姿势称为胎姿势，简称胎势（fetal attitude）。正常为胎头俯屈，颏部贴近胸壁，脊柱略前弯，四肢屈曲交叉于胸腹前，其体积及体表面积均明显缩小，整个胎体成为头端小、臀端大的椭圆形，以适应妊娠晚期椭圆形宫腔的形状。

（二）胎产式

胎儿身体纵轴与母体身体纵轴之间的关系称胎产式（fetal lie）。两轴平行者称纵产式（longitudinal lie），占妊娠足月分娩总数的 99.75%。两轴垂直者称横产式（transverse lie），仅占妊娠足月分娩总数的 0.25%。两轴交叉者称斜产式，属暂时的，在分娩过程中多转为纵产式，偶尔转为横产式(图4-2)。

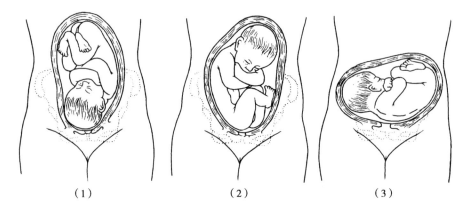

图4-2 胎产式与胎先露

(1)纵产式-头先露;(2)纵产式-臀先露;(3)横产式-肩先露

(三)胎先露

最先进入骨盆入口的胎儿部分称为胎先露(fetal presentation)。纵产式有头先露和臀先露,横产式有肩先露。头先露又可因胎头屈伸程度不同分为枕先露、前囟先露、额先露、面先露(图4-3),以枕先露多见。臀先露因入盆先露不同分为混合臀先露、单臀先露、单足先露和双足先露(图4-4)。偶见头先露和臀先露与胎手或胎足同时入盆,称复合先露(compound presentation)(图4-5)。

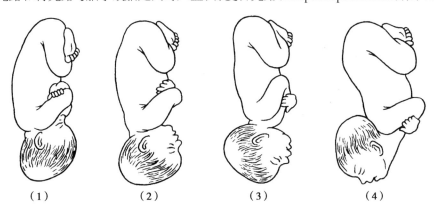

图4-3 头先露的种类

(1)枕先露;(2)前囟先露;(3)额先露;(4)面先露

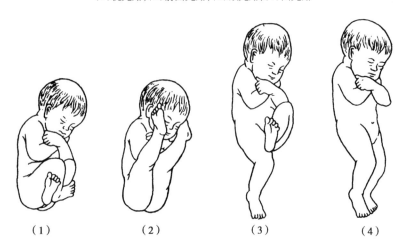

图4-4 臀先露的种类

(1)混合臀先露;(2)单臀先露;(3)单足先露;(4)双足先露

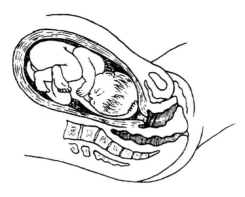

图 4-5 复合先露

（四）胎方位

胎儿先露部指示点与母体骨盆的关系称为胎方位，简称胎位（fetal position）。枕先露以枕骨、面先露以颏骨、臀先露以骶骨、肩先露以肩胛骨为指示点。根据指示点与母体骨盆左、右、前、后、横的关系而有不同的胎位（表 4-2）。

表 4-2　胎产式、胎先露及胎方位的关系及种类

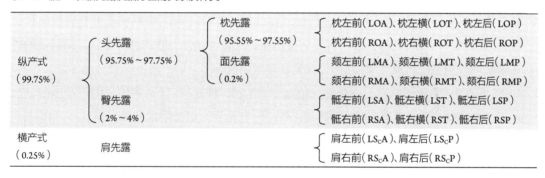

纵产式 （99.75%）	头先露 （95.75%～97.75%）	枕先露 （95.55%～97.55%）	枕左前（LOA）、枕左横（LOT）、枕左后（LOP） 枕右前（ROA）、枕右横（ROT）、枕右后（ROP）
		面先露 （0.2%）	颏左前（LMA）、颏左横（LMT）、颏左后（LMP） 颏右前（RMA）、颏右横（RMT）、颏右后（RMP）
	臀先露 （2%～4%）		骶左前（LSA）、骶左横（LST）、骶左后（LSP） 骶右前（RSA）、骶右横（RST）、骶右后（RSP）
横产式 （0.25%）	肩先露		肩左前（LScA）、肩左后（LScP） 肩右前（RScA）、肩右后（RScP）

第二节　妊娠各期妇女的护理

妊娠期妇女的护理是通过产前检查的方式进行的。产前检查是从妊娠开始到分娩前整个妊娠期对孕妇及胎儿进行健康评估。通过对孕妇及胎儿连续性检查评估，监测胎儿发育和宫内生长环境，监护孕妇各系统变化，及早发现妊娠合并症和并发症、胎儿发育及胎位异常，并给予针对性处理，确保母儿健康安全。定期产前检查对降低围生期母儿死亡率及病残率具有重要意义。

围生期（perinatal period）是指产前、产时和产后的一段时期，我国目前采用的围生期是指从妊娠满 28 周（即胎儿体重≥1000g 或身长≥35cm）至产后 1 周。

【产前检查时间】

首次产前检查应从确诊早孕开始，妊娠中、晚期检查为复诊。由于妊娠期孕妇的个体差异，产前检查的次数与内容也不尽相同。根据目前我国孕期保健的现状和产前检查项目的需

要,中华医学会产科学组推荐产前检查的孕周分别是:一般情况下首次检查时间应在 6~8 周,妊娠 20~36 周为每 4 周检查 1 次,妊娠 37 周后每周检查 1 次,共行产前检查 9~11 次。高危孕妇或发现异常者应当酌情增加检查次数。根据原卫生部(2011 年)《孕产期保健工作规范》,孕期检查至少保证 5 次,其中孕早期至少进行 1 次,孕中期至少 2 次(建议分别在妊娠 16~20 周、21~24 周各进行 1 次),孕晚期至少 2 次(其中至少在妊娠 36 周后进行 1 次)。

【早期妊娠妇女的护理】

(一)护理评估

1. 健康史

(1)个人资料

1)年龄:年龄过小易发生难产;35 岁以上的初孕妇易发生妊娠及分娩期并发症。

2)职业:如接触放射线,有毒、有害物质如铅、汞、苯及有机磷农药等,应进行血常规和肝、肾功能等检测。

3)其他个人资料:孕妇的教育程度、宗教信仰、婚姻状况、经济状况、住址及电话等。

(2)本次妊娠经过:了解本次妊娠有无早孕反应及出现的时间、严重程度;胎动开始时间;病毒感染史及用药情况,有无接触放射线及是否饲养宠物等;有无接触物理性有害物质和化学物质,有无烟酒嗜好;妊娠过程中有无阴道出血、头痛、眼花、下肢水肿等症状。询问孕妇的主观感觉,有无不适,休息及睡眠情况、饮食及排泄情况。

(3)既往史:重点了解有无心脏病、结核病、高血压、糖尿病、肝肾疾病、甲状腺功能亢进、贫血、药物过敏史等,注意其发病时间和治疗情况,有无手术史及手术名称。

(4)月经史:询问月经初潮的年龄、月经周期、月经量、月经持续时间和末次月经时间。了解月经周期有助于准确推算预产期。

(5)家族史:询问家族中有无高血压、糖尿病、双胎、传染病等病史。

(6)配偶健康状况:了解孕妇配偶的血型、有无烟酒嗜好及疾病史等。

(7)孕产史:了解孕妇妊娠次数、分娩方式,有无流产、早产、死胎、死产、难产、剖宫产、产后出血、先天畸形儿等异常情况病史。

(8)预产期推算:按末次月经(last menstrual period,LMP)的日期,推算预产期(expected date of confinement,EDC)。预产期计算方法为:正常末次月经第 1 日算起,月份减 3 或加 9,日期加 7;如为农历,应先换算成公历再推算预产期。实际分娩日期与推算的预产期可以相差 1~2 周。一些妇女在受精卵着床时会有少量出血,有些妇女会误认为此次出血为末次月经,因此确定末次月经非常重要。如果妇女月经周期稍长或稍短但具规律性,则要更精确计算(表 4-3)。如末次月经不详或哺乳期月经尚未复潮而受孕者,则可根据早孕反应出现时间、胎动开始时间、子宫底高度以及 B 超监测胎儿大小等加以估计。

表 4-3 推算预产期

周期 28 天	周期 33 天	周期 23 天
LMP:2016-08-15	LMP:2016-08-15	LMP:2016-08-15
-3(月)+7(日)	-3(月)+7+5(日)	-3(月)+7-5(日)
预产期:2017-05-22	预产期:2017-05-27	预产期:2017-05-17

2. 身体状况

（1）一般情况：评估孕妇的生长发育、营养、精神状态、身高及步态，如身高低于145cm者常伴有骨盆狭窄；检查心、肺、肝、肾有无异常；乳房发育情况及有无乳头凹陷；脊柱及下肢有无畸形，有无骨盆发育不对称；检查腿部有无静脉曲张和水肿。

测量血压和体重，正常孕妇血压不应超过140/90mmHg，或比基础血压升高不超过30/15mmHg。测量体重并计算体重指数（BMI），BMI＝孕前体重（kg）/[身高（m）]²。

（2）妇科检查：妊娠早期行妇科检查可见阴道黏膜和宫颈充血呈紫蓝色，子宫增大，变软，可出现黑加征。

（3）辅助检查

1）实验室检查：血绒毛膜促性腺激素（β-HCG）或尿妊娠试验；血常规、血型、尿常规、阴道分泌物、肝功能、肾功能、空腹血糖、乙型肝炎病毒表面抗原（HbsAg）、梅毒螺旋体、艾滋病病毒（HIV）抗体检测等。

2）B超：宫内有妊娠囊或胎心搏动均可确诊早孕。

3）心电图检查等。

3. 心理 - 社会评估 　妊娠不仅会引起身体各系统的生理变化，孕妇的心理也会随着妊娠而有不同的变化，护理人员在提供妊娠期护理时，也应对孕妇进行心理 - 社会评估，主要内容包括：

（1）孕妇对妊娠的态度及接受程度。

（2）孕妇有无不良情绪反应，对即将为人母和分娩有无恐惧和焦虑心理。

（3）家庭经济状况及生活环境的评估，其经济状况能否维持医疗、护理费用的支出、家庭的生活空间、周围环境等。

（4）孕妇寻求健康指导的态度、动力及能力。

（5）孕妇及家庭成员目前所得到的实际健康知识情况。

（6）丈夫对此次妊娠的态度、孕妇在家庭中的角色等。

（二）护理诊断 / 问题

1. 知识缺乏 　与缺少妊娠保健知识有关。

2. 恶心、呕吐 　与早孕反应有关。

（三）护理目标

1. 孕妇获得孕期保健知识，维持孕期健康状态。

2. 孕妇早孕反应减轻。

（四）护理措施

1. 心理护理 　妊娠早期，早孕反应、疲乏常使孕妇出现情绪低落，应向孕妇进行卫生宣教，介绍妊娠期生理知识，缓解孕妇焦虑和矛盾心理。

2. 一般护理

（1）保持外阴清洁：妊娠期由于激素作用，阴道分泌物增加，外阴部充血，容易引起泌尿系感染，所以孕妇应注意外阴清洁，勤换内裤，外阴用清水洗，每日1～2次。

（2）沐浴：由于妊娠期新陈代谢旺盛，孕妇应经常洗澡，具体次数可依季节和个人习惯而定,应采用淋浴方式,减少阴道逆行感染机会。

（3）口腔卫生：由于体内激素水平改变,易造成牙龈肿胀及出血,孕妇应保持良好的口腔卫生习惯。饭后及临睡前用软毛牙刷仔细刷牙。

3. 工作与休息　健康孕妇能胜任正常工作,应适当减轻工作量,但不能从事会危及孕妇自身及胎儿健康的工作。同时孕妇保证充足的睡眠。

4. 避免接触有害物质　妊娠早期应避免接触有害物质和放射线,需戒烟、戒酒、戒毒,避免过量饮咖啡因,也应避免噪声刺激。孕妇应尽量避免到人员集中的公共场所,勿接触传染病病人,以防止交叉感染。

5. 孕期用药

（1）慎重药物：许多药物可以通过胎盘影响胚胎及胎儿发育,对胚胎或胎儿产生的毒害或导致胎儿畸形。特别是妊娠最初 2 个月,是胚胎器官形成时期,更应注意。

（2）用药原则：孕妇患病应正确对待治疗性用药,用药原则包括：①在医师指导下用药；②避免大剂量或联合用药；③选用疗效肯定,对胎儿没有不良影响的药物。

6. 早期妊娠的不适症状及应对措施

（1）恶心、呕吐：约半数妇女在妊娠 6 周左右出现早孕反应,12 周左右消失。应少食多餐,两餐之间可加饮果汁；进食清淡食物,忌油腻及不易消化的食物,避免刺激性食物；清晨可进食苏打饼干、干面包片；给予孕妇精神鼓励和支持,以减少心理的困扰和忧虑。如妊娠 12 周以后仍继续呕吐,症状严重,应考虑妊娠剧吐,应及时就诊。

（2）胃灼热：妊娠期由于孕激素的影响,食管下端平滑肌张力降低,贲门括约肌松弛,胃内酸性内容物可反流至食管下部,引起胸骨后灼痛感。孕妇应少量多餐,避免辛辣、油腻食物和冰凉饮料；避免睡前饮酒、吸烟、饮用咖啡和食用巧克力；餐后不要立即躺卧；就寝时可加用枕头或使床头整体抬高 10～15cm,可缓解症状。

（3）尿频：常发生在妊娠初 3 个月及末 3 个月。因妊娠子宫压迫膀胱所致,且无任何感染征象,应给予解释,不必处理。孕妇有尿意时应及时排空,不可强忍,此现象产后可逐渐消失。

（4）白带增多：妊娠后雌激素水平增高,会出现白带增多,于妊娠初 3 个月及末 3 个月明显,是妊娠期正常的生理变化。但应排除假丝酵母菌、滴虫、淋病等感染性疾病。嘱孕妇每天用温水清洗外阴,保持会阴部的清洁干燥,以避免分泌物刺激外阴部,但严禁阴道冲洗。指导孕妇穿透气性好的棉质内裤,经常更换,避免穿紧身衣裤。

（5）牙龈肿胀：妊娠期由于激素的影响,妇女出现牙龈肿胀,组织疏松,易引起牙龈炎、牙龈出血,建议使用软毛刷刷牙。

【中、晚期妊娠妇女的护理】

（一）护理评估

1. 健康史　询问前次检查后有无异常情况出现,如头痛、水肿、阴道流血、阴道分泌物异常、胎动变化、饮食、睡眠等,以便及时发现异常。

2. 身体状况

（1）一般检查：测量血压、体重,孕妇正常血压不超过 140/90mmHg,妊娠晚期体重每周增加不应超过 500g。

（2）产科检查：包括腹部检查、骨盆测量、阴道检查及肛门检查。

检查前告知孕妇检查目的、步骤，以取得合作。检查时动作轻柔，检查者如为男医生/护士，则应有女护士陪同，注意保护孕妇的隐私。

1）腹部检查：了解胎儿情况（胎儿大小、胎心率、胎方位、羊水量等）。

检查方法：孕妇排尿后，仰卧于检查床上，头部稍抬高，露出腹部，双腿略屈曲分开，放松腹肌。检查者站在孕妇右侧，注意手要温暖，动作轻柔。

①视诊：注意观察腹部外形、大小、有无妊娠纹、手术瘢痕及水肿。腹部过大者，应考虑有双胎、羊水过多、巨大胎儿的可能；腹部过小、子宫底过低者，应考虑胎儿生长受限、孕周推算错误的可能；孕妇腹部两侧向外膨出伴宫底位置较低者，胎儿肩先露可能性大；尖腹（多见于初产妇）或悬垂腹（多见于经产妇），有骨盆狭窄的可能。

②触诊：先用软尺测子宫长度及腹围。子宫长度是指从子宫底至耻骨联合上缘的距离，腹围是指平脐绕腹一周的数值。用四步触诊法（four maneuvers of Leopold）检查子宫大小、胎产式、胎先露、胎方位以及胎先露是否衔接（图4-6）。做前3步手法时，检查者面向孕妇头端，做第4步手法时，检查者面向孕妇足端。检查时注意腹壁肌肉的紧张度，有无腹直肌分离，羊水量的多少及子宫肌的敏感度。

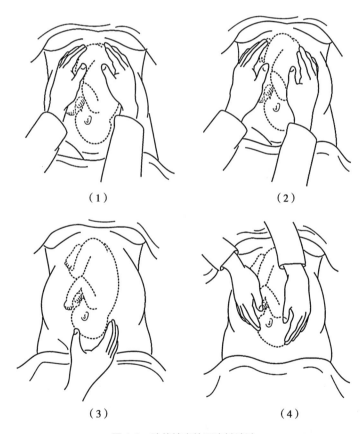

（1）　　　　　　　　　　（2）

（3）　　　　　　　　　　（4）

图4-6　胎位检查的四步触诊法
（1）第一步；（2）第二步；（3）第三步；（4）第四步

第一步：检查者双手置于子宫底部，了解子宫外形及子宫底高度，估计胎儿大小与妊娠月份是否相符。然后以双手指腹相对轻推，判断子宫底部的胎儿部分，如为胎头，则硬而圆且有浮球感，如为胎臀，则软而宽且形状不规则。

第二步：确定胎产式后，检查者双手分别置于腹部两侧，一手固定，另一手轻轻深按，两手交替，分辨胎背及胎儿四肢的位置。平坦饱满者为胎背，高低不平部分是胎儿肢体，有时可以感觉到胎儿肢体活动。

第三步：检查者右手拇指与其余四指分开，置于耻骨联合上方，握住胎先露部，进一步查清胎先露是胎头或胎臀，并左右推动以判断是否衔接。如先露部仍高浮，表示尚未衔接；如已衔接，则先露部不能被推动。

第四步：检查者双手分别置于胎先露部的两侧，沿骨盆入口向下深按，进一步核对胎先露部的诊断是否正确，并确定胎先露部入盆的程度。

③听诊：妊娠 18～20 周起可在孕妇腹部用听诊器听到胎心，一般在靠近胎背、肩胛骨处听得最清楚，枕先露时，胎心在脐右（左）下方；臀先露时，胎心在脐右（左）上方；肩先露时，胎心在靠近脐部下方听得最清楚（图 4-7）。正常胎心率为 110～160 次/分，<110 次/分或>160 次/分或不规则提示有胎儿宫内窘迫可能。

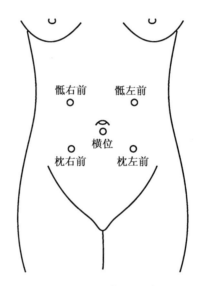

图 4-7　胎心听诊位置示意图

2）骨盆测量：了解骨产道情况，以判断胎儿能否经阴道分娩。分为骨盆外测量和内测量两种。

①骨盆外测量：用骨盆测量器测量以下径线，可以间接判断骨盆大小及其形状。

a. 髂棘间径（interspinal diameter，IS）：间接推测骨盆入口横径的长度。孕妇取伸腿仰卧位，测量两髂前上棘外缘间的距离（图 4-8），正常值为 23～26cm。

b. 髂嵴间径（intercrestal diameter，IC）：间接推测骨盆入口横径的长度。孕妇取伸腿仰卧位，测量两髂嵴外缘最宽的距离（图 4-9），正常值为 25～28cm。

c. 骶耻外径（external conjugate，EC）：间接推测骨盆入口前后径长度。孕妇取左侧卧位，右腿伸直，左腿屈曲，测量第 5 腰椎棘突下至耻骨联合上缘中点的距离（图 4-10），正常值为 18～20cm。第 5 腰椎棘突下相当于米氏菱形窝的上角。

d. 坐骨结节间径（intertuberous diameter，IT）或称出口横径（transverse outlet，TO）：孕妇取仰卧位，两腿向腹部弯曲，双手抱双膝，测量两坐骨结节内侧缘的距离（图 4-11），正常值为 8.5～9.5cm。此径线直接测出骨盆出口的横径长度。若出口横径小于 8cm，应测量出口后矢状径。

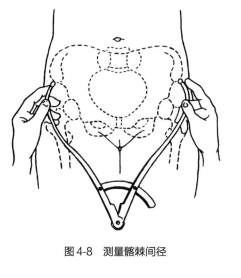

图 4-8　测量髂棘间径

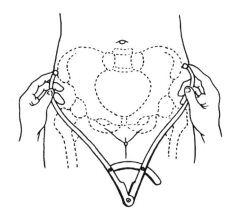

图 4-9　测量髂嵴间径

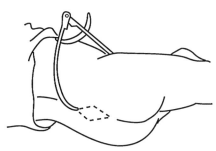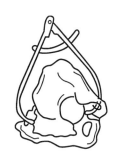

图 4-10　测量骶耻外径

e. 出口后矢状径（posterior sagittal diameter of outlet）：为坐骨结节间径中点至骶骨尖端的长度。检查者戴手套的右手示指伸入孕妇肛门向骶骨方向，拇指置于孕妇体外骶尾部，两指共同找到骶骨尖端，用骨盆出口测量器一端放在坐骨结节间径中点，另一端放在骶骨尖端处，即可测量出口后矢状径（图 4-12），正常值为 8~9cm，平均值 9cm。此值不小能弥补稍小的坐骨结节间径。出口后矢状径与坐骨结节间径值之和大于 15cm，表示骨盆出口狭窄不明显。

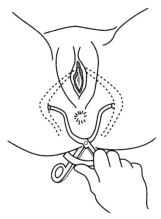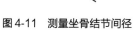

图 4-11　测量坐骨结节间径

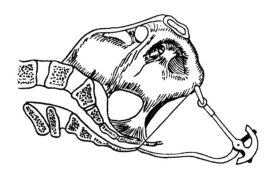

图 4-12　测量出口后矢状径

f. 耻骨弓角度（angle of pubic arch）：两手拇指指尖斜着对拢放置在耻骨联合下缘，左右两拇指平放在耻骨降支上，测量所得的两拇指间角度为耻骨弓角度（图 4-13），正常值为 90°，小于 80° 为不正常。此角度反映骨盆出口横径的宽度。

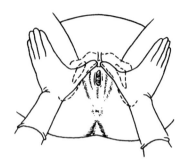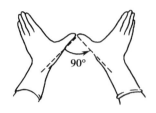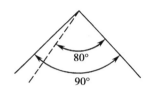

图 4-13　测量耻骨弓角度

②骨盆内测量：骨盆内测量可以直接预测骨盆情况，决定是否经阴道分娩。一般在妊娠 24～36 周、阴道松软时测量为宜。测量时孕妇取仰卧截石位，严格消毒外阴，检查者戴无菌手套经阴道测量，主要测量的径线：

a. 对角径（diagonal conjugate，DC）：为耻骨联合下缘中点至骶岬上缘中点的距离。检查者一手示、中指伸入阴道，用中指尖触骶岬上缘中点，示指上缘紧贴耻骨联合下缘，并标记示指与耻骨联合下缘的接触点，中指尖至此接触点的距离，即为对角径（图 4-14），正常值为 12.5～13cm，此值减去 1.5～2cm，即为骨盆入口前后径的长度，又称真结合径（true conjugate），正常值为 11cm。如触不到骶岬，说明此径线大于 12.5cm。

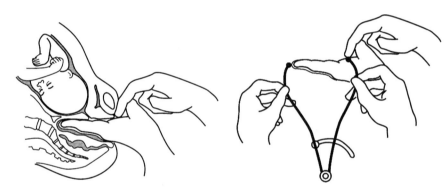

图 4-14　测量对角径

b. 坐骨棘间径（bi-ischial diameter）：测量两坐骨棘间的距离，正常值约 10cm。检查者一手示指、中指伸入阴道内分别触及两侧坐骨棘，估计其间的距离（图 4-15），也可使用中骨盆测量器测量。坐骨棘间径是中骨盆最短的径线，径线过小对分娩过程中胎头的下降有直接影响。

c. 坐骨切迹（incisura ischiadica）宽度：为坐骨棘与骶骨下部间的距离，即骶棘韧带的宽度，代表中骨盆后矢状径。检查者将伸入阴道内的示、中指并排置于韧带上（图 4-16）移动，如能容纳 3 横指（5.5～6.0cm）为正常，否则为中骨盆狭窄。

③阴道检查：确诊早孕时可作盆腔双合诊检查。妊娠最后 1 个月内应避免阴道检查。

④肛门检查：可以了解胎先露部、骶骨前面弯度、坐骨棘间径及坐骨切迹宽度以及骶尾关节活动度，并测得出口后矢状径。

3. 心理 - 社会评估　孕妇在妊娠期中晚期有即将为人母的喜悦，也有对分娩未知的焦虑和恐惧心理。随子宫逐渐增大，使孕妇行动不便，甚至出现睡眠障碍、腰背痛等症状并日趋加重，大多数孕妇都急切盼望分娩日期的到来。随着预产期的临近，孕妇常因婴儿将出生而感到愉快，但又对分娩将产生的痛苦而焦虑，也有的孕妇担心胎儿有无畸形、婴儿性别能否为家人接受等。

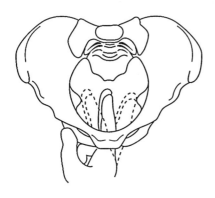

图4-15　测量坐骨棘间径

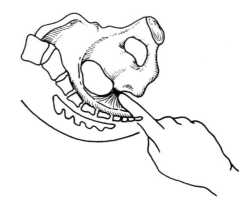

图4-16　测量坐骨切迹宽度

4. 辅助检查

（1）常规检查：血常规（红细胞计数、血红蛋白、血细胞比容、白细胞总数及分类、血小板计数）、尿常规（尿蛋白、尿糖、尿液镜检）、肝功能、肾功能、宫颈细胞学检查、阴道分泌物，妊娠37周以后每周一次无应激试验（non-stress test，NST）检查。

（2）B型超声检查：妊娠18～24周进行胎儿系统超声筛查，筛查胎儿的严重畸形（表观畸形）；孕晚期的超声检查，可评估胎位、胎儿大小、羊水量及胎盘成熟度。

（3）非整倍体母体血清学筛查：妊娠15～20周抽血检查，检测母体血清中甲胎蛋白（AFP）、绒毛促性腺激素（HCG）和游离雌三醇（E_3）的浓度，并结合孕妇的年龄、体重、孕周等方面来判断胎儿患唐氏综合征、神经管缺陷的危险系数。对高龄孕妇、有死胎死产史、胎儿畸形史和患遗传性疾病的孕妇等，可直接羊膜腔穿刺进行羊水细胞培养行染色体核型分析。

（4）GDM筛查（75gOGTT）：妊娠24～28周行75g葡萄糖耐量试验（OGTT），其正常上限为空腹血糖5.1mmol/L，1小时血糖为10.0mmol/L，2小时血糖8.5mmol/L。

（二）护理诊断/问题

1. **营养失调 - 低于机体需要量**　与早孕反应有关。

2. **营养失调 - 高于机体需要量**　与摄食过多有关。

3. **身体意向紊乱**　与妊娠引起的体形改变有关。

4. **性生活紊乱**　与妊娠引起活动不便，性交姿势不便有关。

（三）护理目标

1. 孕妇能合理饮食，改善不良的饮食习惯。

2. 孕妇能维持良好的营养状况，能满足母婴双重需要。

3. 孕妇及其社会支持系统掌握了孕期相关保健知识。

（四）护理措施

1. 心理护理　鼓励孕妇参加孕妇学校，了解孕期的生理变化及病理体征，并能及时就医。帮助孕妇消除由体形改变而产生的不良情绪，保持心情愉快。

2. 一般护理

（1）营养与排泄：指导平衡饮食，饮食清淡，多食含纤维素多的蔬菜、水果，及时补充钙、铁；

养成定时排便的习惯，清晨饮一杯凉开水，香蕉是治疗便秘的非药物疗法。

（2）活动与休息：一般孕妇可坚持正常工作至 28 周，28 周后应适当减轻工作量，避免长时间站立或重体力劳动；保持适度活动，如日常家务活动、散步、游泳、孕妇体操等；妊娠晚期孕妇因身心负荷加重，易疲惫，需要充足的休息和睡眠，每日应有 8 小时的睡眠，午休 1～2 小时。取舒适的姿势入睡，可在腿部、腰部增加支持的软枕。

（3）清洁和舒适：孕期养成良好的生活习惯，勤沐浴，每次沐浴时间不宜太长；勤换内衣；衣裤应宽松、柔软、透气，便于穿脱；选择高度适宜、软底、防滑、大小合适的鞋，以防腰背痛及身体失去平衡；注意口腔卫生，进食后应选用软毛牙刷刷牙。

（4）正确的体位：随妊娠的进展，腹部逐渐膨隆，孕妇应努力地适应这一变化，正确的体位是：站立时，将身体重心放到脚跟，两脚分开约 30cm，以保持身体平衡；坐位时，椅子应稍矮，以使双脚能着地，最好膝关节能高于髋关节；尽量避免长时间站立，如不可避免，应在一只脚下垫一矮脚凳，并不断更换；当取地面上或近于地面的物品时，应弯曲膝部以下代替腰部的弯曲，去取物品。

3. 乳房护理 每次产前检查应检查乳房护理情况，妊娠后乳房护理是为母乳喂养做准备。妊娠 6 个月后，常用温水清洗双侧乳房，除去污垢，于乳头上涂以油脂，每日以手指轻轻捏乳头数分钟，锻炼乳头的皮肤韧性，以防母乳喂养时发生乳头皲裂。乳头凹陷者，应常提起乳头向外牵拉，以免哺乳时发生吸吮困难。

4. 妊娠期自我监护 胎动是判断胎儿宫内安危的重要指标，胎动计数是孕妇自我监护胎儿宫内情况的重要手段。教会孕妇及家庭成员在家中自我评估胎儿健康状况的方法，可以自我判断胎儿宫内情况。

胎动计数：嘱孕妇每日早、中、晚各数 1 小时胎动，每小时胎动数应不少于 3 次，3 小时胎动之和乘以 4 得到 12 小时的胎动计数，12 小时胎动计数≥30 次为正常，凡 12 小时内胎动累计数少于 10 次，或逐日下降大于 50% 而不能恢复者，均应视为子宫胎盘功能不足，提示胎儿宫内缺氧，应及时就诊，进一步诊断并处理。

5. 胎教 胎教是有目的、有计划地为胎儿的生长发育实施最佳措施。常用胎教方法包括：①环境胎教：强调为胎儿营造良好的内外环境，包括生活、工作环境，母亲身心环境；②语言胎教：母亲及家人用有韵律的语言和胎儿讲话，可增加胎儿大脑"语言符号"，有利于后天学习；③音乐胎教：采用聆听音乐促进母亲情绪安宁平稳，刺激胎儿大脑发育；④抚触胎教：父母用手轻轻抚摸或拍打胎儿，形成触觉刺激，有利于胎儿神经系统发育。此外，还有光照胎教、运动胎教、意念胎教、营养胎教等。孕妇及家庭可选择适宜的胎教方法，促进胎儿健康成长。

6. 性生活指导 性健康问题关系到妇女、胎儿及其家庭的幸福。妊娠期性生活应视孕妇具体情况而定。在无确定相关危险因素时，妊娠期性生活相对安全。但是随着妊娠月份的增加，孕妇胀大的腹部不宜受压，夫妻可以调整性交姿势。在妊娠的最后 1 个月，性生活和性高潮会引起子宫的强烈收缩，可以导致早产及感染，因此，应避免性生活。具有先兆流产、前置胎盘、先兆早产等并发症的孕妇应禁止性生活。

7. 识别异常征象 凡妊娠中晚期，出现下列异常征象者，应尽早就医。

（1）体重异常：妊娠中、晚期体重平均每周增加 350g，正常应不超过 500g。孕妇应注意监测体重，体重增加过快，考虑有无水肿或羊水过多；增加过慢，考虑有无胎儿生长受限。

（2）头晕、眼花：是妊娠期高血压疾病的自觉症状，若有发生，孕妇需注意休息，及时到医院就诊。

（3）阴道出血：妊娠中、晚期阴道出血的主要疾病有前置胎盘和胎盘早剥，如孕妇有阴道出血，不论量多少都应引起重视，并及时到医院就诊，得以相应的治疗和护理。

（4）胎膜早破：在临产前胎膜破裂，称胎膜早破。孕妇突感有较多的液体从阴道流出。一旦发生胎膜早破，孕妇应取平卧位，如可能应及时听胎心，并及时到医院就诊。

（5）寒战、发热：寒战、发热是感染的症状，可由多种感染性疾病引起，如上呼吸道感染、泌尿系统感染、消化道感染等。无论何种感染，孕妇都应及时就诊。

8. 妊娠中、晚期不适症状及应对措施

（1）水肿：孕妇在妊娠后期易发生下肢水肿，经休息后可消退，多属正常。嘱孕妇睡眠时取左侧卧位，下肢垫高15°；避免长时间站立，如需长时间站立的孕妇，则两侧下肢轮流休息，收缩下肢肌肉，以利于血液回流。若下肢明显凹陷性水肿或休息后不消退者，考虑妊娠期高血压疾病的发生，应及时诊治。

（2）便秘：是妊娠期常见的症状，肠蠕动及肠张力减弱、导致排空时间延长，加之增大子宫及先露部对肠道压迫，常会引起便秘。建议孕妇多吃易消化、富含纤维素的食物，增加水分的摄入。鼓励孕妇食用新鲜蔬菜、水果、粗粮、坚果、谷物和豆类；养成每天适当运动、按时排便的良好习惯。必要时在医生指导下使用缓泻剂；灌肠、峻泻剂可引起流产或早产，因此避免使用。

（3）痔疮：增大的子宫压迫和腹压增高，使痔静脉回流受阻和压力增高导致痔静脉曲张。应多吃蔬菜，少吃辛辣食物，温水坐浴，必要时服缓泻剂软化大便。

（4）下肢及外阴静脉曲张：约有40%孕妇患静脉曲张，以经产妇多见，常发生在下肢、外阴及肛门部位。孕妇应避免两腿交叉或长时间站立、行走，休息时抬高下肢；建议孕妇适当锻炼如散步、游泳；睡眠时下肢垫高以利于静脉回流；指导孕妇穿弹力裤或弹力袜，避免穿妨碍血液回流的紧身衣裤；会阴部有静脉曲张者，分娩时应防止曲张静脉破裂导致大出血。

（5）腰背痛：由于妊娠期骨盆韧带松弛，孕期子宫重量增加和孕妇姿势改变，增加了背部紧张度，引起疼痛。指导孕妇穿低跟鞋，在俯拾或抬举物品时，保持上身直立，弯曲膝部，用两下肢的力量抬起。疼痛严重者需卧床休息（硬床垫），局部热敷。

（6）下肢痉挛：下肢肌肉痉挛是孕妇缺钙的表现，妊娠后期孕妇常发生腓肠肌挛缩，夜间发作较重，多能迅速缓解。指导孕妇饮食中增加钙和维生素D的摄入，避免腿部疲劳、受凉，伸腿时避免脚趾尖伸向前，走路时脚跟先着地。若发生痉挛，局部热敷按摩，直至痉挛消失。必要时遵医嘱口服钙剂。

（7）仰卧位低血压：于妊娠末期，孕妇若较长时间取仰卧姿势，由于增大子宫压迫下腔静脉，使回心血量及心排血量突然减少，出现低血压，此时嘱孕妇左侧卧位后症状可自然消失，不必紧张。

（8）失眠：每日坚持户外活动，如散步。睡前用梳子梳头，温水洗脚，或喝热牛奶帮助入眠。

（9）贫血：孕妇于妊娠后半期对铁的需求量增多，孕妇应适当增加含铁食物的摄入，如动物肝脏、瘦肉、蛋黄、豆类等。如病情需要补充铁剂时，应在餐后20分钟用温水或水果汁送服，以促进铁的吸收。医护人员应告知孕妇，服用铁剂后大便可能会变黑，也可导致便秘或轻度腹泻，不必担心。

（10）耻骨联合疼痛：孕期受孕激素影响，全身的关节韧带拉伸度增加。耻骨联合是连接两侧耻骨的韧带组织,孕晚期拉伸度增加,严重者在起床和翻身时出现疼痛。一般不需要特殊处理,严重者可加用腹带支持。

(五)护理评价

1. 母婴健康、舒适,无并发症发生。
2. 孕妇积极适应角色转变,能正确演示育儿技巧。

第三节 妊娠期健康指导

【产前检查与健康指导】

每次产前检查都要对孕妇及其家属进行健康宣教,告知近期注意事项,下次检查时间及检查项目,使孕妇及其家人了解孕期保健知识,并做好下次产检准备工作。整个孕期产前检查时间、检查项目及健康指导内容见表4-4。

表4-4 产前检查时间、内容及健康指导

产前检查次数 妊娠周数(周)	常规检查内容	健康指导
首次产前检查: 6~13⁺⁶周	1. 建立妊娠期保健手册 2. 确定孕周、推算预产期 3. 评估妊娠期高危因素 4. 血压、体重指数、胎心率 5. 血常规、尿常规、血型(ABO和Rh)、空腹血糖、肝功能和肾功能、乙型肝炎病毒表面抗原、梅毒螺旋体和HIV筛查、心电图等	1. 指导平衡饮食及良好的生活方式 2. 避免接触有毒物质和宠物 3. 避免高强度、高噪音环境和家庭暴力 4. 慎用药物和疫苗 5. 继续补叶酸0.4~0.8mg/d至3个月
第2次: 14~19⁺⁶周	1. 分析首次产前检查的结果 2. 血压、体重、宫底高度、腹围、胎心率 3. 妊娠中期非整倍体母体血清学筛查(15~20周)	1. 妊娠反应胎儿非整倍体筛查的意义 2. Hb<105g/L,补充元素铁60~100mg/d 3. 开始补充钙剂600mg/d
第3次: 20~23⁺⁶周	1. 血压、体重、宫底高度、腹围、胎心率 2. 胎儿系统B型超声筛查(18~24周) 3. 血常规、尿常规	1. 早产的认识和预防 2. 营养和生活方式的指导 3. 胎儿系统B型超声筛查的意义
第4次: 24~27⁺⁶周	1. 血压、体重、宫底高度、腹围、胎心率、胎位 2. 产科B型超声检查 3. 血常规、尿常规	1. 早产的认识和预防 2. 妊娠期糖尿病筛查的意义
第5次: 28~31⁺⁶周	1. 血压、体重、宫底高度、腹围、胎心率、胎位 2. 血常规、尿常规	1. 分娩方式 2. 开始注意胎动 3. 母乳喂养 4. 新生儿护理
第6次: 32~36⁺⁶周	1. 血压、体重、宫底高度、腹围、胎心率、胎位 2. 血常规、尿常规	1. 分娩前生活方式的指导 2. 分娩相关知识 3. 新生儿疾病筛查 4. 抑郁症的预防
第7~11次: 37~41⁺⁶周	1. 血压、体重、宫底高度、腹围、胎心率、胎位、宫颈检查(Bishop评分) 2. 血常规、尿常规 3. NST检查(每周1次)	1. 新生儿免疫接种 2. 产褥期指导 3. 胎儿宫内情况的监控 4. 超过41周,住院引产

【妊娠期营养指导】

孕期营养与胎儿生长和智力发育密切相关,胎儿生长发育所需要的全部营养均需要从母体通过胎盘转运供给。如果妊娠期孕妇营养不良直接导致胎儿生长受限、低体重儿、甚至出现流产、早产等不良后果。因此,在妊娠期间应为孕妇制定合理的饮食计划,保证饮食热量及合理饮食结构,注意摄入优质蛋白质、适量脂肪和糖类、微量元素及维生素,满足增大的子宫、乳房和胎盘以及胎儿生长发育的需要,为妊娠、分娩及哺乳提供合理的营养支持。

(1)热量:妊娠期间,每日约需增加 0.42~1.26MJ(100~300kcal)热量。蛋白质、脂肪、糖类在体内均能转化为热量,安排食谱时,应有适当比例,一般以糖类摄入量占热量的 65%,脂肪占 20%,蛋白质占 15% 为宜。

(2)蛋白质:妊娠中、晚期,孕妇应增加蛋白质的摄入量,最好是优质蛋白。蛋白质主要来源于:①肉类、禽类、鱼类;②乳酪、牛奶、蛋类和其他乳制品;③大豆、豌豆等豆类植物;④玉米、小麦、谷物、植物籽、坚果等。如果在孕期蛋白质摄入不足,会影响胎儿体格生长、发育及大脑发育,同时可能导致妊娠期贫血、妊娠期高血压疾病的发生。

(3)糖类:糖类是机体主要供给热量的食物。饮食中的糖类主要是淀粉,妊娠中期以后,每日进食 0.4~0.5 kg,即可以满足需要。

(4)微量元素

1)铁:我国营养学会建议,孕妇每日膳食中铁的摄入量应为 28mg。动物肝脏、瘦肉、蛋黄、豆类、贝类及各种绿叶菜均为富含铁的食物,吸收率高。一般植物性食物中铁的吸收率较低。如食物中的铁摄入不足,应于妊娠 4 个月开始每日口服硫酸亚铁 0.3g 或富马酸亚铁 0.2g。铁在酸性环境中易于吸收,因此,孕妇在补充铁剂时最好用水果汁送服。

2)钙:我国营养学会建议,自妊娠 16 周起,孕妇每日摄入钙 1000mg,于妊娠晚期增至 1500mg。含钙较多的食物有:牛奶、肉类、豆类、海产品等。

3)锌:锌对胎儿生长发育很重要,是蛋白质和酶的重要组成部分。妊娠晚期,尤其是后三个月锌摄入不足,会导致胎儿生长受限、矮小症、性腺发育不良、皮肤病等。妊娠 3 个月后,每日应从饮食中补锌 20mg。

4)碘:我国营养学会建议,孕妇每日碘的推荐摄入量为 175μg。提倡整个孕期食用含碘食盐。孕妇碘摄入不足,会导致胎儿甲状腺功能减退和神经系统发育不良。

(5)维生素:维生素参与机体重要的生理过程,通常无法由身体合成,主要从食物中摄取,分为水溶性(维生素 B 族、C)和脂溶性(维生素 A、D、E、K)两类。

1)维生素 A:维生素 A 又称视黄醇,有助于胎儿正常生长发育,预防孕妇阴道上皮角化、皮肤过分干燥和乳头皲裂。我国推荐孕妇每日膳食中维生素 A 量为 1000μg。维生素 A 主要存在于肝脏、肾脏、鱼油、蛋、奶制品、杏、胡萝卜和黄色蔬果等。若孕妇体内维生素 A 缺乏,易发生夜盲、贫血、早产,胎儿可能致畸。

2)维生素 C:建议孕妇的维生素 C 供给标准为每日 80mg。维生素 C 广泛存在于新鲜蔬菜和水果中,较易获取。胎儿生长发育中形成骨骼、牙齿、结缔组织所必需,对造血系统的健全和机体抵抗力等都有促进作用。

3)维生素 B 族:是细胞呼吸、葡萄糖氧化及能量代谢等作用的辅酶,孕早期叶酸缺乏,容易发生胎儿神经管缺陷畸形,叶酸广泛存在于谷类食物中,妊娠前 3 个月,最好每日口服叶酸 0.4mg。

4）维生素 D：建议孕妇维生素 D 供给量为每日 10μg。鱼肝油中维生素 D 含量最多，其次是肝脏、蛋黄、鱼等。维生素 D 能促进钙和磷的吸收，若孕妇缺乏维生素 D，可影响胎儿骨骼发育。

【孕妇体重管理】

妊娠期适宜的体重增长是母婴健康的重要基础，体重管理现已成为妊娠管理的重要内容之一。大部分孕妇在妊娠期需要增加体重 10～12kg。个案化管理则要求根据孕妇的饮食、活动、食物供给、妊娠因素如早孕反应及多胎妊娠而确定。

（1）妊娠期体重异常的危害：妊娠期体重异常有可能影响子代远期健康。妊娠期体重异常包括体重过重和体重过轻。妊娠期体重过重可导致妊娠期高血压疾病、妊娠期糖尿病、巨大儿的发生，引起难产和剖宫产率、胎儿窘迫和新生儿窒息等危害增加；妊娠期体重过轻可致胎儿生长受限、低体重儿和早产儿等。

（2）体重管理的参考指标

1）体重指数（body mass index，BMI）：妊娠期妇女可根据妊娠前的体重指数估算妊娠期体重增长总量和增重速率。$BMI = 孕前体重（kg）/[身高（m）]^2$。我国目前尚无成熟的妊娠期妇女总增重范围和增重速率参考标准。美国医学科学院和国家研究委员会 2009 年修订了妊娠期体重增加指南（表 4-5），根据妊娠前体重指数建议体重增长范围。

表 4-5　基于妊娠前体重指数（BMI）孕期增重范围推荐 *

体重等级（BMI）	体重增加范围（总）	中、晚期平均增加体重 / 周
体重过轻（<18.5）	12.70～18.14kg	0.45（0.45～0.59）kg
正常体重（18.5-24.9）	11.34～15.88kg	0.45（0.36～0.45）kg
超重（25.0-29.9）	6.80～11.34kg	0.27（0.23～0.32）kg
肥胖（≥30.0）	4.99～9.07kg	0.23（0.18～0.27）kg

* 注：美国医学科学院和国家研究委员会 2009 年修订

2）依据妊娠前体重估计妊娠期合理的增重范围：妊娠前体重为标准体重 120% 者，妊娠期总增重范围应为 7～8kg，妊娠中期后增重速率应控制在每周 300g 以下；妊娠前体重为 90%～120% 标准体重者，妊娠期总增重为约 12kg，妊娠中期后增重速率为每周 400g；妊娠前体重低于 90% 标准体重者，妊娠期总增重范围应为 14～15kg，妊娠中期后增重速率为每周不超过 500g。

（3）实施体重管理措施：在妊娠期妇女初次产前检查时宣教体重管理重要性及孕期体重管理方法，帮助制定妊娠期增重目标，发放工具包并予以指导。①测量身高体重，计算 BMI，制定孕期合理增重目标。②发放 BMI 孕期体重管理曲线图（图 4-17），指导孕妇回家后使用 BMI 孕期体重管理曲线图记录体重增长。③发放体重管理工具包（准妈妈手册 + 示教光盘 + 卷尺）。④教会孕妇运用营养计算器做好每天的饮食监测，发现问题后及时向产科及营养门诊医生咨询，获得专业建议。⑤健康教育：孕期体重增长异常会给孕妇和胎儿带来健康危害；孕妇应明确自己的合理增重目标，坚持自我体重监测；孕妇应明确每日热量及营养摄入，保证妊娠期营养平衡；遵照运动建议进行运动锻炼；建立良好的生活方式，保持心情开朗；参加孕妇学校获得针对性指导。

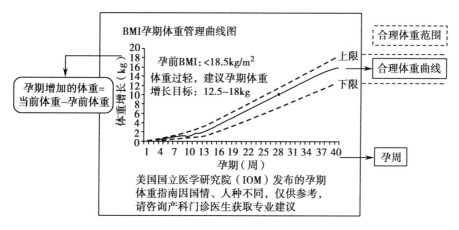

图4-17　孕期体重管理曲线

【妊娠期合理用药】

妊娠期许多药物可以通过胎盘进入胚胎、胎儿体内,影响胚胎胎儿发育。尤其是在妊娠胚胎器官发育形成的最初2个月,用药更应注意。除遵守一般用药原则外,应考虑到孕妇和胎儿双方的因素,权衡利弊,合理用药,防止孕期滥用药和不敢用药两种倾向。

(1)妊娠期母体药物代谢特点:妊娠期母体发生一系列生理变化,影响药物在体内的动力学变化,如孕妇血容量增加使药物分布容积随之增加;肾血流量及肾小球滤过率增加,加快了药物的清除;肝血流量增加,加快药物的代谢;胃肠蠕动减弱,影响药物的吸收等。

(2)药物的胎盘转运:妊娠期大多数药物都能通过胎盘转运至胎儿体内,也能从胎儿再转运回母体。药物通过胎盘的方式有简单扩散、易化扩散、主动转运及特殊转运。药物本身的特点和母胎循环中药物浓度差是影响药物转运速度和程度的主要因素。

(3)用药原则:①对处于生育年龄有受孕可能的妇女用药时,注意月经是否过期,排除早孕可能。②能用一种药物,避免联合用药。③选择疗效肯定且对胎儿比较安全的药物,避免用尚难确定对胎儿有无不良影响的药物。④能用小剂量药物,避免用大剂量药物。⑤严格掌握药物剂量和用药持续时间,注意及时停药。若病情所需,在妊娠早期应用对胚胎、胎儿有害的致畸药物,应先终止妊娠,随后再用药。

【产前运动指导】

妊娠期适度的运动可减少孕妇身体不适,促进心理健康,且对分娩有利。因此,孕妇应根据自身情况,制定适合自己的妊娠期运动方案,并循序渐进地进行,以保障自身和胎儿的健康。

锻炼期间坚持安全原则,确保孕妇处于低风险。孕前长期保持久坐习惯的妇女应该在孕期进行适度的锻炼。孕期推荐孕妇进行水中运动,非负重活动、液体静压力及浮力的推动都对孕妇的锻炼有益。此外,液体丰富的流动性不仅能减少关节处承受的压力,同时还可以缓解背部疼痛。避免锻炼时过度体力消耗,防止子宫血流减少而出现急性胎儿窘迫;孕期不宜进行剧烈及负重运动;避免跳跃及导致身体不平稳的运动。产前阶段还应尽早学习盆底锻炼,最好能使盆底锻炼在未来生活中常态化。

(1)妊娠期有氧运动的作用:①维持良好的姿势,减轻因不良姿势引起的腰骶痛、腰酸等不适症状。②促进血液循环，改善腿部水肿、下肢痉挛等症状。③放松背部和骨盆的肌肉群、关节及韧带，减轻分娩时肌肉的紧张不适，并为承受分娩做好准备。④增强骨盆、阴道、会阴部和大腿肌肉的弹性，减轻分娩时的疼痛，顺利分娩，缩短产程。⑤促进肠蠕动，预防或减轻便秘。

（2）妊娠期有氧运动的禁忌证：有严重的心脏病、高血压、限制性通气功能障碍；宫颈功能不全；有习惯性流产史或早产史、妊娠中晚期出血史；前置胎盘；先兆早产；胎膜早破。

（3）妊娠期终止运动的指征：阴道出血；运动前出现呼吸困难；出现头晕，头痛，胸痛；出现肌无力，腓肠肌疼痛肿胀（需排除血栓性静脉炎）；引发不规律宫缩，胎动减少，胎膜早破。

（4）妊娠期运动注意事项：①运动前准备：开始运动之前，应该对每个孕妇进行全面的潜在风险临床评估；选择透气、柔软的运动衣；选择正确的运动时间和地点。②运动强度：在没有禁忌证的情况下，应鼓励孕妇从事有规律的、中等强度的运动。③运动开始时间：因为早期妊娠时的不适（恶心、乏力等），以及早期运动时流产的概率比较高等原因，妊娠三个月后才是开始锻炼的最佳时期，并应循序渐进，持之以恒。④运动频率：每周 3~5 次，每次 15 分钟，逐渐增加到 25~30 分钟。⑤运动体位：妊娠中晚期，不宜仰卧位及长时间的半坐卧位，因增大的子宫会限制静脉回流，影响心输出量，并有可能影响胎头的正常入盆。前倾的体位如手膝俯卧位和扶物的前倾站立，是一个有益的自然体位，可有效地解除子宫的重力压迫，并有可能增加胎儿在子宫内的活动空间，有利于胎儿保持正常的胎位，是有益的活动。

（5）妊娠期运动方法

1）腿部运动：以手扶椅背，左腿固定，右腿做 360° 的转动，做毕后还原，换腿继续做。目的是增进骨盆肌肉的强韧度，增加会阴部肌肉的伸展性。

2）腰部运动：以手扶椅背，慢慢吸气，同时手背用力，使身体重心集中于椅背上，脚尖立起使身体抬高，腰部伸直后使下腹部紧靠椅背，然后在慢慢呼气的同时，手背放松，脚还原。目的在于减轻腰背部疼痛，并可在分娩时增加腹压及会阴部肌肉的伸展性。

3）盘腿坐式：平坐于床上，两膝分开，两小腿一前一后平行交接（图 4-18）。目的是锻炼腹股沟的肌肉和关节韧带的张力，以防妊娠末期由于子宫的压力而产生的痉挛。

4）骨盆与背部摇摆运动：平躺仰卧，双腿屈曲，腿平放床上，用脚和臂的力量轻轻抬高背部，然后慢慢放下（图 4-19）。目的是锻炼骨盆底及腰背部肌肉，增加其韧性和张力。

5）脊柱伸展运动：平躺仰卧，双膝弯曲，双手抱住双膝关节下缘，头向前伸贴近胸口，使脊柱、背部及臀部肌肉成弓形，然后放松，恢复平躺姿势（图 4-20）。目的是减轻腰背部酸痛。

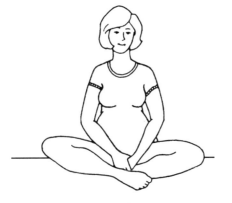

图 4-18　盘腿坐式

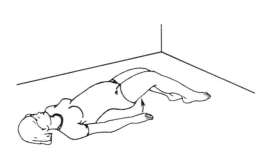

图 4-19　骨盆与背部摇摆运动

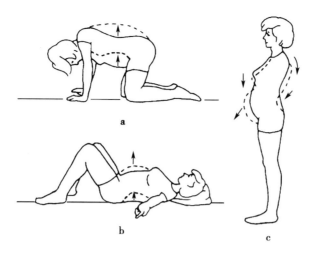

图 4-20 脊柱伸展运动

6）双腿高抬运动：平躺仰卧，双腿高抬，脚抵住墙（图 4-21）。目的在于伸展脊椎骨，锻炼臀部肌肉张力，促进下肢血液循环。

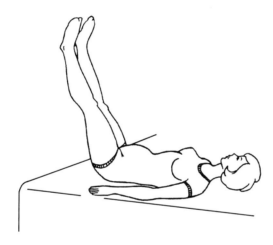

图 4-21 双腿高抬运动

第四节 分娩的准备

多数孕妇会主动进行分娩的准备。然而，部分妇女因缺乏分娩相关知识，会夸大分娩时的疼痛和不适，过分担心分娩过程中自身和胎儿的安危等，从而会引起焦虑和恐惧心理，这些心理问题又会影响产程的进展和母婴的安全，并加重分娩时的疼痛和不适。因此，帮助孕妇做好分娩的准备是非常必要的。

【分娩前准备】

多数妇女，特别是初孕妇，往往会积极主动参与分娩的准备，但由于对分娩方面的知识缺乏,对分娩时疼痛和不适的恐惧,担忧对分娩过程中自身和胎儿安全,使产妇精神心理因素发生变化而影响产程进展和母婴安全。因此,帮助孕妇做好分娩前的准备至关重要。

(一) 心理准备

1. 参加孕妇学校培训学习,获得妊娠及分娩有关知识。

2. 讲解有关分娩不适的应对技巧,可用示范及角色扮演等形式进行。

3. 鼓励孕妇提出问题,并对错误概念加以纠正。

4. 鼓励孕妇诉说心中的焦虑,针对不同情况给予心理支持。

5. 鼓励其丈夫及家人参与分娩准备过程,给予孕妇分娩信心。

(二) 物品准备

妊娠 28 周后,孕妇及其配偶就应该开始准备婴儿用品。接近预产期时,孕妇还应为住院生产和休养准备好足够而必要的物品。分娩物品的准备对孕妇及其家庭都非常重要,尤其是缺乏社会支持系统的年轻夫妻,缺乏物品准备经验,护理人员应提供指导。

1. 母亲物品的准备

(1) 衣服:根据气候的冷暖准备合适的衣服,要柔软、舒适、吸汗,厚薄适中,夏季要防止引起多汗和中暑。

(2) 鞋袜:棉线袜、软底拖鞋 1～2 双。

(3) 卫生纸:消毒的卫生纸、卫生巾。

(4) 内衣:棉质内衣数套,大小合适的胸罩。

(5) 毛巾敷料:干毛巾数条,消毒敷料数块,哺乳前擦拭乳头乳晕使用。

(6) 吸奶器:以备产后吸奶使用。

(7) 孕妇的保健手册。

2. 新生儿物品准备

(1) 婴儿服:准备数套柔软、舒适、宽大、便于穿脱的婴儿衣服。

(2) 尿布:柔软、吸水、透气性好的尿布和尿不湿。

(3) 生活用品:如沐浴盆、新生儿浴皂、毛巾、包被、小毯子、帽子、围嘴、爽身粉、温度计等。

(4) 奶瓶:对不能进行母乳喂养者,还要准备奶瓶、水瓶、奶粉、奶嘴及清洗用品等。

【减轻分娩不适的方法】

分娩疼痛是一种生理现象,多数产妇都能够理解和耐受。部分产妇由于恐惧、焦虑、疲惫、缺乏自信心及周围环境的不良刺激,以致轻微疼痛即不能耐受,出现烦躁不安、大喊大叫,增加体力消耗并影响休息、进食,导致产妇衰竭、胎儿窘迫、酸碱平衡失调,从而引起宫缩乏力、产程延长,导致难产和剖宫产率上升。目前有多种方式可协助减轻分娩时的疼痛。所有这些方法都依据三个重要的前提:①孕妇在分娩前已获得有关分娩方面的知识,在妊娠 32～36 周时已进行过腹式呼吸运动的练习,且已应用腹式呼吸运动来减轻分娩时的不适;②临产后子宫阵缩时,保持腹部放松,则阵痛的不适感会减轻;③疼痛会借分散注意力的方法而得到缓解。目前常用的减轻分娩时不适的方法有:

（一）拉梅兹分娩法

拉梅兹分娩法（Lamaze method），又称"精神预防法"，由法国医师拉梅兹提出，目前使用较广的预习分娩法。首先，根据巴甫洛夫（Pavlov）条件反射的原理，在分娩过程中，训练孕妇当听到口令"开始收缩"或感觉收缩开始时，使自己自动放松；其次，产妇要学习集中注意力于自己的呼吸。排斥其他现象，即利用先占据脑中用以识别疼痛的神经细胞，使痛的冲动无法被识别，从而达到减轻疼痛的目的。具体应用方法如下：

1. **廓清式呼吸** 所有的呼吸运动在开始和结束前均深吸一口气后再完全吐出。目的在于减少快速呼吸而造成过度换气，从而保证胎儿的氧气供应。

2. **放松技巧** 首先通过有意识地刻意放松某些肌肉进行练习，然后逐渐放松全身肌肉。孕妇无皱眉、握拳或手臂僵直等肌肉紧张现象。可通过触摸紧张部位、想象某些美好事物或听轻松愉快的音乐来达到放松目的，使全身肌肉放松，在分娩过程中不至于因不自觉的紧张而造成不必要的肌肉用力和疲倦。

3. **意志控制的呼吸** 孕妇平躺于床上，头下、膝下各置一小枕。用很轻的方式吸满气后，再用稍强于吸气的方式吐出，注意控制呼吸的节奏。

在宫缩早期，用缓慢而有节奏性的胸式呼吸，频率为正常呼吸的 1/2；随着产程进展，宫缩的频率和强度增加，此时用浅式呼吸，频率为正常呼吸的 2 倍；当宫口开大到 7～8cm 时，产妇的不适感最严重，此时选择喘息-吹气式呼吸，方法是先快速地呼吸 4 次后用力吹气 1 次，并维持此节奏。此比率也可提升为 6:1 或 8:1，产妇视自己情况调整。注意不要造成过度换气。

4. **划线按摩法** 孕妇用双手指尖在腹部做环形运动。做时压力不宜太大，以免引起疼痛，也不宜太小，引起酥痒感。也可以单手在腹部用指尖做横 8 字形按摩。如腹部有监护仪，则可按摩两侧大腿（图4-22）。

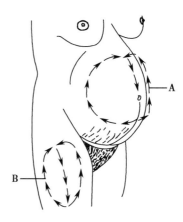

图 4-22 划线按摩法

（二）瑞德法

瑞德法（Dick-Read method），由英国医师迪克•瑞德（Dick Read）所提出。其原理为：恐惧会导致紧张，因而造成或强化疼痛。若能打破恐惧-紧张-疼痛的链环，便能减轻分娩时收缩引起的疼痛。瑞德法也包括采用放松技巧和腹式呼吸技巧。具体做法为：

1. **放松技巧** 孕妇先侧卧，头下垫一小枕，让腹部的重量施于床垫上，身体的任一部位均不交叠。练习方法类似于拉梅兹法。

2. **腹式呼吸** 孕妇平卧，集中精神使腹肌提升，缓慢地呼吸，每分钟呼吸 1 次（30 秒吸气，30 秒呼气）。在分娩末期，当腹式呼吸已不足以应付时，可改用快速的胸式呼吸。此法目的在于转移注意力，减轻全身肌肉的紧张性；迫使腹部肌肉升起，使子宫能在收缩时轻松而不受限制；维持子宫良好的血液供应。

（三）布莱德雷法（丈夫教练法）

布莱德雷法（Bradley method），由罗伯特•布莱德雷（Robert Bradley）医师提出，通常称为"丈夫教练法"。其放松和控制呼吸技巧同前，主要强调丈夫在妊娠、分娩和新生儿出生后最初几天中的重要性。在分娩过程中，丈夫可以鼓励产妇适当活动来促进产程，且可以指导产妇用转移注意力的方法来减轻疼痛。

（四）意念放松法

产妇通过想象某一美好的事物，驱除头脑中的一切杂念以达到一种身心平静的状态。它是帮助产妇在生产过程中保持平静的方法，教会孕产妇进入一种非常放松的状态，也叫"自我催眠"或催眠分娩。它包括：呼吸练习，分散注意力，引导想象，渐进放松，实现催眠和自我催眠，播放产妇喜爱的音乐，转移其注意力，从而降低对宫缩的感受力，增加对疼痛的耐受力。让产妇在整个的分娩过程中，实现身心放松。

（周小兰　郭洪花）

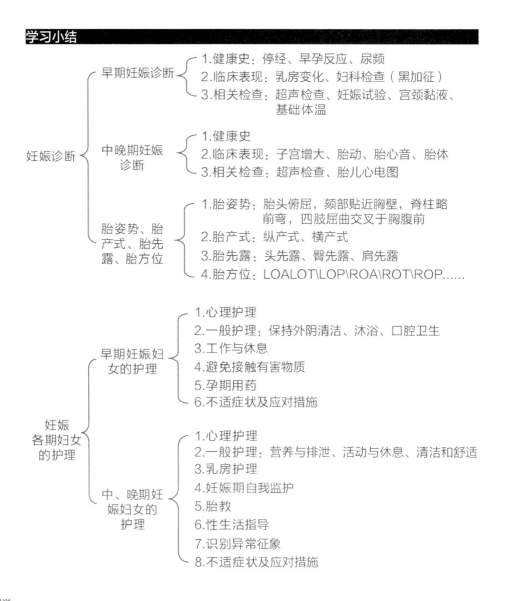

学习小结

妊娠诊断
- 早期妊娠诊断
  - 1.健康史：停经、早孕反应、尿频
  - 2.临床表现：乳房变化、妇科检查（黑加征）
  - 3.相关检查：超声检查、妊娠试验、宫颈黏液、基础体温
- 中晚期妊娠诊断
  - 1.健康史
  - 2.临床表现：子宫增大、胎动、胎心音、胎体
  - 3.相关检查：超声检查、胎儿心电图
- 胎姿势、胎产式、胎先露、胎方位
  - 1.胎姿势：胎头俯屈，颏部贴近胸壁，脊柱略前弯，四肢屈曲交叉于胸腹前
  - 2.胎产式：纵产式、横产式
  - 3.胎先露：头先露、臀先露、肩先露
  - 4.胎方位：LOA\LOT\LOP\ROA\ROT\ROP……

妊娠各期妇女的护理
- 早期妊娠妇女的护理
  - 1.心理护理
  - 2.一般护理：保持外阴清洁、沐浴、口腔卫生
  - 3.工作与休息
  - 4.避免接触有害物质
  - 5.孕期用药
  - 6.不适症状及应对措施
- 中、晚期妊娠妇女的护理
  - 1.心理护理
  - 2.一般护理：营养与排泄、活动与休息、清洁和舒适
  - 3.乳房护理
  - 4.妊娠期自我监护
  - 5.胎教
  - 6.性生活指导
  - 7.识别异常征象
  - 8.不适症状及应对措施

妈娠期
营养指导 ———— 妊娠期间保证饮食热量，注意摄入优质蛋白质、适量
脂肪和糖类、微量元素及维生素

孕妇体重
管理 {
1.妊娠期需要增加体重10～12kg
2.参考指标：体重指数、妊娠前体重
3.管理措施：制定孕期合理增重目标；使用BMI孕期
体重管理曲线图记录体重增长；发放体
重管理工具包；做好饮食监测

妈娠期
健康指导 {

妈娠期
合理用药 {
1.能用一种药物，避免联合用药
2.选择疗效肯定且对胎儿比较安全的药物
3.能用小剂量药物，避免用大剂量药物
4.严格掌握药物剂量和用药持续时间，注意及时停药

产前运动指导

分娩准备 {
1.分娩前准备
   心理准备：获取知识、获得支持
   物品准备：母亲物品准备、新生儿物品准备
2.减轻分娩不适的方法

复习参考题

1. 简述妊娠诊断的方法。

2. 阐述妊娠中、晚期护理评估及护理要点。

3. 如何对孕妇进行体重管理？

第五章　妊娠期并发症妇女的护理

5

学习目标

掌握	流产、异位妊娠、前置胎盘、胎盘早剥、妊娠期高血压疾病的概念、临床表现、治疗原则及护理。
熟悉	流产、异位妊娠、前置胎盘、胎盘早剥、妊娠期高血压疾病的病因及病理生理。
了解	妊娠期肝内胆汁淤积症、胎膜早破的病因、临床表现、治疗原则及护理。

第一节　自然流产妇女的护理

案例 5-1

　　卫女士,30 岁,停经 62 天,阴道流血伴阵发性下腹疼痛 5 小时入院。平时月经规则,停经 35 天自测尿 HCG(+),停经 50 天 B 超提示宫内早孕、见原始心管搏动。5 小时前出现阴道流血伴阵发性腹痛,并有肉样组织经阴道排出,并出现头晕乏力。查体:体温 36.6℃,脉搏 105 次 / 分,血压 90/60mmHg,面色苍白。妇科检查:外阴有血迹,阴道见大量鲜红血液,宫颈口松并见妊娠产物堵塞,宫体前位,如孕 50 天大小,双侧附件未触及异常。查血红蛋白 70g/L。

　　思考:

　　1. 该病人最可能的临床诊断是什么?

　　2. 目前应采取哪些主要的护理措施?

　　妊娠不足 28 周、胎儿体重不足 1000g 而终止者称为流产(abortion)。流产发生在妊娠 12 周以前者称为早期流产,发生在妊娠 12 周至不足 28 周者称为晚期流产。流产又分为自然流产和人工流产,本节仅阐述自然流产。

【病因】

(一)胚胎因素

　　胚胎或胎儿染色体异常是导致早期自然流产的最常见原因。染色体异常包括数目异常和结构异常,数目异常以三体最常见。遗传、药物、感染等因素均也可引起胚胎染色体异常。若发生流产,多为空孕囊或已经退化的胚胎。少数妊娠足月可娩出畸形儿,或有代谢及功能缺陷。

(二)母体因素

　　1. **全身性疾病**　妊娠期严重感染、高热等可刺激子宫收缩,细菌毒素或病毒可通过胎盘进入胎儿血液循环,导致胎儿死亡而发生流产;妊娠期严重贫血或心力衰竭可导致胎儿缺氧而发生流产;妊娠期慢性肾炎或高血压导致胎盘梗死而发生流产;TORCH 感染也可导致流产。

　　2. **生殖器官异常**　子宫畸形(如子宫纵隔、子宫发育不良、双子宫等)、子宫肌瘤、宫腔粘连等可影响胚胎着床发育而导致流产。宫颈重度裂伤、宫颈内口松弛等可引起胎膜早破而发生晚期自然流产。

　　3. **内分泌异常**　女性内分泌功能异常(如黄体功能不全、高催乳素血症等)、甲状腺功能减退、糖尿病血糖控制不良等,均可导致流产。

　　4. **免疫功能异常**　孕妇于妊娠期间与胎儿免疫不适应,导致母体排斥胎儿发生流产;母体内有抗精子抗体也能导致早期流产。

　　5. **强烈应激与不良习惯**　妊娠期严重的躯体不良刺激(如手术、直接撞击腹部、性交过频)或心理不良刺激(如过度紧张、焦虑、恐惧、忧伤),以及孕妇过量吸烟、酗酒、吸毒、过量饮咖啡等,均可引起流产。

(三)环境因素

过多接触放射线和一些化学物质(如砷、铅、甲醛、苯、氯丁二烯、氧化乙烯等),均可引起流产。

【病理】

妊娠 8 周前的早期流产,胚胎多数先死亡,随后发生底蜕膜出血并与绒毛分离,已分离的胚胎组织如同异物,引起子宫收缩,妊娠物多能完全排出。由于此时的胎盘绒毛发育尚不成熟,与子宫蜕膜联系不牢固,胚胎绒毛易与底蜕膜分离,因此出血不多。

妊娠 8～12 周时,胎盘绒毛发育茂盛,与底蜕膜联系较牢固。发生流产后,妊娠物不易完全排出,部分妊娠物残留在宫腔内,影响子宫收缩,因此,出血量较多。

妊娠 12 周以后,胎盘已完全形成,流产过程与分娩相似,先出现腹痛,然后排出胎儿及胎盘。若胎儿在宫内死亡过久,被血块包绕形成血样胎块,可引起出血不止。血样胎块也可因长时间血红蛋白被吸收而形成肉样胎块,其他还可见纸样胎儿或压缩胎儿等。

【护理评估】

(一)健康史

详细询问有无停经史和早孕反应,阴道流血时间、流血量;有无腹痛,腹痛部位及程度;阴道有无排液,排液量、色及有无异味;有无妊娠物排出等。此外,为识别发生流产的原因,还应了解妊娠期有无全身性疾病、内分泌功能失调、生殖器官疾病及有无接触有害物质等。

(二)身体状况

1. **症状** 流产的主要症状为停经后阴道流血和腹痛。

(1)早期流产:妊娠产物排出前胚胎多已死亡。开始时底蜕膜与绒毛剥离,血窦开放,出现阴道流血,已剥离的胚胎组织和血液刺激子宫收缩产生阵发性下腹部疼痛,排出妊娠物。妊娠物完全排出后,子宫收缩,血窦闭合,出血停止。

(2)晚期流产:与分娩过程相似,先出现腹痛,然后胎儿及胎盘娩出,出血不多。胎儿排出前后往往还有生机,也有少数流产前胎儿已死亡。

因此,早期流产的临床过程表现为先出现阴道流血,后出现腹痛。晚期流产的临床过程表现为先出现腹痛,后出现阴道流血。

2. **临床类型** 按自然流产发展的不同阶段,分为以下 4 种类型。

(1)先兆流产:指妊娠 28 周前先出现少量阴道流血,常为暗红色或血性白带,无妊娠物排出,有时伴轻微下腹痛或腰痛。妇科检查宫颈口未开,胎膜未破,子宫大小与孕周相符。休息及治疗后若症状消失,可继续妊娠。若阴道流血增多或腹痛加剧,可发展为难免流产。

(2)难免流产:指流产不可避免。在先兆流产基础上,阴道流血量增多,下腹痛加重,或出现阴道流液,无妊娠物排出。妇科检查见宫口扩张,有时可见胚胎组织或胎囊堵塞于宫颈口,子宫大小与孕周基本相符或略小。

（3）不全流产：由难免流产继续发展而来，部分妊娠物排出体外，还有部分残留于宫腔内，或胎儿排出后胎盘滞留在宫腔内，影响子宫收缩，导致大量出血，严重时发生休克。妇科检查见宫颈口扩张，有妊娠物堵塞于宫颈口及持续性血液流出，子宫小于孕周。

（4）完全流产：妊娠物全部排出，阴道流血逐渐停止，腹痛逐渐消失。妇科检查宫颈口闭合，子宫接近正常大小。

自然流产的临床发展过程简示如下：

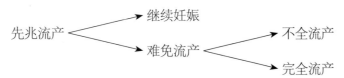

各型流产的鉴别诊断见表5-1。

表5-1　各型流产的鉴别诊断

类型	病史			妇科检查	
	出血量	下腹痛	组织排出	宫颈口	子宫大小
先兆流产	少	无或轻	无	闭	与妊娠周数相符
难免流产	中→多	加剧	无	扩张	相符或略小
不全流产	少→多	减轻	部分排出	扩张或有物堵塞	小于妊娠周数
完全流产	少→无	无	全部排出	闭	正常或略大

此外，流产还有3种特殊情况。

（1）稽留流产：又称过期流产。指胚胎或胎儿已死亡，滞留在宫腔内未能及时自然排出者。子宫不再增大，反而缩小，早孕反应消失。若到妊娠中期，腹部不见增大，胎动消失。妇科检查宫颈口未开，子宫小于孕周，质地不软，听不到胎心。

（2）复发性流产：指同一性伴侣连续发生3次及3次以上的自然流产。大多数为早期流产。

（3）流产合并感染：在流产过程中，若阴道流血时间过长，有组织残留于宫腔内或非法堕胎等均有可能引起宫腔内感染，严重感染可扩展至盆腔、腹腔，甚至全身，并发盆腔炎、腹膜炎、败血症及感染性休克。

（三）心理 - 社会状况

孕妇心理状况通常以焦虑、恐惧为主。面对阴道流血不知所措，同时担心胎儿健康，表现为伤心、烦躁不安、忧虑等。

（四）辅助检查

1. B 型超声检查　对疑为先兆流产的病人，根据妊娠囊的形态、有无胎心搏动确定胚胎或胎儿是否存活，从而指导正确的治疗方法。若妊娠囊形态异常或位置下移，预后不良。不全流产及稽留流产均可借助 B 型超声检查协助诊断。

2. 妊娠试验　多采用尿早早孕诊断试纸条法，对诊断妊娠有价值。还可选用放射免疫法连续进行血 β-HCG 的定量测定，正常妊娠 6～8 周时，其值每日应以 66% 的速度增长，若 48 小时增长速度 <66%，提示预后不良。

3. 孕激素测定　测定血孕酮水平，能协助判断先兆流产的预后。

　　　　　　　　该病人的临床诊断是不全流产、中度贫血。

（五）治疗原则

应根据自然流产的不同类型进行相应处理。

1. 先兆流产　卧床休息,减少刺激,禁止性生活,重视心理治疗,必要时给予对胎儿危害小的镇静剂。黄体功能不全者,肌内注射黄体酮 20mg,每日或隔日 1 次,也可口服维生素 E 保胎治疗;甲状腺功能减退者口服小剂量甲状腺素片。密切观察阴道流血及腹痛情况,并及时进行 B 型超声检查和 β-HCG 测定。

2. 难免流产　一旦确诊应尽早使胚胎及胎盘组织完全排出,并给予抗生素预防感染。早期流产应及时行清宫术;晚期流产可用缩宫素 10～20U 加于 5% 葡萄糖注射液 500ml 静脉滴注,胎儿及胎盘排出后检查是否完全,必要时刮宫。

3. 不全流产　一经确诊,尽快行刮宫术或钳刮术,清除宫腔内残留组织。伴有休克者,应同时输血输液,并予抗生素预防感染。

4. 完全流产　若无感染征象,不需特殊处理。

5. 稽留流产　应及时促使胎儿和胎盘排出,以防止死亡胎儿及胎盘组织在宫腔内稽留日久发生严重的凝血功能障碍及 DIC。处理前先做凝血功能、血常规等检查,并做好输血准备。有凝血功能障碍者应先纠正,再行刮宫或引产术。

6. 复发性流产　以预防为主。染色体异常夫妇,应于孕前进行详细检查、咨询,确定是否可以妊娠。宫颈功能不全在孕 14～18 周行宫颈环扎术,待分娩发动前拆除缝线。黄体功能不全者,应肌内注射黄体酮 20～40mg/d,也可考虑口服黄体酮,用药至孕 12 周时可停药。

7. 流产合并感染　应在控制感染的同时尽快清除宫腔内妊娠物。若阴道流血不多,首先应用抗生素 2～3 日,待感染控制后刮宫。若阴道流血量多,静滴抗生素及输血的同时用卵圆钳夹出宫腔内残留的大块组织,使出血减少,切不可全面刮宫,以免感染扩散,术后继续应用抗生素,感染控制后再彻底刮宫。

【护理诊断 / 问题】

1. 有感染的危险　与阴道流血时间过长、宫腔内残留妊娠物有关。

2. 潜在并发症　出血性休克。

3. 焦虑　与阴道流血、担心胎儿健康等因素有关。

【护理目标】

1. 病人体温正常,血象正常,无感染征象。

2. 病人未发生出血性休克。

3. 病人症状缓解,能配合治疗,继续妊娠。

【护理措施】

1. 心理护理　孕妇由于失去胎儿,往往表现出伤心、悲哀等情绪,护士应给予同情和理解,帮助病人、家属接受现实并顺利度过悲伤期。

2. 可能继续妊娠孕妇护理　护士应遵医嘱用药,随时观察病情变化,如腹痛、阴道流血等情况。还应注意观察孕妇的心理变化,讲解流产相关知识,稳定孕妇情绪,增加继续妊娠信心。及时进行 B 型超声检查和 β-HCG 测定,若临床症状加重,B 型超声提示胚胎发育不良,HCG 持续不升或下降,表明流产不可避免,应及时终止妊娠。

3. **终止妊娠妇女的护理**　对于不能继续妊娠的妇女,护士应及时做好终止妊娠的准备,配合医生完成手术,同时做好输液、输血准备。监测孕妇体温、脉搏及血压的变化,同时观察孕妇腹痛、阴道流血及面色,及时发现休克征象。

4. **预防及控制感染**　行刮宫等手术时严格执行无菌操作规程,护士应密切观察孕妇体温、血象及阴道流血情况,加强会阴部护理。发现感染征象时及时通知医生,进行抗感染治疗。指导病人流产后 1 个月内禁止性生活和盆浴。

5. **健康指导**　加强卫生宣教,早期妊娠应避免性生活,勿做重体力劳动,防止流产发生;与孕妇及家属讨论本次流产的原因,讲解流产相关知识,帮助他们为下次妊娠做好准备;对复发性流产的孕妇,在下次妊娠确诊后应卧床休息,加强营养,禁止性生活,治疗期必须超过以往发生流产的妊娠月份,病因明确者积极对因治疗。

理论与实践　　　　护理措施:①迅速建立静脉通道,及时补充血容量,备血,做好抗休克的准备;②严密监测生命体征,观察阴道流血和腹痛情况;③协助医生完成清宫术,使妊娠产物完全排出;④给予病人心理支持。

【护理评价】

1. 病人无感染征象。

2. 病人住院期间未发生休克。

3. 病人消除焦虑心理,配合接受治疗。

第二节　异位妊娠妇女的护理

案例 5-2

　　王女士,26 岁,停经 50 天,阴道少量流血 2 天,右下腹剧痛 3 小时,伴恶心、呕吐,有肛门坠胀感,无腹泻。查体:体温 36.9℃,脉搏 110 次 / 分,血压 80/50mmHg,面色苍白,下腹部压痛及反跳痛(+),移动性浊音(+)。妇科检查:阴道内见少量流血,后穹窿饱满、触痛(+),宫颈举痛(+),宫体界限不清,左侧附件区有压痛。后穹窿穿刺抽出不凝血。

　　思考:

　　1. 该病人最可能的临床诊断是什么?

　　2. 应如何处理?

　　3. 对该病人的护理措施有哪些?

正常妊娠时,受精卵着床于子宫体腔内膜。受精卵在子宫体腔以外着床称异位妊娠(ectopic pregnancy),又称宫外孕。按受精卵着床部位不同可分为输卵管妊娠、卵巢妊娠、腹腔妊娠、阔韧带妊娠和宫颈妊娠(图5-1)。异位妊娠是妇产科常见的急腹症之一,发病率约2%,以输卵管妊娠最常见,占异位妊娠的95%左右,本节主要阐述输卵管妊娠。

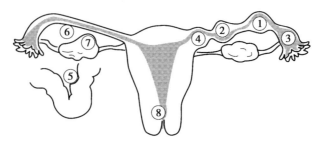

①输卵管壶腹部妊娠;②输卵管峡部妊娠;③输卵管伞部妊娠;
④输卵管间质部妊娠;⑤腹腔妊娠;⑥阔韧带妊娠;
⑦卵巢妊娠;⑧宫颈妊娠

图5-1 异位妊娠的发生部位

输卵管妊娠按发生部位不同又分为间质部、峡部、壶腹部和伞部妊娠。其中壶腹部妊娠多见,约占78%,其次为峡部、伞部,间质部妊娠较少见。

【病因】

1. 输卵管炎症 是输卵管妊娠的主要病因,包括输卵管黏膜炎和输卵管周围炎。慢性炎症可使输卵管管腔黏膜粘连、管腔变窄,或纤毛缺损,或输卵管与周围粘连、扭曲,输卵管管壁平滑肌蠕动减弱等因素均影响受精卵运行,使受精卵在管腔内运行过久或受阻。

2. 输卵管发育不良或功能异常 输卵管过长、肌层发育差、黏膜纤毛缺乏均可造成输卵管妊娠。输卵管功能异常包括输卵管蠕动、纤毛活动和上皮细胞的分泌功能异常均可影响受精卵正常运行。

3. 其他 内分泌失调、受精卵游走、输卵管妊娠史或手术史、辅助生殖技术都可增加输卵管妊娠可能性。此外,子宫肌瘤或卵巢肿瘤压迫输卵管,使输卵管管腔变窄,影响受精卵运行。宫内节育器避孕失败也可发生异位妊娠。

【病理】

(一)输卵管妊娠的结局

输卵管管腔狭窄,管壁薄,缺乏黏膜下组织,输卵管妊娠时不能形成完好的蜕膜,不利于胚胎的生长发育,当输卵管妊娠发展到一定程度,可引起下列结局:

1. 输卵管妊娠流产(tubal abortion) 多见于妊娠8~12周输卵管壶腹部妊娠。由于蜕膜形成不完整,整个囊胚向管腔突出,最终突破包膜而出血,囊胚与管壁分离(图5-2)。若整个囊胚剥离并随着输卵管的逆蠕动排出到腹腔,形成输卵管妊娠完全流产,出血不多。若囊胚剥离不完整,仍有一部分附着于输卵管壁,则形成输卵管妊娠不全流产。管壁肌层收缩力差,血管开放,反复出血,血液积聚于子宫直肠陷凹,形成盆腔积血。量多时可流入腹腔,出现腹膜刺激症状。

2. 输卵管妊娠破裂(rupture of tubal pregnancy) 多见于妊娠6周左右输卵管峡部妊娠。

囊胚生长发育时，绒毛向管壁方向侵蚀肌层及浆膜层，最终穿破浆膜，形成输卵管妊娠破裂（图5-3）。由于肌层血管丰富，可发生大量的腹腔内出血，病人出现休克、腹痛剧烈，也可反复出血，形成盆腔与腹腔血肿。

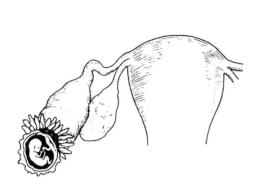
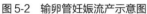
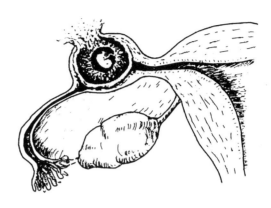

图 5-2　输卵管妊娠流产示意图　　　　　5-3　输卵管妊娠破裂示意图

输卵管间质部妊娠虽少见，但后果严重，其结局多为输卵管妊娠破裂。由于输卵管间质部管腔周围肌层较厚，破裂常发生于妊娠12～16周；因其血运丰富，其破裂犹如子宫破裂，症状极其严重，往往在短时间内出现低血容量休克症状。

3. 陈旧性宫外孕　输卵管妊娠流产或破裂后，若长期反复内出血，形成盆腔血肿，血肿机化变硬并与周围组织粘连，形成包块，临床称陈旧性宫外孕。

4. 继发性腹腔妊娠　无论输卵管妊娠破裂或流产，胚胎被排入腹腔后多数死亡，偶尔也有存活者。存活的胚胎绒毛组织附着于原来位置或排至腹腔后重新种植而获得营养，可继续生长发育形成继发性腹腔妊娠。

（二）子宫的变化

输卵管妊娠时黄体激素分泌增加，使月经停止来潮，子宫增大变软，子宫内膜出现蜕膜反应。若胚胎死亡，蜕膜自子宫壁剥离而发生阴道流血，蜕膜管型随阴道流血排出，排出组织无绒毛结构，组织学检查无滋养细胞。

【护理评估】

（一）健康史

详细询问月经史，以推断停经时间，注意辨别不规则阴道流血，重视不孕症、盆腔炎、放置宫内节育器、绝育术、输卵管吻合术等高危因素。

（二）身体状况

1. 症状　流产的主要症状为停经后腹痛和阴道流血。

（1）停经：多数病人有6～8周停经史，但间质部妊娠停经时间较长。也有20%～30%病人无停经史，将异位妊娠的不规则阴道流血误认为是月经，或月经仅过期几天而不认为是停经。

（2）腹痛：为输卵管妊娠病人的主要症状，占95%。输卵管妊娠流产或破裂前，常表现为一侧下腹部隐痛或酸胀感。输卵管妊娠流产或破裂时，病人突感一侧下腹部撕裂样疼痛，常伴恶心、呕吐。若血液局限于病变区,主要表现为下腹部疼痛,若血液积聚于直肠子宫陷凹时,可出现肛门坠胀感。当血液由下腹部流向全腹,疼痛亦遍及全腹,若血液刺激膈肌可引起肩胛部放射性疼痛及胸痛。

（3）阴道流血:占60%～80%。胚胎死亡后,常出现不规则阴道流血,色暗红或深褐,呈点滴状,个别病人阴道流血较多,类似月经。阴道流血可有蜕膜管型或碎片排出,病灶清除后方可停止。

（4）晕厥与休克:急性大量出血、剧烈腹痛,可引起病人晕厥或休克,出血越多越快,症状越严重,但与阴道流血量不成正比。

（5）腹部包块:输卵管妊娠流产或破裂后形成血肿时间较长,血液凝固并与周围组织发生粘连形成包块。

2. 体征

（1）一般情况:腹腔内出血较多时,病人可出现面色苍白、脉搏快而细弱、心率增快和血压下降等休克表现。

（2）腹部检查:输卵管妊娠破裂时,下腹有明显压痛及反跳痛,尤以患侧最为明显,但腹肌紧张轻微。出血多时,腹部叩诊有移动性浊音。

（3）盆腔检查:阴道内常有少量血液。输卵管妊娠未发生流产或破裂者,除子宫略大较软外,可触及胀大的输卵管并有轻度压痛。输卵管妊娠流产或破裂者,阴道后穹窿饱满、有触痛,宫颈举痛或摇摆痛明显,子宫稍大而软,内出血多时检查子宫有漂浮感。子宫一侧或其后方可触及肿块,边界多不清楚,触痛明显。

（三）心理 - 社会状况

由于输卵管妊娠流产或破裂后,腹腔内急性大量出血及剧烈腹痛,病人和家属有对死亡的恐惧和焦虑,或因妊娠终止而产生自责、失落、抑郁、无助等情绪反应。

（四）辅助检查

1. 阴道后穹窿穿刺　是一种简单可靠的诊断方法,适用于疑有腹腔内出血的病人。用长针头从阴道后穹窿刺入直肠子宫陷凹,若抽出暗红色不凝血,说明有腹腔内出血。无内出血、内出血量少、血肿位置较高或子宫直肠陷凹有粘连时,可能抽不出血液,因此穿刺抽不出血液不能排除输卵管妊娠存在。

相关链接　　　　**阴道后穹窿穿刺术**

阴道后穹窿穿刺术是在无菌条件下,以长穿刺针通过宫颈后方的阴道壁刺入盆腔取得标本的方法。由于直肠子宫陷凹是盆腔最低处,腹腔中游离的血液、渗出液、脓液等常积聚于此。而直肠子宫陷凹与阴道后穹窿接近,即使直肠子宫陷凹液体量不多,也可经阴道后穹窿穿刺抽出,因此阴道后穹窿穿刺术常用于诊断输卵管妊娠破裂、盆腔脓肿等,也可用于某些疾病的治疗。

1. 适应证

（1）明确有无直肠子宫陷凹积液及其性质,如异位妊娠破裂、黄体破裂、盆腔炎等。

（2）发生盆腔脓肿时，经阴道后穹窿穿刺注入抗生素治疗。

（3）行辅助生殖技术时，在超声引导下经阴道后穹窿取卵。

2. 禁忌证

（1）疑有肠管与子宫后壁粘连者。

（2）高度怀疑盆腔恶性肿瘤者。

3. 物品准备　阴道窥器、宫颈钳、卵圆钳、长镊子、18 号穿刺针、10ml 注射器、无菌试管、消毒孔巾、碘伏棉球、干纱布、干棉球。

4. 操作步骤

（1）病人排尿后取膀胱截石位，常规消毒外阴、阴道，铺孔巾。

（2）放入阴道窥器暴露宫颈及阴道穹窿，再次消毒阴道及宫颈。

（3）用宫颈钳夹持宫颈后唇并向前牵拉，充分暴露阴道后穹窿。

（4）于宫颈阴道黏膜交界下方 1cm 后穹窿中央处，与宫颈平行方向刺入。当针穿过阴道壁有落空感后，调整针头偏向病侧开始抽吸，边抽边退针。

（5）抽取完毕，拔针，局部无菌纱布压迫止血后，取出宫颈钳和阴道窥器。

5. 护理要点

（1）术前给病人介绍阴道后穹窿穿刺术的相关知识，缓解病人紧张情绪，取得病人配合。

（2）术中严密观察病人生命体征，注意有无面色苍白、血压下降及剧烈腹痛等情况。

（3）术后嘱病人休息，保持外阴清洁，观察病人有无脏器损伤、内出血等异常症状。

6. 注意事项

（1）穿刺时注意进针方向、深度，防止伤及直肠，如误入直肠，立即拔出针头。

（2）如抽出物为血液，应观察是否凝集，如凝固说明误入静脉；如为脓液，应送细菌培养、涂片检查及行药物敏感实验；如为黏液及渗出液，应部分送化验室，另一部分送病理检查。

2. HCG 测定　尿或血 HCG 测定对异位妊娠的早期诊断非常重要。异位妊娠时病人体内 HCG 水平较正常宫内妊娠低，放射免疫法测血中 HCG，尤其动态观察血 β-HCG 的变化，有助于诊断。

3. B 超检查　宫腔内未探及妊娠囊，宫旁探及异常低回声区或混合回声区，有助于诊断异位妊娠。如探及胚芽或胎心搏动，可确诊异位妊娠。

4. 腹腔镜检查　是异位妊娠诊断的金标准，可在确诊的同时行镜下手术治疗。

5. 诊断性刮宫　很少用。将宫腔刮出物送检无绒毛仅有蜕膜，有助于诊断异位妊娠。

　　　　　　　该病人最可能的临床诊断是左侧输卵管妊娠破裂。诊断依据:①停经50天,阴道少量流血2天伴右下腹痛3小时;②查体:脉搏110次/分,血压80/50mmHg,面色苍白,下腹部压痛及反跳痛(+),移动性浊音(+);③妇科检查:后穹窿饱满、触痛(+),宫颈举痛(+),宫体界限不清,左侧附件区有压痛。

(五)治疗原则

异位妊娠治疗包括药物治疗和手术治疗。

1. 药物治疗　采用化学药物治疗,也可结合中药进行治疗,主要适用于早期输卵管妊娠、要求保留生育功能的年轻病人,需注意严格掌握适应证和禁忌证。常用药物为甲氨蝶呤,常用剂量为0.4mg/(kg·d),肌内注射,5日一疗程。应用化学药物治疗,未必每例都能成功,若病情无改善,甚至发生急性腹痛或输卵管破裂症状,应立即进行手术治疗。

2. 手术治疗　根据情况行保留患侧输卵管的保守手术和切除患侧输卵管的根治手术。输卵管妊娠手术可经腹或腹腔镜完成,其中腹腔镜手术是异位妊娠诊断和治疗的主要方法。有内出血并发休克的病人应在积极纠正休克的同时迅速手术。输卵管妊娠行保守手术后,残余滋养细胞有可能继续生长,再次发生出血、引起腹痛等,称为持续性异位妊娠。

　　　　　　　病人处于休克状态,应在纠正休克的同时进行急诊手术。

【护理诊断/问题】

1. 潜在并发症　出血性休克。

2. 疼痛　与输卵管妊娠破裂或手术有关。

3. 恐惧　与担心疾病威胁生命、手术失败有关。

【护理目标】

1. 病人休克症状及时被发现,并得到及时纠正。

2. 疼痛缓解或消失。

3. 病人情绪稳定,积极配合治疗与护理。

【护理措施】

1. 手术治疗病人的护理

(1)心理护理:讲解疾病相关知识及手术的重要性,保持环境整洁、安静、有序,减少和消除病人紧张、恐惧心理,协助病人及家属了解和接受手术治疗方案。术后帮助病人接受妊娠失败的现实,以健康的心态积极配合治疗。

(2)一般护理:密切观察生命体征变化,观察病人尿量,对于严重内出血致休克病人立即开放静脉通路,给予吸氧、交叉配血,做好输血输液准备,配合医生抗休克治疗,同时按急诊手术要求做好术前准备。术前准备及术后护理有关内容参见腹部手术病人的护理。

2. 非手术治疗病人的护理

(1)严密观察病情:密切观察病人的生命体征及阴道流血情况;重视腹痛的变化,有无突然加重;有无肛门坠胀感。

（2）加强化学药物治疗的护理:应用化学药物治疗,未必每例都能成功,在甲氨蝶呤治疗期间,应用 B 超和血 β-HCG 进行严密监护,并注意病人的病情变化及药物毒副反应。若治疗后 4～7 日,血 β-HCG 下降 <15%,应重复剂量治疗,然后每周复测血 β-HCG,直至降至 5IU/L,一般需 3～4 周。若用药后 14 日血 β-HCG 下降并连续 3 次阴性,腹痛缓解或消失,阴道流血减少或停止者为显效。

（3）休息与饮食:病人应绝对卧床休息,减少活动,保持大便通畅,避免增加腹压,以免诱发破裂。指导病人摄取足够营养物质,尤其富含铁蛋白的食物,以促进血红蛋白的增加,增强病人的抵抗力。

3. 健康指导 做好卫生宣教,注意经期卫生,预防产后、流产后及宫腔手术后感染,积极预防、治疗盆腔炎症。术后加强营养,注意保持会阴清洁,禁止性生活 1 个月,告知病人再次妊娠应及时就诊。

理论与实践　　　　　　护理措施:①给予病人平卧位,吸氧,注意保暖;②迅速建立静脉通路,交叉配血,按医嘱输液、输血,补充血容量;③密切监测生命体征及腹痛情况;④做好急诊手术的术前准备;⑤提供心理支持,缓解病人恐惧和紧张情绪,使其配合治疗及护理。

【护理评价】

1. 病人休克症状得到及时发现并纠正。

2. 疼痛得到缓解。

3. 病人消除恐惧心理,配合接受治疗与护理。

第三节　妊娠期高血压疾病妇女的护理

案例5-3

刘女士,28 岁,孕 37^{+2} 周,近 3 天感头晕、胸闷,无阴道流血、流液。查体:体温 36.7℃,脉搏 90 次 / 分,血压 180/110mmHg,双下肢水肿。产前检查:宫高 34cm,腹围 99cm,胎方位 LOA,胎头未入盆,胎心率 145 次 / 分,查尿蛋白(++)。入院后给予硫酸镁解痉、安定镇静、拉贝洛尔降压。入院后第三天孕妇诉头胀痛,仍感恶心、胸闷,血压 185/115mmHg,24 小时尿蛋白定量为 3.4g,眼底检查示视神经乳头水肿,胎心、胎动正常,立即急诊行剖宫产术。

思考:

1. 该病人临床诊断是什么疾病? 属于此疾病的哪个阶段?

2. 针对该病人应采取哪些护理措施?

妊娠期高血压疾病（hypertensive disorders complicating pregnancy）是妊娠与血压升高并存的一组疾病，发病率约为5%~12%，包括妊娠期高血压、子痫前期、子痫、慢性高血压并发子痫前期和慢性高血压合并妊娠。该组疾病严重影响母婴健康，是孕产妇及围生儿死亡的主要原因。

【病因】

妊娠期高血压疾病的病因至今不明确，主要病因学说包括：子宫螺旋小动脉重铸不足、炎症免疫过度激活、血管内皮细胞受损、遗传因素、营养缺乏、胰岛素抵抗等。其易发因素包括：孕妇年龄≥40岁；子痫前期病史；抗磷脂抗体阳性；高血压、慢性肾炎、糖尿病；初次产检时BMI≥35kg/m²；子痫前期家族史；本次妊娠为多胎妊娠、首次怀孕、妊娠间隔时间≥10年；孕早期收缩压≥130mmHg或舒张压≥80mmHg。

【病理生理】

本病的基本病理生理变化为：全身小血管痉挛，内皮损伤及局部缺血。全身各系统各脏器灌注减少，对母儿造成危害。小血管痉挛造成管腔狭窄，周围阻力增加，血管内皮损伤时通透性增加，体液和蛋白质渗漏，临床表现为血压升高、水肿、蛋白尿及血液浓缩等。严重时心、脑、肝、肾及胎盘等发生病理生理变化，导致脑水肿、脑出血、抽搐、昏迷、心肾衰竭、肺水肿、肝门静脉周围出血甚至坏死、凝血功能异常。胎盘功能下降致胎儿生长受限或宫内窘迫，若胎盘床血管破裂可致胎盘早剥，严重时母儿死亡。其病理生理变化简图如下：

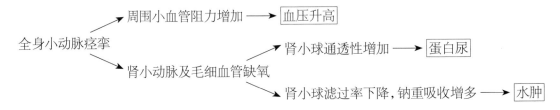

【临床类型】

1. **妊娠期高血压**　妊娠期出现高血压，收缩压≥140mmHg和（或）舒张压≥90mmHg，产后12周内恢复正常；尿蛋白（-）；产后方可确诊。少数病人可伴上腹部不适或血小板减少。

2. **子痫前期**

（1）轻度：妊娠20周后出现收缩压≥140mmHg和（或）舒张压≥90mmHg，伴蛋白尿≥0.3g/24h或随机尿蛋白（+）。

（2）重度：血压和尿蛋白持续升高，发生母体脏器功能不全或胎儿并发症。出现下述任一不良情况者可诊断为重度子痫前期：

1）血压持续升高：收缩压≥160mmHg和（或）舒张压≥110mmHg。

2）蛋白尿≥5.0g/24h或随机尿蛋白（+++）。

3）持续性头痛或视觉障碍或其他脑神经症状。

4）持续性上腹部疼痛、肝包膜下血肿或肝破裂症状。

5）肝脏功能异常：ALT或AST水平升高。

6）肾脏功能异常：少尿或血肌酐＞106μmol/L。

7）低蛋白血症伴胸腔积液或腹腔积液。

8）血液系统异常：血小板呈持续性下降并低于 $100 \times 10^9/L$；血管内溶血、贫血、黄疸或血 LDH 升高。

9）心力衰竭、肺水肿。

10）胎儿生长受限或羊水过少。

11）早发型即妊娠 34 周以前发病。

3. 子痫　在子痫前期的基础上发生不能用其他原因解释的抽搐。子痫发生前可有不断加重的重度子痫前期，但也可发生于血压升高不显著、无蛋白尿的病例，以产前子痫多见。

4. 慢性高血压并发子痫前期　慢性高血压孕妇妊娠前无蛋白尿，妊娠后出现蛋白尿≥0.3g/24h；或妊娠前有蛋白尿，妊娠后蛋白尿明显增加或血压进一步升高或血小板 $<100 \times 10^9/L$。

5. 妊娠合并慢性高血压　妊娠 20 周前收缩压≥140mmHg 和（或）舒张压≥90mmHg（除外妊娠滋养细胞疾病），妊娠期无明显加重；或妊娠 20 周后首次诊断高血压并持续到产后 12 周以后。

【护理评估】

（一）健康史

详细询问是否存在妊娠期高血压疾病的高危因素，本次妊娠后血压的变化情况，是否伴有蛋白尿、水肿，有无头痛、视力改变及上腹部不适等症状，以及出现异常现象的时间及治疗经过等。

（二）身体状况

评估一般健康状况外，需要重点评估孕妇的血压、尿蛋白、水肿、自觉症状以及抽搐或昏迷等情况。

1. 血压　初测血压升高，应让病人休息 1 小时后再测，并与基础血压相比较。

2. 尿蛋白　应指导孕妇清洁外阴后，取中段尿进行尿蛋白的检测。

3. 水肿

（1）水肿的范围，用"+"来表示：凹陷性水肿开始仅限于膝以下为"+"；水肿延及大腿者为"++"；水肿延及外阴和腹部者为"+++"；全身水肿或伴腹水者为"++++"。

（2）水肿的轻重并不完全反应病情的严重程度，水肿不明显者也有可能迅速发展为子痫，应严密观察。如果孕妇体重一周内增加超过 0.5kg，应警惕隐性水肿。

4. 自觉症状　孕妇出现头痛、眼花、恶心、呕吐等症状时，提示已发生子痫前期。

5. 子痫典型发作表现　孕妇突然出现眼球固定、瞳孔放大，瞬即头转向一侧，牙关紧闭，面色青紫；继而口角与面部肌肉颤动，数秒后全身肌肉强直，双手握拳，双臂屈曲，迅速发生强烈抽动；持续 1 分钟左右，抽搐强度减弱，全身肌肉松弛，随即深长吸气，发出鼾声后恢复呼吸。发生抽搐前和抽搐期间，病人神志丧失。轻者抽搐后短期即可苏醒；抽搐频繁持续时间较长者，往往陷入深昏迷状态。在抽搐过程中易发生唇舌咬伤、摔伤，呕吐可造成窒息或吸入性肺炎。

（三）心理 - 社会状况

轻度病人因无明显不适常误认为是高血压或肾病而没有给予足够的重视；随着病情加重，

孕妇常对自身及胎儿预后的担忧和恐惧而表现出自责、悲观、失望、焦虑、忧郁。孕妇及家属均需要程度不同的心理疏导。

（四）辅助检查

1. **常规检查** 血常规；尿常规；肝、肾功能；凝血功能；心电图；胎心监测；B超检查胎儿、胎盘、羊水。

2. **子痫前期** 眼底检查；凝血功能系列检查；B超等影像学检查肝、胆、胰、脾、肾等脏器；电解质；动脉血气分析；心脏彩超及心功能测定；脐动脉血流指数、子宫动脉等血流变化；头颅CT或MRI检查。

理论与实践 　该病人入院时血压180/110mmHg，伴有尿蛋白(++)、双下肢水肿，且近3天有胸闷、恶心等症状，入院后第三天又出现头胀痛，血压进一步升高至185/115mmHg，24小时尿蛋白定量为3.4g，眼底检查示视神经乳头水肿，故临床诊断为妊娠期高血压疾病，属于子痫前期重度。

（五）治疗原则

基本治疗原则是休息、镇静、解痉，有指征的降压、利尿，密切监测母儿情况，适时终止妊娠。妊娠期高血压疾病的治疗目的是控制病情、延长孕周、确保母儿安全。

1. **妊娠期高血压** 应休息、镇静、监测母胎情况，酌情降压治疗。可门诊处理，加强孕期监测，密切观察病情，保证休息、采取左侧卧位，合理调节饮食。

2. **子痫前期** 需住院治疗，防止子痫及并发症。应镇静、解痉、有指征的降压及利尿，密切监测母胎情况，适时终止妊娠。常用的治疗药物主要有：

（1）解痉药物：硫酸镁，可预防和控制子痫发作。

（2）降压药物：硝苯地平、拉贝洛尔、肼屈嗪等。

（3）镇静药物：地西泮、冬眠合剂。

（4）利尿药物：呋塞米、甘露醇。

3. **子痫** 治疗原则为控制抽搐、纠正缺氧和酸中毒，在控制血压、抽搐的基础上终止妊娠。

4. **终止妊娠的时机**

（1）妊娠期高血压、轻度子痫前期的孕妇可期待至足月。

（2）重度子痫前期：妊娠<26周经治疗病情不稳定者建议终止妊娠；妊娠26~28周根据母儿情况及当地诊治能力决定是否期待治疗；妊娠28~34周，若病情不稳定，经积极治疗24~48小时病情仍加重，促胎肺成熟后终止妊娠；如病情稳定，可期待治疗；妊娠≥34周，胎儿成熟后可终止妊娠；妊娠37周后的重度子痫前期应终止妊娠。

（3）子痫：控制2小时后可考虑终止妊娠。

5. **终止妊娠的方式** 妊娠期高血压疾病病人，如无产科剖宫产指征，原则上考虑阴道试产。但如果短时间内不能阴道分娩，病情有可能加重，可考虑放宽剖宫产指征。

【护理诊断/问题】

1. **体液过多** 水肿，与水钠潴留、低蛋白血症有关。

2. 有受伤的危险　与发生抽搐有关。

3. 潜在并发症：胎盘早剥、肾衰竭、脑水肿、心力衰竭。

【护理目标】

1. 水肿得到有效控制。

2. 病人明确孕期保健的重要性，重视产前检查并积极配合治疗。

3. 发生子痫及并发症后得到及时发现并处理。

【护理措施】

1. **心理护理**　耐心倾听病人主诉，了解其心理变化；向病人及其家属解释本病的治疗、护理方法和目的，教会病人自我放松的方法，以减轻紧张、忧虑的情绪，积极配合治疗和护理。如果此次妊娠失败，要协助病人及其家庭度过哀伤期，增强其再次妊娠的信心。

2. **一般护理**

（1）保证休息：保证充足的睡眠，每日休息不少于 10 小时，取左侧卧位为宜，以改善子宫胎盘的血供。必要时可睡前口服地西泮 2.5～5mg。

（2）调整饮食：保证足够的蛋白质、维生素、纤维素、钙、铁和锌等营养的摄入，减少过量脂肪的摄入，水肿不明显者不必严格限盐。

（3）密切监测病情：注意孕妇是否有头痛、上腹部不适、视力改变等症状。每日测血压及体重，每日或隔日复查尿蛋白；注意监测胎心、胎动和宫缩等情况，及时发现胎儿异常。

（4）间断吸氧：可增加血氧含量，以改善全身主要脏器和胎盘的氧供。

3. **硫酸镁的用药护理**

（1）用药指征：①控制子痫抽搐和防止再抽搐；②防止重度子痫前期发展为子痫；③子痫前期临产前用药预防抽搐。

（2）用药方法：静脉给药结合肌内注射。

1）控制子痫：①静脉给药：负荷剂量硫酸镁 2.5～5g，溶于 10% 葡萄糖 20ml 静脉推注（15～20 分钟），或溶于 5% 葡萄糖 100ml 快速静滴，继而 1～2g/h 静滴维持。或夜间睡前停用静脉给药，改为肌内注射；②肌内注射用法：25% 硫酸镁 20ml 加 2% 利多卡因 2ml 臀部深部肌内注射。24 小时硫酸镁总量 25～30g，疗程 24～48 小时。

2）预防子痫发作：负荷和维持剂量同控制子痫处理。用药时间长短依病情而定，一般每日静滴 6～12 小时，24 小时总量不超过 25g。用药期间每日评估病情变化，决定是否继续用药。

（3）毒性反应：硫酸镁的治疗浓度和中毒浓度相近，故在硫酸镁治疗时应严密观察其毒性反应，控制硫酸镁的入量。硫酸镁中毒可表现为膝腱反射减弱或消失，全身肌张力减退和呼吸抑制，严重时心跳停止。

（4）注意事项：每次硫酸镁用药前后和用药期间，均应注意：①膝腱反射必须存在；②呼吸不少于 16 次／分；③尿量≥17ml/h 或≥400ml/24h；④备有 10% 葡萄糖酸钙。一旦出现中毒反应，立即停用硫酸镁并静脉缓慢推注（5～10 分钟）10% 葡萄糖酸钙 10ml。条件许可，用药期间可监测血清镁离子浓度。如病人同时合并肾功能不全、心肌病、重症肌无力等疾病，硫酸镁应慎用或减量使用。

4. 子痫病人的护理

（1）协助医生控制抽搐：遵医嘱采取药物控制抽搐，首选药物为硫酸镁，必要时考虑应用地西泮、苯妥英钠或冬眠合剂。子痫病人产后需继续应用硫酸镁24～48小时。

（2）专人护理，防止受伤：发生子痫时，使病人取头低、左侧卧位，以防引起窒息或吸入性肺炎，必要时用吸引器吸出喉部黏液或呕吐物。立即给氧，用开口器或在上、下磨牙之间放置一缠好纱布的压舌板，用舌钳固定舌头以防舌咬伤或舌后坠。拉起床档，以免病人坠床受伤。在病人昏迷或未完全清醒时，禁止给予一切饮食和口服药，防止误入呼吸道而致吸入性肺炎。

（3）严密监护：密切监测生命体征变化，观察尿量，可留置尿管，同时记录出入量，并按医嘱及时做血、尿检查和各项相关检查，及早发现脑出血、肺水肿、急性肾衰竭等并发症。

（4）减少刺激，以免诱发抽搐：将病人安排于单人暗室，避免声、光刺激；治疗护理集中操作且动作轻柔，避免诱发抽搐。

（5）做好终止妊娠的准备：一般抽搐控制后2小时可考虑终止妊娠。对于妊娠34周之前发病的早发型子痫前期治疗效果较好者，可适当延长孕周，但须严密监护孕妇和胎儿。

5. 分娩期护理　如经阴道分娩，应加强各产程的监测及护理。第一产程应密切监测病人的血压、脉搏、尿量、胎心及子宫收缩情况，及时了解病人有无头痛、恶心、视力模糊等自觉症状，如有异常及时通知医生并做好抢救准备。尽量缩短第二产程，避免产妇过度用力，做好接产与会阴切开、手术助产的准备。第三产程高度重视预防产后出血，注意胎盘及胎膜及时娩出，在胎儿前肩娩出后立即静脉或肌注缩宫素并按摩宫底。胎儿娩出后在产房继续监测血压及阴道出血情况，病情稳定者2小时后可送回病房。

6. 产褥期护理　重度子痫前期病人产后应继续使用硫酸镁24～48小时预防产后子痫。子痫前期病人产后3～6日是产褥期血压高峰期，高血压、蛋白尿等症状仍可能反复出现甚至加剧，故仍应每日监测血压及尿蛋白。使用大量硫酸镁的孕妇，产后易发生子宫收缩乏力，故应密切观察子宫复旧及恶露情况。注意监测及记录产后出血量，病人应在重要器官功能恢复正常后方可出院。

7. 健康指导　使孕妇及其家属了解妊娠期高血压疾病的知识及其危害，自觉进行产前检查，有自觉症状及时就医。指导孕妇注意休息和合理饮食，自数胎动进行胎儿监护。产后进行产褥期卫生指导与母乳喂养指导，定期复查血压、尿蛋白。指导家属的支持和协助能力，使病人得到全面的家庭支持，同时应使病人及家属了解她们属于高危人群，在下次妊娠时应予以重视并随诊，尽早接受孕期保健指导。

理论与实践　　　　　　　护理措施：①入院后绝对卧床休息，增加营养；②病人置于单人暗室，减少刺激，保持病室安静，护理操作集中、轻柔；③严密监护母儿情况，遵医嘱用药，做好各种药物的用药护理；④向孕妇及家属介绍疾病的相关知识，给予关心和支持，取得孕妇及家属的配合；⑤做好急诊剖宫产术的术前准备；⑥术后严密观察阴道流血情况，观察腹部切口有无渗血、渗液，行会阴擦洗以预防感染。

【护理评价】

1. 孕妇积极配合治疗与护理，病情缓解。

2. 孕妇病情得到有效控制，未出现子痫及并发症。

3. 孕妇分娩过程顺利。

4. 孕妇未出现硫酸镁的中毒反应。

第四节　前置胎盘妇女的护理

案例5-4

　　王女士，30岁，停经33周，因阴道少量流血1天收入院。病人于1天前无明显诱因出现阴道少量流血，无腹痛。查体：体温36.6℃，脉搏85次/分，血压110/70mmHg。产科检查：枕左前位，先露未入盆，胎心率145次/分。辅助检查：尿蛋白（-），血红蛋白100g/L，B超提示胎盘位于子宫右后壁延至前壁覆盖宫颈内口。

　　思考：

　　1. 该病人最可能的临床诊断是什么？

　　2. 该病人的治疗原则是什么？

　　3. 针对该病人的护理诊断应采取哪些护理措施？

　　正常妊娠时胎盘附着于子宫体部的前壁、后壁或侧壁。妊娠28周后若胎盘附着于子宫下段，下缘达到或覆盖宫颈内口，位置低于胎儿先露部，称为前置胎盘（placenta previa）。前置胎盘是妊娠晚期阴道流血最常见的原因，是妊娠晚期严重并发症之一。

【病因】

　　目前尚不清楚，多次流产及刮宫、高龄初产妇、产褥感染、剖宫产史、多孕产次、吸烟或吸毒品妇女等为高危人群。其病因可能与下列因素有关：

　　1. 子宫内膜病变或损伤　多次流产及刮宫、产褥感染、剖宫产等可损伤子宫内膜，引起子宫内膜炎或萎缩性病变，再次受孕时子宫蜕膜血管形成不良，胎盘供血不足，刺激胎盘面积增大而延伸到子宫下段。前次剖宫产手术瘢痕可妨碍胎盘在妊娠晚期向上迁移，增加前置胎盘的可能性。

　　2. 胎盘异常　由于多胎妊娠或巨大儿形成过大面积的胎盘，伸展至子宫下段或覆盖子宫颈内口；或有副胎盘延伸至子宫下段；膜状胎盘大而薄，扩展到子宫下段，均可发生前置胎盘。

　　3. 受精卵滋养层发育迟缓　受精卵到达子宫腔后，滋养层尚未发育到可以着床的阶段，继续向下游走到达子宫下段着床而发育成前置胎盘。

【分类】

　　根据前置胎盘的边缘与宫颈内口的关系，将前置胎盘分为三种类型（图5-4）。

　　1. 完全性前置胎盘　胎盘组织完全覆盖子宫颈内口，也称中央性前置胎盘。

2. **部分性前置胎盘** 胎盘组织部分覆盖子宫颈内口。

3. **边缘性前置胎盘** 胎盘边缘达到子宫颈内口,但未超过子宫颈内口。

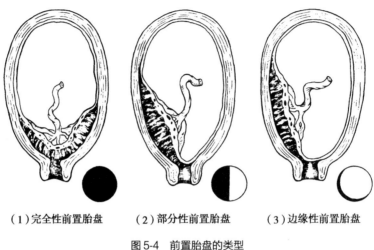

（1）完全性前置胎盘　　（2）部分性前置胎盘　　（3）边缘性前置胎盘

图 5-4　前置胎盘的类型

【护理评估】

（一）健康史

询问孕妇是否高龄,了解其孕产史、产次及既往分娩情况,有无多次刮宫、剖宫产史、子宫内膜炎等前置胎盘的易发因素。此次妊娠期间,特别是孕 28 周后,是否出现无痛性、无诱因、反复阴道流血症状。

（二）身体状况

1. 临床表现

（1）症状:妊娠晚期或临产时,发生无诱因、无痛性、反复阴道流血,为前置胎盘的典型症状。阴道流血发生时间的早晚、反复发生的次数、出血量的多少与前置胎盘的类型(图 5-4)有关。完全性前置胎盘初次出血时间早,多在妊娠 28 周左右,出血反复次数频繁,量较大,有时一次大量出血即可使病人陷入休克状态。边缘性前置胎盘指胎盘初次出血发生较晚,多在妊娠晚期或临产后,出血量较少。部分性前置胎盘初次出血时间、出血量和反复出血次数介于完全性前置胎盘和边缘性前置胎盘之间。胎盘下缘与宫颈内口的关系可随着临产后宫颈管消失和宫口扩张而改变,通常按处理前最后一次检查结果决定分类。

（2）体征:病人大量出血时出现面色苍白、脉搏快而细弱、血压下降等休克表现。腹部检查:子宫软,无压痛,大小与停经周数相符;胎先露部高浮,易并发胎位异常;反复出血或大量出血可使胎儿宫内缺氧,严重者胎死宫内;可在耻骨联合上方听到胎盘杂音;临产后宫缩有间歇,间歇期子宫完全松弛。

2. 对母儿的影响

（1）产时、产后出血:附着于前壁的胎盘行剖宫产时切口无法避开胎盘,则出血明显增多。子宫下段组织薄,收缩力较差,在胎儿娩出后既不能使附着于此处的胎盘完全剥离,也不能有效收缩压迫血窦而止血,故常发生产后出血。

（2）植入性胎盘:子宫下段蜕膜发育不良,胎盘绒毛可穿透底蜕膜,侵入子宫肌层形成植入性胎盘,使胎盘剥离不全而发生产后出血。

（3）产褥感染：前置胎盘剥离面接近宫颈外口,细菌易经阴道上行侵入胎盘剥离面,加之多数产妇因反复失血而致贫血、体质虚弱,于产褥期容易发生感染。

（4）围生儿预后不良：前置胎盘出血多可致胎儿窘迫,甚至缺氧死亡；为挽救孕妇或胎儿生命而提前终止妊娠,早产率增加,新生儿死亡率高。

（三）心理 - 社会状况

前置胎盘孕妇及其家属可因突然阴道流血而感到恐惧或担忧,既担心孕妇的健康,更担心胎儿的安危,可能表现为恐慌、紧张、束手无策等。

（四）辅助检查

B 型超声可诊断前置胎盘并分型,但须注意妊娠周数。妊娠中期 B 超检查发现胎盘前置者,不宜诊断为前置胎盘,而应称为胎盘前置状态。产后检查胎盘及胎膜,若胎盘的前置部分母体面见陈旧性黑紫色血块附着,或胎膜破口处距胎盘边缘＜7cm,则为前置胎盘。

理论与实践　　　　　　　该病人最可能的诊断是前置胎盘。

（五）治疗原则

前置胎盘的治疗原则是抑制宫缩、制止出血、纠正贫血和预防感染。根据孕妇的阴道流血量、有无休克、妊娠周数、胎儿是否存活、产次、胎位、前置胎盘类型、是否临产等进行综合分析。

1. **期待疗法**　适用于妊娠＜34 周、胎儿体重＜2000g、胎儿存活、阴道流血不多、一般情况良好的孕妇。

2. **终止妊娠**　指征为反复多量出血甚至休克,无论胎儿是否成熟；胎龄达 36 周以上；胎儿成熟度检查提示胎儿成熟者；胎龄 34～36 周,出现胎儿窘迫征象或胎心异常,监测胎肺未成熟者,经促胎肺成熟处理后；胎儿已死亡或出现难以存活的畸形(如无脑儿)。剖宫产可于短时间内娩出胎儿,又能迅速止血,是前置胎盘终止妊娠的主要手段。

理论与实践　　　　　　　可采用期待疗法,处理原则是抑制宫缩、制止出血、纠正贫血和预防感染。

【护理诊断 / 问题】

1. **有感染的危险**　与出血多、机体抵抗力下降及胎盘剥离面大且距宫口近有关。

2. **有胎儿受伤的危险**　与阴道大量出血有关。

3. **潜在并发症**　出血性休克、产后出血。

【护理目标】

1. 接受期待疗法的孕妇贫血得以控制,维持妊娠更接近足月。

2. 产妇无感染发生,未发生产后出血。

3. 分娩经过顺利,产妇和新生儿不存在因护理不当而造成的并发症。

【护理措施】

1. **心理护理**　向病人讲解前置胎盘的有关知识,鼓励病人及家属说出心中疑虑,耐心解答她们的提问,并适当运用沟通的技巧,为其提供心理支持。

2. **需立即终止妊娠之孕妇的护理**　立即开放静脉通道,做好输血准备。在抢救休克的同时,按照腹部手术病人的护理做好术前准备,监测母儿生命体征,做好抢救和护理。

3. **接受期待疗法的孕妇的护理**

(1)保证休息,减少刺激:嘱病人绝对卧床休息,取左侧卧位,必要时给予地西泮等镇静剂。给予间断吸氧,每日 3 次,每次 30 分钟,以增加胎儿血氧供应。为了避免扩大胎盘剥离面、凝血栓脱落而引起大出血,应禁止性生活、肛查及阴道检查。

(2)纠正贫血:鼓励病人进食高蛋白及含铁丰富的食物,补充铁剂,血红蛋白低于 70g/L 时应输血,以维持正常血容量。

(3)监测生命体征,及时发现病情变化:密切观察并记录孕妇生命体征、阴道流血量及时间,监测胎心率、宫缩情况,遵医嘱及时完成各项实验室检查项目,并配血备用。发现异常及时报告医生并配合处理。

(4)预防感染:纠正贫血,指导病人保持会阴部清洁。产后严密观察与感染有关的体征,例如体温、白细胞计数及分类、恶露的性状及气味等。

(5)预防产后出血:胎儿娩出后及早使用宫缩剂,以预防产后大出血。注意观察产妇的生命体征、宫缩情况及恶露的量、性状,以早期发现产后出血。对新生儿严格按照高危儿护理。

4. **健康指导**　加强对孕妇的管理和宣教,指导其定期产前检查,做到疾病早期发现。向病人及家属宣传前置胎盘的预防保健知识,避免多产、多次刮宫、引产或宫内感染,减少子宫内膜损伤或子宫内膜炎。妊娠期间若有阴道流血应及时就医,做到及时诊断和正确处理。

理论与实践　　　　护理措施:①保证休息,减少刺激;②纠正贫血;③监测生命体征,及时发现病情变化;④预防产后出血和感染;⑤心理护理与健康教育。

【护理评价】

1. 接受期待疗法的孕妇胎龄接近或达到足月时终止妊娠。

2. 产妇产后未出现产后出血及感染。

第五节　胎盘早期剥离妇女的护理

案例 5-5

李女士,妊娠 34 周,以"腹部撞伤后剧烈腹痛 2 小时"为主诉入院。查体:体温 36.8℃,脉搏 90 次 / 分,呼吸 20 次 / 分,血压 110/80mmHg,面色苍白,腹部腹肌紧张、压痛明显。阴道无流血、无流液,宫口未开,子宫近足月妊娠大小,胎心率 100

次／分,胎位不清。B超显示胎盘Ⅲ级,位于子宫前壁,与子宫肌层分界欠清,内部回声不均匀。孕妇非常恐惧紧张。

思考:

1. 该病人可能的临床诊断是什么?

2. 应对该病人采取哪些护理措施?

妊娠20周后或分娩期,正常位置的胎盘在胎儿娩出前,部分或全部从子宫壁剥离,称为胎盘早期剥离(placental abruption),简称胎盘早剥。胎盘早剥是妊娠晚期的一种严重并发症,起病急、进展快,若不及时处理,可危及母儿生命。

【病因】

病因及发病机制目前尚不十分清楚,可能与下列因素有关。

1. **孕妇血管病变** 妊娠期高血压疾病、慢性肾炎、慢性高血压病及全身血管病变病人,胎盘早剥的发生率增高。由于底蜕膜螺旋小动脉痉挛或硬化,引起远端毛细血管缺血坏死,甚至破裂出血,导致血液流至底蜕膜与胎盘之间形成血肿,使胎盘从子宫壁剥离。妊娠晚期或临产后,由于孕妇长时间仰卧位,子宫静脉淤血,静脉压增高,使蜕膜静脉血管床淤血或破裂,形成胎盘后血肿,导致胎盘部分或全部剥离。

2. **子宫腔内压骤减** 妊娠足月前胎膜早破;羊水过多破膜时羊水流出过快;双胎妊娠第一胎娩出过快,均可导致子宫腔内压力骤减,子宫骤然收缩,胎盘与子宫壁错位剥离。

3. **机械性因素** 腹部受到撞击、挤压;脐带过短(<30cm)或脐带绕颈,在分娩过程中胎儿牵拉脐带;羊膜腔穿刺时,刺破前壁胎盘附着处血管,致胎盘后血肿形成,均可导致胎盘剥离。

4. **其他** 如高龄孕妇、经产妇、吸烟、吸毒、有血栓形成倾向、孕妇代谢异常、胎盘附着部位存在子宫肌瘤等。有胎盘早剥史的孕妇再次发生胎盘早剥的风险比无胎盘早剥史者高10倍。

【病理生理及类型】

胎盘早剥的主要病理改变是底蜕膜出血形成血肿,使胎盘从附着处剥离。临床可分为显性剥离、隐性剥离及混合型出血三种类型(图5-5)。若底蜕膜出血,量少,出血很快停止,临床多无明显症状。若继续出血,形成胎盘后血肿,血液冲开胎盘边缘,胎盘剥离面扩大,血液沿

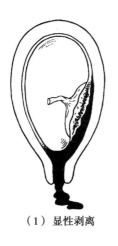 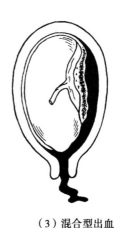

(1)显性剥离　　　　(2)隐性剥离　　　　(3)混合型出血

图5-5　胎盘早剥的类型

胎膜与子宫壁之间经宫颈管向外流出,称显性剥离(或外出血)。若胎盘边缘仍附着于子宫壁上,或因胎儿先露部固定于骨盆入口,使血液积聚于胎盘与子宫壁之间,无阴道流血,称隐性剥离(或内出血)。当内出血过多时,血液不能外流,胎盘后血肿越来越大,子宫底升高,当出血达一定程度时,血液终会冲开胎盘边缘及胎膜经宫颈管口流出,称混合型出血。

胎盘早剥发生严重内出血时,血液浸入子宫肌层,引起肌纤维的分离、断裂、甚至变性,当血液渗透至子宫浆膜层时,子宫表面出现紫蓝色瘀斑,胎盘附着处尤为明显,称为子宫胎盘卒中(uteroplacental apoplexy),又称库弗莱尔子宫(Couvelaire uterus)。子宫肌层由于血液浸润,收缩力减弱,造成产后出血。

严重的胎盘早剥,由于从剥离处的胎盘绒毛和蜕膜中释放出大量的组织凝血活酶,进入母体血循环,激活凝血系统。胎盘早剥持续时间越长,激活纤维蛋白溶解系统,产生大量纤维蛋白原降解产物,引起继发性纤溶亢进,消耗大量的凝血因子,最终致弥散性血管内凝血(DIC)。胎盘早剥时,羊水可经剥离面开放的血管进入母体血循环,引起羊水栓塞。

【护理评估】

(一)健康史

孕妇妊娠晚期突然发生的剧烈腹痛,伴有急性贫血、休克现象,应高度警惕本病的发生。结合有无妊娠期高血压疾病或慢性高血压、慢性肾炎、外伤史、胎盘早剥史等进行全面评估。

(二)身体状况

根据病情严重程度将胎盘早剥分为三度。

Ⅰ度:多见于分娩期,胎盘剥离面积小,以外出血为主,常无腹痛或腹痛轻微,贫血体征不明显。腹部检查:子宫软,大小与妊娠周数相符,胎位清楚,胎心率正常。产后检查见胎盘母体面有凝血块及压迹即可诊断。

Ⅱ度:胎盘剥离面1/3左右,常有突然持续性腹痛、腰酸或腰背痛,疼痛程度与胎盘后积血多少呈正相关。无阴道流血或少量阴道流血,贫血程度与阴道流血量不相符。腹部检查:子宫比妊娠周数大,胎盘附着处压痛明显(胎盘位于后壁则不明显),宫缩有间歇,胎位可扪及,胎儿存活。

Ⅲ度:胎盘剥离面超过胎盘面积1/2,临床表现较Ⅱ度重,可出现休克症状。腹部检查:子宫硬如板状,宫缩间歇期不能松弛,胎位扪不清,胎心消失。无凝血功能障碍属Ⅲa,有凝血功能障碍属Ⅲb。

(三)心理-社会状况

胎盘早剥的孕妇病情危急且变化迅速,需争分夺秒地采取一系列抢救措施,使孕妇及家属常感到高度紧张和恐惧。

(四)辅助检查

1. B型超声检查　可了解胎盘早剥的类型,并明确胎儿大小及是否存活。典型声像图显示胎盘与子宫壁之间有液性低回声区,胎盘异常增厚或胎盘边缘"圆形"裂开。需注意B超检查阴性结果不能完全排除胎盘早剥，特别是子宫后壁的胎盘。

2. **实验室检查**　包括血常规及凝血功能检查，Ⅱ度和Ⅲ度病人应检查肾功能和二氧化碳结合力，有条件者应做血气分析，并做 DIC 筛选实验。

理论与实践　　　　　　　最可能的临床诊断是胎盘早剥。

（五）治疗原则

胎盘早剥的治疗原则是早期识别、纠正休克、及时终止妊娠、控制 DIC、防治并发症。终止妊娠的方式依据孕妇病情轻重、胎儿宫内状况、产程进展、胎产式等情况而定。及早发现产后出血、凝血功能障碍、肾衰竭等并发症，并及时正确处理。

【护理诊断／问题】

1. **疼痛**　与胎盘剥离有关。

2. **恐惧**　与胎盘早剥起病急、进展快，威胁母儿生命安全有关。

3. **潜在并发症**　出血性休克、产后出血、弥散性血管内凝血、急性肾衰。

4. **预感性悲哀**　与死产、切除子宫有关。

【护理目标】

1. 病人出血性休克得到控制。

2. 病人恐惧、悲伤情绪减轻，舒适感增加。

3. 病人未发生产后出血、弥散性血管内凝血、急性肾衰等并发症。

【护理措施】

1. **提供心理支持**　由于胎盘早剥的病人病情进展迅速，病情严重者甚至威胁母子的生命安全，使孕妇及家属无法接受现实发生的一切。向病人及家属讲解胎盘早剥的相关知识，并对其提出的问题予以耐心解答，鼓励他们表达内心感受，接受现实，配合各项急救治疗及护理。

2. **纠正休克**　迅速开放静脉通路，及时输入新鲜血，补充血容量及凝血因子，改善病人一般状况。

3. **严密监测母儿状况**　密切观察阴道流血、腹痛及胎心变化；严密监测生命体征的变化；密切观察有无凝血功能障碍，如牙龈出血、皮下、黏膜及注射部位出血等；观察尿量，注意有无少尿、无尿等急性肾衰竭的表现。一旦发现异常，及时报告医师并配合处理。

4. **做好终止妊娠的准备**　一旦确诊胎盘早剥，应及时终止妊娠，终止妊娠的方式根据孕妇一般情况、胎儿宫内状况、产程进展、胎产式等情况而决定，还需做好抢救母婴的相应准备。

5. **预防产后出血**　产妇分娩后，及时给予宫缩剂和按摩子宫，必要时按医嘱做好切除子宫的术前准备。加强生命体征观察，预防晚期产后出血的发生。

6. **产褥期护理**　注意加强营养，纠正贫血。保持外阴清洁，防止感染。给予产妇母乳喂养指导，死产者及时给予退乳措施。

7. **健康指导**　指导产妇定期产前检查，及时发现并治疗妊娠期高血压疾病、慢性高血压、慢性肾炎等疾病；避免妊娠晚期仰卧位及腹部外伤。

护理措施：①做好急救护理：取头低足高位，保暖、给氧，迅速建立静脉通路，输血输液，改善病人一般状况；②严密监测母儿状况：密切观察阴道流血、腹痛及胎心变化，严密监测生命体征，观察有无凝血功能障碍，观察尿量；③做好终止妊娠的准备：应选择剖宫产，做好术前准备及抢救新生儿准备；④预防产后出血和感染；⑤向病人及家属讲解胎盘早剥的相关知识，提供心理支持。

【护理评价】

1. 母亲分娩顺利，新生儿平安出生。

2. 产妇情绪稳定。

3. 病人未发生产后出血、急性肾衰等并发症，若发生，亦已得到有效的处理。

第六节　妊娠期肝内胆汁淤积症妇女的护理

案例 5-6

江女士，28 岁，孕 35^{+2} 周，四肢皮肤瘙痒，巩膜、皮肤无黄染，否认肝炎病史，查血清胆汁酸（BA）22.3μmol/L，胎心率 140 次 / 分，胎动正常。入院后予熊去氧胆酸口服、腺苷蛋氨酸静滴。孕 37 周恶心、呕吐伴全身乏力，查肝功能丙氨酸转氨酶（ALT）9121U/L，门冬氨酸转氨酶（AST）615U/L，血清总胆红素（STB）22.6μmol/L。积极术前准备后急诊行剖宫产术，术后肝功能很快恢复正常。

思考：

1. 该病人最可能的临床诊断是什么？

2. 针对病人入院时情况，提出两项护理问题并简述其相应的护理措施。

妊娠期肝内胆汁淤积症（intrahepatic cholestasis of pregnancy，ICP）是妊娠期特有的并发症，临床以皮肤瘙痒、黄疸为特征，危及胎儿，使围生儿死亡率升高。其发生率为 0.8%～12.0%，有明显的地域和种族差异。

【病因】

目前尚不清楚，可能与女性激素、遗传及环境等因素有关。

1. **女性激素**　ICP 多发生在妊娠晚期、双胎妊娠、卵巢过度刺激及既往使用口服复方避孕药者，以上均为高雌激素水平状态。雌激素可使 Na^+/K^+-ATP 酶活性下降，能量提供减少，致胆汁酸代谢障碍；雌激素还可使肝细胞膜中胆固醇与磷脂比例上升，使胆汁流出受阻；雌激素作用于肝细胞表面的雌激素受体，改变肝细胞蛋白质合成，导致胆汁回流增加。

2. **遗传因素**　ICP 的种族差异、地区分布性、家族聚集性和再次妊娠的高复发率都支持遗传因素在 ICP 发病中的作用。

3. **环境因素** 研究发现,ICP 发病率与季节有关,冬季高于夏季。

【护理评估】

(一)健康史

评估既往有无不良孕产史,如流产、早产、死胎、死产等,了解有无家族史,以及有无其他导致肝功能异常或瘙痒的疾病。

(二)身体状况

1. 临床表现

(1)瘙痒:ICP 的首发症状为无皮肤损伤的瘙痒,约 80% 病人于妊娠 30 周以后出现。瘙痒程度不一,常为持续性,白昼轻而夜间加剧。瘙痒一般从手掌和脚掌开始,后逐渐延及肢体近端甚至发展至颜面部,多于分娩后 24～48 小时缓解。

(2)黄疸:10%～15% 病人出现轻度黄疸,一般不随孕周增加而加重。ICP 孕妇有无黄疸与胎儿预后关系密切,有黄疸者羊水粪染、新生儿窒息及围生儿死亡率均明显增加。

(3)皮肤抓痕:四肢皮肤可见因瘙痒所致条状抓痕。

(4)其他:一般无明显消化道症状,少数孕妇出现上腹不适、轻度脂肪痢。

2. 对母儿的影响

(1)对孕妇影响:ICP 病人伴发明显的脂肪痢时,脂溶性维生素 K 的吸收减少,致使凝血功能异常,导致产后出血。

(2)对胎儿影响:由于胆汁酸毒性作用使围生儿发病率和死亡率明显升高。可发生胎膜早破、胎儿宫内窘迫、早产或羊水粪染。此外,尚有不能预测的胎儿突然死亡、新生儿颅内出血等。

(三)心理 - 社会状况

妊娠期肝内胆汁淤积症病人因为不了解病情,加之皮肤瘙痒严重,影响正常生活、睡眠,担心胎儿安危,常表现为焦虑、烦躁。

(四)辅助检查

1. **血清胆汁酸测定** 血清总胆汁酸测定是诊断 ICP、监测病情及治疗效果的重要指标。无诱因的皮肤瘙痒及血清总胆汁酸 >10μmol/L 可诊断 ICP,血清总胆汁酸≥40μmol/L 提示病情较重。

2. **肝功能测定** 多数病人的门冬氨酸转氨酶(AST)和丙氨酸转氨酶(ALT)轻至中度升高,为正常值 2～10 倍。ALT 较 AST 更敏感,部分病人的血清胆红素轻 - 中度升高,一般不超过 85.5μmol/L,50% 以上为直接胆红素。分娩后肝功能恢复正常。

3. **病理检查** 在病情严重而诊断不明时可行肝组织活检。ICP 病人肝组织活检见肝细胞无明显炎症或变性表现,仅肝小叶中央区胆红素轻度淤积,毛细胆管胆汁淤积及胆栓形成。电镜切片发现毛细胆管扩张合并微绒毛水肿或消失。

该病人临床诊断为妊娠期肝内胆汁淤积症。

（五）治疗原则

ICP 的治疗原则是缓解瘙痒症状，改善肝功能，降低血胆汁酸水平，加强胎儿状况监护，延长孕周，改善妊娠结局。主要治疗药物有：①熊去氧胆酸：为 ICP 治疗的一线用药，常用剂量为每日 1g 或 15mg/（kg•d）；② S-腺苷蛋氨酸：为 ICP 治疗的临床二线用药或联合治疗药物，用量为每日 1g，静脉滴注，或 500mg 每日 2 次，口服；③地塞米松：用于妊娠 34 周前，估计 7 日内分娩者，一般用量为每日 12mg，连用 2 日。

【护理诊断/问题】

1. **舒适改变**　与皮肤瘙痒有关。

2. **皮肤完整性受损的危险**　与尿酸、胆汁酸高有关。

3. **睡眠形态紊乱**　与皮肤瘙痒夜间加重有关。

4. **潜在并发症**　胎儿窘迫、早产、产后出血。

【护理目标】

1. 病人瘙痒症状减轻，睡眠改善。

2. 病人黄疸减轻。

3. 母儿平安度过妊娠期和分娩期。

【护理措施】

1. **心理护理**　向病人讲解本病的相关知识，并对其提出的问题予以耐心解答，减轻孕妇及家属的不良情绪。介绍分散注意力减轻瘙痒及帮助入睡的方法。

2. **一般护理**　适当卧床休息，取左侧卧位，给予吸氧、高渗葡萄糖、维生素类及能量，既可保肝又能提高胎儿对缺氧的耐受力。

3. **观察病情**　观察瘙痒的发展情况，发现黄疸加深立即报告医生，了解有无其他并发症。观察有无宫缩、阴道流血及流液等情况，出现早产征象及时报告。定期抽血复查肝功能、血胆汁酸以了解病情。密切观察胎儿宫内状况，可嘱孕妇自我监护胎动情况，妊娠 34 周开始每周行无应激试验，必要时行胎儿生物物理评分，及时发现胎儿缺氧。

4. **药物治疗的护理**　遵医嘱按时给药，以减轻症状，改善生化指标及围生儿预后。用药过程中注意观察病情变化及有无药物的副作用，及时监测生化指标的改变，熊去氧胆酸治疗期间每 1～2 周检查一次肝功能。地塞米松长期应用有降低新生儿头围和出生体重、增加母儿感染率的风险，不作为治疗 ICP 的常用药物。

5. **分娩期护理**　加强胎儿监护，把握终止妊娠时机，以降低围生儿死亡率。病情严重者提前入院待产。多数学者建议妊娠 37～38 周引产，积极终止妊娠，产时加强胎儿监护。对重度 ICP 治疗无效，合并重度子痫前期、多胎者，可行剖宫产终止妊娠，积极做好术前准备，同时做好抢救新生儿准备。

6. **健康指导**　指导孕妇白天适当活动，睡前用温水泡脚、喝热牛奶等方法以利于入眠。避免用力搔抓皮肤，遵医嘱使用药物缓解症状，禁止使用对胎儿有害的药物。

护理问题及相应的护理措施：

（1）潜在并发症：胎儿窘迫。护理措施：①指导左侧卧位休息；②指导自我监护胎动计数；③每2小时听胎心1次，必要时进行胎心监护；④吸氧每日2次，每次1小时；⑤遵医嘱使用药物。

（2）皮肤完整性受损的危险：与尿酸、胆汁酸高有关。护理措施：①修剪指甲；②指导穿宽松棉质内衣；③禁止搔抓，保持皮肤清洁，勿用肥皂擦洗；④禁止进食辛辣等刺激性食物及油腻食物。

【护理评价】

1. 孕妇舒适度增加，瘙痒症状减轻，睡眠改善。

2. 病人未发生产后出血、胎儿窘迫等并发症。

3. 母儿平安。

第七节　胎膜早破妇女的护理

案例5-7

张女士，28岁，孕39^{+3}周，2小时前出现阴道流液，量中等，色清，无明显腹痛及阴道流血，急诊入院。查体：体温36.8℃，脉搏82次/分，血压110/70mmHg。腹围96cm，宫高37cm，胎方位LOA，胎心率150次/分。行阴道窥器检查见到阴道后穹窿有液体积聚，进一步行阴道液pH值测定，pH试纸变蓝色。

思考：

1. 该病人临床诊断是什么？

2. 该病人护理要点有哪些？

胎膜早破（premature rupture of membranes，PROM）是指临产前胎膜破裂者。根据胎膜破裂发生的孕周分为足月胎膜早破和未足月胎膜早破。未足胎膜早破指在妊娠20周以后，未满37周在临产前发生的胎膜破裂者，发生率为2.0%～3.5%。足月胎膜早破是指妊娠满37周后胎膜破裂者，其发生率为10%。胎膜早破的孕产妇及胎儿感染率和围产儿病死率均显著升高，孕周越小，围生儿预后越差。

【病因】

导致胎膜早破的因素很多，常为多种因素相互作用的结果。

1. **生殖道感染**　孕期病原微生物上行感染，可引起胎膜炎，使胎膜局部抗张能力下降而破裂。

2. **羊膜腔压力增高**　多胎妊娠、羊水过多、巨大儿等使宫腔内压力增加而使胎膜容易发生破裂。

3. **胎膜受压不均** 头盆不称、胎位异常引起胎先露部不能衔接,前羊膜囊受压力不均匀而致胎膜破裂;宫颈内口松弛,前羊膜囊楔入,受压不均而致胎膜破裂。

4. **营养因素** 维生素C、锌和铜缺乏,可使胎膜抗张能力下降,易引起胎膜早破。

5. **其他** 细胞因子IL-6、IL-8、TNF-α升高,激活溶酶体酶,破坏羊膜组织而致胎膜早破;羊膜腔穿刺不当、妊娠晚期性生活频繁等均可致胎膜早破。

【护理评估】

(一)健康史

详细询问病史,了解诱发胎膜早破的诱因,确定破膜的时间、妊娠周数、是否出现宫缩及有无感染的征象。

(二)身体状况

1. **临床表现** 孕妇突感有较多液体从阴道流出,有时可混有胎脂和胎粪,无腹痛。咳嗽、打喷嚏、负重等使腹压增加时,即出现阴道流液。肛诊将胎先露部上推,见阴道流液增加。流液后常很快出现宫缩及宫口扩张。阴道窥器检查见阴道后穹窿有羊水积聚或有羊水自宫口流出。伴羊膜腔感染时,阴道流液有臭味,并有发热、母儿心率增快、子宫压痛、白细胞计数升高、C-反应蛋白与降钙素原升高。隐匿性羊膜腔感染时常出现母儿心率增快,无明显发热。

2. **对母儿的影响**

(1)对孕妇影响:破膜后病原微生物易上行感染,破膜超过24小时感染率增加5~10倍;羊膜腔感染易发生产后出血;突然破膜有时可致羊膜腔压力骤减可引起胎盘早剥。

(2)对胎儿影响:常诱发早产,早产儿易发生呼吸窘迫综合征;并发绒毛膜羊膜炎可引起新生儿吸入性肺炎,严重者可发生败血症、颅内感染等;脐带受压、脐带脱垂可致胎儿窘迫;破膜时孕周小者,胎肺发育不良,出生后存活率下降。

(三)心理-社会状况

突然发生阴道流液,孕妇可能会惊慌,惧怕发生早产及感染,担心会影响胎儿及自身的健康,甚至产生恐惧心理。

(四)辅助检查

1. **阴道液pH值测定** 正常阴道液pH为4.5~5.5,羊水pH为7.0~7.5。用pH试纸测试阴道液,若pH≥6.5,提示胎膜早破,准确率达90%。

2. **阴道液涂片检查** 取阴道后穹窿积液于载玻片上,干燥后镜检可见羊齿状结晶,经特殊染色后可见胎儿上皮细胞、脂肪小粒,可确定为羊水,准确率达95%。

3. **羊膜镜检查** 看不到前羊膜囊,可直视胎先露部即可诊断为胎膜早破。

4. **B型超声检查** 羊水量减少可协助诊断。

理论与实践 　　　　　　该病人临床诊断为胎膜早破。

（五）治疗原则

妊娠＜24周时应终止妊娠；妊娠28～35周时若胎肺不成熟，无感染征象、无胎儿窘迫，可期待治疗，但必须排除绒毛膜羊膜炎；若胎肺成熟或有明显感染时，立即终止妊娠；对发生胎儿窘迫的孕妇，妊娠＞36周，终止妊娠。

1. 足月妊娠胎膜早破 一般在破膜后12小时内自然临产，否则可予以药物引产。

2. 未足月妊娠胎膜早破

（1）期待疗法：适用于妊娠28～35周、不伴感染、羊水池深度≥3cm者。绝对卧床，密切观察、预防感染、抑制宫缩、促胎肺成熟、纠正羊水过少。

（2）终止妊娠：妊娠35周以后，胎肺成熟，视具体情况选择阴道分娩或剖宫产。

【护理诊断／问题】

1. 有感染的危险 与胎膜破裂后，下生殖道内病原微生物上行感染有关。

2. 有胎儿受伤的危险 与脐带脱垂和早产儿肺发育不成熟有关。

【护理目标】

1. 孕妇不发生感染。

2. 胎儿无并发症发生。

【护理措施】

1. 心理护理 向孕妇讲解胎膜早破的原因、危害及治疗方案，了解孕妇及家属的心理感受，减轻他们的焦虑与担心，积极配合治疗与护理。

2. 一般护理 绝对卧床休息，取左侧卧位，抬高臀部以防止脐带脱垂造成胎儿宫内窘迫。禁止性生活，避免不必要的肛查和阴道检查，严密观察宫缩情况。

3. 严密监测胎儿情况 密切观察胎心率的变化、监测胎动，及时发现有无脐带先露或脐带脱垂。同时密切观察羊水性状，若羊水有粪染的同时伴有胎心率的异常，提示胎儿宫内缺氧，立即给予处理。对妊娠＜35周者，遵医嘱给予地塞米松注射液肌内注射，以促胎肺成熟。

4. 积极预防感染 保持外阴清洁，及时更换消毒会阴垫，每日行外阴擦洗2次。严密观察产妇体温、心率、阴道流液性状和血白细胞计数。

5. 健康指导 指导孕妇重视产前保健。若孕期有下生殖道感染，需积极进行治疗；妊娠晚期禁止性生活；避免负重及腹部受到撞击；宫颈内口松弛者，于妊娠14～18周行宫颈环扎术，并于术后定期随诊。

理论与实践　　　　　　　该孕妇为足月胎膜早破，头盆关系良好，宫颈条件成熟，各项检查未提示有胎儿宫内窘迫，应予阴道试产。

护理要点：①绝对卧床休息，取左侧卧位，抬高臀部以防止脐带脱垂造成胎儿宫内窘迫；②加强母胎监护，严密观察宫缩情况，密切观察胎心率的变化、监测胎动；③严密观察产妇体温、心率、阴道流液性状和血白细胞计数，保持外阴清洁，每日行外阴擦洗，必要时应用抗生素预防感染；④给予孕妇及家属心理支持，了解孕妇及家属的心理感受。

【护理评价】

1. 孕妇积极参与治疗与护理,保持良好的心态。

2. 母儿生命安全,未发生并发症。

(陈丽萍)

学习小结

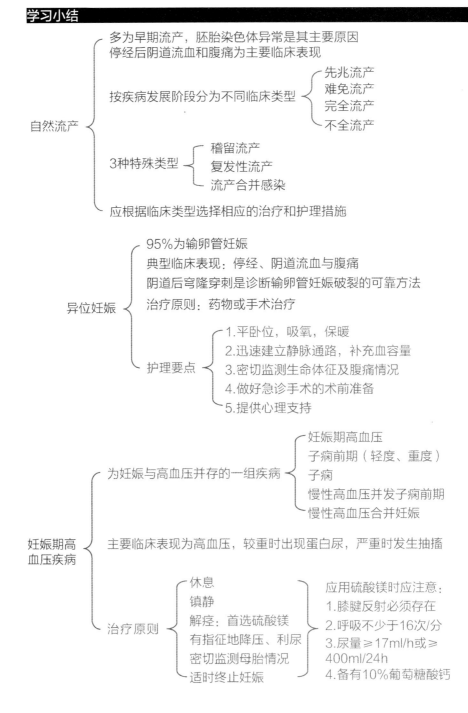

自然流产
- 多为早期流产,胚胎染色体异常是其主要原因
- 停经后阴道流血和腹痛为主要临床表现
- 按疾病发展阶段分为不同临床类型
  - 先兆流产
  - 难免流产
  - 完全流产
  - 不全流产
- 3种特殊类型
  - 稽留流产
  - 复发性流产
  - 流产合并感染
- 应根据临床类型选择相应的治疗和护理措施

异位妊娠
- 95%为输卵管妊娠
- 典型临床表现:停经、阴道流血与腹痛
- 阴道后穹隆穿刺是诊断输卵管妊娠破裂的可靠方法
- 治疗原则:药物或手术治疗
- 护理要点
  1. 平卧位,吸氧,保暖
  2. 迅速建立静脉通路,补充血容量
  3. 密切监测生命体征及腹痛情况
  4. 做好急诊手术的术前准备
  5. 提供心理支持

妊娠期高血压疾病
- 为妊娠与高血压并存的一组疾病
  - 妊娠期高血压
  - 子痫前期(轻度、重度)
  - 子痫
  - 慢性高血压并发子痫前期
  - 慢性高血压合并妊娠
- 主要临床表现为高血压,较重时出现蛋白尿,严重时发生抽搐
- 治疗原则
  - 休息
  - 镇静
  - 解痉:首选硫酸镁
  - 有指征地降压、利尿
  - 密切监测母胎情况
  - 适时终止妊娠
  - 应用硫酸镁时应注意:
    1. 膝腱反射必须存在
    2. 呼吸不少于16次/分
    3. 尿量≥17ml/h或≥400ml/24h
    4. 备有10%葡萄糖酸钙

```
                    ┌ 完全性前置胎盘
            ┌ 分类 ─┤ 部分性前置胎盘
            │        └ 边缘性前置胎盘
            │
            │   典型症状：妊娠晚期无诱因、无痛性、反复阴道流血
  前置胎盘 ─┤   主要诊断依据：超声检查
            │   临床处理：抑制宫缩，尽可能延长孕周，根据类型决定分娩方式
            │
            │                    ┌ 1. 保证休息，减少刺激
            │   实施期待疗法    │  2. 纠正贫血
            └   的孕妇的护理 ─┤  3. 监测生命体征
                                 │  4. 预防感染
                                 └  5. 预防产后出血


                                 ┌ 显性剥离
            ┌ 临床分为三种类型 ─┤ 隐性剥离
            │                    └ 混合型出血
            │
            │   典型症状：妊娠中期突发持续性腹痛，伴或不伴阴道流血
  胎盘早剥 ─┤   根据严重程度分为3度（Ⅰ度、Ⅱ度、Ⅲ度）
            │   严重时出现休克、弥散性血管内凝血，威胁母儿生命
            │   治疗原则：早期识别、纠正休克、及时终止妊娠及防治并发症
            └   护士应配合医师对胎盘早剥发生休克的病人积极进行救治


            ┌ 主要临床表现：妊娠中、晚期出现皮肤瘙痒和黄疸
            │ 主要危害胎儿，使围生儿病死率增高
            │ 血清胆汁酸升高是最主要的特异性实验室证据
  妊娠期肝  │                    ┌ 缓解瘙痒症状
  内胆汁淤 ─┤                    │ 改善肝功能
  积症      │ 治疗原则 ─────────┤ 降低血胆汁酸水平
            │                    │ 加强胎儿状况监护
            │                    └ 延长孕周、改善妊娠结局
            └ 观察病情变化及有无药物的副作用


            ┌ 主要症状：临产前突感较多液体从阴道流出
            │ 易致宫内感染、胎儿宫内窘迫及早产
            │ 阴道液pH值测定常用于协助诊断
  胎膜早破 ─┤ 处理：依据孕周及胎肺是否成熟决定期待治疗或终止妊娠
            │                    ┌ 抬高臀部
            │                    │ 严密观察母儿情况
            └ 护理措施 ─────────┤ 观察宫缩
                                 │ 预防感染
                                 └ 适时终止妊娠
```

复习参考题

1. 简述自然流产临床分类型、处理原则及护理要点？

2. 简述妊娠期高血压疾病应用硫酸镁治疗的注意事项？

3. 阐述前置胎盘与胎盘早剥的异同点？

第六章　妊娠期合并症妇女的护理

6

学习目标

掌握	妊娠合并心脏病、糖尿病、病毒性肝炎、贫血及性传播疾病的护理评估及护理措施。
熟悉	妊娠合并心脏病、糖尿病、病毒性肝炎、贫血及性传播疾病与妊娠的相互影响。
了解	妊娠合并心脏病、糖尿病、病毒性肝炎、贫血及性传播疾病的治疗原则。

临床上常见的妊娠合并症包括妊娠期合并心脏病、糖尿病、病毒性肝炎、贫血、性传播疾病。妊娠合并症对妊娠结局和母儿健康将产生不良影响。因此,加强妊娠合并症妇女的围产期保健与护理十分重要。

第一节　妊娠合并心脏病妇女的护理

案例6-1

李女士,25 岁,G_1P_0,孕 32 周,上周感冒,近两天自感心慌、活动后乏力来院就诊。自诉患有先天性心脏病,行修补术 15 年,以往能参加正常工作,现咳嗽气急,不能平卧。查体:P 112 次 / 分,R 20 次 / 分,心电图异常,彩超心动图显示短阵室性心动过速,孕妇情绪低落。

思考:

1. 该孕妇目前心功能为几级?

2. 该病人目前主要的护理问题有哪些?

3. 针对护理问题应采取哪些护理措施?

妊娠合并心脏病是产科严重的合并症,包括妊娠前已患有的心脏病、妊娠后发现或发生的心脏病,其中以先天性心脏病最多,占 35% ~ 50%,妊娠期高血压疾病性心脏病、围生期心肌病、病毒性心肌炎、各种心律失常等临床也较常见。妊娠期、分娩期及产褥期均可加重心脏病病人的心脏负担而诱发心力衰竭。因此,妊娠合并心脏病病人的围生期监护及管理是产科护理的重要内容。

【妊娠、分娩与心脏病的相互影响】

（一）妊娠期

1. 心脏病对妊娠的影响　心脏病不影响受孕,但有下列情况一般不宜妊娠:心脏病变较重、心功能Ⅲ ~ Ⅳ级、既往有心力衰竭病史、严重心律失常、肺动脉高压、右向左分流型先天性心脏病、并发细菌性心内膜炎等,因这些病人在孕期极易诱发心力衰竭,危及孕妇及胎儿的生命,不宜妊娠。多数先天性心脏病为多基因遗传、某些治疗心脏病的药物对胎儿也存在毒性反应。

2. 妊娠对心脏病的影响　妊娠期妇女总循环血量于妊娠第 6 周开始增加,32 ~ 34 周达高峰,较妊娠前增加 30% ~ 50%。此后一直维持较高水平,总循环血量的增加引起心排血量增加和心率加快,使心脏负荷进一步加重,导致患心脏病的孕妇发生心力衰竭而危及生命。另外,约5% 孕妇可因体位改变使心排血量减少出现不适,如"仰卧位低血压综合征"。

（二）分娩期

1. 心脏病对分娩的影响　分娩期为心脏负担最重的时期,心脏病产妇心功能状态良好者,母儿相对安全,多以剖宫产终止妊娠。若受孕或妊娠后心功能状态不良者,则易发生流产、早产、死胎、胎儿生长受限,围生儿死亡率增高。

2. 分娩对心脏病的影响 妇女在第一产程每次宫缩可使体循环血容量增加 250～500ml,心排血量增加 24%,加重了心脏负担;第二产程由于腹肌、骨骼肌同时收缩,回心血量进一步增加,加之产妇屏气,使肺循环压力也增加,导致第二产程成为心脏负担最重的时期。同时,第三产程当胎儿胎盘娩出后,子宫突然缩小,回心血量增加,接着腹腔内压骤减,造成血流动力学急剧变化。因此,患心脏病的妇女在分娩过程中极易发生心力衰竭。

(三)产褥期

产后 3 日内仍是心脏负担较重的时期,由于子宫收缩复使大量血液进入体循环,同时孕期形成的组织间潴留液体也开始回到体循环,加之产妇伤口和宫缩痛,分娩疲劳等,此时仍应警惕心力衰竭的发生。

【护理评估】

(一)健康史

除采集一般产科病史外,应重点收集与心脏病诊治有关的既往史,包括治疗经过及心功能状态等,尤其要评估可能增加妇女心脏负荷、诱发心衰的潜在因素,如贫血、感染和孕妇过度焦虑、缺乏社会支持系统等。

(二)身体状况

1. 症状与体征 妊娠合并心脏病有心脏病史和心悸、呼吸困难、胸闷、胸痛、水肿等症状。常见体征为:心脏扩大;有 2 级以上、性质粗糙响亮且时限较长的收缩期或舒张期杂音,二尖瓣区有舒张期或舒张前期雷鸣样杂音;严重的心律失常、心房颤动或扑动、三度房室传导阻滞等。

2. 心脏功能分级 美国纽约心脏病协会(NYHA)依据病人生活能力状况,将心脏病孕妇心功能分为四级:

Ⅰ级:一般体力活动不受限制。

Ⅱ级:一般体力活动轻度受限制,活动时心悸、轻度气短、休息时无症状。

Ⅲ级:一般体力活动明显受限制,休息时无不适,轻微日常工作即感不适,心悸、呼吸困难、或既往有心力衰竭史者。

Ⅳ级:一般体力活动严重受限制,不能进行任何体力活动,休息时有心悸、呼吸困难等心力衰竭表现。

此种方案虽简便易行,不依赖任何器械检查,多年一直应用于临床,但不足之处是主观症状和客观检查不一定一致。所以美国心脏病协会(AHA)对 NYHA 的心功能分级方案进行修订后,采用并行的两种分级方案。第一种为上述的四级方案,第二种为客观地评估,即客观检查如心电图、负荷试验、X 线检查、超声心动图等评估心脏病变程度,分为 A、B、C、D 四级:

A 级:无心血管病的客观依据。

B 级:客观检查表明有轻度心血管疾病。

C 级:客观检查表明有中度心血管疾病。

D级：客观检查表明有严重心血管疾病。

其中轻、中、重没有做出明确规定，由医师根据检查作出判断，分别将病人的两种分级并列，如心功能Ⅱ级C、Ⅰ级B等。

理论与实践　　　　　　　　根据该病人轻微活动就有不适的临床表现，其心功能目前属于Ⅲ级。

3. 早期心衰的表现　病人若出现下述症状与体征，应考虑为早期心衰：①轻微活动后即出现胸闷、心悸、气短；②休息时心率每分钟超过110次，呼吸每分钟超过20次；③夜间常因胸闷而坐起呼吸，或到窗口呼吸新鲜空气；④肺底部出现少量持续性湿啰音，咳嗽后不消失。

（三）心理 - 社会状况

重点评估病人及家属因担心母儿的生命安危而引起焦虑、恐惧程度、病人的支持系统、对妊娠合并心脏病疾病知识的掌握情况等。

（四）辅助检查

1. 心电图　了解心律失常或心肌损害等。

2. 超声检查　通过心脏B超检查了解心脏结构及代偿情况；产科B型超声检查，胎儿的发育情况等。

3. 胎儿电子监护仪　动态监测胎心与胎动。

（五）治疗原则

积极防治心力衰竭和感染。

1. 非孕期　根据心脏病的种类、病变程度、心脏功能分级等情况，确定能否妊娠。对不宜妊娠者，指导其采取适宜的避孕措施。

2. 妊娠期　适时终止妊娠：凡不宜妊娠的心脏病孕妇应在12周前行人工流产。妊娠超过12周，终止妊娠必须用较复杂的手术，其危险性不亚于继续妊娠和分娩，因此应密切监护，积极防治心衰，使之顺利度过妊娠与分娩。对顽固性心衰病例，为减轻心脏负荷，应与内科医生配合，在严密监护下行剖宫产。

3. 分娩期　防止心衰发生，预防产后出血和感染。心功能Ⅰ～Ⅱ级、胎儿不大、宫颈条件良好者，可考虑在严密监护下经阴道分娩；对有产科指征及心功能Ⅲ～Ⅳ级者，均应选择剖宫产。主张对心脏病产妇放宽剖宫产术指征，减少产妇因长时间宫缩所引起的血流动力学改变，减轻心脏负担。

4. 产褥期　产妇须充分休息，加强监护，防治心功能不全和感染。

【护理诊断 / 问题】

1. 活动无耐力　与心排血量低下有关。

2. 潜在并发症　心力衰竭、感染。

3. 焦虑　与担心自己和胎儿的生命安全有关。

护理诊断：

（1）活动无耐力：与心排血量低下有关

（2）焦虑：与担心自己和胎儿的生命安全有关

（3）潜在并发症：心力衰竭

【护理目标】

1. 妇女在妊娠期、分娩期及产褥期日常生活需要能够得到满足。

2. 住院期间未发生心力衰竭、感染。

3. 住院期间焦虑程度减轻。

【护理措施】

（一）非孕期

根据妇女患有的心脏病类型、病情程度及心功能状态，确定病人是否可以妊娠，对于不宜妊娠的心脏病妇女指导其采取适宜的避孕措施。

（二）妊娠期

1. 严密监护 加强产前检查，孕 20 周前每 2 周 1 次，20 周以后每周 1 次，接受心血管内科和产科高危门诊的共同监护，以了解心脏功能及胎儿情况。若心功能在Ⅲ级及以上，有心力衰竭征象者应立即入院治疗。心功能Ⅰ～Ⅱ级者应在妊娠 36～38 周提前入院待产。心力衰竭最容易发生在妊娠 32～34 周、分娩期及产褥早期，此期若出现早期心力衰竭的症状与体征，应及时入院治疗。

2. 适当休息与活动 保证孕妇每晚至少 10 小时的睡眠时间。每餐饭后休息半小时，心衰时须绝对卧床休息，取半卧位或坐位。保持规律地生活，提供良好的家庭支持系统，协助孕妇分担家务，避免其过劳和情绪激动诱发心力衰竭。

3. 合理营养 指导孕妇摄入高热量、高蛋白质、高维生素、低盐、低脂肪及富含钙、铁、锌等微量元素的饮食，宜少量多餐。多食蔬菜、水果，防止便秘。孕期应适当控制体重，整个孕期体重增加不超过 10kg。自孕 4 个月开始限盐，每日食盐量不超过 4～5g。

4. 预防纠正心衰的诱因 积极预防或诊治贫血、维生素 B 族缺乏、心律失常、妊娠高血压综合征、各种感染尤其是上呼吸道感染等，使用输液泵严格控制滴速，减少心衰的发生。

5. 急性心力衰竭的紧急处理 一旦发生急性左心衰竭，协助孕妇采取坐位，双腿下垂，减少静脉血回流，必要时给予四肢轮扎。采用高流量（6～8L/min）面罩吸氧，必要时加压供氧。使用 50%～70% 乙醇湿化给氧，使肺泡内泡沫的表面张力降低而破裂，以利于肺泡通气的改善。遵医嘱及时、准确给予药物治疗，改善心功能状况。妊娠晚期孕妇出现心衰，原则是待心衰控制后再行产科处理，应放宽剖宫产的指征。如严重心衰，可在控制心衰的同时紧急剖宫产，以挽救母婴的生命。

若先天性心脏病合并妊娠的孕妇突发心脏骤停，在对其进行心肺复苏抢救时有哪些注意事项？

6. 健康指导 通过各种途径耐心向孕妇及家属讲解诱发心力衰竭的常见因素及预防方法、识别及处理早期心力衰竭、产后母乳喂养等知识，尤其让孕妇了解遵医嘱用药的重要性。协助并提高孕妇的自我照顾能力，完善家庭支持系统。与孕妇及家属讨论其担心的问题，教会其放松技术，以减轻孕妇和家属的恐惧或焦虑度。

（三）分娩期

1. 心理护理 护理人员应始终陪伴产妇，给予支持、安慰及鼓励，随时解答产妇问题。及时向产妇及家属介绍产妇产程进展情况，让其知晓病情和处理方案，使之能主动配合，有助于减轻其焦虑。

2. 严密观察产程进展及母儿情况 第一产程每 15 分钟测量一次血压、脉搏、呼吸、心率及心律，以便早期发现心衰的先兆症状，一旦发现心力衰竭征象，应取半卧位，高浓度面罩吸氧。第二产程每 10 分钟测一次上述指标，如有异常及时与医师联系以期尽早控制。临产开始后遵医嘱使用抗生素至产后 1 周左右，以预防感染。

3. 减轻产妇体力消耗 第一产程专人守护，鼓励产妇在两次宫缩间隙尽量充分休息，适当应用地西泮、哌替啶等镇静剂。宫缩时，指导产妇呼吸及放松技巧减轻不适。第二产程时，采取半坐卧位，下肢尽量低于心脏水平，以减轻回心血量；指导产妇在宫缩时张口哈气，中度向下用力，无宫缩时完全放松，避免屏气用力，行会阴侧切、产钳及胎头吸引术，缩短第二产程，同时做好抢救新生儿的准备。

4. 预防产后出血和感染 胎儿娩出后，立即在腹部放置 1kg 的砂袋持续 24 小时，以防腹压骤减而诱发心力衰竭。为防止产后出血可静脉或肌内注射缩宫素 10～20U，禁用麦角新碱，以防静脉压增高而发生心力衰竭。同时，严密观察产妇的血压、脉搏、子宫收缩情况。若发生产后出血，给予输血、输液，并严格控制输液输血的总量及滴速。遵医嘱给予抗生素预防感染。

（四）产褥期

1. 心理护理 护士应与产妇讨论其怀孕、分娩的感受，协助减轻其不愉快情绪。同时，指导产妇家属给予充分的社会支持。

2. 监测生命体征 产后 72 小时严密监测生命体征，尤其产后 24 小时内仍是发生心力衰竭的危险时期，产妇需卧床休息、详细记录出入量，以早期发现心功能不全的症状。

3. 休息与活动 保证产妇足够的休息，宜采取左侧卧位或半坐卧位。必要时遵医嘱给予镇静剂。心功能Ⅰ～Ⅱ级者，鼓励并指导其正确母乳喂养；在心功能允许情况下鼓励其早期离床适度活动，以减少血栓的形成。心功能Ⅲ级或以上者，告知不宜哺乳的原因及退乳的方法，指导并协助家属人工喂养。

4. 预防感染 注意观察产妇会阴切口或腹部切口的愈合情况、恶露量及性状等，并保持会阴部清洁。遵医嘱继续使用抗生素 1 周或更长时间，以防感染诱发心力衰竭。

（五）健康指导

1. 避孕措施指导 心功能Ⅰ～Ⅱ级，产后 42 天后即采取工具型避孕措施；心功能Ⅲ级或以上者，可于产后 1 周左右行绝育术，如为剖宫产终止妊娠的，可在术中行输卵管结扎术；有心力衰竭者,应在病情得到有效控制后择期做绝育术。

2. **出院指导** 出院时需与产妇、家属讨论并制订产妇休息、饮食、活动及新生儿照顾的计划,指导产妇保持会阴部清洁、预防感染,定期产后复查和心脏内科随访。

理论与实践 护理措施:严密监护、指导休息与活动、给予相应的心理支持、鼓励家属参与护理及告知引起心衰的诱因。

【护理评价】

1. 病人配合治疗,顺利经过妊娠、分娩和产褥期,母婴健康状况好。

2. 孕产妇生命体征平稳,心悸、胸闷、气急等症状、体征消失。

3. 病人向医护人员表达自己的情感,心态稳定,以良好的心境配合治疗和护理。

第二节 妊娠合并糖尿病妇女的护理

案例 6-2

某孕妇,30 岁,妊娠 38 周,G_2P_0,第一次妊娠于孕 27 周因胎儿脊柱裂而终止妊娠。此次妊娠于孕 32 周时检查发现羊水过多,未见明显畸形。查体:血压 140/80mmHg,宫高 36cm,胎心率 140 次/分,胎儿大于妊娠周数,孕妇肥胖,近期出现多饮、多尿、多食症状。

思考:

1. 该病例可能的临床诊断是什么?

2. 该病人目前主要的护理问题有哪些?

3. 针对以上护理问题应采取哪些护理措施?

妊娠期间的糖尿病有两种情况,一种为妊娠前已有糖尿病的病人妊娠,称糖尿病合并妊娠;另一种为妊娠前糖代谢正常或有潜在糖耐量减退,妊娠期才出现或发现糖尿病,称为妊娠期糖尿病(gestational diabetes mellitus, GDM)。糖尿病孕妇中 90% 以上为 GDM,糖尿病合并妊娠者不足 10%。GDM 发生率世界各国报道为 1%～14%,我国发生率 1%～5%,近年有明显增高趋势。GDM 病人糖代谢多数于产后能恢复正常,但将来患 2 型糖尿病概率增加。糖尿病孕妇的临床经过复杂,对母婴均有较大危害,应引起医护人员的重视。

【妊娠、分娩与糖尿病的相互影响】

(一)**妊娠、分娩对糖尿病的影响**

妊娠可使隐性糖尿病显性化,使既往无糖尿病的孕妇发生 GDM,使原有糖尿病病人的病情加重。由于妊娠期糖代谢的复杂变化,若未及时调整胰岛素用量,部分病人可能会出现血糖过低或过高,严重者甚至导致低血糖昏迷及酮症酸中毒。妊娠早期,孕妇空腹血糖低,应用胰岛素治疗时如果未及时调整胰岛素用量,可能会出现低血糖;随妊娠进展,抗胰岛素物质增加,胰岛素用量需要不断增加。分娩过程中体力消耗较大,若不及时减少胰岛素用量,容易发生低血糖。产后胎盘排出体外,胎盘分泌的抗胰岛素物质迅速消失,胰岛素用量应及时减少。

(二)糖尿病对妊娠、分娩的影响

取决于血糖量、血糖控制情况、糖尿病的严重程度及有无并发症。

1. 对孕妇的影响

(1)自然流产:高血糖可使胚胎发育异常甚至死亡,流产发生率达 15%~30%。糖尿病病人宜在血糖控制正常后再妊娠。

(2)妊娠期高血压疾病:发生妊娠期高血压疾病的可能性较非糖尿病孕妇高 2~4 倍。糖尿病可以导致广泛血管病变,使小血管内皮细胞增厚,管腔变窄,组织供血不足。糖尿病孕妇一旦发生高血压病情较难控制,对母儿极其不利。

(3)感染:是糖尿病主要的并发症,尤以泌尿系统感染最常见,也容易发生糖尿病酮症酸中毒,未能很好控制血糖的孕妇易发生感染,感染亦可加重糖尿病代谢紊乱,甚至诱发酮症酸中毒等急性并发症。与妊娠期糖尿病有关的感染有肾盂肾炎、产褥感染、伤口感染、乳腺炎、外阴阴道假丝酵母菌病等。

(4)羊水过多:发生率较非糖尿病孕妇多 10 倍,其原因可与胎儿高血糖、高渗性利尿导致胎尿排除增多有关。糖尿病诊断越晚,孕妇血糖水平越高,羊水过多越常见。血糖得到控制,羊水量一般也能逐渐转为正常。

(5)分娩损伤:因巨大儿发生率明显增高,难产、产道损伤、手术产概率增高,产程延长,易发生产后出血。

(6)易发生糖尿病酮症酸中毒:糖尿病酮症酸中毒对母儿危害较大,不仅是糖尿病产妇死亡的主要原因,酮症酸中毒发生在孕早期还有致畸作用,发生在妊娠中晚期易导致胎儿窘迫及胎死宫内。

(7)复发:GDM 孕妇再次妊娠时复发率高达 33%~69%。远期患糖尿病概率增加,心血管系统疾病的发生率也高。

2. 对胎儿的影响

(1)巨大儿:GDM 孕妇过胖或体重指数过大是发生巨大儿的重要危险因素,发生率高达 25%~42%。其原因是孕妇血糖高,胎儿长期处于母体高血糖所致的高胰岛素血症环境中,促进蛋白、脂肪合成和抑制脂解作用,导致躯干过度发育。

(2)胎儿生长受限:发生率为 21%。妊娠早期高血糖有抑制胚胎发育的作用,导致孕早期胚胎发育落后。糖尿病合并微血管病变者,胎盘血管出血异常,影响胎儿发育。

(3)流产和早产:妊娠早期血糖高可使胚胎发育异常,最终导致胚胎死亡而流产。早产发生率为 10%~25%,合并羊水过多易发生早产,并发妊娠期高血压、胎儿窘迫时,需提前终止妊娠。

(4)胎儿畸形:严重畸形发生率为正常妊娠的 7~10 倍,可能与母体早期高血糖、酮症酸中毒、缺氧或糖尿病药物毒性有关,是造成围生儿死亡的重要原因。合并糖尿病孕妇应在妊娠期加强对胎儿畸形的筛查。

3. 对新生儿的影响

（1）新生儿呼吸窘迫综合征：胎儿长期处在高血糖环境中，刺激其胰岛素分泌增加，形成高胰岛素血症，拮抗糖皮质激素促进肺泡Ⅱ型细胞表面活性物质合成及释放的作用，使胎儿肺表面活性物质产生及分泌减少，胎儿肺成熟延迟，使呼吸窘迫综合征发生率增加。

（2）新生儿低血糖：新生儿脱离母体高血糖环境后，高胰岛素血症仍存在，若不及时补糖，易发生低血糖，严重时危及生命。

理论与实践　　　　　　　　　根据本病例中"胎儿大于妊娠周数，孕妇肥胖，近期出现多饮、多尿、多食症状"的临床表现，最可能的临床诊断是妊娠合并糖尿病。

【护理评估】

（一）健康史

询问病人的糖尿病病史及家族史，特别是孕妇有无不明原因的死胎、巨大儿、畸形儿、新生儿死亡等不良孕产史。本次妊娠经过，病情控制及用药情况，评估有无肾脏、心血管系统及视网膜病变。

相关链接　　　　　　　　　　GDM 的高危因素

主要包括四个方面：

1. 孕妇因素　年龄≥35 岁、妊娠前超重或肥胖、糖耐量异常史、多囊卵巢综合征。

2. 家族史　糖尿病家族史。

3. 妊娠分娩史　不明原因的死胎、死产、流产史、巨大儿分娩史、胎儿畸形和羊水过多史、GDM 病史。

4. 本次妊娠因素　妊娠发现胎儿大于孕周、羊水过多；反复外阴阴道假丝酵母菌感染。

（二）身体状况

1. **症状和体征**　主要表现为糖代谢紊乱综合征，即多饮、多食、多尿，或外阴阴道假丝酵母菌感染反复发作，孕妇体重大于 90kg，孕妇自感子宫增大快，胎儿大，全身乏力，皮肤瘙痒或外阴阴道瘙痒难忍，但大多数妊娠期糖尿病病人无明显临床表现；病情较重的孕妇可出现视力模糊。确定胎儿宫内发育情况，有无巨大儿或生长受限。分娩期，由于子宫收缩，消耗大量的糖原，加上临产后进食少，休息不好，孕妇易出现盗汗、头晕、心慌、面色苍白、饥饿等低血糖症状；或出现恶心、呕吐、视力模糊、呼吸快，且呼吸带有烂苹果味等酮症酸中毒症状。产后胎盘排出，抗胰岛素的激素迅速下降，血糖波动大，易出现高血糖及低血糖的症状。

2. **评估糖尿病的严重程度及预后**　根据病人年龄、病程及是否存在血管合并症等进行分期（White 分类法），有助于评估糖尿病严重程度及预后。

A 级：妊娠期出现或发现的糖尿病，且无血管及其他合并症。

A1 级：经控制饮食，空腹血糖 < 5.3mmol/L，餐后 2 小时血糖 < 6.7mmol/L。

A2 级：经控制饮食，空腹血糖 ≥ 5.3mmol/L，餐后 2 小时血糖 ≥ 6.7mmol/L。

B 级：显性糖尿病，20 岁以后发病，病程 < 10 年，且无血管及其他合并症。

C 级：发病年龄 10 ~ 19 岁，或病程达 10 ~ 19 年，且无血管及其他合并症。

D 级：10 岁前发病，或病程 ≥ 20 年，或合并单纯性视网膜病。

F 级：糖尿病性肾病。

R 级：眼底有增生性视网膜病变或玻璃体积血。

H 级：冠状动脉粥样硬化性心脏病。

T 级：有肾移植史。

（三）心理 - 社会状况

孕产妇及家属对糖尿病的认识程度，是否能积极配合治疗及护理过程。有无紧张、焦虑等心理反应，社会支持系统是否健全。

（四）辅助检查

1. **空腹血糖测定**　两次或两次以上空腹血糖 ≥ 7.0mmol/L 者，可诊断为妊娠期糖尿病。

2. **口服葡萄糖耐量试验（OGTT）**　孕妇在 24 ~ 28 周及以后，应对所有尚未诊断为糖尿病的孕妇进行 OGTT。目前我国多采用 75g 糖耐量试验，其正常上限为空腹 5.1mmol/L，1 小时 10.0mmol/L，2 小时 8.5mmol/L。其中有 1 项达到或超过正常值，可诊断为妊娠期糖尿病。

OGTT 测量方法：应嘱孕妇前 1 日晚餐后禁食至少 8 小时至次日晨（最迟不超过上午 9 时），OGTT 试验前连续 3 日正常体力活动、正常饮食，即每日进食碳水化合物不少于 150g，检查期间应静坐、禁烟。检查时，5 分钟内口服含 75g 葡萄糖的液体 300ml，分别抽取服糖前、服糖后 1 小时及 2 小时的静脉血，时间从饮用葡萄糖水开始计算。

3. **胎儿发育异常的检查**　在孕中期应用彩色多普勒超声对胎儿进行产前筛查，尤其要注意检查中枢神经系统和心脏的发育。

4. **胎儿生长速度的监测**　28 周后应每 4 ~ 6 周 1 次 B 型超声检查，监测胎儿双顶径、股骨长度，了解羊水量以及胎儿血流情况，判断胎儿发育情况。

5. **胎儿成熟度检查**　测定卵磷脂 / 鞘磷脂（L/S）、雌三醇（E_3）、雌激素与肌酐比值（E/C）。

6. **胎儿电子监护仪检查**　做无应激试验（NST）、催产素激惹试验（OCT）等监测胎儿的健康状态。

（五）治疗原则

妊娠合并糖尿病总的治疗原则是严格控制血糖，确保受孕前、妊娠期及分娩血糖在正常范围内，减少母儿并发症。D、F、R 级糖尿病病人一旦妊娠，应避孕，不宜妊娠。若已妊娠应尽早终止。器质性病变较轻，血糖控制良好者，可在积极治疗监护下继续妊娠。

【护理诊断 / 问题】

1. **营养失调**　低于或高于机体需要量，与血糖代谢异常有关。

2. **知识缺乏**　缺乏饮食控制的相关知识。

3. **潜在并发症** 低血糖昏迷、感染、新生儿呼吸窘迫综合征、低血糖。

4. **有母亲受伤的危险** 与巨大儿难产有关。

理论与实践　　　　　　目前该病人的护理诊断 / 问题：

（1）有血糖不稳定的危险：与血糖代谢异常有关。

（2）知识缺乏：缺乏血糖监测及饮食控制的相关知识。

（3）有胎儿受伤的危险：与血糖控制不良导致胎盘功能低下、巨大儿、畸形有关。

【护理目标】

1. 病人能够配合糖尿病治疗方案和掌握自我控制饮食方法，血糖得到控制。

2. 病人未发生产伤、低血糖、感染。

3. 新生儿健康，未发生并发症。

【护理措施】

（一）妊娠期

1. **加强母儿监护** 孕早期应密切监测血糖，及时调整胰岛素用量，以防止发生低血糖。一般孕 20 周后需及时增加胰岛素用量。每周产前检查 1 次至第 10 周。妊娠中期每 2 周检查 1 次，32 周以后每周检查 1 次。每月测定肾功能及糖化血红蛋白含量，同时进行眼底检查。注意血压、水肿、尿蛋白的情况。注意对胎儿的监测，可行 B 超检查，了解胎儿有无畸形，监测胎头双顶径，胎盘成熟度等；妊娠 28 周以后，教会孕妇及家属进行自我监护。孕妇自行计数胎动，若每小时 < 3 次或 12 小时累积数 < 10 次，提示胎儿缺氧；一旦胎动减少或胎心率发生变化应立即去医院就诊，及时处理。

2. **控制饮食** 有资料报道，75% ~ 80% 的 GDM 病人仅需通过控制饮食量及种类即可维持血糖在正常范围。控制饮食是糖尿病治疗及护理的重要手段。理想的饮食控制目标：既能保证和提供妊娠期间热量和营养需要，又能避免餐后高血糖、饥饿性酮症出现，保证胎儿正常生长发育；使血糖维持在 5.6mmol/L 水平而孕妇又无饥饿感最为理想；控制餐后 1 小时血糖值在 8mmol/L 以下。根据体重计算每日需要的热量，体重小于标准体重 10% 者，每日热量按 36 ~ 40kcal/kg，标准体重者每日按 12 ~ 18kcal/kg 计算，其中蛋白质 20% ~ 25%，碳水化合物 50% ~ 60%，脂肪 25% ~ 30%。必要时请营养师给予制定营养配膳。鼓励孕妇多吃蔬菜、豆制品、粗谷物、低糖水果，补充维生素、钙及铁等微量元素。睡前适当进食蛋白质及碳水化合物，预防夜间低血糖。

3. **预防感染** 妊娠期、分娩期和产褥期上呼吸道、泌尿生殖系统、皮肤均易感染，护士需加强对孕妇的卫生宣教，并协助其增强机体抵抗力，以防发生感染。

4. **适度运动** 孕妇适度的运动可以提高胰岛素的敏感性，改善血糖及脂代谢紊乱，避免体重增长过快，利于糖尿病病情的控制和正常分娩。运动方式以有氧运动为主，如散步、打太极拳等。尽量避免恶劣天气，不在酷热或寒冷天气做室外运动，以不引起心悸、宫缩、胎心率变化为宜。每日餐后 1 小时开始运动，持续 20 ~ 40 分钟，以免发生低血糖。通过控制饮食和适度运用,孕妇的体重增加控制在 10～12kg 内较为理想。先兆流产及合并其他严重并发症者不宜运动。

5. 合理用药 对通过饮食治疗不能控制的 GDM 病人可选用胰岛素进行治疗。忌用口服降糖药,以预防对胎儿的危害。胰岛素用量必须精确计算,使血糖控制在标准水平。妊娠期血糖控制满意标准:孕妇无明显饥饿感,空腹血糖控制在 3.3～5.3mmol/L,餐前 30 分钟 3.3～5.3mmol/L,餐后 2 小时 4.4～6.7mmol/L,夜间 4.4～6.7mmol/L。

6. 健康指导 通过健康指导使孕妇及家属懂得控制热量与控制糖尿病的关系,控制血糖与降低胎儿并发症的关系,从而能主动参与和配合治疗;指导孕妇掌握胰岛素注射的种类、剂量、轮换注射的部位、注射时间及药物作用的高峰时间,以减少低血糖等并发症的发生,并能自行监测血糖或尿糖;指导孕妇进行适度孕期瑜伽练习,保持身心愉悦状态;教会孕妇发现高血糖及低血糖的症状及紧急处理措施,鼓励外出携带糖果;与孕妇及家属共同设计食谱,给予心理支持并鼓励其说出内心的感受,以减轻其焦虑程度。

(二)分娩期

1. 分娩时机 原则应尽量推迟终止妊娠的时间。血糖控制良好,孕晚期无合并症,胎儿宫内状况良好,应等待至妊娠 38～39 周终止妊娠。若血糖控制不良,伴有严重的合并症或并发症,如重度子痫前期、酮症酸中毒、胎儿宫内生长受限、胎儿窘迫等情况下,应在促进胎儿肺成熟后立即终止妊娠。

2. 分娩方式 妊娠合并糖尿病本身不是剖宫产指征,如有巨大儿、胎盘功能不良、胎位异常或其他产科指征者,应行剖宫产。决定阴道分娩者,应帮助其制定合理的分娩计划,并做好产程中监测与护理。

3. 分娩时的护理 注意休息,镇静,给予适当饮食,严密观察血糖、尿糖及酮体变化及时调整胰岛素用量,加强宫缩、胎心监护。严格控制产时血糖水平对母儿均十分重要,根据产程中测得的血糖值,调整静脉输液速度。鼓励产妇采取左侧卧位,以增加胎盘血流。产程时间不超过 12 小时,如产程大于 16 小时易增加酮症酸中毒、胎儿缺氧和感染的危险。

4. 新生儿护理 应视为高危新生儿,新生儿出生时应留脐血,进行血糖、胰岛素、胆红素、血细胞比容、血红蛋白、钙、磷、镁的测定。同时,应重点预防新生儿发生低血糖,新生儿娩出后早开奶,同时在新生儿娩出 30 分钟后定时滴服 25% 葡萄糖液,并加强血糖的监护。多数新生儿在出生后 6 小时内血糖值可恢复正常。足月新生儿血糖＜2.22mmol/L 视为低血糖。

(三)产褥期

1. 调整胰岛素用量 胎盘排出后,体内抗胰岛素物质迅速减少,需重新评估胰岛素的需要量,根据血糖调整胰岛素用量。大部分 GDM 病人在分娩后不再需要使用胰岛素,仅少数病人仍需胰岛素治疗。分娩后 24h 内胰岛素减少为原用量 1/2,48h 后减为原用量 1/3。多数在产后 1～2 周胰岛素用量逐渐恢复至孕前水平。

2. 预防产褥期感染 保持腹部或外阴伤口清洁,同时注意保持皮肤清洁。鼓励母乳喂养,防止发生乳腺炎。重症不宜哺乳者应及时给予退乳,并指导其进行人工喂养。

3. 健康指导 糖尿病病人产后应长期避孕,建议使用安全套或绝育术,不宜使用避孕药及宫内避孕器具。指导产妇接受产科和内科复查,尤其 GDM 病人应重新确诊,如产后正常也需每 3 年复查血糖,以减少或推迟患有 GDM 者发展成为 2 型糖尿病病人。

理论与实践	护理措施主要包括:心理支持、调整饮食、合理运动,加强母儿监护,提供相应的健康教育。

【护理评价】

1. 病人能掌握有关妊娠合并糖尿病的自我保健知识和技能。
2. 饮食控制方法得当,血糖控制在正常范围内。
3. 母婴平安,产妇能正常护理新生儿。

第三节 妊娠合并病毒性肝炎妇女的护理

案例 6-3

某孕妇,G₁P₀,29 岁,妊娠 36 周,近 2 周恶心、呕吐、食欲下降,右上腹疼痛。检查:皮肤无黄染,肝区叩痛(+),胎心率 144 次 / 分,血清转氨酶升高,HBsAg(+),血清总胆红素在 179μmol/L,入院后给予重症监护。

思考:

1. 该孕妇予以重症监护的原因是什么?
2. 该病人目前主要的护理问题有哪些?
3. 针对以上护理问题应采取哪些护理措施?

病毒性肝炎是由肝炎病毒引起的,以肝细胞变性坏死为主要病变的传染性疾病,致病病毒包括甲型、乙型、丙型、丁型、戊型等,其中以乙型最为常见。由于妊娠妇女特殊的生理变化,乙型肝炎对母儿健康危害较大,HBV 主要经血液传播,但母婴传播是其重要途径,我国高达 50% 的慢性 HBV 感染者是经母婴传播造成的,且重症肝炎仍是我国孕产妇死亡的主要原因之一。文献报道,孕妇病毒性肝炎发病率为 0.8% ~ 17.8%,约为非孕妇女的 6 倍,而暴发型肝炎是非孕妇的 66 倍,应引起医务人员的重视。

【妊娠、分娩对病毒性肝炎的影响】

妊娠本身不增加对肝炎病毒的易患性,而妊娠期的生理变化及代谢特点使肝内糖原储备降低,使肝脏抗病能力降低及肝脏负担增加,可使病毒性肝炎病情加重。孕妇基础代谢率增高,各种营养物质需要量增加,肝内糖原储备减少;胎儿代谢产物部分靠母亲肝脏完成解毒;妊娠期产生的大量雌激素需要在肝内代谢和灭活;妊娠期内分泌系统变化,可导致体内 HBV 再激活;分娩时的疲劳、缺氧、出血、手术及麻醉等均加重肝脏负担。

【病毒性肝炎对妊娠、分娩的影响】

（一）病毒性肝炎对母儿的影响

1. **妊娠早期** 病毒性肝炎发生在孕早期可加重妊娠反应，流产、胎儿畸形发生率约高于正常妊娠 2 倍。

2. **妊娠晚期** 可使妊娠高血压疾病的发生率增加，产后出血发生率增高，妊娠期合并中重症肝炎病死率高达 60%。新生儿患病率及死亡率也增高。其围生儿死亡率高达 46‰。

（二）母婴传播

1. **甲型病毒性肝炎** 由甲型肝炎病毒（HAV）引起，经粪 - 口途径传播，不能通过胎盘感染胎儿，妊娠期妇女患病不必终止妊娠。如妊娠晚期患病，分娩时可经接触母血或经粪口途径感染新生儿。

2. **乙型病毒性肝炎** 由乙型肝炎病毒（HBV）引起，可经消化道，输血或血液制品，注射用品等多途径感染，而母婴传播是其主要的传播途径。母婴传播有 3 种途径：

（1）垂直传播：HBV 通过胎盘引起宫内传播，感染率为 9.1% ~ 36.7%。妊娠期内胎儿由于垂直传播而被肝炎病毒感染，以乙型肝炎病毒多见，围生期感染的婴儿，部分则转为慢性病毒携带状态，易发展为肝硬化或原发性肝癌。

（2）产时传播：是母婴传播的主要途径，占 40% ~ 60%。胎儿通过产道时吞咽含 HBsAg 的母血、羊水、阴道分泌物或在分娩过程中，子宫收缩使胎盘绒毛破裂，母血进入胎儿血循环引起，10^{-8}ml 的母血进入胎儿体内即可使胎儿感染 HBV。

（3）产后传播：与接触母乳和母亲唾液有关。

3. **丙型病毒性肝炎** 约 2/3 发生母婴传播，约 1/3 受感染者会发展为慢性肝病。

4. **丁型病毒性肝炎** 因丁型肝炎病毒（HDV）是一种缺陷性 RNA 病毒，必须依赖 HBV 重叠感染引起肝炎，因此母婴传播较少见。在感染 HBV 基础上重叠 HDV 感染，易发展为重症肝炎。

5. **戊型病毒性肝炎** 目前已有母婴间传播的病例报告，孕妇一旦感染，病情常很危重。妊娠晚期发生急性感染后母亲的死亡率可达 15% ~ 25%。

6. **己型肝炎** 主要经输血传播。

7. **庚型肝炎（HGV）** 可发生母婴传播，但有人认为 HGV 母婴传播虽较常见，但母婴感染 HGV 后并不导致肝功能紊乱。慢性乙、丙型肝炎病人易发生 HGV 感染。

理论与实践 该病人可能为妊娠合并肝炎，给予重症监护的理由是其易发展为肝性脑病。

【护理评估】

（一）健康史

评估有无与肝炎病人密切接触史或半年内曾输血，注射血制品史，有无肝炎病家族史及当地流行史等。重症肝炎应评估其诱发因素，同时评估病人的治疗用药情况及家属对肝炎相关知识的知晓程度。

（二）身体状况

1. **症状** 甲型病毒性肝炎的潜伏期 2～7 周（平均 30 天）。起病急，病程短，恢复快。乙型病毒性肝炎潜伏期 1.5～5 个月（平均 60 天），病程长、恢复慢、易发展为慢性。妊娠期出现不能用早孕反应或其他原因解释的消化系统症状，如食欲减退、恶心、呕吐、腹胀、肝区痛、乏力、畏寒、发热等。重症肝炎出现肝性脑病表现，如嗜睡、烦躁不安、神志不清，甚至昏迷。

2. **体征** 可见皮肤、巩膜黄染，尿色深黄，妊娠早、中期可触及肝大，并有肝区叩击痛，妊娠晚期受增大子宫影响，肝脏极少被触及。

（三）心理 - 社会状况

评估孕妇及家人对疾病的认知度及家庭社会支持系统是否完善。孕妇会产生焦虑、矛盾及自卑心理，应重点评估。

（四）辅助检查

1. **肝功能检查** 血清丙氨酸转氨酶升高，如能除外其他原因，特别是数值很高（大于正常 10 倍以上），持续时间较长，血清总胆红素在 171μmol/L 以上，黄疸迅速加深，以及凝血酶原时间比正常对照延长 1 倍以上，对重度病毒性肝炎有诊断价值。

2. **血清病原学检测** 相应肝炎病毒血清学抗原抗体检测阳性，如乙型肝炎表面抗原、乙型肝炎表面抗体、核心抗体、e 抗原及 e 抗体等，肝炎病毒 DNA 或 RNA 阳性。

3. **影像学检查** 主要是超声检查，肝脾超声有助于鉴别诊断。

（五）治疗原则

肝炎病人原则上不宜妊娠。

（1）妊娠期轻型肝炎：处理原则与非孕期肝炎病人相同。

（2）妊娠重症肝炎：给予保肝治疗，预防及治疗肝性脑病，严禁肥皂水灌肠。为控制血氨，蛋白质摄入量每日应低于 0.5g/kg，增加糖类，使热量每日维持在 7431.2kJ（1800kcal）以上。保持大便通畅，减少氨及毒素的吸收，防治凝血功能障碍和肾衰竭。妊娠末期重症肝炎者，经积极治疗 24 小时后，以剖宫产结束妊娠。

（3）分娩期及产褥期：缩短第二产程、防止母婴传播及产后出血，预防产褥感染。

【护理诊断 / 问题】

1. **知识缺乏** 缺乏病毒性肝炎感染途径、传播方式及防治措施等知识。

2. **恐惧** 与入住隔离病区、家属不能陪伴、担心母儿生命安全有关。

3. **潜在并发症** 产后出血。

理论与实践　　　　　护理诊断：

（1）营养失调：与恶心、呕吐、食欲下降有关。

（2）潜在并发症：肝性脑病、产后出血。

【护理目标】

1. 孕产妇能描述妊娠合并病毒性肝炎的自我护理及隔离措施。

2. 孕产妇及家属能说出内心的疑虑，情绪稳定，能维持母儿最佳状态。

3. 住院期间产妇无产后出血的情况发生。

【护理措施】

（一）妊娠期

1. **一般护理** 增加休息，避免体力劳动，加强营养给予高蛋白，高维生素，碳水化合物，低脂肪食物，保持大便通畅，心情舒畅。

2. **加强孕期的监护** 定期产前检查，定期进行肝功能，肝炎病毒血清病原学标志物的检查，积极治疗各种妊娠并发症，预防感染加重肝的损害。

3. **保肝治疗** 避免应用可能损害肝脏的药物（如镇静药，麻醉药，雌激素等）。注意预防感染，有黄疸者应立即住院，按重症肝炎处理。

4. **适时终止妊娠** 肝炎病人原则上不宜妊娠。妊娠早期患急性肝炎，若为轻症应积极治疗，可继续妊娠。慢性活动性肝炎，妊娠后对母儿威胁较大，适当治疗待病情稳定后，即凝血功能、白蛋白、胆红素、转氨酶等重要指标改善并稳定 24 小时左右后应终止妊娠。妊娠中晚期尽量避免终止妊娠，避免手术、药物对肝脏的影响。

5. **预防 DIC 及肾衰竭** 严密监测生命体征，记录出入水量，严格限制入液量，每日入液量为前日尿量加 500ml 液体。肝素治疗时注意有无出血倾向，量宜小不宜大，为防止产后出血，产前 4 小时及产后 12 小时内不宜使用肝素治疗。

6. **健康指导** 讲解隔离可以避免传染他人的重要意义，取得孕妇及家属的理解与配合，消除孕妇因患传染病而产生的顾虑及自卑心理。注意个人卫生及饮食卫生，为避免交叉感染，应严格执行消毒隔离制度。已患肝炎的育龄妇女应避孕，在医师指导下待肝炎痊愈后至少半年，最好两年后妊娠。

（二）分娩期

1. **心理护理** 将产妇安排在有隔离设置的待产室及产房，主动关心产妇，严密观察产妇的一般情况，及时解决其生活需要，消除产妇因隔离而引起的孤独和自卑心理。

2. **正确处理产程** 经阴道分娩增加胎儿感染病毒概率，主张剖宫产，宫口开全后可行产钳术或胎头吸引术，缩短第二产程。避免产道损伤和新生儿产伤等引起的母婴传播。

3. **防止产后出血** 密切观察产程进展的同时监测凝血功能。分娩前一周肌注维生素 K_1，每日 20～40mg，备好新鲜血、纤维蛋白原等。胎肩娩出后立即对病人进行静脉注射缩宫素以减少产后出血。

4. **预防感染** 产时严格消毒并应用广谱抗生素。病毒性肝炎产妇使用过的医疗用品均需用含氯消毒液浸泡后按规定处理。

（三）产褥期

1. **预防感染及产后出血** 应用对肝脏损害较小的广谱抗生素预防及控制感染，防止感染加重肝炎病情。观察产后子宫收缩情况及阴道流血情况。

2. **指导母乳喂养**　目前根据相关指南,主张新生儿接受免疫,只要产妇肝功能没有异常,即便表面抗原阳性、e 抗原阳性也可以母乳喂养。产妇不愿意哺乳者应及早回奶,回奶禁用雌激素等对肝脏有损害的药物,可口服生麦芽或乳房外敷芒硝。

3. **新生儿护理**　胎儿娩出后,抽脐血做血清病原学检查及肝功能检查。对于 HBsAg 阳性母亲的新生儿,应在出生后 24 小时内尽早接种 10μg 重组酵母乙型肝炎疫苗,同时在不同部位注射乙型肝炎免疫球蛋白(HBIG),最好在出生后 12 小时内,剂量应 100~200IU,可显著提高阻断母婴传播的效果。也可在出生后 12 小时内先注射 1 针 HBIG,1 个月后再注射第 2 针 HBIG,并同时接种乙型肝炎疫苗 10μg,间隔 1 和 6 个月后分别接种乙型肝炎疫苗 10μg。后者不如前者方便,但其保护率高于前者。同时,对新生儿进行任何有损皮肤黏膜的操作前,必须充分清洗、消毒后再进行。

HBsAg 呈阳性孕妇的新生儿应加强随访,新生儿出生 7~12 个月时,检测 HBV 血清学标志物,若其 HBsAg 呈阴性,抗 -HBs 呈阳性,则说明预防接种成功,有抵抗力;若 HBsAg、抗 -HBs 均呈阴性,则说明预防接种成功,但需再接种 3 针疫苗巩固;若 HBsAg 呈阳性,说明预防失败,已转为慢性 HBV 感染者,应更积极进行就医和治疗。

4. **健康指导**　为产妇提供保肝治疗指导,加强休息和营养。指导产妇选择工具避孕措施,以免再度怀孕影响身体健康。宣教新生儿预防接种的重要意义,确保新生儿出生后及时接种高效价乙肝免疫球蛋白或乙肝疫苗,预防 HBV 母婴垂直传播。

理论与实践　　　　　护理措施主要包括:让病人增加休息,加强营养,保持大便通畅,
　　　　　　　　　　心情舒畅;加强孕期的监护;保肝治疗护理;预防 DIC 及肾衰竭。

【护理评价】

1. 产妇及家属均已学会食具、奶具消毒,及排泄物处置、便具消毒。
2. 孕产妇及家属的情绪稳定,能以积极的态度面对现实生活。
3. 妊娠和分娩经过顺利,母婴健康状况良好。

第四节　妊娠合并贫血妇女的护理

案例6-4

某孕妇,29 岁,G₁P₀,孕 8 周,早孕反应较重,恶心、呕吐 20 多天来院检查。孕妇皮肤黏膜苍白,毛发干燥无光泽,无力、头晕、气短。辅助检查:血红蛋白 50g/L,血细胞比容 0.15,血清铁 5.0μmol/L。

思考:

1. 该病人最可能的临床诊断是什么?
2. 若对该孕妇进行健康宣教,主要的内容有哪些?

某孕妇,29 岁,G_1P_0,孕 8 周

贫血是妊娠较常见的合并症,属高危妊娠范畴。由于妊娠期血液系统的生理变化可以出现"生理性贫血",因此,妊娠期贫血的诊断标准不同于非孕期妇女。世界卫生组织(world health organization,WHO)规定孕妇外周血血红蛋白<110g/L及血细胞比容<0.33即为妊娠期贫血。妊娠期贫血分为轻度和重度贫血,血红蛋白>60g/L为轻度贫血,血红蛋白≤60g/L为重度贫血。WHO最近资料表明,50%以上孕妇合并贫血。贫血根据病因分为缺铁性贫血、巨幼红细胞性贫血和再生障碍性贫血。缺铁性贫血(iron-deficiency anemia)则最为常见,占妊娠期贫血的95%,本节主要讨论缺铁性贫血。

【贫血与妊娠、分娩的相互影响】

(一)贫血对母儿的影响

1. **对母亲的影响**　贫血使孕妇妊娠风险增加,贫血孕妇的抵抗力低下,对分娩、手术和麻醉的耐受力也差。WHO资料表明,贫血造成全世界每年数十万孕产妇死亡。重度贫血可导致贫血性心脏病、妊娠期高血压疾病性心脏病、产后出血、失血性休克、产褥感染等并发症的发生,危及孕产妇生命。

2. **对胎儿的影响**　孕妇骨髓与胎儿在竞争摄取母体血清铁的过程中,一般以胎儿组织占优势,由于铁通过胎盘的转运为单向性运输,因此,一般情况下胎儿缺铁程度不会太严重。若孕妇缺铁严重时,会影响骨髓造血功能致重度贫血,则缺乏胎儿生长发育所需的营养物质和胎盘养分,可造成胎儿生长受限、胎儿宫内窘迫、早产、死胎或死产等不良后果。

(二)妊娠、分娩对贫血的影响

由于妊娠期血容量增加,且血浆增加多于红细胞增加,从而使血液呈稀释状态,妊娠可使原有贫血病情加重。

【护理评估】

(一)健康史

评估既往有无月经过多或消化道疾病引起的慢性失血性病史,有无因不良饮食习惯或胃肠道功能紊乱导致的营养不良病史。

(二)身体状况

1. **症状**　轻度贫血者多无明显症状,或只有皮肤、口唇黏膜和睑结膜稍苍白。重度贫血者可表现为头晕、乏力、耳鸣、心悸、气短、面色苍白、倦怠、食欲缺乏、腹胀、腹泻等症状,甚至出现贫血性心脏病、妊娠期高血压疾病性心脏病、胎儿生长受限、胎儿窘迫、早产、死胎、死产等并发症的相应症状。同时,由于贫血,孕产妇机体抵抗力低下容易导致各种感染性疾病的发生。

2. **体征**　皮肤黏膜苍白、毛发干燥无光泽易脱落、指(趾)甲脆薄易裂或反甲(指甲呈勺状),并可伴发口腔炎、舌炎等,部分孕妇出现脾脏轻度肿大。

（三）心理 - 社会状况

重点评估孕妇因长期疲倦或知识缺乏而引起的倦怠心理。同时评估孕妇及家人对缺铁性贫血疾病的认知情况，以及家庭、社会支持系统是否完善等。

（四）辅助检查

1. **血象**　血红蛋白 < 110g/L，血细胞比容 < 0.30 或红细胞计数 < 3.5×10^{12}/L，即可诊断为贫血，白细胞计数及血小板计数均在正常范围。

2. **血清铁测定**　血清铁 < 6.5μmol/L（正常 7 ~ 27μmol/L），可诊断缺铁性贫血。血清铁下降可以出现在血红蛋白下降以前，是缺铁性贫血的早期表现。

3. **骨髓检查**　诊断困难时可做骨髓检查，骨髓象为红细胞系统增生活跃，中、晚幼红细胞增多。骨髓铁染色可见细胞内外铁均减少，尤以细胞外铁减少明显。

理论与实践　　　　　　　　　　根据该病人辅助检查的结果及典型临床表现，判断最可能的诊断是妊娠合并缺铁性贫血。

（五）治疗原则

适当补充铁剂，治疗并发症；积极预防产后出血和感染。

【护理诊断 / 问题】

1. **活动无耐力**　与贫血引起的疲倦有关。
2. **有受伤的危险**　与贫血引起的头晕，眼花等症状有关。
3. **潜在并发症**　产后出血、产褥感染。

【护理目标】

1. 孕产妇住院期间得到满意的生活护理，疲倦感减轻或消失。
2. 妊娠期、分娩期母婴维持最佳的身心状态，无并发症发生。
3. 产妇产后出血量正常，未发生感染。

【护理措施】

（一）预防

妊娠前应积极治疗慢性失血性疾病，改变长期偏食等不良饮食习惯，调整饮食结构，适度增加营养，必要时补充铁剂，以增加铁的储备。

（二）妊娠期

1. **加强母儿监护**　产前检查时常规给予血常规检测，妊娠晚期应重点复查。注意胎儿宫内生长发育状况的评估，并积极地预防各种感染。

2. **饮食护理**　建议孕妇摄取高铁、高蛋白质及高维生素 C 食物，以改善体内缺铁现状，如动物肝脏、瘦肉、蛋类、葡萄干及菠菜、甘蓝等深色蔬菜。但蔬菜、谷类、茶叶中的磷酸盐、鞣酸等影响铁的吸收，应注意饮食的搭配。纠正偏食、挑食等不良习惯。加强口腔护理，轻度口腔炎病人可于餐前、餐后、睡前、晨起用漱口液漱口；重度口腔炎病人每日应做口腔护理，有溃疡的病人按医嘱可局部用药。

3. **补充铁剂**　铁剂的补充应首选口服制剂。建议妊娠 4 个月后，每日遵医嘱服用铁剂，可预防贫血的发生，如硫酸亚铁 0.3g，每日 3 次，胃酸缺乏的孕妇可同时服用维生素 C 0.1～0.3g 或 10% 稀盐酸 0.5～2ml，促进铁的吸收。也可选用 10% 枸橼酸铁 10～20ml，每日 3 次口服。铁剂对胃黏膜有刺激作用，会引起恶心、呕吐、胃部不适等症状，应餐后或餐中服用。服用铁剂后，由于铁与肠内硫化氢作用而形成黑色便，应予以解释。服用抗酸药时须与铁剂交错时间服用。对于妊娠末期重度缺铁性贫血或口服铁剂胃肠道反应较重者，可用右旋糖酐铁及山梨醇铁，深部肌内注射补充铁剂。首次给药应从小剂量开始，无副作用再逐渐加量。

4. **活动与休息**　依据贫血的程度安排工作及活动量。轻度贫血病人可下床活动，并适当减轻工作量；重度贫血病人需卧床休息，避免因头晕、乏力引起意外伤害。

（三）分娩期

1. **增加对失血的耐受性**　中、重度贫血产妇临产前遵医嘱给予维生素 K_1、卡巴克洛、维生素 C 等药物，并应配血备用。血红蛋白在 60g/L 以下，且接近预产期或短期内需要进行剖宫产手术者，应少量多次输红细胞悬液或全血，严密监控输血速度和输注总量，以防止发生急性左心衰竭。

2. **加强产程监护**　严密观察产程进展，给予胎心监护、低流量吸氧。为减少孕妇体力消耗，第二产程酌情给予阴道助产。

3. **预防产后出血及感染**　因贫血孕产妇对出血的耐受性差，少量出血易引起休克，应积极预防产后出血。胎儿前肩娩出时，遵医嘱肌注或静脉注射宫缩剂 10～20U，以加强宫缩，减少出血。严格无菌操作，产后按医嘱给予抗生素预防感染。

（四）产褥期

1. **预防感染**　密切观察子宫收缩及阴道流血情况，保持外阴清洁，增加休息和营养，避免疲劳。按医嘱补充铁剂，继续纠正贫血，应用抗生素预防和控制感染。

2. **健康指导**　根据母亲情况选择新生儿喂养方式。轻度贫血者指导其母乳喂养；重度贫血不宜哺乳者指导产妇及家属掌握人工喂养的方法。及时回奶，如口服生麦芽冲剂或芒硝外敷乳房。提供避孕指导，以免再度妊娠影响身体健康。做好心理护理，预防产后抑郁。

理论与实践　　　　健康宣教内容：
（1）调整饮食，摄取高铁、高蛋白质及高维生素 C 食物。
（2）给予心理支持，减少心理应激。
（3）指导病人正确补铁的方法。

【护理评价】

1. 妊娠分娩经过顺利，母婴健康。

2. 孕产妇能够积极地应对缺铁性贫血对身心的影响，掌握自我保健措施。

第五节 妊娠合并性传播疾病妇女的护理

妊娠期感染性疾病是孕产妇和胎儿发病与死亡的主要原因之一。近年来我国妊娠期感染性疾病，特别是性传播疾病（sexually transmitted diseases，STD）发病率显著上升，如淋病、梅毒、尖锐湿疣、艾滋病等，其传播途径主要为性交，占 95% 以上。孕妇感染后，绝大部分病原体可通过胎盘、产道、产后哺乳或密切接触传染胚胎、胎儿或新生儿，导致流产、早产、胎儿生长受限、死胎、出生缺陷或新生儿感染，严重危害母儿健康。

一、淋病

案例 6-5

某孕妇，30 岁，孕 24 周，G_2P_1，因阴道脓性分泌物增多，外阴瘙痒来院就诊。孕妇自诉下腹部疼痛，伴尿频、尿急和尿痛等不适症状。妇科检查可见阴道有大量脓性分泌物，宫颈充血水肿。取阴道分泌物送检，检查结果是淋病奈瑟菌感染。

思考：

1. 该病人目前主要的护理问题有哪些？

2. 针对护理问题应采取哪些护理措施？

淋病（gonorrhea）是由淋病奈瑟菌（简称淋球菌）引起的以泌尿生殖系统化脓性感染为主要表现的 STD。近年其发病率居我国 STD 首位。淋球菌为革兰氏阴性双球菌，对柱状上皮及移行上皮黏膜有亲和力，常隐匿于泌尿生殖道引起感染。

【淋病对母儿的影响】

1. **对母亲的影响** 该病在妊娠期的感染主要局限于下生殖道，包括宫颈、尿道、尿道旁腺和前庭大腺，急性淋病性输卵管炎极其少见。妊娠期盆腔供血增多及免疫功能改变可使播散淋病增加。分娩后产妇抵抗力低，易发生淋病播散，引起子宫内膜炎、输卵管炎等产褥感染，严重者可致播散性淋病。

2. **对围产儿的影响** 妊娠各期感染淋球菌对妊娠结局均有不良的影响。妊娠早期淋菌性子宫颈管炎可致感染性流产和人工流产后感染。妊娠晚期子宫颈管炎使胎膜脆性增加，易发生绒毛膜羊膜炎、胎膜早破等。胎儿可发生宫内感染和早产，早产发病率约为 17%。宫内感染易导致胎儿生长受限、胎儿窘迫和死胎等。分娩时约 1/3 胎儿通过产道感染淋球菌，发生新生儿淋球菌性结膜炎、肺炎，甚至出现淋球菌败血症，使围产儿死亡率增加。若未及时治疗，结膜炎可发展累及角膜形成角膜溃疡、云翳，甚至发生角膜穿孔或虹膜睫状体炎、全眼球炎，可致失明。

【护理评估】

（一）健康史

详细了解妊娠合并淋病传播疾病的感染途径、症状及其出现时间、治疗经过等。

（二）身体状况

淋病潜伏期3～7天，以生殖、泌尿系统黏膜柱状上皮与移行上皮的化脓性感染为主要表现。感染淋病后病人1～14日出现尿频、尿急、尿痛等急性尿道炎症，白带呈黄色、脓性，外因红肿、有烧灼样疼痛。若病情继续发展，可发生子宫内膜炎、急性输卵管炎、盆腔脓肿、弥漫性腹膜炎，甚至中毒性休克。若急性淋病未经治疗可逐渐转为慢性淋病，病人表现为慢性尿道炎、慢性宫颈炎、慢性输卵管炎等。

（三）心理-社会状况

合并淋病的孕产妇及其家属是一个特殊的群体，将承受巨大的心理、社会压力。同时因为担心胎儿被感染而感到恐惧、悲观、绝望。

（四）辅助检查

1. **涂片检查**　取宫颈管或尿道口脓性分泌物涂片，革兰氏染色，急性期可见中性粒细胞内有革兰氏双球菌。

2. **细菌培养**　诊断淋病的金标准方法为取宫颈管分泌物进行培养。

3. **核酸扩增试验**

（五）治疗原则

治疗以及时、足量、规范用药为原则。由于耐青霉素菌株增多，目前首选以第三代头孢菌素为主。对不能耐受头孢菌素类药物者，可选用阿奇霉素2g单次肌内注射。合并衣原体感染的孕妇应同时使用阿奇霉素1g顿服或阿莫西林进行治疗。

经阴道分娩的新生儿，应尽快使用0.5%红霉素眼膏预防淋球菌性眼炎。应注意新生儿播散性淋病的发生，治疗不及时可致新生儿死亡。

【护理诊断/问题】

1. **有受伤的危险（胎儿）**　与性传播疾病所致的宫内感染有关。
2. **焦虑**　与担心胎儿宫内安危及自身疾病预后有关。
3. **知识缺乏**　缺乏对疾病传播性以及预后的知识。

理论与实践　　　　该病人的护理问题：

（1）有受伤的危险（胎儿）：与性传播疾病所致的宫内感染有关。

（2）知识缺乏：缺乏对疾病传播性以及预后的知识。

【护理目标】

1. 孕产妇及其家属能正视淋病，尽快接受正规治疗，无宫内感染发生。
2. 病人及家属熟悉疾病传播有关知识，并积极参与预防过程。

【护理措施】

（一）心理护理

向孕产妇及其家属讲解妊娠合并淋病的相关知识，劝导孕妇应积极面对现实，尽快接受正规治疗；护士应理解孕产妇和家属的心情，鼓励孕产妇说出心中的感受，同时号召全社会关心和理解孕产妇及家属，帮助人们正确认识和面对性传播疾病。

（二）性传播疾病的预防

科学宣传性传播的防治知识，帮助人们建立健康的生活方式，如避免不洁性生活、多个性伴侣、共用浴具、使用污染的衣物及器械，性生活尽量使用安全套等。

（三）孕产妇的护理

1. **消毒隔离** 应熟悉淋球菌的特性，这种细菌喜潮湿，在微湿的衣裤、毛巾中可生存 10～17 小时，离体后在完全干燥的情况下 1～2 小时死亡。一般消毒剂或肥皂可使其迅速灭活。淋病主要的传播途径为性交，污染的衣物、器械等也可间接传播。因此，应做好床旁隔离，病人接触过的用物需经严格消毒灭菌，污染的手可用肥皂液洗净或经消毒液浸泡消毒。

2. **用药护理** 及时准确用药并观察药物疗效和不良反应。淋病病人的首选治疗药物为第三代头孢菌素。在治疗过程中，用药应及时准确，同时应观察药物的疗效和不良反应。出现异常情况及时通知医护人员进行及时处理。

3. **监测胎儿宫内情况** 密切注意胎心、胎动及宫缩情况，尽早发现胎儿窘迫及早产、胎儿宫内死亡的征象。

（四）新生儿护理

1. **新生儿隔离** 淋病可通过子宫内感染、产道感染等途径传给新生儿，因此应将有感染的和有感染危险的新生儿隔离，其使用过的器械、布类以及呕吐物、大小便等经消毒处理。

2. **新生儿观察** 对新生儿进行严密观察，如淋病病人的新生儿是否出现眼部红肿、脓性分泌物以及肺炎等临床症状。

3. **新生儿治疗护理** 应告知对母亲，对新生儿应尽快采取措施，预防和治疗淋球菌结膜炎等。

4. **新生儿喂养** 淋病病人可通过乳汁感染新生儿，产妇应在医师的指导下决定是否母乳喂养或采用人工喂养。

（五）健康指导

加强卫生宣教，杜绝婚外性行为。加强个人卫生，尽量不与他人共用用具，病人内衣裤、被褥应全部煮沸，保持干燥。早发现、早治疗，以防止转为慢性。治疗期间应禁止性生活，配偶同时检查治疗。

理论与实践　　　　　　　　　护理措施主要包括：消毒隔离、用药护理、监测胎儿宫内情况、加强卫生宣教，配偶同时检查治疗等。

【护理评价】

1. 孕产妇及其家属能正视疾病,尽快接受正规治疗。

2. 新生儿血液检测无被感染的阳性体征。

3. 病人能正确面对现实,自尊感有所提高。

二、梅毒

案例6-6

　　某孕妇,女,28岁,孕13周,两周来全身出现散在玫瑰色甲盖大的红斑,累及躯干、四肢及手掌,无瘙痒感。肛门附近有半环形排列的湿性丘疹,表面浸渍状。全身淋巴结肿大。自述孕前无任何疾病。

　　思考:

　　1. 该病人可能的临床诊断是什么?

　　2. 护理诊断有哪些?

　　3. 可为该病人提供何种护理措施?

　　梅毒(syphilis)是由苍白密螺旋体引起的慢性全身性STD。根据其病程分为早期梅毒和晚期梅毒。早期梅毒指病程在两年以内,包括:①一期梅毒(硬下疳);②二期梅毒(全身皮疹);③早期潜伏梅毒(感染一年内)。晚期梅毒指病程在两年以上,包括:①皮肤、黏膜、骨、眼等梅毒;②心血管梅毒;③神经梅毒;④内脏梅毒;⑤晚期潜伏梅毒。分期有助于指导该病的治疗与追踪。根据其传播途径不同分为后天梅毒与先天梅毒。

【梅毒对母儿的影响】

　　孕妇可通过胎盘将梅毒螺旋体传给胎儿引起先天梅毒。梅毒孕妇即使病期超过4年,螺旋体仍可通过胎盘感染胎儿。胎儿也可在分娩时通过软产道被传染。梅毒螺旋体经胎盘传给胎儿可引起流产、死胎、早产或先天梅毒。先天梅毒患儿(即胎传梅毒儿)占死胎30%左右,即使幸存,病情也较重。早期表现为皮肤大疱、皮疹、鼻炎及鼻塞、肝脾肿大、淋巴结肿大;晚期先天梅毒多出现在2岁以后,表现为楔状齿、鞍鼻、间质性角膜炎、骨膜炎、神经性耳聋等,其病死率及致残率均明显增高。

【护理评估】

(一)健康史

注意评估病人的感染史、婚姻史、妊娠史、生育史。

(二)身体状况

潜伏期2~4周。一期梅毒可见于生殖器官的无痛溃疡性硬下疳病灶,伴有局部淋巴结肿大;二期梅毒可见全身皮疹,肛周、外阴出现扁平湿疣,头发虫蛀样脱落,全身淋巴结肿大;三期梅毒可见结节样皮疹,皮肤、黏膜、骨骼树胶肿,晚期可侵犯心血管、神经系统等重要器官,严重危及病人生命。

（三）辅助检查

1. 病原体检查　在一期梅毒的硬下疳取少许渗出液进行暗视野显微镜检查，见到梅毒螺旋体即可确诊。

2. 梅毒血清学检查　包括非梅毒螺旋体抗原血清试验和梅毒螺旋体抗原血清试验。①非梅毒螺旋体抗原血清试验：包括性病研究实验室试验（VDRL）和快速血浆反应素试验（RPR）等。同一实验室同一方法检测相差2个倍比稀释度（4倍）有意义。用于筛查和疗效判断，但缺乏特异性，确诊需进一步作螺旋体试验。②包括荧光螺旋体抗体吸附试验（FTA-ABS）和梅毒螺旋体被动颗粒凝集试验（TP-PA）等，测定血清特异性 IgG 抗体，该抗体终身阳性，故不能用于观察疗效、鉴别复发或再感染。

3. 分子生物学技术　用 PCR 技术检测羊水、脐血中的 TP-DNA，对诊断先天梅毒和神经性梅毒有一定的敏感性和特异性。

4. 脑脊液检测　梅毒病人出现神经症状，或者经过驱梅治疗后无效者，应作脑脊液检查。这一检查对神经梅毒的诊断、治疗及预后的判断均有帮助。检查项目应包括：细胞计数、总蛋白测定、RPR 及 TPPA 试验等。

5. 先天梅毒　B 型超声检查可以提示甚至诊断，胎儿水肿、腹腔积液、胎盘增厚和羊水过多等均支持感染，但感染胎儿的 B 型超声检查也可正常。PCR 检测羊水中梅毒螺旋体 DNA 可诊断。胎儿娩出后应取脐带血做梅毒血清试验，或在接近胎儿一侧的脐带的静脉血管内壁做刮片，进行暗视野镜检找梅毒螺旋体，以协助诊断先天性梅毒。

（四）心理 - 社会状况

合并性梅毒的孕产妇，有的即使到医院就诊，也羞于启齿，避重就轻，不肯详述病史；有的到非正规医院就诊，被滥施医药，以致延误病情，造成严重后果。

（五）治疗原则

早期明确诊断，及时治疗，足量、规范。首选青霉素治疗，妊娠早期治疗有可能避免胎儿感染；妊娠中晚期治疗可使受感染胎儿在出生前治愈。

【护理诊断／问题】

1. 有受伤的危险（胎儿）　与性传播疾病所致的宫内感染有关。

2. 焦虑　与担心胎儿宫内安危及自身疾病预后有关。

3. 自我形象紊乱　与梅毒引起病人硬下疳、全身皮疹等症状有关。

（2）恐惧：与梅毒具有较强的传染性及疾病的预后有关。

（3）自我形象紊乱：与病人性传播疾病后感到自卑有关。

【护理目标】

1. 孕产妇尽快接受正规治疗，胎儿无宫内感染发生。

2. 孕产妇熟悉疾病传播有关知识，并积极参与预防过程。

3. 孕产妇能够接受和正视自己的病情，配合治疗。

【护理措施】

（一）心理护理

正确对待病人，尊重病人，注意保护病人隐私，帮助其建立治愈的信心和生活的勇气。

（二）消毒隔离

梅毒主要经性传播。其次是接吻、哺乳、输血、浴具等间接传播。因此，应告知病人治疗期间应禁止性生活，病人用物需经严格消毒灭菌。

（三）药物护理

妊娠早期和晚期梅毒首选青霉素治疗。若有青霉素过敏反应，可改用红霉素，孕妇禁用四环素类药物，并加强用药后的病情观察。

（四）随访

应告知病人产后须随访 2～3 年。第 1 年每 3 个月随访 1 次，以后每半年随访 1 次，包括临床表现及非梅毒螺旋体试验。若在治疗后 6 个月内血清滴度未下降 4 倍，应视为治疗失败或再感染，除需重新加倍治疗剂量外，还应进行脑脊液检查，确定有无神经梅毒。多数一期梅毒在 1 年内，二期梅毒在 2 年内血清学试验转阴。少数晚期梅毒血清非螺旋体抗体滴度低水平持续 3 年以上，可诊断为血清固定。

理论与实践　　　　　　　护理措施：告知病人传播途径，治疗期间应禁止性生活，病人用物需经严格消毒灭菌；妊娠期间使用药物治疗的注意事项，并给予相应的心理支持。

【护理评价】

1. 孕产妇及其家属能正视疾病，尽快接受正规治疗。

2. 新生儿血液检测无被感染的阳性体征。

3. 病人能正确面对现实，自尊感有所提高。

三、尖锐湿疣

某孕妇,27岁,孕20周,有不洁性交史,3个月前偶然发现阴道口出现数个颗粒大小的淡红色丘疹,不伴任何症状,未进行特殊处理。随后皮损迅速增多,融合成菜花状的赘生物。皮肤检查:阴道口见淡红色、菜花样赘生物,血、尿常规正常。

思考:

1. 该病人可能的临床诊断是什么?
2. 该病人的护理诊断是什么?
3. 有哪些护理措施?

尖锐湿疣(condyloma acuminate,CA)是由人乳头瘤病毒(HPV)感染引起鳞状上皮疣状增生病变。其发病率仅次于淋病,居第二位,常与多种STD同时存在。HPV属环状双链DNA病毒,目前共发现100多个型别,其中有40个型别与生殖道感染有关。生殖道尖锐湿疣主要与低危型HPV6型和11型感染有关。早年性交、多个性伴侣、免疫力低下、吸烟及高性激素水平等为发病的高危因素。

【尖锐湿疣对母儿的影响】

孕妇感染HPV可传染给新生儿,但其传播途径是经胎盘感染、分娩过程中感染还是出生后感染尚无定论,一般认为胎儿通过软产道时因吞咽含HPV羊水、血或分泌物而感染。

妊娠期细胞免疫功能低下,甾体激素水平增高,局部血循环丰富,容易患尖锐湿疣,且病灶生长迅速,数目多,体积大,多区域,多形态。巨大尖锐湿疣可阻塞产道。此外,妊娠期尖锐湿疣组织脆弱,阴道分娩时容易导致大出血。

【护理评估】

(一)健康史

了解病人一般情况及可能发病的诱因,如婚育史、性生活史、个人卫生及月经期卫生保健、家庭状况等。询问病人不适的部位及特点,并观察有无典型特征。

(二)身体状况

部分病人有外阴瘙痒、烧灼痛或性交后疼痛。可见病人外阴部(阴唇后联合、小阴唇内侧、阴道前庭、尿道口等)多发性典型病灶。初起为微小散在的乳头状疣,柔软,其上有细小的指样突起,或为小而尖的丘疹,质地稍硬,孤立、散在或呈簇状,粉色或白色。病灶逐渐增大、增多,互相融合成鸡冠状或菜花状,顶端可有角化或感染溃烂。

(三)心理-社会状况

多数病人在出现典型临床症状后出于无奈被迫就医,自感羞愧,害怕被别人耻笑和歧视。妊娠妇女多担心胎儿的安危,害怕胎儿被感染。

（四）辅助检查

1. **病理组织学检查**　光镜下见表皮细胞排列整齐,鳞状上皮呈乳头状增生,棘层细胞增生,有明显空泡形成,细胞为大,胞浆变淡,核大呈嗜碱性。病灶特征明显,容易诊断。

2. **活检**　取新鲜病变组织或病变组织表面刮取细胞,采用 PCR 技术及 DNA 探针杂交核酸检测,确定 HPV 感染及类型。

理论与实践　　　　　　　　根据病人的不洁性交史及外阴部的典型症状,判断可能的医疗诊断为妊娠合并尖锐湿疣。

（五）治疗原则

1. **药物治疗**　妊娠 36 周前,病灶小于外阴者可选局部药物治疗。选用安息香酊和 0.5% 足叶草毒素酊涂擦;80%～90% 三氯醋酸病灶局部涂擦,每周 1 次,或氟尿嘧啶软膏涂擦均可治愈。治愈标准为疣体消失。治愈率高,但易复发。

2. **物理及手术治疗**　若病灶大、有蒂,可行物理及手术治疗,如激光、微波、冷冻、电灼等。巨大尖锐湿疣可直接行手术切除湿疣主体,待愈合后再采取局部药物治疗。应同时治疗其性伴侣。妊娠近足月或足月孕妇病人,病灶局限于外阴者,可行冷冻或手术切除病灶,届时可经阴道分娩。若病灶广泛,存在于外阴、阴道、宫颈时,经阴道分娩极易发生软产道裂伤,引起大出血;或巨大病灶堵塞产道者,均应行剖宫产结束分娩。

【护理诊断 / 问题】

1. **舒适受损**　与疣状物侵犯皮肤黏膜有关。
2. **有感染的危险**　与物理或手术后治疗的皮肤创面有关。
3. **焦虑**　与担心胎儿宫内安危及自身疾病预后有关。
4. **知识缺乏**　缺乏对尖锐湿疣疾病传播性以及预后的知识。

理论与实践　　　　　　　　该病人的护理诊断包括:

（1）舒适受损:与疣状物侵犯皮肤黏膜有关。

（2）有感染的危险:与局部处理后皮肤破损、溃烂有关。

（3）焦虑:与担心胎儿宫内安危及自身疾病预后有关。

（4）知识缺乏:缺乏对疾病传播性以及预后的知识。

【护理目标】

1. 病人舒适感提高,感染减轻或消失。
2. 孕产妇及其家属能正确认识尖锐湿疣,尽快接受和配合正规治疗。
3. 熟悉并掌握疾病传播有关知识,并积极参与预防过程。

【护理措施】

（一）心理护理

以热情、诚恳、耐心的态度对待病人,了解并解除其思想顾虑和负担,使病人做到患病后及早接受正规诊断和治疗,帮助其树立战胜疾病的信心。

(二)一般护理

为孕产妇提供舒适具有私密性的诊治环境,加强疾病知识宣传。晚期病人因内脏器官受累出现一系列脏器感染、衰竭症状等导致组织完整性受损,予以保护性隔离。告知病人应卧床休息并加强营养以增加抵抗力。嘱病人治疗期间禁性生活,污染的衣裤、生活用品要及时消毒。

(三)治疗的护理

遵医嘱用药,注意药物的副作用及病情观察;配合医生进行物理或手术治疗;由于分娩后病灶有可能消退,故主张孕期可暂不处理。病灶大,影响阴道分娩者应选择剖宫产术,并为其提供相应的手术护理。

(四)术后创面护理

保持创面清洁、干燥,预防继发感染,促进创面尽早愈合。创面较大者可辅以红外线照射,以促进局部组织的新陈代谢,改善局部组织的营养状态,促进创面尽快愈合。也可用抗生素湿敷,目的是减少渗出,预防感染。

(五)健康指导

预防为主。注意个人卫生,保持外阴清洁,避免混乱的性关系。该病复发率较高,嘱病人坚持治疗直至治愈为止。治疗期间,应注意外阴清洁干燥,禁止性生活,内衣应与家人分开泡洗,并放阳光下暴晒,穿宽松、柔软、吸水性、透气性强的内衣裤。经期勿行阴道内各类治疗。避免直接接触病人的损害部位及污染物。各类涂药治疗要注意勿伤及周围健康黏膜组织。治疗结束后,每月随访1次。

理论与实践 　　　　　　护理措施主要包括:注意隔离治疗;卧床休息并加强营养以增加抵抗力;坚持规律治疗,按时随访;性伴侣同时接受治疗,治疗期间禁止性生活;加强心理护理,使其了解病情的发展与治疗,减轻焦虑和自卑。

【护理评价】

1. 病人舒适感提高,感染减轻或消失。

2. 病人能正确面对现实,自尊感有所提高。

四、获得性免疫缺陷综合征

案例6-8

某孕妇,33岁,孕10周,有不洁性交史。因发热、咳嗽、吐白痰5天,气短2天住院。

否认吸毒史。体检:体温38.5℃,脉搏128次/分,呼吸44次/分,血压110/70mmHg,神志清楚，发育营养正常，呼吸急促，唇发绀，淋巴结不肿大，双肺基部轻度湿啰音，腹部肝脾未触及。白细胞 $4.0 \times 10^9/L$，中性粒细胞 0.69，淋巴细胞 0.23，单核细胞 0.06，嗜碱性粒细胞 0.02，动脉血氧分压 24mmHg，肺部 X 线征为间质性肺炎。

思考：

1. 本病可能的临床诊断是什么？
2. 病人目前最佳的处理措施是什么？

获得性免疫缺陷综合征（acquired immunodeficiency syndrome，AIDS），又称艾滋病，是由人类免疫缺陷病毒（human immunodeficiency virus，HIV）引起的一种 STD。HIV 引起 T 淋巴细胞损害，导致持续性免疫缺陷，多个器官出现机会性感染及罕见恶性肿瘤，最终导致死亡，是主要致死性传染病之一。HIV 属反转录 RNA 病毒，分为 HIV-1 型和 HIV-2 型。HIV-1 引起世界流行，HIV-2 主要在非洲西部局部流行。

【获得性免疫缺陷综合征对母儿的影响】

孕妇感染 HIV 可通过胎盘传给胎儿，或分娩时经软产道感染，其中母婴传播 20% 发生在妊娠 36 周前，50% 发生在分娩前几日，30% 在产时传染给胎儿。也可经母乳喂养感染新生儿。

约 82% HIV 感染孕妇无临床症状，12% 有 HIV 相关症状，仅 6% 为艾滋病。对于 HIV 感染是否增加妊娠不良预后一直存在争议。妊娠期因免疫功能受限制，可加速 HIV 感染者从无症状期发展为艾滋病的病程，并可加重 AIDS 及其相关综合征的病情，45%～75% 无症状孕妇在产后 28～30 个月后出现症状。

宫内感染是 HIV 垂直传播的主要方式，可经胎盘感染胎儿。无论剖宫产或经阴道分娩的新生儿，25%～33% 受 HIV 感染，感染 HIV 的儿童有 85% 为垂直传播。母乳传播风险尚不完全清楚，为降低风险，产后不应哺乳。鉴于 HIV 感染对胎儿、新生儿高度危害性，对 HIV 感染合并妊娠者可建议终止妊娠。

【护理评估】

（一）健康史

由于 HIV 感染后可以有很长时间无任何临床症状，因此，对病史的询问非常重要。对于孕妇来说，性接触传播源一般为配偶，因而应同时详细询问其丈夫的情况。询问内容包括夫妻双方：①有无不安全性生活史；②静脉药瘾史；③输入未经 HIV 抗体检测的血液及血液制品史；④其他（如职业暴露或医源性感染）。

（二）身体状况

潜伏期不等。早期常无明显症状，部分病人有原因不明的淋巴结肿大，颈、腋窝处最为明显。发病后，表现为全身性、进行性病变，主要为机会性感染；不明原因的发热、乏力、消瘦、胸痛、咳嗽、呼吸困难、慢性腹泻、体重下降、头痛、人格改变等；恶性肿瘤，卡波西肉瘤最为常见。

（三）心理 - 社会状况

合并艾滋病的孕产妇及其家属是一个特殊的群体，受社会舆论的影响承受着巨大的心理、社会压力。孕产妇常因害怕遭人歧视或排斥等原因而未及时就诊，或在出现典型的症状后才被迫就医。大多数病人感到恐惧、悲观、绝望，甚至出现失眠、食欲下降等。

（四）辅助检查

抗 HIV 抗体阳性，CD4 淋巴细胞总数 $< 200/mm^3$，或 $200 \sim 500/mm^3$；CD4/CD8 比值 < 1；血清 p24 抗原阳性；外周血白细胞计数及血红蛋白含量下降；β_2 微球蛋白水平增高，合并机会性感染病原学或肿瘤病理依据均可协助诊断。

理论与实践 　　　　　　　　根据该病人的临床表现及辅助检查结果，判断可能诊断为妊娠合并获得性免疫缺陷综合征。

（五）治疗原则

目前尚无治愈方法，主要采取抗病毒药物治疗和一般支持对症处理。HIV 感染的孕产妇若在产前、产时、产后正确应用抗病毒药物治疗，其新生儿 HIV 感染率有可能显著下降（$< 8\%$）。

【护理诊断 / 问题】

1. **有受伤的危险（胎儿）**　与性传播疾病所致的宫内感染有关。
2. **绝望**　与疾病无法治愈有关。
3. **知识缺乏**　缺乏对疾病传播以及预后的知识。
4. **皮肤完整性受损**　与感染、恶性肿瘤有关。

【护理目标】

1. 孕产妇及其家属能正视 AIDS，尽快接受正规治疗，胎儿无宫内感染发生。
2. 熟悉疾病传播有关知识，并积极参与预防过程。
3. 病人皮肤完整性良好，感染减轻或消失。

【护理措施】

（一）心理护理

与 HIV 孕妇进行有效沟通，了解病人真实想法；进行心理疏导，满足合理要求；与病人家属、亲友增加接触沟通的机会，解除病人孤独、恐惧感；不歧视病人，尊重人格，使病人正视现实，融入社会。

（二）一般护理

孕期应指导妇女避免吸毒和吸烟，注意休息，加强锻炼，坚持合理营养，提供高热量、高蛋白、高维生素、易消化饮食，注意食物色、香、味，必要时静脉补充所需要营养和水分，注意补充维生素 A 及硒、锌等微量元素，以避免营养不良状态。急性感染期和艾滋病期妇女应绝对卧床休息;无症状感染期,可以正常工作;病室宜安静舒适、空气新鲜。孕妇及配偶应改变不良行为及高危行为,掌握正确的性传播疾病的预防措施。

(三)消毒隔离

HIV 主要存在于人体的血液、体液、精液、眼泪、唾液、阴道分泌物、胎盘及乳汁中。其主要传播途径为性交、感染 HIV 的注射器、血制品、母婴垂直传播。因此,应严格消毒隔离。首先将病人安置单间病房,房间内放置专人用的血压计、体温计,专用医疗垃圾和生活垃圾桶、锐器盒。医疗垃圾、生活垃圾、锐器盒集中焚烧处理。每天用含氯消毒剂擦病房台面、地面,出院后病人接触过的用物应进行终末消毒。在给 HIV 感染者进行静脉输液、抽血、涂擦伤口、换药时应戴一次性橡胶手套。操作完后立即更换手套。在接触病人血液、分泌物、排泄物时应戴双层乳胶手套。手术、接产时要穿一次性防水隔离衣、戴防护镜、口罩、帽子、穿雨靴。医护人员应避免锐器刺伤皮肤。如果操作中不慎刺伤自己应立即向外挤压血液,用流水或生理盐水冲洗伤口,再用 2% 碘酒、75% 酒精消毒伤口,并向有关部门报告,做好记录。

(四)病情观察

密切观察孕产妇发热的程度,注意有无肺部、胃肠道、中枢神经系统、皮肤黏膜等感染的表现;监测各系统症状体征的变化;有无各种严重的机会性感染和恶性肿瘤等并发症的发生,以便及早发现,及时治疗。

(五)定期产前检查

应建议并鼓励 HIV 阳性孕妇定期做产前检查,除了常规产检、病史采集外,应注意以下几点:①有无妊娠合并症和并发症、有无生殖道感染和性传播疾病,给予积极的预防和治疗;②密切观察可能出现的症状和体征;③胎儿宫内情况的监测;④艾滋病病情的监测;⑤避免羊水穿刺、胎儿镜等有创性检查;⑥提倡住院分娩。

(六)HIV 母婴传播的干预措施

目前认为母婴传播途径是可以通过干预手段而被阻断。阻断 HIV 母婴传播的金标准为:抗病毒药物(ARV)治疗 + 产科干预 + 人工喂养。

1. 药物护理 熟悉抗病毒治疗的药物及其副作用。如核苷类逆转录酶抑制剂可抑制骨髓的造血功能,易出现贫血,用药期间应遵医嘱定期检查血象;非核苷类逆转录酶抑制剂长期使用可出现耐药性;蛋白酶抑制剂,如沙奎那韦应餐后服用,英地那韦应餐前服用,奈非那韦应进餐时服用,若突然停药或换药时可出现反跳现象。

2. 产科干预护理 包括避免妊娠期、产程中进行损伤性操作,如羊水穿刺、胎儿镜检查、宫内胎儿头皮电极监测、会阴侧切术、产钳或吸引器助产等。如果出现胎膜早破或临产早期出现胎膜破裂,应协助医生积极处理,缩短产程。剖宫产能否减少分娩过程中 HIV 的传播,尚有争议。

3. 人工喂养指导 由于母乳喂养可增加艾滋病母婴传播机会,因此人工喂养是产后干预的主要措施,提倡实施人工喂养,尽量避免母乳喂养,绝对不要混合喂养。指导正确的喂养技术,注意哺乳期乳房的保护,乳头皲裂、乳腺炎和乳腺脓肿显著增加母乳传播 HIV 的危险。

（七）健康指导

1. 利用各种形式广泛开展预防艾滋病传播的健康教育。

2. 对 HIV 感染的高危人群进行 HIV 抗体检测，对 HIV 阳性者进行教育及预防，防止播散，并对其配偶及性伴侣检测 HIV 抗体。

3. 对已感染 HIV 的妇女进行"不供血、终止妊娠、固定性伴侣、避孕套避孕"的宣教。

4. 艾滋病病人和感染 HIV 抗体阳性者均不宜妊娠，一旦妊娠应尽早终止妊娠；如继续妊娠，应告知胎儿感染的危险性。

5. 尽可能缩短破膜距分娩的时间；尽量避免使胎儿暴露于血液和体液危险增加的操作，如胎儿头皮电极、胎儿头皮 pH 测定。

6. 指导新生儿哺乳，提倡人工喂养。

理论与实践　　　　　**处理措施：**由于病人正处于妊娠 10 周左右，且 HIV 感染症状明显，正确的处理措施为建议其终止妊娠，以免造成胎儿的垂直传播，并积极治疗自身疾病。

【护理评价】

1. 孕产妇及其家属能正视疾病，尽快接受正规治疗。

2. 新生儿血液检测无被感染的阳性体征。

3. 病人能正确面对现实，自尊感有所提高。

五、TORCH 综合征

TORCH 是由一组病原微生物英文名称第一个字母组合而成，其中 T 指弓形虫（toxoplasma，Toxo），O 指其他（others），主要指梅毒螺旋体（Treponema pallidum）等，R 指风疹病毒（rubella virus，RV），C 指巨细胞病毒（cytomegalovirus，CMV），H 主要指 HSV。

TORCH 综合征即 TORCH 感染。主要特点是孕妇感染后无症状或症状轻微，但可垂直传播给胎儿，引起宫内感染，导致流产、死胎、早产和先天畸形等，即使幸存，也可遗留中枢神经系统等损害。其中一些病原体已在上述章节中讨论，本节主要对妊娠合并 Toxo、RV 和 CMV 的病人护理进行阐述。

【TORCH 综合征对母儿的影响】

（一）TORCH 综合征对孕妇的影响

孕妇感染后大部分无明显症状或症状轻微，部分孕妇可表现为不典型的感冒症状，如低热、乏力、关节肌肉酸痛、局部淋巴结肿大、阴道分泌物增多等。部分 RV 感染孕妇可在颜面部、躯干和四肢出现特征性麻疹样红色斑丘疹，持续约 3 日后消失。

（二）TORCH 综合征对胎儿和新生儿的影响

原发感染孕妇通过胎盘或生殖道感染胎儿，感染时胎龄越小，胎儿畸形发生率愈高，畸形越严重。

1. **弓形虫病** 妊娠 20 周前感染 Toxo，11% 发生宫内感染，妊娠 20 周后感染者宫内感染率为 45%，妊娠早期感染对胎儿影响更严重，可引起流产、死胎或出生缺陷等，幸存者智力低下；妊娠中期感染胎儿可引起死胎、早产、脑内钙化、脑积水和小眼球等严重损害；妊娠晚期感染可致胎儿肝脾肿大、黄疸、心肌炎，或生后数十年出现智力发育不全、听力障碍、白内障及视网膜脉络膜炎。

2. **RV 感染** 妊娠 12 周前感染 RV，80% 发生宫内感染；妊娠 13~14 周感染者宫内感染率为 54%；而妊娠中期末感染率为 25%。RV 宫内感染可发生先天性风疹综合征，称 Gregg 三联征，主要表现为：①眼：先天性白内障、青光眼、小眼、色素性视网膜病等；②心血管系统：动脉导管未闭、肺动脉狭窄、室间隔缺损、房间隔缺损、法洛四联征等；③中枢神经系统：感觉神经性耳聋、小脑畸形、脑膜炎病、发育迟缓、智力低下。远期后遗症有糖尿病、性早熟和进行性全脑炎等。

3. **CMV 感染** CMV 原发感染的孕妇有 30%~40% 发生宫内感染，继发感染者宫内感染发生率仅为 0.5%~1%。CMV 宫内感染的婴儿中仅 10%~15% 有症状，如胎儿生长受限、小头畸形、颅内钙化、肝脾肿大、皮肤瘀点、黄疸、脉络膜视网膜炎、血小板减少性紫癜以及溶血性贫血等，其中 20%~30% 将死亡。85%~90% 出生时无症状，但其中 5%~15% 远期会发生感觉神经性耳聋、视力障碍、精神运动发育迟缓和学习障碍等后遗症。

（三）母婴传播

孕妇感染 TORCH 中任何一种病原体后均可导致胎儿感染，具体的传播途径如下：

1. **宫内感染** 病原体血行经胎盘感染胚胎或胎儿；经生殖道上行进入羊膜腔感染胎儿或上行沿胎膜外再经胎盘感染胎儿。

2. **产道感染** 胎儿在分娩过程中通过被病原体感染的软产道而感染。

3. **出生后感染** 通过母乳、母亲唾液和母血等感染新生儿。

【护理评估】

（一）健康史

了解病人一般情况及可能发病的诱因，如婚育史、性生活史、个人卫生及月经期卫生保健、家庭状况等。询问病人不适的部位及特点，有无反复流产和不明原因的出生缺陷或死胎史，有无哺乳动物喂养史或接触史，有无摄食生肉或未熟肉类等生活习惯。

（二）身体状况

由于孕早期孕妇 T 淋巴细胞系统的免疫应答反应减弱，对感染的抵抗力下降，容易受到病毒感染。免疫力低下的孕妇接触被弓形体、单纯疱疹病毒污染的体液、血液、食物，接触被风疹病毒、巨细胞病毒污染的空气或飞沫，都有可能被传染上这些病原体。既往受过感染的孕妇，潜伏在体内的病毒也可能因怀孕而再度活跃，出现复发感染。因此，孕期感染常发生于妊娠头 3 个月，并且感染症状亦可能较平时严重。

（三）心理 - 社会状况

详见淋病病人的心理 - 社会状况。

（四）辅助检查

1. **DNA/RNA 扩增方法** 巨细胞病毒复制时有即刻早期信使 RNA（immediate early messenger RNA，IEmRNA）的表达，利用 RT-PCR 技术检测巨细胞病毒的 IEmRNA，就能检测出病毒复制，预测价值比 PCR 高。RT-PCR 与 PCR 相比，其敏感性稍低，但特异性高。因此，检测 IEmRNA 对于早期诊断先天性巨细胞病毒感染很有价值。

2. **免疫学方法** 胎儿从 10～12 周开始合成 IgM，出生时约为成年人抗体水平的 10%，以后逐渐上升，1～2 岁达成年人水平。IgM 不能通过胎盘，宫内感染时 IgM 水平升高。因此，孕 20 周后行胎儿脐静脉穿刺术抽取脐带血，测定脐血清 IgM 升高，则提示宫内感染。

（五）治疗原则

TORCH 检查应当遵循以病史、症状为依据的循证医学原则，制定合理的检查流程，针对不同的病原微生物的给予不同的治疗措施。如弓形体感染，首选乙酰螺旋霉素治疗；RV 和 CMV 感染，目前尚无特效治疗方法，妊娠早期一经确诊为原发感染，应建议终止妊娠。

【护理诊断 / 问题】

1. **有受伤的危险（胎儿）** 与性传播疾病所致的宫内感染有关。
2. **焦虑** 与担心胎儿宫内安危及自身疾病预后有关。
3. **知识缺乏** 缺乏对疾病传播性以及预后的知识。

【护理目标】

1. 孕产妇及其家属能正确认识 TORCH 综合征，尽快接受治疗。
2. 熟悉疾病传播有关知识，并积极参与预防过程。

【护理措施】

（一）弓形体感染孕产妇的护理

一旦孕妇弓形体病被确诊，应该立即使用螺旋霉素治疗。在早孕期使用此药认为对胎儿是安全的。一些专家选择在孕中期或孕晚期开始治疗。告知病人用药的重要性及对胎儿损伤较小，提高病人孕期用药的依从性。同时，护士应遵医嘱监测全血细胞计数，如果发现异常（如中性粒细胞减少或贫血）则需要增加亚叶酸的使用剂量。被诊断为先天性弓形体感染的新生儿也应该接受乙胺嘧啶、磺胺嘧啶和补充叶酸的治疗，基本原则是诊断后立即开始治疗，并将疗程延长至 1 年，用药过程中护士应嘱家属进行随访，并注意药物的副作用。

（二）巨细胞病毒感染孕产妇的护理

对原发的急性巨细胞病毒感染孕妇，若发生于孕早期，由于缺乏安全、有效的治疗药物，护士应指导孕妇放弃本次妊娠可能是明智的选择。但若感染发生在孕中、晚期，而在影像学检查并未发现胎儿宫内发育异常的情况下,产前诊断宫内感染,配合抗病毒治疗是可取的选择。目前,抗病毒药更昔洛韦在实验室证实是一种很有效的抗巨细胞病毒药物,而且已经在新生儿治疗中证明能明显改善巨细胞病毒感染导致的临床症状,目前不推荐在早孕期使用这些药物。国内学者曾推荐中药制剂金叶败毒颗粒,认为用于治疗孕期巨细胞病毒感染安全、有效。因此,护士用药过程中应指导病人注意药物的副作用及疗效。

(三)单纯疱疹病毒感染病人的护理

针对有生殖器疱疹病史的孕妇,应指导其在妊娠 36 周接受预防性的阿昔洛韦治疗。如果感染发生在孕晚期,分娩时软产道有活动性病损,或者有证据表明其分娩时处于排毒期者,都应建议其选择剖宫产。复发的单纯疱疹病毒感染孕妇,虽然其传染的风险低,但是如果在分娩时有活动性病损,也应该建议其选择剖宫产。

(四)风疹病毒感染病人的护理

孕妇风疹病毒感染一般由呼吸道传播,潜伏期为 10 ~ 21 天,显性感染率为 25% ~ 70%,应观察其典型症状,前期主要为感冒症状,发热、关节痛、血小板减少性紫癜,可波及颈后淋巴结肿大。发热 1 ~ 2 天后,可依次在面部、躯干、四肢发生弥漫性皮疹,多在 1 ~ 3 天后自然消退,50% ~ 75% 无明显症状。

孕妇感染风疹以后容易引起病毒血症,可经血液侵犯子宫,引起胎盘绒毛膜上皮发炎或毛细血管内皮受损,破坏胎盘的屏障,侵入宫内造成胎儿宫内感染,引起早产、流产、死胎、胎儿畸形或先天性风疹综合征(CRS)。也有少数孕妇孕期感染,虽发生皮疹,但分娩结局良好。胎盘发生炎症可使对胎儿的供血不足,造成胎儿发育受限。因此,应建议孕妇发现此病应及时治疗,以避免对胎儿的伤害。

(五)健康指导

应指导易感人群早期检查、诊断与治疗;妊娠期妇女应吃熟食、削皮及洗净蔬菜、水果,避免与宠物接触;对于 RV 抗体阴性的育龄妇女应接种 RV 疫苗,妊娠 1 个月和妊娠期禁止接种。

【护理评价】

1. 孕产妇及其家属能正视疾病,尽快接受正规治疗。
2. 新生儿血液检测无被感染的阳性体征。
3. 病人能正确面对现实,自尊感有所提高。

(郭洪花)

妊娠合并心脏病
- 易发生心衰的三个时期：妊娠32~34周、分娩期、产后3日
- 早期心衰的表现
  - 轻微活动即出现胸闷、心悸、气短
  - 休息时心率超过110次/分，呼吸超过20次/分
  - 夜间常因胸闷而坐起呼吸，肺底部出现少量持续性湿啰音
- 妊娠期发生心衰的抢救
  - 采取坐位，双腿下垂，必要时给予四肢轮扎
  - 采用高流量面罩吸氧,必要时加压供氧,使用50%~70%
  - 乙醇湿化给氧
- 分娩期护理要点
  - 严密观察生命体征
  - 缩短第二产程
  - 预防产后出血和感染

妊娠合并糖尿病
- 糖尿病对妊娠、分娩的影响
  - 孕妇：自然流产、妊娠高血压、感染、羊水过多等
  - 胎儿、新生儿、巨大儿、生长受限、流产和早产、胎儿畸形
  - 呼吸窘迫综合征、低血糖
- 诊断标准：两次或两次以上空腹血糖≥7.0mmol/L
- 筛查：孕24~28周，OGTT试验
- 治疗原则：严格控制血糖，确保受孕前、妊娠期及分娩血糖在正常范围，减少母儿并发症
- 妊娠期护理要点
  - 密切监测血糖
  - 控制饮食
  - 预防感染
  - 适度运动：有氧运动为主
  - 合理用药：禁用口服降糖药
- 分娩期护理要点
  - 尽量推迟终止妊娠时间
  - 正常分娩时严格控制产时血糖
  - 新生儿护理：早开奶，加强血糖监护
- 产褥期护理要点：调整胰岛素用量、预防感染

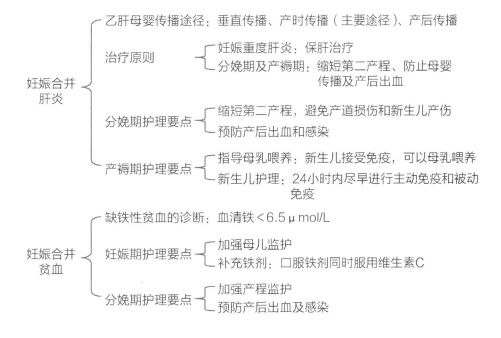

妊娠合并肝炎
- 乙肝母婴传播途径：垂直传播、产时传播（主要途径）、产后传播
- 治疗原则
  - 妊娠重度肝炎：保肝治疗
  - 分娩期及产褥期：缩短第二产程、防止母婴传播及产后出血
- 分娩期护理要点
  - 缩短第二产程，避免产道损伤和新生儿产伤
  - 预防产后出血和感染
- 产褥期护理要点
  - 指导母乳喂养：新生儿接受免疫，可以母乳喂养
  - 新生儿护理：24小时内尽早进行主动免疫和被动免疫

妊娠合并贫血
- 缺铁性贫血的诊断：血清铁＜6.5μmol/L
- 妊娠期护理要点
  - 加强母儿监护
  - 补充铁剂：口服铁剂同时服用维生素C
- 分娩期护理要点
  - 加强产程监护
  - 预防产后出血及感染

复习参考题

1. 妊娠合并病毒性肝炎的妇女为什么要保持大便通畅？

2. 妊娠合并心脏病的妇女采用自然分娩

方式的护理要点有哪些？

3. 妊娠合并糖尿病的妇女的饮食、运动及用药指导要点有哪些？

第七章   高危妊娠管理

7

学习目标	
掌握	高危妊娠治疗原则及护理；胎儿健康评估与监护措施；胎儿窘迫和新生儿窒息临床表现、处理原则。
熟悉	高危妊娠的概念；胎儿窘迫和新生儿窒息的护理。
了解	胎儿窘迫、新生儿窒息的病因及病理生理。

高危妊娠(high risk pregnancy)是指妊娠期有个人或社会不良因素及某种并发症、合并症等可能危害孕妇、胎儿及新生儿或导致难产者。高危妊娠并不是一种疾病,而是一组疾病,如妊娠合并症(糖尿病、心脏病、重度贫血等)、并发症(妊娠期高血压疾病、母婴血型不合等)及异常妊娠史等,是引起孕产妇和围产儿死亡的重要原因。因此,通过系统的产前检查,尽早筛查出具有高危因素的孕妇,及早给予诊治,并加强对高危妊娠孕产妇的产前管理,降低孕产妇和围产儿死亡率。

第一节　高危妊娠妇女的监护

【护理评估】

（一）健康史

1. 个人资料　孕妇年龄、既往史、生育史,孕早期是否服用过对胎儿有危害的药物或接受过放射线检查、是否有病毒感染病史等。

2. 高危因素评估

（1）社会及个人不良因素:孕妇的家庭收入不高、居住条件差、未婚或独居、营养不良、孕妇年龄＜16岁或≥35岁、身高＜150cm、妊娠期体重过轻或过重、家族中有明显的遗传性疾病史、未做或未按常规做产前检查。

（2）不良孕产史:既往有自然流产、异位妊娠、早产、死产、死胎、难产、新生儿死亡、新生儿溶血性黄疸、新生儿畸形或有先天性疾病、遗传性疾病、巨大儿等。

（3）内科合并症:妊娠合并心脏病、糖尿病、甲状腺功能亢进、原发性高血压、慢性肾炎、血液病、肝病、精神病等。

（4）妊娠并发症:妊娠期高血压疾病、前置胎盘、胎儿宫内生长受限、母儿血型不合、羊水过多或过少、多胎妊娠、宫内感染等。

（5）有分娩异常的风险:身高＜140cm、胸廓畸形、脊柱畸形、胎位异常、瘢痕子宫、骨产道异常、软产道异常等。

3. 高危妊娠评分　为了早期识别高危孕妇,护士应根据修改后的Nesbitt评分指标(表7-1)对孕妇进行评分。该评分指标的总分为100分,当减去孕妇具有的各种危险因素的分值后,若评分低于70分属于高危妊娠范畴。但是,孕妇的情况会随着妊娠进展而出现新的变化,护士应及时发现孕妇出现的高危因素并重新进行评分。

（二）身体状况

1. 全身检查

（1）了解孕妇身高、步态、体重情况:身高＜150cm者出现头盆不称的可能性较大;步态异常者应注意有无骨盆的不对称;体重过轻或过重者其生产的危险性也会增加。

（2）测量血压:血压≥140/90mmHg或较基础血压升高30/15mmHg者为异常。

表 7-1 修改后的 Nesbitt 评分指标

1. 孕妇年龄		5. 妇科疾病	
15～19 岁	−10	月经失调	−10
20～29 岁	0	不育史: 少于 2 年	−10
30～34 岁	−5	多于 2 年	−20
35～39 岁	−10	子宫颈不正常或松弛	−20
40 岁及以上	−20	子宫肌瘤 > 5cm	−20
2. 婚姻状况		黏膜下	−30
未婚或离婚	−5	卵巢肿瘤 (>6cm)	−20
已婚	0	子宫内膜异位症	−5
3. 产次		6. 内科疾病与营养	
0 产	−10	全身性疾病	
1～3 产	0	急性: 中度	−5
4～7 产	−5	重度	−15
8 产以上	−10	慢性: 非消耗性	−5
4. 过去分娩史		消耗性	−20
流产 1 次	−5	尿路感染: 急性	−5
3 次以上	−30	慢性	−25
早产 1 次	−10	糖尿病	−30
2 次以上	−20	慢性高血压: 中度	−15
死胎 1 次	−10	重度	−30
2 次以上	−30	合并肾炎	−30
新生儿死亡 1 次	−10	心脏病: 心功能 1～2 级	−10
2 次以上	−30	心功能 3～4 级	−30
先天性畸形 1 次	−10	有心衰史	−30
2 次以上	−20	贫血: Hb 10～11g	−5
新生儿损伤: 骨骼	−10	9～10g	−10
神经	−20	<9g	−20
骨盆狭小: 临界	−10	血型不合: ABO	−20
狭小	−30	Rh	−30
先露异常史	−10	内分泌疾病	
剖宫产史	−10	垂体, 肾上腺, 甲状腺疾病	−30
		营养: 不适当	−10
		不良	−20
		过度肥胖	−30

（3）评估与心脏病有关的症状和体征: 判断有无早期心力衰竭的表现。

2. 产科检查

（1）测量宫底高度和腹围, 判断子宫大小与停经周数是否相符, 过大者应排除羊水过多或双胎, 过小者应警惕胎儿宫内发育迟缓。

（2）了解胎位和胎动次数有无异常。

（3）检查阴道是否过小, 外阴部有无静脉曲张。

（4）正确计算妊娠周数, 绘制妊娠图。

（三）心理 - 社会状况

评估高危孕妇发生异常情况时的应急能力、心理承受能力及社会支持系统等。

（四）辅助检查

1. B 型超声 B 型超声检查能显示胎儿数目、胎位、胎心、胎头双顶径、股骨长、头围、胸围、有无胎儿畸形、胎盘成熟度等。

2. 胎心听诊 是临床最常用也是最简单的监测方法。可用听诊器或多普勒胎心仪进行监测，判断胎儿是否存在宫内缺氧，测胎心率的同时，应注意胎心的强弱及节律有无异常，有疑问时应适当延长听诊时间。

3. 胎儿电子监护 胎儿电子监护仪在临床上应用广泛，能够连续观察和记录胎心率的变化，也可了解胎心、胎动与宫缩之间的关系，评估胎儿宫内安危情况。

4. 胎盘功能检查 孕妇尿雌三醇值、孕妇血清人胎盘生乳素（human placental lactogen，HPL）、妊娠特异性 β_1 糖蛋白测定等。

5. 胎儿成熟度检查 磷脂酰甘油测定、羊水卵磷脂 / 鞘磷脂比值试验等。

（五）治疗原则

根据病因给予恰当的治疗，维持孕妇病情稳定，促进胎儿正常发育，争取最好的妊娠结局。

1. 提高胎儿对缺氧的耐受力 可遵从医嘱使用营养药物，并观察用药效果。

2. 间歇吸氧 胎盘功能减退的孕妇通过吸氧可改善胎儿的缺氧状况，每日 3 次，每次 30 分钟。

3. 防止早产 指导孕妇休息，避免过强的体力劳动，必要时遵从医嘱使用药物、卧床休息以尽量延长妊娠时间。

4. 选择适当的时间和方法终止妊娠 需在限定时间内终止妊娠而胎儿成熟度较差的孕妇，可于终止妊娠前使用肾上腺皮质激素促进胎儿肺表面活性物质的形成和释放，以促进胎儿肺成熟，预防新生儿呼吸窘迫综合征。

5. 应用监护措施，判断胎儿宫内情况，及时发现异常并及时处理。

【护理诊断 / 问题】

1. 照顾者角色紧张 与承担母亲角色感到困难有关。

2. 功能障碍性悲伤 与现实的或预感到将丧失胎儿有关。

【护理目标】

1. 孕妇维持良好的自尊。

2. 孕妇正确面对自己及孩子的危险。

【护理措施】

（一）心理护理

对高危孕妇应给予关注、支持和鼓励，评估孕妇的心理状态，倾听其诉说心里的担忧；各种检查和操作之前应向孕妇解释并提供指导，告知检查或操作的过程及注意事项，采取必要的手段减轻和转移孕妇的焦虑和恐惧；鼓励和指导孕妇家人参与和支持；提供有利于孕妇倾诉和休息的环境，避免不良刺激；实施个性化的健康教育。

（二）一般护理

加强妊娠期营养管理,确保胎儿发育需要;注意个人卫生,勤换衣裤;保持室内空气新鲜等。

1. 增加营养 孕妇的健康及营养状况对胎儿的生长发育极为重要。伴有胎盘功能减退及胎儿宫内发育迟缓的孕妇应给予高蛋白、高能量饮食,并补充足量的维生素和铁、钙、碘等矿物质和微量元素。

2. 卧床休息 休息时建议孕妇取左侧卧位,此卧位可避免增大的子宫对腹部椎前大血管的压迫,改善肾脏及子宫胎盘血液循环,减少脐带受压。

（三）病情观察

对高危孕妇做好病情观察并记录,如孕妇的生命体征、活动耐受力、有无阴道流血、水肿、腹痛、胎儿缺氧等症状和体征,如有异常及时报告医生并记录处理经过。配合医生进行各项检查,及时发现病情变化。

1. 遗传性疾病 做到早期发现,及时处理,预防为主。必要时可做羊水穿刺,进行遗传学诊断,结果异常者应终止妊娠。

2. 妊娠并发症 前置胎盘、胎盘早期剥离、妊娠期高血压疾病等疾病易引起胎儿发育异常并危及母儿生命,应认真做好孕产期保健,及时发现高危孕妇,预防并发症防止不良妊娠结局的发生。

3. 妊娠合并肾病 妊娠合并肾病可导致孕妇发生肾衰竭,胎儿亦可发生宫内发育迟缓。若妊娠早期有肾衰的症状和体征应终止妊娠,如发生在妊娠晚期,预计胎儿已能存活,应及时终止妊娠,以免胎死宫内。孕期给予低蛋白饮食,积极控制血压,预防感染。

4. 妊娠合并心脏病 缺氧可导致早产与胎儿生长发育迟缓。同时妊娠可加重孕妇心脏负担并可威胁孕妇生命安全。应加强孕期保健和产前检查,预防心衰,防治感染。

5. 妊娠合并糖尿病 胎儿血糖波动和酸中毒可导致胎儿在临产前突然死亡。应加强营养和体重管理,积极治疗妊娠合并糖尿病。

【护理评价】

1. 孕妇的高危因素得到有效控制,胎儿生长发育良好。

2. 孕妇参与并配合治疗,主动获取自我监护的知识和技能。

3. 孕妇能与医护人员共同讨论自己及胎儿的安全问题。

第二节　胎儿健康状况评估与监护

高危孕妇应于妊娠 32～34 周开始评估胎儿健康状况,合并严重并发症的孕妇应于妊娠 26～28 周开始评估,内容包括胎儿宫内情况的监护、胎盘功能检查、胎儿成熟度检查等。根据评估结果综合观察判断胎儿宫内情况以及时发现异常情况。

【胎儿宫内情况的评估与监护】

（一）确定是否为高危儿

高危儿包括：胎龄＜37 周或≥42 周；出生体重＜2500g；巨大儿（≥4000g）；出生后 1 分钟 Apgar 评分≤4 分；产时感染；高危孕产妇的胎儿；手术产儿；新生儿有兄姐在新生儿期内死亡；双胎或多胎儿。

（二）胎儿宫内监护内容

1. **妊娠早期**　通过产科检查可确定子宫大小以及是否与妊娠周数相符；B 超检查可在妊娠第 5 周时见到妊娠囊，妊娠 6 周时可见到胎芽和原始心管搏动，妊娠 9～13^{+6} 周可测量胎儿颈项透明层（nuchal translucency，NT）和胎儿发育情况。

2. **妊娠中期**　借助手测宫底高度或尺测子宫长度和腹围，判断胎儿大小及是否与妊娠周数相符；监测胎心率；应用 B 超检测胎头发育、结构异常的筛查与诊断；胎儿染色体异常的筛查与诊断。

3. **妊娠晚期**

（1）定期产前检查：手测宫底高度或尺测子宫长度和腹围，了解胎儿大小、胎产式、胎方位和胎心率。

（2）胎动计数：胎动监测是通过孕妇自测评估胎儿宫内情况最简便有效的方法之一。随着妊娠周数增加，胎动逐渐由弱变强，至妊娠 38 周后，胎动又因羊水量减少和空间减少而逐渐减弱。胎动过频和胎动过少均为胎儿缺氧的征兆。正常胎动为 3～5 次 / 小时，胎动计数≥30 次 /12 小时或≥6 次 /2 小时为正常，若胎动计数少于 30 次 /12 小时或＜6 次 /2 小时或减少 50% 则提示胎儿缺氧可能。胎动剧烈是胎儿严重缺氧的表现。胎动停止 12～48 小时胎儿死亡。因此，胎动停止后若能及时发现，仍有抢救胎儿的机会。目前临床上很少只用胎心率诊断胎儿窘迫，一般根据胎动与胎心率异常来判断胎儿缺氧。

（3）胎儿影像学监测及血流动力学监测

1）胎儿影像学监测：B 超是目前使用最广泛的胎儿影像学监护仪器，可以观察胎儿大小（包括胎头双顶径、腹围、股骨长）、胎动及羊水情况；还可以进行胎儿畸形筛查，且能判定胎位及胎盘位置、胎盘成熟度。对可疑胎儿心脏异常者可应用胎儿超声心动诊断仪对胎儿心脏的结构与功能进行检查。

2）血流动力学监测：彩色多普勒超声检查能监测胎儿脐动脉和大脑中动脉血流。脐动脉血流常用指标有收缩期最大血流速度与舒张末期血流速度比值、搏动指数、阻力指数，随妊娠时间的增加，这些指标值应逐渐下降。若在舒张末期脐动脉无血流，提示胎儿将在 1 周内死亡。

（4）电子胎心监护：胎儿电子监护仪不仅可以连续记录胎心率（fetal heart rate，FHR）的变化，而且可以同时观察胎动和宫缩对胎心率的影响。胎心监护有内、外监护两种形式，内监护有一定风险一般不用。外监护是将宫缩探头和胎心率探头直接放在孕妇腹壁上，操作方便，可以反复应用。胎儿电子监护仪是目前产科临床应用最广泛的评估胎儿宫内安危情况辅助手段。监测内容包括胎心率的动态变化、预测胎儿宫内储备能力。

1）监测胎心率：用胎儿监护仪记录的胎心率有两种基本变化。胎心率基线及胎心率一过性变化。

①胎心率基线（FHR-baseline，BFHR）：指在无胎动、无宫缩影响时，10 分钟以上的胎心率的平均值，正常值 110～160 次 / 分。胎心率基线变异包括摆动幅度和摆动频率。摆动幅度是指胎心率上下摆动的高度，以 bpm 表示，正常为 6～25bpm；摆动频率指计算 1 分钟内波动的次数，正常为≥6 次。正常范围胎心率变异表示胎儿有一定储备能力，是胎儿健康的表现。

②胎心率一过性变化：受胎动、宫缩、触诊及声响等刺激，胎心率发生暂时性加快或减慢，持续数秒或数十秒后又恢复到基线水平。有加速和减速两种情况，是判断胎儿安危的重要指标。

加速是指子宫收缩后胎心率基线暂时增加 15bpm 以上，持续时间＞15 秒，是胎儿良好的表现；

减速是指随宫缩出现的短暂性胎心率减慢，分为三种类型：

a. 早期减速：特点是胎心率曲线下降与宫缩曲线上升同时发生。胎心率曲线最低点与宫缩曲线顶点相一致，子宫收缩后迅速恢复正常，下降幅度＜50bpm，时间短，恢复快（图 7-1），多为宫缩时胎头受压所致，不受孕妇体位或吸氧而改变。

b. 变异减速：特点是胎心率减速与宫缩的关系不确定，一旦出现，下降迅速且下降幅度大（＞70bpm），持续时间长短不一，恢复也迅速（图 7-2），多为宫缩时脐带受压兴奋迷走神经所致。

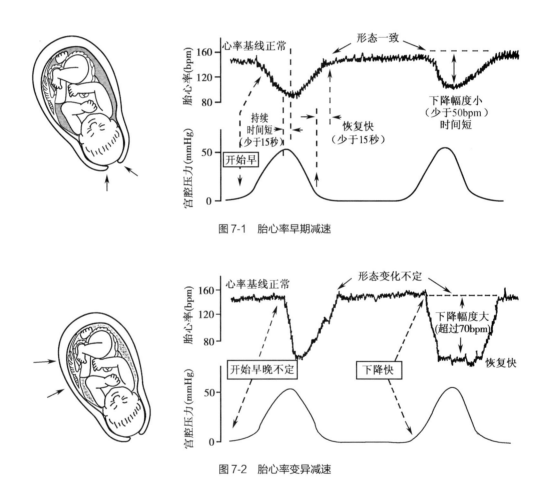

图 7-1　胎心率早期减速

图 7-2　胎心率变异减速

c. 晚期减速：特点是胎心率下降起点常落后于宫缩曲线上升的起点，多在宫缩波峰处开始，胎心率曲线减速的最低点落后于宫缩曲线的顶点，下降幅度＜50bpm，时间差多在 30～60 秒，恢复也缓慢（图 7-3）。一般认为是胎盘功能不良、胎儿缺氧的表现，应引起高度重视。

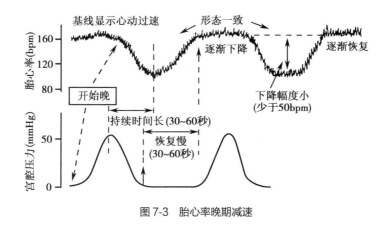

图 7-3　胎心率晚期减速

2）预测胎儿宫内储备能力：包括无应激试验、缩宫素激惹试验。

①无应激试验（non-stress test，NST）：是指在无宫缩、无外界负荷刺激情况下，对胎儿进行胎心率宫缩图的观察和记录。一般认为 20 分钟内至少有 3 次以上胎动伴胎心率加速 >15bpm，持续时间 >15 秒为正常，称反应型；胎动数与胎心率加速少于前述情况或胎动时无胎心率加速为异常，称无反应型。当 NST 无反应时，若妊娠周数 >36 周者应行缩宫素激惹试验。

②缩宫素激惹试验（oxytocin challenge test，OCT）：又称宫缩应激试验（contraction stress test，CST），其原理为用缩宫素诱导宫缩并用胎儿监护仪记录胎心率变化。若宫缩时或宫缩后胎心率变异正常或无晚期减速者为 OCT 阴性，提示胎盘功能良好，1 周内无胎儿死亡危险，1 周后可重复本试验。若多次宫缩后重复出现晚期减速，变异减少，胎动后无胎心率增快者为 OCT 阳性，提示胎盘功能减退，因假阳性多，不如阴性意义大。

相关链接　　　　胎儿电子监护使用技术

【目的】

连续观察并记录胎心率的动态变化，了解胎心与胎动及宫缩之间的关系，估计胎儿宫内安危情况。

【适应证】

1. 妊娠 28 周后胎儿常规监护。

2. 高危妊娠。

3. 妊娠晚期自觉胎动减少，妊娠图或 E_3 值异常，怀疑胎盘功能减退者。

【操作步骤】

1. 核对解释　核对医嘱，评估孕妇孕周、胎方位、是否为高危妊娠。并做好解释以取得配合，嘱孕妇排尿。

2. 用物准备　检查胎心电子监护仪功能完好（导线、日期、时间、走纸、耦合剂、绑带等）。

3. 体位　协助孕妇取仰卧位或坐位。

4. 用四步触诊法摸清宫底和胎背部。

5. 胎心探头涂耦合剂，放在胎儿背部胎心最响处，宫缩压力探头放在宫底下 3 指处。注意松紧适宜，宫缩描记指针归零。

6. 监护开始时,核对日期与时间,在走纸上写好孕妇住院号、床号、姓名、开始时间,并签好操作者姓名。

7. 连续监护20分钟胎心率,若胎儿在睡眠中,可适当延长时间。

8. 监护结束后初步判断监护结果,如有异常需即刻通知医生,监护曲线图和报告需放入病历保存。

【注意事项】

1. 尽量避免仰卧位,避免空腹监护。

2. 分清宫缩探头和胎心探头,宫缩探头上禁止涂耦合剂,避免损伤胎心电子监护仪。

3. 固定带松紧适宜,注意探头是否有脱落现象,及时调整部位。

【胎盘功能检查】

(一)胎动

与胎盘功能状态关系密切,胎盘功能低下时,胎动较前期有所减少。

(二)孕妇尿雌三醇值

用于评估胎儿胎盘单位功能。24小时尿雌三醇>15mg为正常值,10~15mg为警戒值,<10mg为危险值;亦可测尿雌激素/肌酐比值,>15为正常值,10~15为警戒值,<10为危险值;有条件者还可测血清游离雌三醇值,正常足月妊娠时临界值为40nmol/L,低于此值提示胎盘功能低下。

(三)孕妇血清人胎盘生乳素(HPL)测定

足月妊娠HPL值为4~11mg/L。若HPL于足月妊娠时<4mg/L,或突然降低50%,提示胎盘功能低下。

【胎儿成熟度检查】

(一)计算胎龄,测宫高、腹围[胎儿体重(g)=宫高(cm)×腹围(cm)+200]及B超测量胎头双顶径(BPD>8.5cm)。

(二)羊水卵磷脂/鞘磷脂(L/S)比值,该值>2,提示胎儿肺成熟,如能测出羊水磷脂酰甘油,也可提示胎儿肺成熟,且此方法更可靠。

(三)羊水泡沫试验或震荡试验是一种快速而简便测定羊水中表面活性物质的试验,亦可以用于胎儿成熟度检查。

【胎儿先天性畸形及其遗传性疾病的产前诊断】

产前诊断(prenatal diagnosis)又称宫内诊断(intrauterine diagnosis)或出生前诊断(antenatal diagnosis),指在胎儿出生之前应用各种先进的检测手段,影像学、生物化学、细胞遗传学及分子生物学等技术,了解胎儿在宫内的发育状况,如观察胎儿有无畸形,分析胎儿染色体核型,监测胎儿的生化检查项目和基因等,对先天性和遗传性疾病作出诊断,为胎儿宫内治疗(手术、药物、基因治疗等)及选择性终止妊娠创造条件。

（一）产前诊断的对象

孕妇有下列情形之一者,需要建议其进行产前诊断检查:

1. 羊水过多或过少。

2. 胎儿发育异常或胎儿有可疑畸形。

3. 孕早期接触过可能导致胎儿先天缺陷的物质。

4. 夫妇一方或双方患有先天性疾病或遗传性疾病,或有遗传病家族史。

5. 曾经分娩过先天性严重缺陷婴儿。

6. 年龄≥35周岁。

（二）产前诊断的范围

1. **染色体异常**　包括染色体数目异常和结构异常两类。染色体数目异常包括整倍体和非整倍体;结构异常包括染色体部分缺失、易位、倒位、环形染色体等。

2. **性连锁遗传病**　以X连锁隐性遗传病居多,如红绿色盲、血友病等。致病基因在X染色体上,携带致病基因的男性必定发病,携带致病基因的女性为携带者,其生育的男孩可能一半是病人,一半为健康者;生育的女孩表型均正常,但可能一半为携带者,故判断为男胎后,应选择性终止妊娠。

3. **遗传性代谢缺陷病**　多为常染色体隐性遗传病。因基因突变导致某种酶的缺失引起代谢抑制,代谢中间产物累积而出现临床表现。除极少数疾病在早期用饮食控制法(如苯丙酮尿症)、药物治疗(如肝豆状核变性)可控制外,至今尚无有效治疗方法。

4. **先天性结构畸形**　其特点是有明显结构改变,如无脑儿、脊柱裂、唇腭裂、先天性心脏病、髋关节发育不良等。

（三）产前诊断常用的方法

1. **观察胎儿的结构**　利用超声、X线检查、胎儿镜、磁共振等观察胎儿的结构是否存在畸形。

2. **分析染色体核型**　利用羊水、绒毛、胎儿细胞培养,检测胎儿染色体异常。

3. **检测基因**　利用胎儿DNA分子杂交、限制性内切酶、聚合酶链反应、原位荧光杂交等技术检测胎儿基因的核苷酸序列,诊断胎儿基因疾病。

4. **检测基因产物**　利用羊水、羊水细胞、绒毛细胞或血液,进行蛋白质、酶和代谢产物检测,诊断胎儿神经管缺陷、先天性代谢疾病等。

（四）胎儿染色体病的产前诊断

随着分子细胞遗传学的迅速发展,染色体核型分析更加准确、快速。获得胎儿细胞及胎儿的染色体才能进行分子细胞遗传学分析,获取方法有胚胎植入前遗传诊断、绒毛穿刺取样、羊膜腔穿刺术、经皮脐血穿刺技术、胎儿组织活检等。

（五）胎儿结构畸形的产前诊断

出生缺陷表现为子代的结构畸形和功能异常,其中结构异常可以通过影像学获得诊断。

1. **胎儿超声检查**　有些畸形可在妊娠早期获得诊断,如脊柱裂、全前脑畸形、右位心、联体双胎等；有些迟发性异常在妊娠晚期才能诊断，如脑积水、肾盂积水、多囊肾等。

2. 胎儿磁共振成像（MRI）检查 在胎儿中枢神经系统疾病的诊断过程中，MRI 优良的组织分辨能力，可以很好地诊断中枢神经系统的畸形；若胎儿存在颈部肿块，MRI 可以帮助评估胎儿气道，便于出生前做好合理的预案；若胎儿存在先天性膈疝，MRI 则可以直接分辨肝脏疝入的部位和程度；若胎儿存在盆腹腔畸形，MRI 不同的信号强度有助于区分近端和远端小肠。

第三节　胎儿窘迫与新生儿窒息的护理

一、胎儿窘迫的护理

胎儿窘迫（fetal distress）是指胎儿在宫内有缺氧征象，危及胎儿健康和生命者。胎儿窘迫是一种综合症状，主要发生在临产过程，也可发生在妊娠后期。发生在临产过程者，可以是发生在妊娠后期的延续和加重。

【病因】

胎儿窘迫的病因涉及的方面较多，可归纳为三大类。

（一）母体因素

孕妇患有高血压、慢性肾炎、妊娠期高血压疾病、重度贫血、心脏病、肺心病、高热等疾病，孕妇出现产前出血性疾病、创伤、急产或子宫不协调性收缩、产程过长、子宫过度膨胀、胎膜早破等情况，孕妇长期仰卧位，使用镇静剂，缩宫素或麻醉剂使用不当，吸烟等。

（二）胎儿因素

胎儿心血管系统功能障碍、胎儿畸形、严重的先天性心血管病、母儿血型不合引起的胎儿溶血、胎儿贫血、胎儿宫内感染等。

（三）脐带、胎盘因素

脐带因素有长度异常、缠绕、打结、扭转、狭窄、血肿、帆状附着；胎盘因素有植入异常、形状异常、发育障碍、循环障碍等。

【病理生理】

胎儿窘迫的基本病理生理变化是缺血缺氧。缺氧早期或者一过性缺氧，胎儿一定的代偿能力，不产生严重器官损害；持续缺氧会发展为代谢性酸中毒，主要表现为胎动减少，羊水少，胎心监护出现晚期减速；若缺氧继续加重，则转为迷走神经兴奋，血管扩张，有效循环血量减少，主要脏器的功能受损，胎心率减慢。如果不及时干预可引起严重的脏器功能损害，如缺血缺氧性脑病甚至胎死宫内。由于缺氧时肠蠕动加快，肛门括约肌松弛引起胎粪排出，羊水浑浊。

【护理评估】

（一）健康史

孕妇的年龄、生育史、内科疾病史如高血压、慢性肾炎、心脏病等；本次妊娠是否存在妊娠期高血压疾病、羊水过多或多胎妊娠；是否出现胎膜早破；分娩时是否出现产程延长（特别是第二产程延长）、缩宫素使用不当的情况；了解胎盘功能及有无胎儿畸形。

（二）身心状况

1. 身体状况　胎儿窘迫的主要表现为胎心音改变、胎动异常及羊水胎粪污染或羊水过少，严重者胎动消失。根据临床表现，分为急性和慢性：

（1）急性胎儿窘迫：多发生在分娩期，主要表现为胎心率加快或减慢，缩宫素激惹试验（OCT）出现频繁的晚期减速或变异减速；羊水胎粪污染和胎儿头皮血 pH 值下降，出现酸中毒。羊水胎粪污染可以分为三度：Ⅰ度为浅绿色，Ⅱ度为黄绿色并浑浊，Ⅲ度为棕黄色并稠厚。

（2）慢性胎儿窘迫：常发生在妊娠末期，往往延续至临产期并加重，主要表现为胎动减少或消失，无刺激胎心监护基线平直，胎儿生长受限，胎盘功能减退，羊水胎粪污染等。

2. 心理状况　孕产妇因为胎儿的生命遭遇危险而产生焦虑，对需要手术结束分娩产生犹豫、无助感。对于胎儿不幸死亡的孕产妇，感情上受到强烈的创伤，通常会经历否认、愤怒、抑郁、接受的心理过程。

（三）相关检查

1. 胎盘功能检查　胎儿窘迫的孕妇一般 24 小时尿 E_3 值急剧减少 30%～40%，或者妊娠末期连续多次测定 E_3 值在 10mg/24h 以下。

2. 胎心监测　胎心率 >160 次/分，或 <110 次/分，表示胎儿窘迫。胎动时胎心率加速不明显，基线变异率 <3 次/分，出现晚期减速、变异减速等。

3. 胎儿头皮血血气分析　采集胎儿头皮血进行血气分析。若胎儿头皮血 pH<7.2，PO_2<10mmHg，PCO_2>60mmHg，可诊断为胎儿酸中毒。

（四）治疗原则

针对原因，积极纠正缺氧状态。

1. 急性胎儿窘迫者，积极寻找原因并给予及时纠正，如宫颈未完全扩张且胎儿窘迫情况不严重者，给予吸氧，嘱孕妇左侧卧位，如胎心率变为正常，可继续观察；如宫口开全，胎先露部已达坐骨棘平面以下 3cm 者，应尽快助产经阴道娩出胎儿；如缩宫素所致宫缩过强造成胎心率减慢者，应立即停止使用，继续观察，病情紧急或经上述处理无效者，立即剖宫产结束分娩。

2. 慢性胎儿窘迫者，应根据妊娠周数、胎儿成熟度和窘迫程度决定处理方案。首先应指导孕妇采取左侧卧位，间断吸氧，积极治疗各种合并症和并发症，密切监护病情变化。如果无法改善，则应在促使胎儿成熟后迅速终止妊娠。

【护理诊断/问题】

1. 气体交换受损（胎儿）　与胎盘子宫的血流改变、血流中断（脐带受压）或血流速度减慢

（子宫 - 胎盘功能不良）有关。

2. **焦虑**　与胎儿宫内窘迫状态有关。

3. **预感性悲哀**　与胎儿可能死亡有关。

【护理目标】

1. 胎儿情况改善，胎心率正常。

2. 孕妇能运用有效的应对机制来控制焦虑。

3. 产妇能够接受胎儿死亡的现实。

【护理措施】

（一）孕妇左侧卧位，间断吸氧，提高胎儿血氧供给量。严密监测胎心变化，一般每 15 分钟听一次胎心或进行胎心监护，注意胎心变化形态，同时应注意宫缩强度及羊水性质。

（二）尽快结束分娩　如宫口开全、胎先露部已达坐骨棘平面以下 3cm 者，应尽快手术助产娩出胎儿；宫口未开或短时间内无法经阴道分娩者，协助医生立即行剖宫产，护士做好术前准备和术后护理。

（三）做好新生儿抢救和复苏的准备。检查吸痰、氧疗装置是否通畅，准备新生儿专用插管用物、新生儿面罩、呼吸气囊等，准备抢救药品。

（四）心理护理

1. 向孕产妇提供相关信息，包括医疗措施实施的目的、操作过程、预期结果及孕产妇需做的配合，将真实情况告知，有助于孕产妇夫妇减轻焦虑，也可帮助他们面对现实。必要时给予陪伴，对他们的疑虑给予适当的解释。

2. 对胎儿不幸死亡的父母，护士可为其安排一个远离其他婴儿和产妇的单人房间，陪伴他们或安排家人陪伴，避免独处；鼓励他们诉说悲伤，接纳其哭泣和抑郁的情绪，陪伴在旁提供支持及关怀。

【护理评价】

1. 胎儿情况改善，胎心率在 110～160 次 / 分。

2. 孕妇能运用有效的应对机制来控制焦虑，叙述心理和生理上的舒适感有所增加。

3. 产妇能够接受胎儿死亡的现实，经历了理智和情感的行为反应过程。

二、新生儿窒息的护理

新生儿窒息（neonatal asphyxia）是指胎儿娩出后 1 分钟，仅有心跳而无呼吸或未建立规律呼吸的缺氧状态，是新生儿死亡及伤残的主要原因之一，也是出生后常见的一种紧急情况。必须积极抢救，精心护理，以降低新生儿死亡率，预防远期后遗症。

【病因】

胎儿窘迫；胎儿吸入羊水、黏液致呼吸道阻塞，造成气体交换受阻；缺氧、滞产、产钳术使胎儿颅内出血及脑部长时间缺氧致呼吸中枢受到损害；产妇在分娩过程中接近胎儿娩出时使用麻醉剂、镇静剂,抑制了呼吸中枢及早产、肺发育不良、呼吸道畸形等都可引起新生儿窒息。

【护理评估】

(一)健康史

评估有无胎儿窘迫的诱因,如产妇患有妊娠期高血压疾病、肾病、重度贫血、急性失血、心脏病、产程过长、子宫过度膨胀、胎膜早破、前置胎盘、胎盘早剥、使用大量镇静剂,有无胎儿先天性心脏病、颅内出血、胎儿畸形、脐带脱垂、脐带过长或过短、胎儿窘迫;胎心监护是否有胎心晚期减速的现象。

(二)身心状况

1. **新生儿身体状况** 根据窒息程度分轻度窒息和重度窒息,以 Apgar 评分为其指标。

(1)轻度(青紫)窒息:Apgar 评分 4~7 分。新生儿面部及全身皮肤呈青紫色;呼吸表浅或不规律;心跳规则且有力,心率减慢(80~120 次/分);对外界刺激有反应;喉反射存在;肌张力好;四肢稍屈。如果抢救治疗不及时,可转成重度窒息。

(2)重度(苍白)窒息:Apgar 评分 0~3 分。新生儿皮肤苍白;口唇暗紫;无呼吸或仅有喘息样微弱呼吸;心跳不规则;心率<80 次/分且弱;对外界刺激无反应;喉反射消失;肌张力松弛。如果不及时抢救可致死亡。

出生后 5 分钟 Apgar 评分对估计预后具有重要意义。评分越低,酸中毒和低氧血症越严重,如 5 分钟评分<3 分,则新生儿死亡率及日后发生脑部后遗症的概率明显增加。

2. **产妇心理状况** 产妇可产生焦虑、悲伤情绪,害怕失去自己的孩子,表现为分娩疼痛和切口疼痛暂时消失,急切询问新生儿情况,神情不安。

(三)治疗原则

以预防为主,一旦发生新生儿窒息应及时复苏。复苏人员动作迅速、准确、轻柔,避免发生损伤。

【护理诊断/问题】

(一)新生儿

1. **气体交换受损** 与呼吸道内存在羊水、黏液有关。
2. **有受伤的危险** 与抢救操作、脑缺氧有关。

(二)产妇

1. **功能障碍性悲伤** 与现实的或预感的失去孩子及孩子可能留有后遗症有关。
2. **恐惧** 与新生儿的生命受到威胁有关。

【护理目标】

1. 新生儿抢救成功。

2. 新生儿并发症发生率降至最低。

3. 产妇情绪稳定。

【护理措施】

（一）配合医师进行复苏

1. **清理呼吸道** 胎头娩出后用挤压法清除口鼻咽部黏液及羊水,胎儿娩出断脐后,用吸痰管吸出新生儿咽部黏液和羊水,也可用气管插管吸取,动作轻柔,避免负压过大而损伤气道黏膜。

2. **建立呼吸** 确认呼吸道通畅后进行人工呼吸。

（1）托背法人工呼吸：新生儿平卧,用一手托稳新生儿背部,徐徐抬起,使胸部向上挺,脊柱极度伸展,然后慢慢放平,每5~10秒重复一次。

（2）口对口人工呼吸法：将纱布置于新生儿口鼻上,一手托起新生儿颈部,另一手轻压上腹部以防气体进入胃内,然后对准新生儿口鼻部轻轻吹气,吹气时见到胸部微微隆起时将口移开；放在腹部的手轻压腹部,协助呼气,如此一吹一压,每分钟30次,直至呼吸恢复为止。

（3）人工呼吸器的使用：给予持续正压或间歇正压通气。以40~60次/分钟速度挤压气囊,使其吸入90%~100%高浓度氧气。

3. **胸外按压** 维持正常循环。新生儿仰卧,用示指和中指有节奏地按压胸骨中段,每分钟按压90次,按压深度约为胸廓前后径的1/3,每次按压后随即放松。按压和放松时间大致相等。按压有效者可摸到颈动脉和股动脉搏动。

4. **药物治疗** 建立有效静脉通道,保证药物应用。提高心率用肾上腺素静脉注射；纠正酸中毒常用5%碳酸氢钠脐静脉缓慢注入；扩容用全血、生理盐水、白蛋白等。

5. **评价** 复苏过程中要随时评价治疗效果,评估患儿情况,以确定进一步采取的抢救措施。

相关链接 **新生儿窒息复苏流程**

1. **快速评估** 出生后立即用几秒的时间快速评估4项内容：羊水、肤色、呼吸或哭声、肌张力。以上4项均好,进行常规护理,保暖、清理呼吸道等。

若有1项及以上不好,立即进行初步复苏。首先保持新生儿体温,立即擦干体表羊水,减少体表散热。断脐后将新生儿置于已预热至28~30℃的辐射台上。

2. **复苏流程** A（气道）—B（呼吸）—C（循环）—D（药物）

A（气道）：清理呼吸道（用吸痰管吸尽新生儿咽喉、鼻、口腔内黏膜及羊水,先吸嘴后吸鼻）,摆正新生儿的头部位置,使呼吸道畅通,刺激呼吸,必要时供氧。以上操作必须在30秒内完成,30秒后评价新生儿,若新生儿呼吸正常,心率>100次/分且肤色红润,应密切观察；如新生儿无呼吸（呼吸暂停）或心率<100次/分,进入正压人工呼吸。

B（呼吸）：正压人工呼吸。采取托背法人工呼吸、口对口人工呼吸法或使用复苏气囊,给新生儿正压人工呼吸。30秒后再次评估新生儿,若心率>100次/分且肤色红润,停止复苏,持续监护;如心率<60次/分,则在正压人工呼吸同时做胸外按压。

C(循环):胸外按压。按压位置在婴儿胸骨下1/3处,按压频率为90次/分,按压深度为前后胸直径1/3左右,按压方法包括拇指法或双指法。

拇指法:双手握住患儿胸部,两拇指置于胸骨上;其余四指垫在背部起支撑作用。

双指法:一只手的中指和示指或无名指的指尖按压胸骨;另一只手支撑背部。

做完30秒的胸外按压后,再次评价新生儿,如心率<60次/分,进入下一个步骤。

D(药物):继续做正压人工呼吸和胸外按压,同时使用肾上腺素,1:10 000肾上腺素0.1~0.3ml/kg,脐静脉推注或气管内注入,每隔3~5分钟可重复给药,如心率<60次/分,继续重复B、C、D步骤。当心率有所改善并升至60次/分以上,停止胸外按压,继续做正压人工呼吸直到心率达到100次/分且新生儿开始呼吸。

3. 注意事项

(1)分娩前对胎儿及新生儿有充分的评估,预计会发生新生儿窒息者,应准备好复苏器械并呈备用状态,预热辐射台。

(2)复苏应在新生儿娩出后几秒内快速评估,立即实施。无需等新生儿1分钟评分后进行,时间是救治成功的关键因素。

(3)复苏过程中评价时注意2个心率:60次/分和100次/分。若新生儿心率低于60次/分说明还需要继续复苏;心率达到100次/分通常说明复苏可以终止。

(4)A、B、C三个步骤均必须在30秒内完成,如果新生儿无好转,便进入下一步骤,不能拖延时间,评价呼吸、心率和肤色。

(5)在B、C、D三个步骤中可能会根据需要使用气管插管。

(6)复苏按顺序进行,不能随意颠倒,应严格完成前一步评价后再进行下一步,否则达不到复苏效果。

(7)Apgar评分不能决定是否进行复苏以及何时开始采取复苏,只是对于评估整体情况和复苏效果有帮助。

(二)保暖

在抢救过程中要注意保暖,应在30~32℃的抢救床上进行抢救,维持肛温36.5~37℃。胎儿出生后立即擦干体表的羊水及血迹,减少散热,保持适宜的温度保证新生儿的新陈代谢及耗氧最低,以利于患儿复苏。

(三)氧气吸入

在人工呼吸的同时给予氧气吸入。

1. **鼻导管给氧** 流量 <2L/min，5～10 个气泡 / 秒，避免发生气胸。

2. **气管插管加压给氧** 一般维持呼吸 30 次 / 分，压力不可过大，以防肺泡破裂，开始瞬间压力 15～22mmHg，逐渐减到 11～15mmHg。待新生儿皮肤逐渐转红，建立自主呼吸后拔出气管内插管，给予一般吸氧。

（四）复苏后护理

复苏后还需加强新生儿护理，保证呼吸道通畅，密切观察面色、呼吸、心率、体温，预防感染，做好记录。窒息的新生儿应延迟哺乳，通过静脉补液维持营养。

（五）产妇护理

提供情感支持，刺激子宫收缩，预防产后出血。选择适宜的时间告知新生儿情况，抢救时避免大声喧哗，以免加重产妇思想负担。

【护理评价】

1. 新生儿 5 分钟的 Apgar 评分有改善。

2. 新生儿没有受伤和感染的征象。

3. 产妇能理解新生儿的抢救措施，接受事实，没有发生子宫收缩乏力等并发症。

（夏焕君）

学习小结

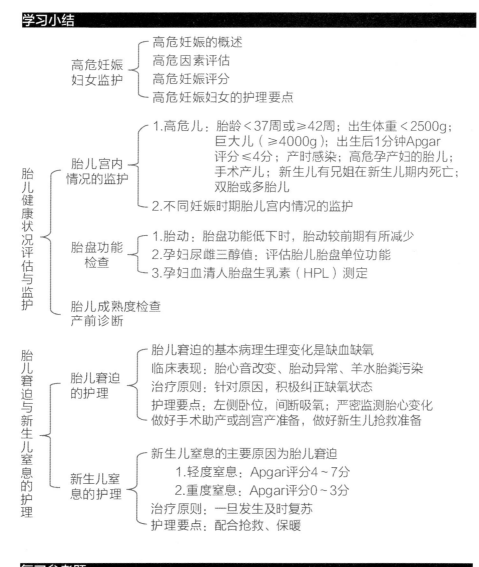

高危妊娠妇女监护
├ 高危妊娠的概述
├ 高危因素评估
├ 高危妊娠评分
└ 高危妊娠妇女的护理要点

胎儿健康状况评估与监护
├ 胎儿宫内情况的监护
│ ├ 1.高危儿：胎龄＜37周或≥42周；出生体重＜2500g；巨大儿（≥4000g）；出生后1分钟Apgar评分≤4分；产时感染；高危孕产妇的胎儿；手术产儿；新生儿有兄姐在新生儿期内死亡；双胎或多胎儿
│ └ 2.不同妊娠时期胎儿宫内情况的监护
├ 胎盘功能检查
│ ├ 1.胎动：胎盘功能低下时，胎动较前期有所减少
│ ├ 2.孕妇尿雌三醇值：评估胎儿胎盘单位功能
│ └ 3.孕妇血清人胎盘生乳素（HPL）测定
└ 胎儿成熟度检查 产前诊断

胎儿窘迫与新生儿窒息的护理
├ 胎儿窘迫的护理
│ ├ 胎儿窘迫的基本病理生理变化是缺血缺氧
│ ├ 临床表现：胎心音改变、胎动异常、羊水胎粪污染
│ ├ 治疗原则：针对原因，积极纠正缺氧状态
│ └ 护理要点：左侧卧位，间断吸氧；严密监测胎心变化 做好手术助产或剖宫产准备，做好新生儿抢救准备
└ 新生儿窒息的护理
   ├ 新生儿窒息的主要原因为胎儿窘迫
   │ ├ 1.轻度窒息：Apgar评分4～7分
   │ └ 2.重度窒息：Apgar评分0～3分
   ├ 治疗原则：一旦发生及时复苏
   └ 护理要点：配合抢救、保暖

复习参考题

1. 高危妊娠的定义及范畴。

2. 简述新生儿窒息的临床表现。

3. 试述如何配合医师为窒息的新生儿实施抢救。

第八章　正常分娩妇女的护理

8

08章

学习目标	
掌握	分娩、早产、足月产、过期产的概念；影响分娩的因素；各产程的临床特点及护理。
熟悉	枕先露的分娩机制；产程的概念和分期；子宫收缩力的特点；胎盘剥离的征象。
了解	临产诊断；接产及分娩镇痛的方法。

分娩（delivery）指妊娠满 28 周及以上，胎儿及其附属物自临产开始到从母体娩出的全过程。妊娠满 28 周至不满 37 足周期间分娩，称为早产（preterm delivery）；妊娠满 37 周至不满 42 足周期间分娩，称为足月产（term- delivery）；妊娠满 42 周及以上分娩，称为过期产（postterm delivery）。

第一节 影响分娩的因素及分娩机制

影响分娩的因素有产力、产道、胎儿及产妇的精神心理因素。若各因素均正常并能相互适应，胎儿能顺利经阴道自然娩出，为正常分娩。

【影响分娩的因素】

（一）产力

产力是将胎儿及其附属物从宫腔内逼出的力量。产力包括子宫收缩力（简称宫缩）、腹壁肌及膈肌收缩力（统称腹压）和肛提肌收缩力。

1. **子宫收缩力** 是临产后的主要产力，贯穿于分娩全过程。临产后的宫缩能迫使宫颈管缩短直至消失、宫口扩张、胎先露下降和胎儿、胎盘娩出。临产后的正常子宫收缩具有以下特点：

（1）节律性：宫缩的节律性是临产的重要标志。正常宫缩是宫体肌不随意、有规律的阵发性收缩并伴有疼痛。临产后随着产程进展，每次宫缩总是由弱渐强（进行期），维持一定时间（极期），随后由强渐弱（退行期），直至消失进入间歇期（图 8-1），如此反复，直至分娩结束。

临产开始时，宫缩持续时间约 30 秒，间歇期约 5～6 分钟。随着产程的进展，宫缩持续时间逐渐延长，间歇期逐渐缩短。当宫口开全（10cm）后，宫缩持续时间可长达 60 秒，间歇期仅 1～2 分钟。宫缩强度也随产程进展逐渐增加，宫腔压力临产初期为 25～30mmHg，于第一产程末可增至 40～60mmHg，第二产程期间可高达 100～150mmHg，而间歇期宫腔内压力仅为 6～12mmHg。宫缩时子宫肌壁血管和胎盘受压，致使子宫血流量减少，胎盘绒毛间隙的血流量减少。宫缩间歇时，子宫血流量又恢复到原来水平，胎盘绒毛间隙的血流重新充盈，宫缩的节律性有利于胎儿血液供应。

（2）对称性：正常宫缩起自两侧宫角部，以微波形式迅速向宫底中线集中，左右对称，再以 2cm/ 秒速度向子宫下段扩散，约在 15 秒内均匀协调地扩展至整个子宫，此为子宫收缩力的对称性（图 8-2）。

（3）极性：宫缩以宫底部最强、最持久，向下逐渐减弱，宫底部收缩力的强度几乎是子宫下段的 2 倍，此为子宫收缩力的极性。

（4）缩复作用：宫体部平滑肌为收缩段。每当宫缩时，宫底部肌纤维缩短变宽，间歇期肌纤维不能恢复到原来长度，经反复收缩，肌纤维越来越短，这种现象称缩复作用。缩复作用使宫腔内容积逐渐缩小，迫使胎先露下降及宫颈管逐渐缩短直至消失。

2. **腹壁肌及膈肌收缩力** 是第二产程娩出胎儿的重要辅助力量。当宫口开全后，胎先露

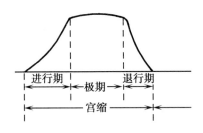

图 8-1 临产后正常宫缩节律性示意图

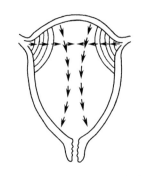

图 8-2 子宫收缩力的对称性

部已降至阴道。每当宫缩时,前羊膜囊或胎先露部压迫盆底组织及直肠,反射性地引起排便动作。产妇主动屏气,腹壁肌及膈肌强有力的收缩使腹内压增高,促使胎儿娩出。腹压在宫口开全后,特别是第二产程末期配以宫缩时运用最有效。过早使用腹压易致产妇疲劳和宫颈水肿,导致产程延长。第三产程使用腹压还可协助胎盘娩出。

3. 肛提肌收缩力 可协助胎先露部在骨盆腔进行内旋转。当胎头枕部位于耻骨弓下时,能协助胎头仰伸及娩出。胎儿娩出后,肛提肌收缩有助于已剥离的胎盘娩出。

(二)产道

产道是胎儿娩出的通道,分为骨产道及软产道两部分。

1. 骨产道 是指真骨盆,在分娩过程中几乎无变化,其大小、形状与分娩是否顺利关系密切。

(1)骨盆各平面及其径线:真骨盆有 3 个假想平面,每个平面又由多条径线组成。

1)骨盆入口平面(pelvic inlet plane):呈横椭圆形,其前方为耻骨联合上缘,两侧为髂耻缘,后方为骶岬上缘。入口平面共有 4 条径线(图 8-3)。

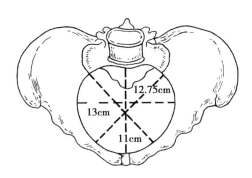

图 8-3 骨盆入口平面各径线

①入口前后径:又称真结合径。从耻骨联合上缘中点至骶岬上缘正中间的距离,正常值平均为 11cm,其长短与胎先露衔接关系密切。

②入口横径:左右髂耻缘间的最大距离,正常值平均为 13cm。

③入口斜径:左右各一。左骶髂关节至右髂耻隆突间的距离为左斜径;右骶髂关节至左髂耻隆突间的距离为右斜径,正常值平均为 12.75cm。

2)中骨盆平面(midplane of pelvis):为骨盆最小平面,是骨盆腔最狭窄部分,呈前后径长的纵椭圆形。其前方为耻骨联合下缘,两侧为坐骨棘,后方为骶骨下端。该平面在产科具有重要临床意义的有 2 条径线(图 8-4)。

①中骨盆前后径：耻骨联合下缘中点通过两侧坐骨棘连线中点至骶骨下端间的距离，正常值平均 11.5cm。

②中骨盆横径：也称坐骨棘间径。两坐骨棘间的距离，正常值平均 10cm，是胎先露部通过中骨盆的重要径线，其长短与胎先露内旋转关系密切。

3）骨盆出口平面（pelvic outlet plane）：由两个不在同一平面的三角形所组成。前三角平面顶端为耻骨联合下缘，两侧为耻骨降支；后三角平面顶端为骶尾关节，两侧为左右骶结节韧带。骨盆出口平面有 4 条径线（图 8-5）。

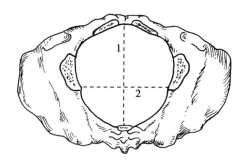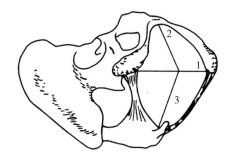

图 8-4　中骨盆平面各径线　　　　　　图 8-5　骨盆出口平面各径线（斜面观）

①出口前后径：耻骨联合下缘至骶尾关节间的距离，正常值平均 11.5cm。

②出口横径：也称坐骨结节间径，指两侧坐骨结节内缘间的距离，正常值平均为 9cm，是先露部通过骨盆出口的径线，其长短与分娩关系密切。

③出口前矢状径：耻骨联合下缘中点至坐骨结节间径中点间的距离，平均值为 6cm。

④出口后矢状径：骶尾关节至坐骨结节间径中点间的距离，正常值平均平均 8.5cm。若出口横径稍短，而出口后矢状径较长，此两条径线之和 >15cm 时，正常大小的妊娠足月胎头可通过后三角区经阴道娩出。

（2）骨盆轴与骨盆倾斜度

1）骨盆轴（pelvic axis）：为连接骨盆各假想平面中点的曲线。此轴上段向下向后，中段向下，下段向下向前（图 8-6）。分娩时，胎儿沿此轴娩出。

2）骨盆倾斜度（inclination of pelvis）：指妇女直立时，骨盆入口平面与地平面所形成的角度，一般为 60°（图 8-7）。若骨盆倾斜度过大，会影响胎头衔接。

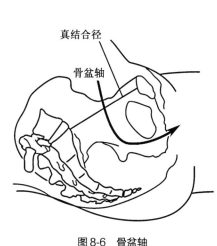

图 8-6　骨盆轴　　　　　　　　　　图 8-7　骨盆倾斜度

2. **软产道** 是由子宫下段、子宫颈、阴道和骨盆底软组织构成的弯曲管道。

（1）子宫下段的形成：由非妊娠时长约 1cm 的子宫峡部形成（图 8-8）。子宫峡部于妊娠 12 周后逐渐扩展为宫腔的一部分，至妊娠末期形成子宫下段。临产后的规律宫缩进一步拉长子宫下段达 7～10cm，肌壁变薄成为软产道的一部分。由于子宫肌纤维的缩复作用，子宫上段的肌壁越来越厚，子宫下段肌壁被牵拉而伸展越来越薄。由于子宫上下段的肌壁厚薄不同，在两者间的子宫内面有一环状隆起，称为生理缩复环（physiological retraction ring）。正常情况下，此环不易自腹部见到。

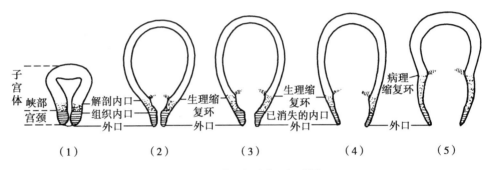

图 8-8　子宫下段形成及宫口扩张

（2）宫颈的变化

1）宫颈管消失（cervical effacement）：临产前的宫颈管长为 2～3cm，初产妇比经产妇稍长。临产后的规律宫缩牵拉宫颈内口的子宫肌纤维及周围韧带，加之胎先露部支撑前羊膜囊呈楔状，致使宫颈内口向上向外牵拉，宫颈管形成漏斗形，随后宫颈管逐渐变短直至消失。初产妇多是宫颈管先消失，宫口后扩张；经产妇多是宫颈管消失与宫口扩张同时进行。

2）宫口扩张（cervical dilatation）：临产前，初产妇的宫颈外口仅容一指尖，经产妇能容一指。临产后，子宫收缩及缩复向上牵拉使得宫口扩张。胎膜多在宫口近开全时自然破裂，破膜后，胎先露部直接压迫宫颈，扩张宫口的作用更显著。产程继续进展，当宫口开全（10cm）时，妊娠足月胎头方能通过。

（3）骨盆底组织、阴道及会阴的变化：前羊膜囊及胎先露部先扩张阴道上部，破膜后胎先露部下降直接压迫骨盆底，使软产道下段形成一个向前向上弯曲的筒状通道，前壁短后壁长，阴道黏膜皱襞展平使腔道加宽。肛提肌向下及向两侧扩展，肌纤维拉长，使 5cm 厚的会阴体变薄到仅 2～4mm，以利胎儿通过。阴道及骨盆底的结缔组织和纤维于妊娠期增生肥大，血管变粗、血运丰富。分娩时若保护会阴不当，易造成裂伤。

（三）胎儿

胎儿能否顺利通过产道，还取决于胎儿大小、胎位及有无造成分娩困难的胎儿畸形。

1. **胎儿大小** 是影响分娩的一个重要因素。分娩时，骨盆大小正常，由于胎儿过大致胎头径线大，造成相对性头盆不称，分娩时不易通过产道；过期产时，胎儿颅骨较硬，胎头不易变形，也可引起相对性头盆不称造成难产。

（1）胎头颅骨：由顶骨、额骨、颞骨各 2 块及 1 块枕骨构成。颅骨间缝隙为颅缝，两顶骨之间为矢状缝，顶骨与额骨之间为冠状缝，枕骨与顶骨之间为人字缝，颞骨与顶骨之间为颞缝，两额骨之间为额缝。两颅缝交界处较大空隙为囟门，位于胎头前方菱形称前囟（大囟门），位于胎头后方三角形为后囟（小囟门）（图8-9）。颅缝与囟门之间均有软组织覆盖，使骨板有一定的活动余地，胎头也有一定可塑性。在分娩过程中，通过颅骨轻度移位重叠使头颅变形，缩小头颅体积，有利于胎头娩出。

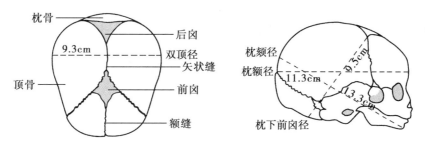

图8-9 胎头颅骨、颅缝、囟门及径线

（2）胎头径线：主要有四条径线①双顶径（biparietal diameter，BPD）：为两顶骨隆突间的距离，妊娠足月时平均值为9.3cm；②枕额径（occipito-frontal diameter）：为鼻根上方至枕骨隆突间的距离，胎头以此径线衔接，妊娠足月时平均值为11.3cm；③枕下前囟径（suboccipitobregmatic diameter）：又称小斜径，为前囟中央至枕骨隆突下方的距离，胎头俯屈后以此径通过产道，妊娠足月时平均值为9.5cm；④枕颏径（occipito mental diameter）：又称大斜径，为颏骨下方中央至后囟顶部的距离，妊娠足月时平均值为13.3cm。

2. 胎位　产道为一纵行管道，纵产式的胎儿容易通过产道。头先露时，胎头先通过产道，较臀先露容易娩出。其中枕前位更利于完成分娩机转，易于分娩，其他胎位会不同程度增加分娩的困难。臀先露时，较胎头周径小且软的胎臀先娩出，软产道不能充分扩张，后出胎头娩出时头颅又无变形机会，使胎头娩出困难。肩先露时，胎体纵轴与骨盆轴垂直，妊娠足月活胎不能通过产道，对母儿威胁极大。

3. 胎儿畸形　如脑积水、联体儿等，由于胎头或胎体过大导致胎儿通过产道困难。

（四）精神心理因素

虽然分娩是生理现象，但对于产妇确实是一种持久而强烈的应激源。分娩既可产生生理应激，也可产生精神心理应激。产妇的一系列负性精神心理因素，如情绪紧张，过度焦虑和恐惧等，使产妇机体产生一系列变化，如心率加快、呼吸急促、肺内气体交换不足，致使子宫缺氧收缩乏力、宫口扩张缓慢，胎先露下降受阻，产程延长，产妇体力消耗过多。同时也促使产妇精神内分泌发生变化，交感神经兴奋，释放儿茶酚胺，血压升高，导致胎儿缺血缺氧，出现胎儿窘迫。因此，必须关注产妇精神心理因素对分娩的影响。

【分娩机制】

分娩机制（mechanism of labor）指胎儿先露部随骨盆各平面的不同形态，被动进行的一系列适应性转动，以其最小径线通过产道的全过程。临床上枕先露占95.55%～97.55%，以枕左前位最多见，故以枕左前位分娩机制为例说明。

1. 衔接（engagement）　又称入盆。指胎头双顶径进入骨盆入口平面，胎头颅骨最低点接近或达到坐骨棘水平（图8-10）。胎头取半俯屈状态以枕额径进入骨盆入口。由于枕额径大于骨盆入口前后径，胎头矢状缝坐落在骨盆入口右斜径上，胎头枕骨位于母体骨盆左前方。经产妇多在分娩开始后胎头衔接,大部分初产妇可在预产期前1~2周内胎头衔接。少部分初产妇在分娩开始宫缩后胎头衔接。产程开始后胎头仍不能良好衔接要警惕有头盆不称可能。

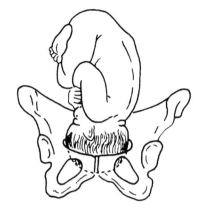

图8-10 胎头衔接

2. 下降(descent) 是指胎头沿骨盆轴前进的动作,是胎儿娩出的首要条件。下降贯穿于分娩全过程,并与其他动作同时进行。下降呈间歇性,宫缩时胎头下降,间歇时胎头又稍退缩。迫使胎头下降的因素有:①宫缩时通过羊水传导,压力经胎轴传至胎头;②宫缩时宫底直接压迫胎臀;③宫缩时胎体伸直伸长;④腹肌收缩使腹压增加。胎头下降程度是临床上判断产程进展的重要标志之一。

3. 俯屈(flexion) 胎头下降至骨盆底遇到肛提肌的阻力,借杠杆作用使胎儿下颏紧贴胸部,由胎头衔接时的枕额径变为枕下前囟径,称为俯屈(图8-11)。以适应产道形态,有利于胎头继续下降。

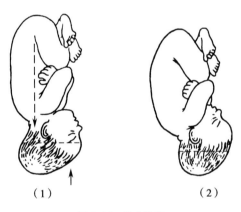

（1）　　　　　　　　　（2）

图8-11 胎头俯屈

4. 内旋转(internal rotation) 胎头围绕骨盆纵轴向前旋转,使矢状缝与中骨盆及出口前后径相一致的动作称内旋转。内旋转从中骨盆平面开始至骨盆出口平面完成,以适应中骨盆及骨盆出口前后径大于横径的特点,有利于胎头下降。胎头俯屈下降时枕部最低,首先遇到肛提肌的阻力,引起肛提肌反射性收缩,将胎头枕部推向阻力小、部位宽的前方,使枕部向前旋转45°,后囟转至耻骨弓下(图8-12)。胎头于第一产程末完成内旋转动作。

5. 仰伸(extension) 完成内旋转后,胎头继续下降达阴道外口时,宫缩和腹压迫使胎头继续下降,而肛提肌收缩力又将胎头向前推进,两者的合力作用使胎头沿骨盆轴下段向下向前的方向转向前,胎头枕骨下部达耻骨联合下缘时,以耻骨弓为支点,使胎头逐渐仰伸,胎头的顶、额、鼻、口、颏相继娩出(图8-13)。当胎头仰伸时,胎儿双肩径沿左斜径进入骨盆入口。

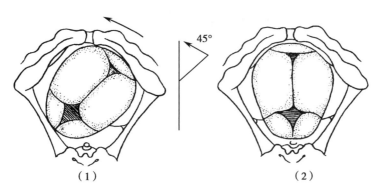

（1） （2）

图 8-12　胎头内旋转

6. **复位**（restitution）　胎头娩出时,胎儿双肩径沿骨盆入口左斜径下降。胎头娩出后,为恢复胎头与胎肩的正常关系,胎头枕部向左旋转45°称为复位。

7. **外旋转**（external rotation）　胎肩在骨盆腔内继续下降,前（右）肩向前向中线旋转45°,使双肩径转成与骨盆出口前后径相一致的方向,胎头枕部随之在外继续向左旋转45°,以保持胎头与胎肩的垂直关系,称外旋转（图8-14）。

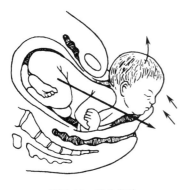

图 8-13　胎头仰伸

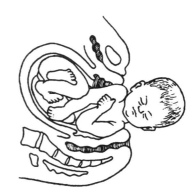

图 8-14　胎头外旋转

8. **胎肩及胎儿娩出**　完成外旋转后,胎儿前（右）肩在耻骨弓下先娩出[图8-15（1）]。随即后（左）肩从会阴前缘娩出,胎体及胎儿下肢随之顺利娩出[图8-15（2）]。

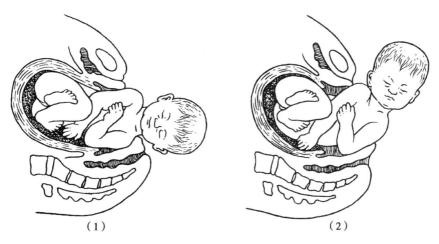

（1） （2）

图 8-15　胎肩娩出
（1）前肩娩出；（2）后肩娩出

第二节　正常分娩各产程妇女的护理

案例 8-1

　　孕妇 26 岁，G_1P_0，妊娠 37^{+4} 周，因腹部阵痛 6 小时入院。产科检查：骨盆外测量正常，宫高 32cm，腹围 95cm，胎方位 LOA，胎心 142 次 / 分，宫缩 30～40 秒 /3～4 分。阴道检查：宫口开大 4cm，前羊膜囊膨隆。B 超：胎儿 BPD 9.1cm。入院评估发现产妇因疼痛、担心胎儿能否顺利娩出，出现焦虑情绪。

　　思考：

　　1. 提出该产妇目前主要的护理问题？

　　2. 针对护理问题采取哪些护理措施？

【临产诊断及产程分期】

（一）先兆临产

分娩发动前，往往出现一些预示孕妇不久将临产的症状，称先兆临产。

1. **假临产**　不规律的子宫收缩，分娩前 1～2 周，子宫出现不规律的收缩，常在夜间出现而于清晨消失，收缩持续时间＜30 秒，间隔 10～20 分钟，收缩强度不进行性加强，间隔时间不一，孕妇自觉轻微腰酸。

2. **胎儿下降感**　产前胎先露下降进入骨盆入口使宫底下降，初产妇感到上腹部较前轻松，食量增加，呼吸轻快。

3. **见红**　分娩先兆，正式临产前 1～2 天，阴道内流出少量血性黏液或血性白带，称为见红。它是分娩即将开始的一个比较可靠的征象。

（二）临产的诊断

临产（in labor）开始的标志为有规律且逐渐增强宫缩，持续 30 秒或以上，间歇 5～6 分钟，同时伴有进行性宫颈管消失、宫口扩张和胎先露部下降。初产妇一般是宫颈管逐渐变短消失，然后宫口逐渐开大；经产妇一般宫颈管消失与宫口开大同时进行。

相关链接　　　　　WHO 的临产诊断标准

　　　　　WHO 推荐的临产的诊断标准与国内不同，它是指规律性的自然发动的宫缩，至少 2 次 /15 分钟；并且至少伴有下列症状中的两个表现：宫颈完全成熟展平；宫口开大 3cm 或更大；其他宫颈的改变（如位置、软硬度等）；自发的胎膜破裂。

（三）产程分期

总产程（total stage of labor）即分娩全过程，是从开始出现规律性宫缩至胎儿胎盘娩出的全过程。临床上根据不同阶段的特点又分为三个产程。

1. **第一产程**（first stage of labor） 又称宫颈扩张期，从规律宫缩开始至宫口开全。初产妇约需11～12小时，经产妇约需6～8小时。

2. **第二产程**（second stage of labor） 又称胎儿娩出期，从宫口开全至胎儿娩出。初产妇约需1～2小时；经产妇通常数分钟即可完成，也有长达1小时者，但不应超过1小时。

3. **第三产程**（third stage of labor） 又称胎盘娩出期，从胎儿娩出到胎盘胎膜娩出的全过程，约需5～15分钟，不超过30分钟。

【第一产程妇女的护理】

（一）临床特点

1. **规律宫缩** 产程初期，宫缩持续时间较短（约30秒），间歇时间较长（5～6分钟）。随着产程进展，持续时间渐长（50～60秒）且强度增加，间歇期渐短（2～3分钟）。当宫口近开全时，宫缩持续时间可长达1分钟以上，间歇期仅1～2分钟。

2. **宫口扩张** 阴道检查可以确定宫口扩张程度。当宫缩渐频且增强时，宫颈管逐渐短缩直至消失，宫口逐渐扩张，宫口扩张于潜伏期较慢，进入活跃期后加快。当宫口开全（10cm）时，宫口边缘消失，子宫下段及阴道形成宽阔的筒腔。

3. **胎头下降** 是决定能否经阴道分娩的重要观察项目。定时阴道检查能明确胎头颅骨最低点的位置，并能了解胎方位。

4. **胎膜破裂** 宫缩时，子宫羊膜腔内压力增高，胎先露部下降，将羊水阻断为前后两部分，胎先露部前面羊水约100ml称前羊水，形成前羊水囊，有助于扩张宫口。当羊膜腔压力增加到一定程度时自然破膜。自然破膜多发生在宫口近开全时。

5. **疼痛** 分娩期的宫缩会给每个产妇带来不同程度的疼痛。疼痛的部位主要集中在下腹部及腰骶部。产妇对疼痛的敏感性和耐受性不同，可以有呻吟、哭泣、尖叫等不同的表现。

（二）护理评估

1. **健康史** 仔细询问此次妊娠经过，过去妊娠史，一般健康状况和家族史。

（1）此次妊娠经过：包括孕次、产次、末次月经和预产期，产前检查、实验室检查及特殊检查的项目结果，妊娠期是否有并发症及其处理情况。

（2）过去妊娠史：包括妊娠的次数，是否有合并症，胎儿出生体重，产程及分娩方式，新生儿出生状况。

（3）一般健康状况与家族史：有否过敏史，有否患内外科疾病，家族中是否有慢性疾病、血液病、遗传性疾病。

2. **身体状况** 评估产妇生命体征、精神状态、疼痛程度、休息、睡眠、饮食及大小便等情况；评估胎心率、胎产式、胎方位、羊水的性状，胎先露部的下降程度，子宫颈管扩张、会阴情况、子宫收缩力、子宫底高度、骨盆大小、乳房、皮肤、体重等。常用多普勒超声、胎儿监护仪监测胎儿宫内情况。

3. **心理 - 社会状况** 产妇面对陌生的医院环境、医护人员、工作流程及不确定的分娩结局，常感到紧张、不知所措甚至焦虑不安。评估孕产妇精神心理状态、对分娩的态度、分娩自信心。评估产妇对宫缩痛的耐受性，产妇有无要求镇痛分娩等。社会支持系统对正常分娩的认识,与产妇及家人制定分娩计划,对产程中有关问题进行讨论。

4. 治疗原则 对于正常分娩,除非有确切的依据,不必过度干预正常产程进展。加强支持性照顾、强调自由体位活动、鼓励陪伴分娩;在没有明确的医疗指征提示母亲或胎儿异常的情况下,耐心的观察和等待是最恰当的处理策略。

(三)护理诊断 / 问题

1. **焦虑** 与知识缺乏、担心分娩能否顺利进行等有关。
2. **疼痛** 与子宫收缩有关。
3. **知识缺乏** 与缺乏有关分娩知识有关。

理论与实践　　　　　　　目前存在的护理问题:①分娩疼痛与子宫收缩有关;②焦虑与产程疼痛、担心胎儿情况等有关。

(四)护理目标

1. 产妇情绪稳定,能描述正常分娩过程并有信心正常分娩。
2. 产妇疼痛程度减轻。

(五)护理措施

1. 心理护理 专人陪伴在产妇身边,向产妇及家属做自我介绍和环境介绍,建立良好护患关系。认真听取产妇对自身情况的叙述及提问,尊重产妇的生活习惯,及时向产妇提供产程进展的信息,宫缩时按摩背部,教会正确呼吸,多给一些安慰和鼓励,消除紧张情绪,可以减轻疼痛,加快产程进展。

2. 生命体征监测 第一产程期间,每隔 2~4 小时测量一次体温、脉搏、呼吸、血压。宫缩时血压常升高 5~10mmHg,间歇时恢复原状,若有异常,酌情增加测量次数并予相应处理。

3. 观察产程

(1)宫缩监测:最简单的方法是助产人员将手掌放于产妇腹壁上,宫缩时宫体部隆起变硬,间歇期松弛变软。定时连续观察宫缩,持续时间、强度、规律性及间歇时间。潜伏期每 2~4 小时观察 1 次,活跃期每 1~2 小时观察 1 次,一般需要连续观察至少 3 次宫缩,并记录宫缩情况。用胎儿监护仪描记的宫缩曲线,可以看到宫缩强度、频率和每次宫缩持续时间,是反映宫缩的客观指标。

(2)胎心监测:潜伏期每 1~2 小时听胎心 1 次,活跃期宫缩较频时应 15~30 分钟听胎心 1 次,每次听诊 1 分钟并记录。如果出现以下情况,应当持续性胎心监护:①间断性胎心听诊。胎心小于 110 次 / 分,或大于 160 次 / 分;②产妇有 1 次体温超过 38℃,或连续 2 次间隔 2 小时测量,2 次均高于 37.5℃;③有活动性阴道出血;④需要应用缩宫素加强宫缩;⑤羊水有胎粪污染;⑥应用麻醉镇痛。用胎儿监护仪描记的胎心曲线,可以观察胎心率的变异及其与宫缩、胎动的关系,此法能判断胎儿在宫内的状态。

(3)宫口扩张及先露部下降:根据宫缩情况和产妇的临床表现,适当增减检查次数。潜伏期每 2~4 小时检查一次;活跃期每 1~2 小时检查一次;经产妇和宫缩频者间隔时间应缩短。为了直观了解产程,目前多绘制产程图(图 8-16),将检查结果及时记录,发现异常尽早处理。

产程图横坐标为临产时间(小时),纵坐标左侧为宫口扩张程度(cm),纵坐标右侧为先露部下降程度(cm),画出宫口扩张曲线和胎头下降曲线,对产程进展一目了然。

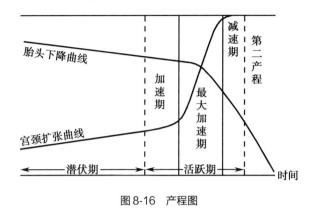

图8-16 产程图

宫口扩张曲线将第一产程分为潜伏期和活跃期。潜伏期是指从出现规律宫缩至宫口扩张3cm。此期扩张速度较慢,平均每2~3小时扩张1cm,约需8小时,最大时限为16小时。活跃期是指宫口扩张3~10cm,国际上倾向于将宫口扩张4cm作为活跃期的起点,此期扩张速度明显加快,约需4小时,最大时限为8小时。

胎头下降曲线以胎头颅骨最低点与坐骨棘平面的关系标明。坐骨棘平面是判断胎头高低的标志。胎头颅骨最低点平坐骨棘时,以"0"表示;在坐骨棘平面上1cm时,以"-1"表示;在坐骨棘平面下1cm时,以"+1"表示,余依次类推(图8-17)。胎头于潜伏期下降不明显,于活跃期下降加快,平均每小时下降0.86cm,可作为评估分娩难易的有效指标。

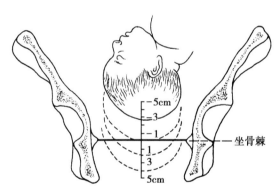

图8-17 胎头高低的判定

(4)胎膜破裂:胎膜多在宫口近开全时自然破裂,见羊水流出。一旦胎膜破裂,应立即听胎心,并观察羊水性状、颜色和流出量,并记录破膜时间。破膜超过12小时未分娩者,应遵医嘱给予抗生素预防感染。

(5)肛门检查:在宫缩时进行,可以了解宫颈软硬程度、厚薄、宫口扩张程度,是否破膜,骨盆腔大小,胎方位及胎头下降程度。检查次数不宜过多,一般情况下,宫口扩张<3cm时,每2~4小时肛查一次;宫口扩张>3cm时,每1~2小时肛查一次。

产妇仰卧,两腿屈曲分开,检查前用消毒纸覆盖阴道口避免粪便污染,检查者右手示指戴指套蘸润滑油,轻轻伸入直肠内,拇指伸直,其余各指屈曲以利于示指深入。示指向后触及尾骨尖端,了解尾骨活动度,再触摸两侧坐骨棘是否突出并确定胎头高低,然后用指端掌侧探查宫口,摸清其四周边缘,估计宫口扩张厘米数。宫口近开全时,仅能摸到一窄边。当宫口开全时,摸不到宫口边缘。未破膜者,在胎头前方可触到有弹性的前羊膜囊。已破膜者能直接触到胎头,若无胎头水肿,还能扪清颅缝及囟门的位置,有助于确定胎方位。

（6）阴道检查:严格消毒后进行,能直接触清矢状缝及囟门,确定胎方位和宫口扩张程度。适用于肛查不清、宫口扩张及胎头下降不明、疑有脐带先露或脐带脱垂、轻度头盆不称已试产4小时产程进展缓慢者。

产妇仰卧,两腿屈曲分开,严格消毒外阴,检查者站在产妇右侧,左手放置于宫底部,在宫缩来临时轻压宫底;右手戴好无菌消毒手套,用一至两个碘纱球,进行阴道口、大小阴唇的消毒,分泌物较多时,应擦净为止;右手示指轻轻伸入阴道内,以示指伸直并拢检查,其余手指屈曲,检查内容同肛门检查。无论是阴道检查还是肛诊检查都需观察羊水的色、质及有无气味;产妇如胎膜已经破裂,应在其臀部垫上消毒无菌巾。

4. 促进舒适

（1）营造家庭分娩环境:由于我国推荐所有孕产妇住院分娩,在临产期和分娩时,陌生的环境引起妇女对分娩的认识改变。营造家庭化、温馨的分娩环境,护理人员态度温和、动作轻柔体贴,可以使产妇放松休息。减少不必要医疗干预会减轻产妇的紧张心理和维持良好的情绪。

（2）支持性护理:活跃期内实行"一对一"的助产士连续性支持性护理。鼓励产妇在两次宫缩间歇期少量多次饮水、进食易消化的食物,如牛奶、米粥、水果、饮料等,以保证精力和体力充沛;保持产妇清洁卫生,临产过程中,出汗、见红、羊水经常弄湿并污染产妇的衣服和床单、产垫,护理人员应帮助产妇擦汗,协助沐浴、更换衣物,经常更换产垫和床单,大小便后行会阴清洁,以促进产妇舒适;提供分娩支持工具,如分娩球、各种舒适的坐椅、垫子等;

（3）体位和按摩:保持自由体位,产妇感觉到最舒适的体位就是最好的体位,不宜强行要求产妇取某种体位。应用分娩球、分娩椅、床、摇椅等辅助用具或者陪产者的身体力量,使孕产妇自己有效应对疼痛。在宫缩时或宫缩间歇按摩背部、抚摸腹部或脚部对于某些孕产妇缓解疼痛同样有帮助。

（4）活动和休息:宫缩不强且未破膜者,产妇可在室内走动,有助于加速产程进展。初产妇宫口近开全或经产妇宫口扩张4cm时应卧床。

（5）排尿与排便:鼓励产妇每2~4小时排尿1次,以免膀胱充盈影响宫缩及胎头下降。因胎头压迫引起排尿困难者,必要时导尿。产妇有便意上厕所时,需有人陪伴。

（6）热水浴:热水浴可以有效使人放松,水的浮力可减轻人体关节所承受的压力,去除肌肉疼痛,减轻分娩疼痛。热水浴的水温调至36~38℃,保证孕妇安全。

5. 分娩镇痛　根据产妇情况选择非药物性镇痛或药物性镇痛(见本章第三节)。

理论与实践　　　　护理措施:告知产妇分娩相关信息;护理人员及家人陪伴分娩,安慰鼓励产妇,降低焦虑;教会产妇运用呼吸技巧、按摩腹部、自由体位等减痛方法;鼓励产妇少量多餐进食;每2~4小时提醒产妇排尿;每30分钟~1小时测量并记录宫缩情况,每15~30分钟应用胎心监护仪或其他胎心听诊器听诊并记录。

（六）护理评价

1. 产妇疼痛程度减轻,保持适当的摄入和排泄。

2. 产妇能简要描述正常分娩过程及产程如何配合。

3. 产妇能适当休息与活动。

【第二产程妇女的护理】

（一）临床特点

1. **子宫收缩增强**　进入第二产程以后,宫缩增强,持续1分钟或更长,间歇期1~2分钟。胎膜多已自然破裂,若未破膜,应予人工破膜,以利于胎头下降。

2. **胎儿下降及娩出**　随着产程进展,当胎头降至骨盆底部时,产妇有排便感,不自主地向下屏气用力。胎头宫缩时露出阴道口,露出部分不断增大,在宫缩间歇期,胎头又缩回阴道内,称胎头拨露。直至胎头双顶径越过骨盆出口,宫缩间歇时胎头不再回缩,称胎头着冠。此时会阴极度扩张,产程继续进展,胎头娩出,接着出现复位及外旋转,随之前肩和后肩娩出,胎体很快娩出,后羊水随之涌出。经产妇的第二产程短,有时仅需几次宫缩即可完成胎头娩出。

（二）护理评估

1. **健康史**　了解产程进展情况、胎儿宫内情况,胎膜是否破裂,同时了解第一产程的经过以及处理。

2. **身体评估**　了解宫口开全时间、评估子宫收缩、胎心率及羊水等情况。询问有无排便感,观察胎头拨露和着冠情况。评估会阴条件,根据胎儿大小,判断是否需行会阴切开术。

3. **心理-社会状况**　评估产妇心理状态,有无焦虑、恐惧、急躁情绪,对正常分娩有无信心。

4. **治疗原则**　准确判断产妇宫口开全、胎头下降程度,产妇是否开始屏气用力;鼓励产妇自主用力、自由体位分娩;注意评估胎儿情况,每1~2次宫缩间歇听诊胎心。

（三）护理诊断/问题

1. **疼痛**　与宫缩及会阴部伤口有关。

2. **有受伤的危险**　与会阴裂伤及新生儿产伤等有关。

（四）护理目标

1. 产妇情绪稳定,信心增强。

2. 产妇正确使用腹压,积极参与、控制分娩全过程。

3. 产妇及新生儿没有产伤。

（五）护理措施

1. **心理护理**　第二产程期间,护理人员应陪伴在旁(产妇的亲友也可陪伴),及时提供产程进展信息,给予产妇鼓励和安慰,以缓解紧张和恐惧的心理。同时给予产妇饮水、擦汗等帮助。

2. 密切监测胎心 此期宫缩频而强，需 5～10 分钟听一次胎心，必要时用胎儿监护仪监测。若发现胎心异常，应立即行阴道检查，尽快结束分娩。

3. 选择分娩体位 鼓励产妇采取自认为舒适和方便用力的直立体位分娩（非平卧位分娩，如坐、站立、手膝俯卧位、蹲位、侧卧位），推荐手膝俯卧位分娩，也可取侧卧位分娩（图 8-18）。目前国内多数产妇采用仰卧位分娩。

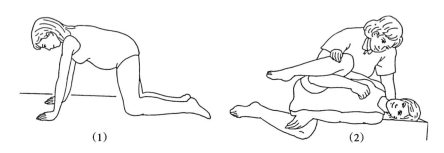

图 8-18 分娩体位
（1）手膝俯卧位分娩；（2）侧卧位分娩

4. 指导产妇屏气 宫口开全后指导产妇运用腹压，方法是产妇双足蹬在产床上，两手握产床把手，宫缩时深吸气屏住，然后如解大便样向下用力屏气以增加腹压。宫缩间歇时，产妇全身肌肉放松安静休息。宫缩时再作屏气动作，以加速产程进展。若产妇做得好，应及时鼓励。

5. 接产准备 初产妇宫口开全、经产妇宫口扩张 6cm 且宫缩规则有力时，应将产妇送至产房。让产妇仰卧于产床上（坐式分娩坐在特制产椅上），两腿屈曲分开，露出外阴部，臀下置消毒便盆或塑料布，用消毒肥皂棉球擦洗外阴部，顺序是大阴唇、小阴唇、阴阜、大腿内上 1/3、会阴及肛门周围（图 8-19），然后用温开水冲掉肥皂水，注意用消毒干纱球盖住阴道口，以防冲洗液流入阴道。最后用聚维酮碘纱球消毒外阴部，随后取下便盆或塑料布。接生者以无菌操作常规洗手，戴手套及穿手术衣后，打开产包，铺好消毒巾准备接生。

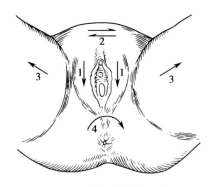

图 8-19 外阴部擦洗顺序

6. 接产 接产方法有仰卧位接生法、坐位及半坐位接生法、水下接生法。仰卧位接生法最常采用。

（1）评估会阴发育情况：识别会阴撕裂的诱因，产妇会阴体过长、过紧、会阴水肿、耻骨弓过低、胎儿过大、胎儿娩出过快等，均易造成会阴撕裂。接生者在接生前应做出正确判断，必要时行会阴切开术。

（2）接产要领：在会阴后联合紧张时，保护会阴并协助胎头俯屈，使胎头以最小径线（枕下前囟径）在宫缩间歇时缓慢通过阴道口，胎肩娩出时仍应注意保护好会阴。

（3）接产步骤：

1）协助娩出胎头：接产者站在产妇右侧，当胎头拨露使阴唇后联合紧张时，开始保护会阴。在会阴部盖消毒巾，接产者右肘支在产床上，右手拇指与其余四指分开，利用手掌大鱼际肌顶住会阴部。每当宫缩时应向内上方向托压，左手同时应轻轻下压胎头枕部，协助胎头俯屈。宫缩间歇时，保护会阴的右手稍放松，但并不离开会阴，以免压迫过久引起会阴水肿。当胎头枕部在耻骨弓下露出时，左手应协助胎头仰伸。宫缩时嘱产妇张口哈气消除腹压，让产妇在宫缩间歇时稍向下屏气，使胎头缓慢娩出。

2）脐带绕颈处理：当胎头娩出见有脐带绕颈1周且较松时，可用手将脐带顺胎肩推下或从胎头滑下。若脐带绕颈过紧或绕颈2周或以上，可先用两把血管钳将其一段夹住从中剪断脐带，注意勿伤及胎儿颈部。

3）协助娩出胎体：胎头娩出后，右手仍继续保护会阴，不要急于娩出胎肩，而应先以左手自鼻根向下颏挤压，挤出口鼻腔内的黏液和羊水，待胎头自然复位后，协助胎头外旋转，使胎儿双肩径与骨盆出口前后径一致。接产者左手向下轻压胎儿颈部，协助前肩从耻骨弓下先娩出，再托胎颈向上使后肩从会阴前缘缓慢娩出。双肩娩出后，保护会阴的右手方可放松，双手协助胎体及下肢相继以侧位娩出。胎儿娩出后立即将弯盘放置于臀下收集阴道流血，测量出血量。

接产时与产妇良好沟通，配合产妇不同体位与用力方式接产，宫缩时均匀地控制胎头娩出速度，缓慢娩出胎儿。注意接产者的手均势地扶持胎头，控制其娩出速度，不可强行用力阻止胎儿娩出，也不可用力挤压胎头，禁止按摩揉搓胎儿头皮组织，防止损伤或形成血肿。

相关链接　　　　　　**家庭或院外分娩紧急接产处理原则**

1. 接产应在干净的表面上进行（如新的布、油布）。接产者应用肥皂和流动水洗手。鼓励产妇在非平卧位（推荐跪卧俯卧位或侧卧位）完成分娩。

2. 自然娩出胎头，等待至少一次宫缩，让胎肩自然娩出。

3. 新生儿娩出后评估呼吸情况，必要时清理呼吸道，抱在母亲怀中。

4. 等待胎盘自行娩出。不可强行牵拉胎盘，不要切断脐带，胎盘置于防漏水的清洁袋子内或容器内，送医院处理。

5. 产妇分娩后保持温暖，评估检查产妇一般情况，宫缩及阴道流血。检查外阴阴道裂伤，有裂伤较重者按解剖层次缝合。

6. 入院后按无菌对新生儿断脐操作方法结扎剪断脐带，评估新生儿情况，必要时给予破伤风免疫注射。

（六）护理评价

1. 产妇对分娩过程中得到的指导和帮助感到满意。

2. 产妇积极参与，顺利分娩。

3. 产妇和新生儿没有产伤。

【第三产程妇女的护理】

（一）临床特点

胎儿娩出后，子宫底降至脐平，产妇感到轻松，宫缩暂停数分钟后重又出现。由于宫腔容积突然缩小，胎盘不能相应缩小而与子宫壁发生错位剥离。剥离面有出血，形成胎盘后血肿。由于子宫继续收缩，增加剥离面积，直至胎盘完全剥离而排出。

（二）护理评估

1. 健康史 了解第一、第二产程的经过及有无特殊处理。

2. 身心状况

（1）新生儿评估：了解新生儿的健康状况，进行 Apgar 评分，以出生后 1 分钟内的心率、呼吸、肌张力、喉反射及皮肤颜色 5 项体征为依据，每项为 0～2 分（表 8-1），满分为 10 分，判断有无新生儿窒息及窒息严重程度。Apgar 评分 8～10 分属正常新生儿；4～7 分为轻度窒息（又称青紫窒息），需清理呼吸道、人工呼吸、吸氧、用药等措施才能恢复；0～3 分为重度窒息（又称苍白窒息），需紧急抢救，喉镜直视下气管内插管给氧。缺氧严重的新生儿，出生后 5 分钟、10 分钟时再次评分，直至两次评分均≥8 分。1 分钟评分反映胎儿宫内情况，5 分钟评分反映新生儿复苏效果。评估新生儿身长、体重、有无畸形。

表 8-1 新生儿 Apgar 评分法

体征	0分	1分	2分
每分钟心率	0	<100 次	≥100 次
呼吸	0	浅、慢、不规则	佳
肌张力	松弛	四肢稍屈曲	四肢屈曲活动好
喉反射	无反射	有些动作	咳嗽、恶心
皮肤颜色	全身苍白	躯干红，四肢青紫	全身粉红

（2）产妇评估

1）子宫收缩及阴道流血：胎盘娩出前后，评估子宫收缩的强度、频率。评估阴道出血的时间、颜色，用称重法、容积法或面积法了解阴道出血量。产后出血总量一般不超过 300ml。若阴道流血量多或血块 >1cm，最好用弯盆放于产妇臀下，以准确评估出血量，并查看子宫收缩情况；若阴道流血量不多，但子宫收缩不良、宫底上升者，提示宫腔内有积血；若产妇自觉肛门坠胀感，应注意是否有阴道后壁血肿；若子宫收缩好，但仍有阴道流血，色鲜红，应警惕软产道损伤。

2）胎盘剥离征象：①子宫体变硬呈球形，宫底升高达脐上；②脐带阴道口外露的一段自行延长；③阴道少量流血；④在产妇耻骨联合上方向下轻压子宫下段时，子宫底上升而脐带不回缩。

3）胎盘娩出方式：①胎儿面娩出：胎盘从中央开始剥离，而后向周围剥离，其特点是胎盘胎儿面先娩出，后见少量阴道流血，临床多见；②母体面娩出：胎盘从边缘开始剥离，血液沿剥离面流出，其特点是先见较多量阴道流血，后见胎盘母体面娩出，较少见。

4）评估胎盘胎膜的完整性。胎盘娩出后，评估胎盘胎膜的完整性，检查有无胎盘小叶和胎膜有无残留。检查胎盘周边有无断裂的血管，以判断有无副胎盘。

5）评估有无软产道裂伤：评估会阴伤口情况，有无切口延伸或软产道损伤。

3. 心理 - 社会状况 评估产妇的情绪状态，对新生儿性别、健康及外貌是否满意，是否能接受新生儿，有无进入母亲角色。

4. 治疗原则 立即处理新生儿，准确判断胎盘剥离征象，协助胎盘娩出，检查胎盘胎膜完整性，检查软产道裂伤情况，预防产后出血。

（三）护理诊断 / 问题

1. 组织灌注不足 与消耗过大和产后失血有关。

2. 有父母不称职的危险 与产后疲惫或新生儿性别不理想有关。

（四）护理目标

1. 产妇不发生产后出血，及时补液。

2. 产妇接受新生儿，并开始亲子互动。

（五）护理措施

1. 新生儿处理

（1）清理呼吸道：是处理新生儿的首要措施。用新生儿吸痰管或洗耳球轻轻吸出新生儿咽部及鼻腔黏液和羊水，以防发生吸入性肺炎。当确认呼吸道通畅而仍未啼哭时，可用手轻拍新生儿足底，使其啼哭。若新生儿大声啼哭，面色红润，表示呼吸道已通畅。

（2）脐带处理：新生儿娩出后，擦干新生儿身上的羊水和血迹，待脐带搏动消失后，在距离脐根约 1～2cm 处用无菌气门芯结扎脐带。在结扎处外 0.5cm 用无菌剪刀切断脐带。用 5% 聚维酮碘溶液或 75% 乙醇消毒脐带断端，待脐带断面干后，以无菌纱布覆盖，再用脐绷带包扎。处理脐带时，注意新生儿保暖。

（3）新生儿护理：擦干新生儿身上的羊水和血迹，擦净足底胎脂，在新生儿记录单上盖新生儿足印和产妇拇指印。在新生儿手腕系上标有母亲姓名、新生儿性别、体重、出生时间的腕带。将标记新生儿性别、体重、出生时间、母亲姓名和床号的腕带系于新生儿右手腕。把新生儿抱给母亲并协助其皮肤接触和首次哺乳，让新生儿尽早吸吮母亲乳头。

2. 产妇护理

（1）协助娩出胎盘：观察胎盘剥离征象，等待胎盘自然剥离后，切忌在胎盘完全剥离前牵拉脐带或按揉子宫；确定胎盘剥离后，于宫缩时左手握住宫底并按压，右手轻拉脐带，当胎盘娩出至阴道口时，双手捧住胎盘，向一个方向旋转并缓慢向外牵拉，如胎膜有断裂可能，用止血钳夹住，缓慢小心娩出。协助胎盘胎膜完整剥离排出。

（2）检查胎盘胎膜：将胎盘铺平，用纱布将母体面血凝块轻轻擦去，检查胎盘小叶有无缺损，测量胎盘大小、厚度和脐带长度，然后提起胎盘，检查胎膜是否完整。

（3）检查软产道：检查软产道有无裂伤，若有裂伤，立即按解剖层次缝合。

（4）预防产后出血：正常分娩产后出血量不超过 300ml。遇有产后出血高危因素产妇，为减少产后出血，在胎儿前肩娩出时肌内或静脉注射缩宫素 10～20U。

（5）产后 2 小时观察：产后在产房内观察 2 小时，重点观察血压、脉搏、子宫收缩情况、子宫底高度、阴道出血量、膀胱充盈情况和会阴阴道有无血肿。

（6）情感支持：帮助产妇进入母亲角色。协助产妇和新生儿在产后 30 分钟内进行皮肤接触和早吸吮，建立母子情感。

（7）生活护理：为产妇擦浴更衣，更换床单及会阴垫，产妇分娩后易感口渴及饥饿，应及时提供清淡、易消化、富营养流质饮食。

相关链接　　　　　第四产程

近年有学者提出第四产程这个概念。第四产程指从产妇胎盘娩出至产后 2 小时内这段时间，也是产妇容易发生产后出血的重要时段。护士应严密观察产妇的一般情况，监测生命体征变化，检查宫底高度、阴道出血量、膀胱充盈程度以及会阴伤口情况等，每 30 分钟记录一次。同时护士应鼓励和协助产妇尽早与新生儿进行皮肤接触、早吸吮。目的是减少产后出血的发生，促进产后康复。

（六）护理评价

1. 产妇组织灌流正常，情绪稳定。
2. 产妇接受新生儿，积极进行皮肤接触及早吸吮。

第三节　分娩镇痛与护理

【分娩镇痛】

分娩镇痛是指对分娩时所产生的子宫收缩痛进行镇痛的技术及方法。分娩疼痛产生的主要原因是由于子宫在分娩过程中强烈地收缩所致，是一种生理性的急性疼痛，宫颈扩张、局部组织缺血、牵拉、挤压等造成的内脏疼痛及部分的躯体疼痛。分娩疼痛是产妇的主观感受，它既是一种生理现象又和产妇的心理状况息息相关。约有 50% 的产妇感到难以忍受的剧烈疼痛，35% 的产妇感受到可以忍受的中等程度疼痛，15% 的妇女疼痛感觉较轻。理想的自然分娩应是在安全的基础上争取做到"无痛"，但是到目前为止尚无一种完全能止痛而对母婴健康无任何影响的方法。分娩镇痛方法主要可以分为两大类：非药物性和药物性分娩镇痛。

（一）非药物性分娩镇痛

非药物性的分娩镇痛对产程和胎儿是最安全的，但临床镇痛效果往往不满意，适合于轻、中度疼痛的产妇。

1. **精神预防性镇痛**　焦虑和恐惧会加重分娩阵痛，若在产前对孕妇进行教育使其对分娩过程有了基本的了解，让产妇有充分的思想准备，增加分娩自信心和自控感，可提高疼痛的阈值和耐受性，会减少惧怕心理而使产程中的疼痛减轻。精神预防镇痛的效果还与医护人员的服务态度、服务质量有着密切关系。

2. **导乐陪伴分娩**　指在整个分娩过程中有一个富有生育经验的妇女陪伴在身旁,传授分娩经验,不断提供生理上、心理上、感情上的支持,充分调动产妇的主观能动性,使产妇在轻松、舒适的环境下充分发挥自己的能力,顺利完成分娩过程。根据产妇的需求可选择丈夫或母亲陪伴,导乐陪伴人员应接受专业培训,并在产前与孕妇建立相互信任的关系。我国导乐人员多由助产士承担,同时完成助产工作。

3. **拉梅兹呼吸法**　指导产妇在分娩过程中采取各种呼吸方式,达到转移注意力、放松肌肉、减少紧张和恐惧,有效减轻分娩疼痛。护士应根据宫缩的强度、频率和持续时间以及产程分期指导产妇主动地调整呼吸的频率和节律以缓解疼痛。

4. **针刺麻醉镇痛法**　是我国传统医学中的一种止痛方法,常用于分娩镇痛的穴位是合谷、三阴交、足三里,亦有选择耳穴子宫、神门及内分泌等穴位,通过针刺穴位达到抑制痛觉信号的传递,从而达到镇痛的目的。近年来西方国家也在应用。此外,还有催眠术法、香熏法、经皮神经电刺激法等。

5. **经皮电神经刺激仪**　是通过使用表皮层电极神经刺激器,持续刺激背部胸椎和骶椎的两侧,使局部皮肤和子宫的痛阈提高,并传递信息到神经中枢,激活内源性镇痛物质的产生而达到镇痛目的。此法操作简单,对产妇和胎儿无危害。

6. **水中分娩**　是指在充满温水的分娩池中利用水的浮力和适宜的温度,自然分娩的过程。在水中通过温热的水温和按摩的水流缓解产妇紧张的情绪,使身体肌肉放松,软产道弹性增加,水的向上托力减轻胎儿对会阴部的压迫,适宜的水温减少疼痛信号向大脑传递,从而减轻分娩的疼痛。但水中分娩要实施系统化管理,对分娩环境和人力资源要求较高,严格遵守无菌操作的原则,预防感染。

(二)药物性镇痛

1. **理想的药物分娩镇痛应具备的特征**　对母儿影响小;易于给药,起效快,作用可靠,满足整个产程镇痛的需求;避免运动阻滞,不影响宫缩和产妇活动;产妇清醒,可参与分娩过程;必要时可满足手术的需要。方法包括:①产妇自控硬膜外镇痛(PCEA):镇痛效果好,易于掌握用药剂量,常用的药物有布比卡因、芬太尼;②腰麻与硬膜外联合阻滞(CSEA):该法优点是镇痛起效快,用药剂量少;③产妇自控静脉瑞芬太尼镇痛:采用静脉镇痛泵,产生中枢镇痛作用,优点是对腹肌和下肢肌力无影响;④氧化亚氮(N_2O/笑气)吸入镇痛。

2. **药物性分娩镇痛**　药物性分娩镇痛的效果要优于非药物性,但药物对母儿有一定的影响,我们要注意观察药物的不良反应,如恶心、呕吐、呼吸抑制等;严密观察麻醉的并发症,如硬膜外感染、硬膜外血肿、神经根损伤、下肢感觉异常等,一旦出现异常,应按医嘱对症护理。常用的药物镇痛方法有:

(1)吸入镇痛药物:通过吸入氧化亚氮抑制中枢神经系统兴奋性神经递质的释放及神经冲动的传导,达到镇痛作用。

(2)肌注镇痛药物:临床常用地西泮和哌替啶,由于均可通过胎盘抑制新生儿的呼吸,要根据情况严格掌握给药剂量和给药时间。

(3)硬膜外镇痛:是当前国际公认的镇痛效果最可靠,使用最广泛的分娩镇痛方法。常用药物是布比卡因、芬太尼,随着新技术的不断改进及新药物的应用,目前的镇痛水平已经达到了运动阻滞最小的硬膜外镇痛,即"可行走的硬膜外镇痛"。

【护理评估】

（一）健康史

通过产前检查记录了解分娩因素有无异常，产妇生命体征有无异常。详细询问产妇接受孕期健康教育情况，产妇对疼痛的感知、预期分娩方式及自然分娩的信心。

（二）身体评估

正确评估产妇的疼痛程度及其对疼痛的耐受性，胎儿宫内情况、产程进展情况。实施分娩镇痛之前对产妇的身高、体重、骨盆等因素做全面评估。一些产妇疼痛时，感觉身不由己、失去控制、疲惫不堪，表现为浑身发抖、呻吟、哭泣等。疼痛还可以引起出汗、呕吐、心率加快、血压升高等生理反应，需要硬膜外麻醉等镇痛疗法的产妇应该评估针刺部位皮肤的完整性。

（三）心理 - 社会评估

产妇分娩时害怕疼痛会增加疼痛的敏感性，如果产妇相信自己有能力战胜分娩疼痛，对分娩有信心，则有助于减轻分娩疼痛。分娩的环境、氛围、对分娩过程的认知、其他产妇的表现、家人的鼓励支持等都会影响分娩疼痛的程度。

（四）辅助检查

1. 胎儿心电监护。
2. **实验室检查**　测定血、尿常规及出凝血时间。

（五）治疗原则

分娩镇痛不仅可以降低产妇分娩时的痛苦，而且能够减少产妇不必要的耗氧量和能量消耗，理想的分娩镇痛方法应是既能达到止痛的目的，又不影响产程的进展，还要对母婴安全，目前尚未有一种十分完美的方法。

【护理诊断 / 护理问题】

1. **知识缺乏**　缺乏分娩镇痛知识和信心。
2. **个人应对无效**　与剧烈宫缩痛及未能运用应对技巧有关。
3. **恐惧**　与疼痛威胁、担心自己和胎儿安危有关。

【护理目标】

1. 产妇自觉疼痛程度减轻。
2. 产妇积极运用有效的应对技巧。
3. 产妇情绪稳定，能以正常心态分娩。

【护理措施】

1. **心理护理**　向产妇和陪产者解释分娩的正常生理变化，介绍缓解疼痛的方法并示范，使产妇心理放松，消除顾虑，增强自然分娩的信心。注意观察产妇情绪变化，及时调整分娩镇痛方式。

2. **一般护理** 密切监测产妇的血压、心率、呼吸、脉搏、血氧饱和度、宫缩、胎心率和产程进展情况，及时了解分娩镇痛效果，确保分娩期母婴安全。

3. **分娩镇痛方法的选择** 镇痛只能减轻痛感而并不是完全无痛，对分娩镇痛有正确的认识，根据产程的进展情况和产妇的不同需求，选择合适的镇痛方式。

【护理评价】

1. 产妇运用有效的应对技巧，自觉疼痛程度减轻。

2. 产妇运用分娩镇痛法，以正常心态接受分娩。

3. 产妇情绪稳定。

（周小兰　张秀平）

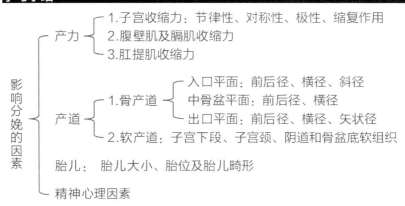

产力 ┬ 1.子宫收缩力：节律性、对称性、极性、缩复作用
　　├ 2.腹壁肌及膈肌收缩力
　　└ 3.肛提肌收缩力

产道 ┬ 1.骨产道 ┬ 入口平面：前后径、横径、斜径
　　│　　　　 ├ 中骨盆平面：前后径、横径
　　│　　　　 └ 出口平面：前后径、横径、矢状径
　　└ 2.软产道：子宫下段、子宫颈、阴道和骨盆底软组织

胎儿：胎儿大小、胎位及胎儿畸形

精神心理因素

影响分娩的因素

分娩机制：衔接、下降、俯屈、内旋转、仰伸、复位、外旋转及胎肩及胎儿娩出

临产诊断：规律且逐渐增强宫缩，持续30秒或以上，间歇5~6分钟，同时伴有进行性宫颈管消失、宫口扩张和胎先露部下降。

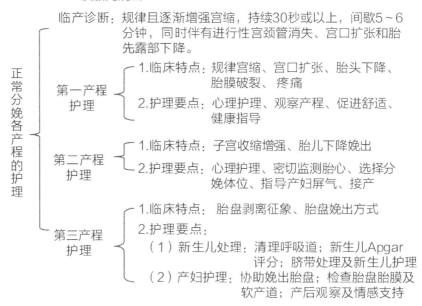

正常分娩各产程的护理

第一产程护理 ┬ 1.临床特点：规律宫缩、宫口扩张、胎头下降、胎膜破裂、疼痛
　　　　　　 └ 2.护理要点：心理护理、观察产程、促进舒适、健康指导

第二产程护理 ┬ 1.临床特点：子宫收缩增强、胎儿下降娩出
　　　　　　 └ 2.护理要点：心理护理、密切监测胎心、选择分娩体位、指导产妇屏气、接产

第三产程护理 ┬ 1.临床特点：胎盘剥离征象、胎盘娩出方式
　　　　　　 └ 2.护理要点：
　　　　　　　　（1）新生儿处理：清理呼吸道；新生儿Apgar评分；脐带处理及新生儿护理
　　　　　　　　（2）产妇护理：协助娩出胎盘；检查胎盘胎膜及软产道；产后观察及情感支持

分娩镇痛 ┬ 非药物性分娩镇痛
　　　　 └ 药物性分娩镇痛

复习参考题

1. 简述影响分娩的因素。

2. 简述子宫收缩力的特点。

3. 简述产妇在分娩第一产程的主要护理问题及护理要点。

4. 简述分娩第三产程的临床特点及护理要点。

第九章 异常分娩妇女的护理

9

09章

学习目标	
掌握	产力异常的概念、类型、临床表现、治疗原则及护理；常用产科手术适应证及护理要点。
熟悉	产道异常、胎位异常治疗原则及护理。
了解	产力异常的原因。

影响产妇分娩的主要因素包括产力、产道、胎儿及产妇精神心理因素。这些因素在分娩过程中相互影响，其中任何一个或一个以上因素发生异常，或几个因素间不能相互协调、适应，而使分娩过程受到阻碍，称为异常分娩(abnormal labor)，又称难产(dystocia)。

第一节　产力异常妇女的护理

案例 9-1

肖女士，34 岁，G_1P_0，孕 39^{+4} 周，于 2016 年 7 月 20 日因规律宫缩 10 小时入院。产科检查：宫缩 $5 \sim 10$ 秒 $/5 \sim 6$ 分，胎方位 LOA，先露 S^{-3}，胎膜未破，宫口未开，胎心 150 次 / 分。12 小时后，宫缩 30 秒 $/3 \sim 4$ 分，宫口开大 2cm，胎心 148 次 / 分，宫缩高峰时子宫不硬，无明显头盆不称。产妇精神差，入睡困难。

思考：

1. 该产妇属于哪种类型的产程异常？

2. 针对该产妇的产程进展情况，护士应采取哪些护理措施？

在分娩过程中，子宫收缩的节律性、对称性及极性不正常或强度、频率有异常，称为子宫收缩力异常(abnormal uterine action)，简称产力异常(表 9-1)。

表 9-1　子宫收缩力异常的分类

子宫收缩力异常	子宫收缩乏力	协调性(低张性)宫缩乏力	原发性宫缩乏力 继发性宫缩乏力
		不协调性(高张性)宫缩乏力	
	子宫收缩过强	协调性宫缩过强	急产(无梗阻) 病理性缩复环(梗阻)
		不协调性宫缩过强	强直性子宫收缩(全部子宫肌收缩) 子宫痉挛性狭窄环(局部子宫肌收缩)

一、子宫收缩乏力

【病因】

1. **头盆不称或胎位异常**　是导致继发性宫缩乏力的最常见原因。

2. **子宫局部因素**　子宫壁过度膨胀(如双胎、羊水过多、巨大胎儿等)、高龄产妇、经产妇、宫内感染者、子宫肌瘤、子宫发育不良、子宫畸形(如双角子宫)等也能引起原发性宫缩乏力。

3. **精神因素**　多见于初产妇，尤其是 35 岁以上的高龄初产妇。

4. **内分泌失调**　产妇体内雌激素、缩宫素、前列腺素合成及释放减少，孕激素下降缓慢，可导致子宫收缩乏力。

5. **药物影响** 产程中使用大剂量解痉、镇静、镇痛剂及宫缩抑制剂(如硫酸镁、哌替啶、吗啡、盐酸利托君等),可以抑制宫缩。

【临床类型】

1. **协调性宫缩乏力** 又称低张性宫缩乏力,指子宫收缩具有正常的节律性、对称性和极性,但收缩力弱。根据宫缩乏力在产程中出现的时间,协调性宫缩乏力可分为:①原发性:产程开始即出现子宫收缩乏力;②继发性:产程开始时子宫收缩正常,在产程进行到活跃期、第二产程或其他阶段,子宫收缩力减弱。

2. **不协调性宫缩乏力** 又称高张性宫缩乏力,指宫缩失去正常的对称性、节律性,尤其是极性,不能产生向下的合力,为无效宫缩。

【护理评估】

(一)健康史

首先要评估产前检查的一般资料,了解产妇的身体发育状况、身高与骨盆测量值、胎儿大小、有无头盆不称等;同时还要注意既往病史、妊娠及分娩史,并评估产妇的社会支持系统。

(二)身体状况

1. **宫缩异常**

(1)协调性宫缩乏力:产程开始时产妇无特殊不适,精神好,进食正常,仅表现为子宫收缩力弱,在宫缩的高峰期,宫体隆起不明显,用手指压宫底部肌壁仍可出现凹陷。宫缩时,宫腔压力<15mmHg,持续时间短,间歇期长且不规律,宫缩<2次/10分钟。

(2)不协调性宫缩乏力:多见于初产妇,表现为临产后持续腹痛,产妇烦躁不安,进食差,休息不好,疲乏无力。宫缩时宫底部不强,而是子宫下段强,宫缩间歇期子宫壁也不能完全松弛,表现为子宫收缩不协调。产妇自觉宫缩强,持续腹痛,拒按。

2. **产程异常** 分娩过程中,动态监护宫口扩张及胎先露下降情况,从产程图可以观察到宫缩乏力导致的产程曲线异常有以下7种。

(1)潜伏期延长:从规律宫缩开始至宫口开大3cm称为潜伏期。初产妇潜伏期正常需要8小时,最大时限16小时,超过16小时称为潜伏期延长。

(2)活跃期延长:从宫口开大3cm开始至宫口开全称为活跃期。初产妇活跃期正常需要4小时,最大时限8小时,超过8小时称为潜伏期延长。

(3)活跃期停滞:进入活跃期后宫口停止扩张超过4小时称为活跃期停滞。

(4)第二产程延长:第二产程初产妇超过2小时,经产妇超过1小时,(硬膜外麻醉镇痛分娩时初产妇超过3小时)尚未分娩,称为第二产程延长。

(5)胎头下降延缓:活跃期晚期或第二产程,胎头下降速度初产妇每小时<1cm,经产妇每小时<2cm,称为胎头下降延缓。

(6)胎头下降停滞:活跃期晚期胎头不下降达1小时以上,称为胎头下降停滞。

(7)滞产:指总产程超过24小时者。

3. **对母儿的影响**

(1)对产妇的影响:①产程延长容易使产妇体力耗损,表现为精神疲惫、全身疲乏无力、肠胀气、排尿困难等，严重者可引起脱水、酸中毒、低钾血症；②产程延长也容易造成产伤，如膀胱阴道瘘或尿道阴道瘘等；③导致产后出血和产后感染率增加。

（2）对胎儿、新生儿的影响：产程延长易导致胎儿宫内窘迫，手术干预及产伤机会增多，容易发生新生儿颅内出血、新生儿窒息或死亡。

（三）心理-社会状况

因产程延长，产妇易焦虑。产妇及家属对阴道分娩方式失去信心，通常要求手术分娩。不协调性子宫收缩乏力者，产妇因持续腹痛，易焦虑、恐惧，家属担心母儿的安危。

（四）辅助检查

1. 实验室检查　电解质、二氧化碳结合力、尿酮体等。

2. Bishop 宫颈成熟度评分　可以利用 Bishop 宫颈成熟度评分法（见表 9-2），判断引产和加强宫缩的成功率。该法满分为 13 分。若产妇得分≤3 分，人工破膜多失败，应改用其他方法；4~6 分的成功率约为 50%；7~9 分的成功率约为 80%；≥10 分可引产成功。

表 9-2　Bishop 宫颈成熟度评分

指标	分数			
	0	1	2	3
宫口开大（cm）	0	1~2	3~4	≥5
宫颈管消退 %（未消退为 3cm）	0~30	40~50	60~70	≥80
先露位置（坐骨棘水平＝0）	−3	−2	−1~0	+1~+2
宫颈硬度	硬	中	软	
宫口位置	后	中	前	

（五）治疗原则

尽可能做到产前预测，产时及时准确诊断，针对原因适时处理。无论出现哪种产程异常，均需仔细评估子宫收缩力、胎儿大小与胎位、骨盆以及头盆关系等，综合分析决定分娩方式。

【护理诊断/问题】

1. 疲乏　与产程延长、孕妇体力消耗有关。

2. 有体液不足的危险　与产程延长、孕妇体力消耗、过度疲乏影响摄入有关。

【护理目标】

1. 产妇情绪稳定，安全度过分娩期。

2. 产妇体液不足的问题得到纠正，水、电解质平衡。

【护理措施】

（一）协调性宫缩乏力

首先应寻找原因，检查有无头盆不称或胎位异常，阴道检查了解宫颈扩张和胎先露下降情况。若不能经阴道分娩者,应及时做好剖宫产术前准备。若估计可经阴道分娩者,应做好以下护理。

1. 第一产程的护理

(1)改善全身情况:①保证休息,心理疏导。要关心和安慰产妇,消除其精神紧张与恐惧心理,增强对分娩的信心。对产程长、产妇过度疲劳或烦躁不安者按医嘱给予镇静剂,如地西泮或哌替啶等;②补充营养、水分、电解质。鼓励产妇多进食易消化、高热量食物,同时注意纠正产妇电解质紊乱状态;③开展陪伴分娩。让有经验的助产士陪伴指导产妇,同时家属陪伴在产妇身边,以便消除其紧张情绪,减少因精神紧张所致的宫缩乏力;④鼓励排尿排便。

(2)加强子宫收缩:无胎儿窘迫、无剖宫产史者,如诊断为协调性宫缩乏力,产程无明显进展,则根据以下方法,按医嘱加强子宫收缩。

1)人工破膜:宫口扩张≥5cm,无头盆不称,胎头已衔接而产程延缓者,可行人工破膜。破膜前必须检查有无脐带先露,破膜应在宫缩间歇期进行;破膜后观察羊水量、性状和胎心变化。

2)缩宫素静脉滴注:适用于产程延长且协调性宫缩乏力、胎心良好、胎位正常、头盆相称者。原则以最小浓度获得最佳宫缩,一般将缩宫素 2.5U 加入 0.9% 的生理盐水 500ml 内,从 4～5 滴 / 分开始,根据宫缩强弱进行调整。每隔 15 分钟观察并记录 1 次宫缩、胎心、血压、脉搏及产程进展。若宫缩不强,可逐渐加快滴速,最大剂量通常不超过 60 滴 / 分(20mU/min),以子宫收缩达到持续 40～60 秒,间隔 2～3 分钟为佳。若 10 分钟内宫缩≥5 次、宫缩持续 1 分钟以上或胎心率异常,应立即停止滴注缩宫素,避免因子宫收缩过强而发生子宫破裂或胎儿窘迫等严重并发症。

3)针刺穴位:针刺合谷、三阴交、太冲、关元、中极等穴位。

4)刺激乳头可加强宫缩。

5)地西泮静脉推注:地西泮能使子宫颈平滑肌松弛,软化宫颈,促进宫口扩张,而不影响宫体肌纤维收缩,适用于宫口扩张缓慢及宫颈水肿者。常用剂量为 10mg,缓慢静脉推注,与缩宫素联合应用效果更佳。

(3)剖宫产术前准备:若经上述处理,试产 2～4 小时产程仍无进展,甚至出现胎儿宫内窘迫、产妇体力衰竭等情况时,应立即做好剖宫产术前准备。

2. 第二产程的护理 应做好阴道助产和抢救新生儿的准备,密切观察宫缩、胎心与胎先露下降情况。若无头盆不称,第二产程期间出现宫缩乏力时,也应加强宫缩,可静脉滴注缩宫素加快产程进展。若胎头双顶径已通过坐骨棘平面,则等待自然分娩或行阴道助产结束分娩;若胎头还未衔接或出现胎儿窘迫征象时,应行剖宫产术。

3. 第三产程的护理 预防产后出血及感染。按医嘱于胎儿前肩娩出时静脉推注缩宫素 10U,并同时静脉滴注缩宫素 10～20U。凡破膜时间超过 12 小时、总产程超过 24 小时、肛查或阴道助产操作多者,应给予抗生素预防感染。

(二)不协调性宫缩乏力

医护人员要关心病人,向产妇解释疼痛的原因,指导产妇宫缩时深呼吸、做腹部按摩及放松,缓解其不适,减轻疼痛。遵医嘱给予镇静剂,如哌替啶、地西泮等,确保产妇充分休息。在协调性宫缩恢复之前,严禁应用缩宫素。若宫缩仍不协调或出现胎儿窘迫征象,或伴有头盆不称、胎位异常等,应及时通知医师,并做好剖宫产术和抢救新生儿的准备。若不协调性宫缩已被纠正，但宫缩较弱时，按协调性宫缩乏力处理。

（三）提供心理支持

产妇的心理状态是影响子宫收缩的重要因素，要及时给予解释和支持，指导产妇进行适当的室内活动，并学会在宫缩间歇期休息。鼓励产妇及家属表达出他们的担心和不适感，护士随时向产妇及家属解答问题，不断对分娩进程作出判断并将产程的进展和护理计划告知产妇及家属，树立自然分娩的信心。

理论与实践　　　　　　1. 该产妇属于潜伏期延长。因其规律宫缩 22 小时后，宫口才开
　　　　　　　　　　　　　大 2cm。
　　　　　　　　　　　2. 人工破膜、遵医嘱静脉滴注缩宫素、针刺穴位、静脉推注地西泮。

【护理评价】

1. 产妇在待产和分娩过程中获得支持，满足了基本需要且舒适度增加。
2. 产妇不存在水、电解质失衡与酸中毒。

二、子宫收缩过强

【病因】

目前尚不十分明确，但与以下因素有关。

1. **急产**　几乎都发生于经产妇，其主要原因是软产道阻力小。

2. **缩宫素应用不当**　如剂量过大或个体对缩宫素过于敏感，分娩发生梗阻或胎盘早剥血液浸润子宫肌层。

3. 产妇精神过度紧张、产程延长、极度疲劳，胎膜早破，粗暴、多次宫腔内操作等。

【临床类型】

1. **协调性宫缩过强**　子宫收缩的节律性、对称性和极性均正常，子宫收缩力过强、过频。宫缩≥5 次 /10 分钟，宫缩时宫腔压力≥60mmHg。

2. **不协调性宫缩过强**　子宫强烈收缩，失去节律性，宫缩无间歇。

【护理评估】

（一）健康史

认真阅读产前检查记录，包括骨盆测量值、胎儿情况及妊娠并发症等有关资料。经产妇需了解有无急产史。重点评估临产时间、宫缩频率、强度及胎心、胎动情况。

（二）身体状况

1. **协调性宫缩过强**　若产道无阻力、无头盆不称及胎位异常情况，往往产程进展很快，经产妇易造成急产，即总产程 < 3 小时。若存在产道梗阻或瘢痕子宫，宫缩过强可能出现病理性缩复环（pathologic retraction ring），甚至子宫破裂。

2. **不协调性宫缩过强**

（1）强直性子宫收缩：常见于缩宫药物使用不当时，如缩宫素静滴剂量过大、肌内注射缩宫素或米索前列醇引产等。产妇烦躁不安、持续腹痛、拒按。胎方位触诊不清，胎心听不清。有时可在脐下或平脐处见一环状凹陷，即病理性缩复环，及导尿为血尿等先兆子宫破裂的征象。

（2）子宫痉挛性狭窄环（constriction ring of uterus）：子宫局部平滑肌痉挛性不协调性收缩形成的环状狭窄，持续不放松，称为子宫痉挛性狭窄环。狭窄环可发生在宫颈、宫体的任何部位，多在子宫上下段交界处，也可在胎体某一狭窄部，以胎颈、胎腰处常见（图9-1）。此环与病理性缩复环不同，其特点是不随宫缩上升，阴道检查时在宫腔内可触及较硬而无弹性的狭窄环。产妇持续性腹痛、烦躁、宫颈扩张缓慢、胎先露下降停滞、胎心时快时慢。

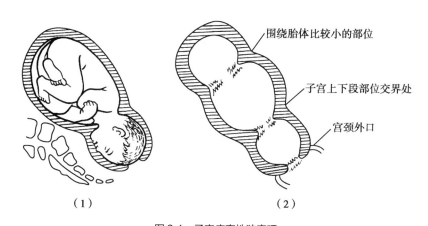

围绕胎体比较小的部位

子宫上下段部位交界处

宫颈外口

（1）　　　　　　　　　　　（2）

图9-1　子宫痉挛性狭窄环
（1）狭窄环绕胎颈；（2）狭窄容易发生的部位

3. **对母儿的影响**

（1）对产妇的影响：子宫收缩过强、过频，产程过快，可致初产妇宫颈、阴道以及会阴撕裂伤，若有梗阻则可发生子宫破裂危及产妇生命。宫缩过强可增加羊水栓塞的风险，并容易导致胎盘滞留、产后出血、产褥感染。

（2）对胎儿及新生儿的影响：宫缩过强、过频影响子宫胎盘的血液循环，易发生胎儿窘迫甚至胎死宫内、新生儿窒息。胎儿娩出过快，易发生新生儿颅内出血；若坠地，可致新生儿骨折、外伤等。

（三）心理 - 社会状况

产妇产程进展快，无思想准备，或感疼痛难忍，有恐惧和极度无助感，担心胎儿与自身的安危。

（四）治疗原则

识别发生急产的高危人群和急产征兆，正确处理急产，预防并发症。

【**护理诊断 / 问题**】

1. **急性疼痛**　与过频、过强子宫收缩有关。

2. **焦虑**　与担心自身及胎儿安危有关。

【护理目标】

1. 产妇能应用减轻疼痛的常用技巧。

2. 产妇能描述自己的焦虑和应对方法。

【护理措施】

（一）分娩前护理

有高危妊娠因素或异常分娩史的孕妇在预产期前1～2周不宜外出，以免发生意外，宜提前2周住院待产，以防院外分娩，造成损伤和意外。经常巡视住院孕妇，嘱其勿远离病房。待产产妇主诉有便意时，先判断宫口大小及胎先露下降情况，以防分娩在厕所，造成意外伤害。做好接生及抢救新生儿的准备。与孕产妇沟通，让其了解分娩过程，减轻其焦虑与紧张等不良情绪。

（二）分娩期护理

有临产征兆后，提供缓解疼痛、减轻焦虑的支持性措施。临产后慎用缩宫药物及其他促进宫缩的方法。提前做好待产及抢救新生儿窒息的准备。宫缩过强时按医嘱给予宫缩抑制剂。若属梗阻性原因，应禁止阴道内操作，停用缩宫素。子宫收缩恢复正常时，可等待自然分娩或行阴道助产。若经上述处理不能缓解，宫口未开全，胎先露较高，或伴有胎儿窘迫征象者，均应行剖宫产。

胎儿娩出时，嘱产妇勿向下屏气。若急产来不及消毒及新生儿坠地者，新生儿应给予维生素 K_1 10mg 肌内注射，预防颅内出血，并尽早肌内注射精制破伤风抗毒素 1500U。产后仔细检查宫颈、阴道、外阴，若有撕裂，应及时缝合。若属未消毒的接产，应给予抗生素预防感染。

（三）产后护理

除观察宫体复旧、会阴伤口、阴道出血、生命体征等情况外，应向产妇进行健康指导及出院指导。若新生儿出现意外，需协助产妇及家属顺利度过哀伤期，并为产妇提供出院后的避孕指导。

【护理评价】

1. 产妇能应用减轻疼痛的技巧，舒适感增加。

2. 产妇顺利分娩，母子平安出院。

第二节　产道异常妇女的护理

产道包括骨产道(骨盆腔)及软产道(子宫下段、宫颈、阴道、外阴)，是胎儿娩出的通道。产道异常包括骨产道异常及软产道异常，临床上以骨产道异常多见。

【骨产道异常类型】

由于骨盆径线过短或形态异常,致使骨盆腔小于胎先露可通过的限度,阻碍胎先露下降,影响产程进展,称为狭窄骨盆(pelvis contraction)。常见的狭窄骨盆有扁平骨盆、漏斗骨盆、均小骨盆、畸形骨盆等。

1. **骨盆入口平面狭窄** 扁平骨盆最常见,以骨盆入口平面前后径狭窄为主,其形态呈横椭圆形,常见有单纯扁平骨盆(图9-2)和佝偻病性扁平骨盆(图9-3)。妊娠末期或临产后影响胎头衔接,不能入盆。初产妇腹部多呈尖腹,经产妇多呈悬垂腹,经检查胎头跨耻征阳性;若已经临产,常导致潜伏期及活跃期早期延长,出现胎膜破裂及脐带脱垂等,也可发生梗阻性难产,出现病理性缩复环、肉眼血尿等先兆子宫破裂征象。

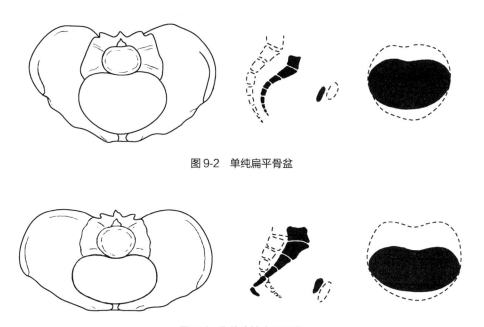

图9-2　单纯扁平骨盆

图9-3　佝偻病性扁平骨盆

2. **中骨盆平面狭窄** 中骨盆平面狭窄较入口平面狭窄更常见,主要见于男型骨盆及类人猿型骨盆,以坐骨棘间径及中骨盆后矢状径狭窄为主。临产后胎头能正常衔接,但胎头下降至中骨盆时内旋转受阻,常出现持续性枕横位或枕后位(图9-4),活跃期晚期及第二产程进展缓慢,甚至停滞。若中骨盆狭窄程度严重,宫缩又较强,可发生先兆子宫破裂,甚至子宫破裂。强行阴道助产,可导致严重软产道裂伤及新生儿产伤。

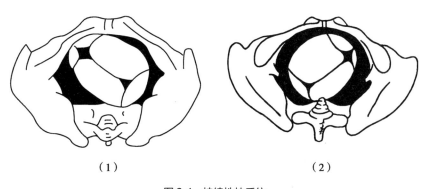

（1）　　　　　　　　　　　　（2）

图9-4　持续性枕后位
（1）枕左后位;（2）枕右后位

3. **骨盆出口平面狭窄** 常与中骨盆平面狭窄相伴行,主要见于男型骨盆,以坐骨结节间径及骨盆出口后矢状径狭窄为主。第一产程进展顺利,胎头达盆底受阻,第二产程停滞,继发宫缩乏力,胎头双顶径不能通过出口横径。强行产道助产,可导致严重软产道裂伤及新生儿产伤。中骨盆平面和出口平面的狭窄常见有漏斗型骨盆(图9-5)和横径狭窄骨盆。

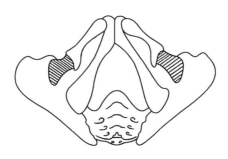

图9-5 漏斗型骨盆

4. **骨盆三个平面狭窄** 骨盆外形属正常女性骨盆,但骨盆三个平面各径线均比正常值小2cm或更多,称为均小骨盆(generally contracted pelvis)(图9-6)。多见于身材矮小、体形匀称的妇女。

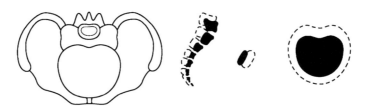

图9-6 均小骨盆

5. **畸形骨盆** 骨盆失去正常形态及对称性,包括跛行及脊柱侧突所致的偏斜骨盆(图9-7)和骨盆骨折所致的畸形骨盆。

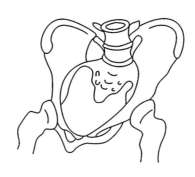

图9-7 偏斜骨盆

【软产道异常类型】

软产道异常可由先天发育异常及后天疾病引起。

1. **阴道异常** 常见有阴道纵隔、阴道横隔和阴道包块。

2. **宫颈异常** 宫颈粘连和瘢痕可因损伤性刮宫、感染、手术和物理治疗所致。宫颈坚韧,常见于高龄初产妇、宫颈成熟不良、缺乏弹性或精神过度紧张使宫颈挛缩,致宫颈不易扩张。宫颈水肿多见于扁平骨盆、持续性枕后位或滞产。

3. **子宫异常** 常见瘢痕子宫,包括曾经行剖宫产、穿过子宫内膜的肌瘤挖除术、输卵管间质部及宫角切除术、子宫成形术的孕妇。

4. **盆腔肿瘤** 常见有子宫肌瘤和卵巢肿瘤。子宫肌瘤对分娩的影响主要取决于肌瘤大小、数量和生长部位。妊娠合并卵巢肿瘤时,容易发生蒂扭转、破裂和感染。

【护理评估】

(一)健康史

仔细阅读产妇产前检查的有关资料,尤其是骨盆各径线测量值及妇科检查记录、曾经处理情况及身体反应。重点了解既往分娩史,内、外科疾病史,询问产妇有无佝偻病、脊髓灰质炎、脊柱和髋关节结核以及外伤史。若为经产妇,应了解既往有无难产史及新生儿产伤等。

(二)身体状况

1. **一般检查** 观察腹部形态,尖腹及悬垂腹者提示可能有盆腔入口平面狭窄。观察产妇的体型、步态有无跛足,有无脊柱及髋关节畸形,米氏菱形窝是否对称等。身高低于145cm者,应警惕均小骨盆。

2. **腹部检查** ①测量子宫底高度和腹围,估计胎儿大小。②腹部四步触诊:了解胎先露、胎方位及胎先露是否衔接。③评估头盆关系:产妇排空膀胱后仰卧,两腿伸直。检查者一手放于耻骨联合上方,另一手将胎头向骨盆腔方向推压。若胎头低于耻骨联合平面,称胎头跨耻征阴性,提示头盆相称;若胎头与耻骨联合在同一平面,表示可疑头盆不称,为跨耻征可疑阳性;若胎头高于耻骨联合平面,则表示头盆明显不称,为跨耻征阳性。对出现跨耻征阳性的孕妇,应再次检查。此项检查在初产妇预产期前两周或经产妇临产后胎头尚未入盆时有一定的临床意义。

3. **骨盆测量** 包括骨盆外测量和内测量。

4. **对母儿的影响**

(1)对产妇的影响:易发生继发性子宫收缩乏力,产程延长或停滞,或因子宫收缩过强,出现病理性缩复环,进一步发展可导致子宫破裂,危及产妇生命。胎头长时间嵌顿于产道内,压迫软组织致其水肿、坏死,可致生殖道瘘;由于容易发生胎膜早破、产程延长,阴道检查与手术机会增多,使感染发生率高;此外,产后出血以及软产道裂伤发生概率也增加。

(2)对胎儿和新生儿的影响:骨盆入口平面狭窄影响先露部衔接。中骨盆平面狭窄影响胎头俯屈,使内旋转受阻,易发生持续性枕横位或枕后位,导致胎膜早破或脐带脱垂,胎儿窘迫、胎死宫内的概率增加。胎头在下降过程中受阻,极度变形、受压易发生颅内出血,严重时可发生颅骨骨折。

(三)心理 - 社会状况

产妇因产程进展不顺利,出现焦虑等情绪。产妇及家属对阴道分娩方式失去信心,通常要求手术分娩。家属担心母儿的安危。

(四)辅助检查

1. **B超检查** 观察胎先露与骨盆的关系,测量胎头双顶径、胸径、腹径、股骨长度,预测胎儿体重,判断胎儿能否通过骨产道。

2. 胎儿电子监护 监测子宫收缩和胎心率的情况。

(五)治疗原则

应明确狭窄骨盆的类型和程度,了解产力、胎方位、胎儿大小、胎心率、宫口扩张程度、胎先露下降程度、破膜与否,同时结合年龄、产次、既往史进行综合分析、判断,决定分娩方式。软产道异常者应对症处理,可根据产妇情况适时行剖宫产术。

【护理诊断／问题】

1. **有感染的危险** 与胎膜早破、产程延长、手术操作有关。
2. **焦虑** 与产道异常、产程延长有关。

【护理目标】

1. 产妇的感染征象得到预防和控制。
2. 产妇的焦虑情绪得到控制。

【护理措施】

(一)有明显头盆不称、不能从阴道分娩者,做好剖宫产术的围术期护理。

(二)阴道试产的护理

轻度头盆不称者,可行阴道试产。

1. **心理护理** 向产妇及家属讲清楚阴道分娩的可能性及优点,增强其信心。认真解答产妇及家属提出的疑问,使其了解目前产程进展状况。

2. **生活护理** 保证产妇良好的产力,做好产妇的生活护理,鼓励产妇进食、进水并保证良好的休息。

3. **观察产程进展** 观察宫缩及胎心率变化,发现异常,及时通知医师处理。

4. **产科处理**

(1)骨盆入口平面狭窄:胎膜未破者可在宫口扩张≥3cm时行人工破膜。试产过程中若出现宫缩乏力,可用缩宫素静脉滴注加强宫缩。一般不用镇静、镇痛剂;少做肛查,禁灌肠。试产2~4小时,胎头仍未入盆,宫口扩张缓慢,并伴胎儿窘迫者,则应停止试产,及时行剖宫产术结束分娩。

(2)中骨盆平面狭窄者,若宫口已开全,胎头双顶径达坐骨棘水平或更低,可经阴道徒手旋转胎头为枕前位,待其自然分娩,或行胎头吸引、产钳等阴道助产术,并做好抢救新生儿的准备;若胎头双顶径未达坐骨棘水平,或出现胎儿窘迫征象,应做好剖宫产的术前准备。

(3)骨盆出口平面狭窄者,应在临产前对胎儿大小、头盆关系作充分估计,及早决定分娩方式,出口平面狭窄者不宜试产。若出口横径与后矢状径之和>15cm,多数可经阴道分娩,但是需行阴道助产术;若出口横径与后矢状径两者之和≤15cm者,足月胎儿不宜经阴道分娩,应行剖宫产。

（三）软产道异常者的处理

1. **阴道异常**　阴道纵隔、横隔阻碍胎先露下降，可行手术将纵隔或横隔切开。阴道内肿瘤不能经阴道切除者，应行剖宫产术。

2. **宫颈异常**　宫颈水肿轻者可抬高产妇臀部，减轻胎头对宫颈压力，也可于宫颈两侧各注入 0.5% 利多卡因 5～10ml 或地西泮 10mg 静脉推注。若上述处理无明显效果，可行剖宫产术。

3. **子宫异常**　对瘢痕子宫者应根据前次手术术式、指征、术后有无感染、术后再孕间隔时间、本次妊娠临产后产力、产道及胎儿相互适应情况等综合分析决定分娩方式。

4. **盆腔肿瘤**　不阻碍产道可经阴道分娩。若子宫肌瘤或卵巢肿瘤阻碍胎先露衔接及下降，应行剖宫产术，并同时切除肌瘤或卵巢肿瘤。

（四）预防产后出血和感染

胎儿娩出后，及时遵医嘱使用宫缩剂、抗生素，预防产后出血及感染。保持外阴清洁，每日冲（擦）洗会阴 2 次，使用消毒会阴垫。胎先露长时间压迫阴道或出现血尿时，应及时留置导尿管 8～12 日，做好留置尿管产妇的管道护理，定期更换尿袋，防止感染，保证导尿管通畅，防止发生生殖道瘘。

（五）新生儿护理

胎头在产道压迫时间过长或经阴道助产的新生儿，应按产伤处理，严密观察颅内出血或其他损伤的症状。

【护理评价】

1. 产妇无感染征象，产后体温、恶露、白细胞计数均正常，伤口愈合良好。
2. 产妇无焦虑。

第三节　胎位及胎儿发育异常的护理

胎儿的胎位异常或发育异常均可导致不同程度的异常分娩，造成难产。

【胎位异常类型】

胎位异常包括胎头位置异常、臀先露及肩先露，其中以头先露的胎头位置异常最常见，占妊娠足月分娩总数的 6%～7%，常见于持续性枕后位或枕横位。臀先露占妊娠足月分娩总数的 3%～4%。肩先露占妊娠足月分娩总数的 0.25%，是对母儿最不利的胎位，可造成胎儿宫内窘迫、死胎、围生儿死亡及子宫破裂等，威胁母儿生命。

【胎儿发育异常】

胎儿发育异常常见有巨大胎儿和胎儿畸形。①巨大胎儿：是指胎儿出生体重达到或超过

4000g 者。常引起头盆不称、肩难产、软产道损伤、新生儿产伤等不良后果。②胎儿畸形:常见有脑积水、联体儿等。

【护理评估】

(一)健康史

仔细阅读产前检查的资料,如身高、骨盆测量值、胎方位,估计胎儿大小、羊水量、有无前置胎盘及盆腔肿瘤等。询问既往分娩史,注意有无头盆不称、糖尿病史。了解是否有分娩巨大儿、畸形儿等家族史。评估待产过程中产程进展、胎头下降等情况。

(二)身体状况

1. 持续性枕后位或持续性枕横位 在宫底部触及胎臀,胎背偏向母体后方或侧方,前腹壁触及胎体,胎心在脐下偏外侧处听得最清楚时,一般为枕后位。在分娩过程中,若胎头枕骨持续不能转向前方,直至临产后仍位于母体骨盆后方或侧方,致使分娩发生困难者,称为持续性枕后位或持续性枕横位,多因骨盆异常、胎头俯屈不良造成,常致活跃期及第二产程延长。持续性枕后(横)位时胎儿枕骨持续位于母体骨盆后方,直接压迫直肠,产妇自觉肛门坠胀及排便感,子宫颈口尚未开全时,过早屏气用力,使产妇疲劳,宫颈前唇水肿,影响产程进展。

2. 臀先露 臀先露时可在宫底部触到圆而硬、按压时有浮球感的胎头,在耻骨联合上方触及软而宽、不规则的胎臀,胎心在脐上左(右)侧听得最清楚。临产后肛门检查或阴道检查若触及软而宽且不规则的胎臀、胎足或生殖器等可确定为臀位。臀先露因胎臀形状不规则,对前羊膜囊压力不均匀,易致胎膜早破、脐带脱垂、胎儿窘迫、新生儿产伤等并发症,围生儿死亡率是枕先露的 3~8 倍。临床表现为孕妇常感觉肋下或上腹部有圆而硬的胎头,由于胎臀不能紧贴子宫下段及子宫颈,常导致子宫收缩乏力,产程延长,助产和手术机会增多。

3. 肩先露 胎儿横卧于骨盆入口以上,其纵轴与母体纵轴垂直,称为横产式(俗称横位),先露肩称肩先露。临产后由于先露部不能紧贴子宫下段,常出现宫缩乏力和胎膜早破,破膜后可伴有脐带和上肢脱出等情况,可导致胎儿窘迫甚至死亡,足月活胎不可能经阴道娩出。

4. 对母儿的影响

(1)对产妇的影响:可致继发性宫缩乏力,产程延长,常需手术助产。行阴道助产时,易造成宫颈撕裂,严重者甚至可发生子宫破裂。胎头位置异常,长时间压迫软产道造成局部组织缺血、坏死,易形成生殖道瘘。此外,产褥感染、产后出血的发生率增加。

(2)对胎儿、新生儿的影响:可致胎膜早破、脐带先露、脐带脱垂,从而引起胎儿窘迫、胎儿或新生儿死亡,早产儿及低体重儿增多。分娩时由于后出胎头牵出困难,除了可发生新生儿窒息、外伤,还可以发生臂丛神经损伤、胸锁乳突肌损伤及颅内出血等。

(三)心理 - 社会状况

产妇因产程时间过长,极度疲乏失去信心而产生焦虑、急躁情绪,担心自身及胎儿的安危。家属也十分担心母儿的安危。

（四）辅助检查

1. B 型超声检查　可估计头盆是否相称，探测胎头的位置、大小及形态，作出胎位及胎儿发育异常的诊断。

2. 实验室检查　可疑为巨大胎儿的孕妇，产前应做血糖、尿糖检查、孕晚期抽羊水作胎儿肺成熟度检查、胎盘功能检查。疑为脑积水合并脊柱裂者，妊娠期可查孕妇血清或羊水中的甲胎蛋白水平。

（五）治疗原则

定期产前检查，纠正胎位异常，若发现胎儿畸形，及时终止妊娠。可根据胎位、胎儿大小等决定是否行阴道助产或剖宫产术。

【护理诊断／问题】

1. 急性疼痛　与分娩时子宫收缩有关。

2. 焦虑　与难产及胎儿发育异常的结果有关。

【护理目标】

1. 产妇能应用减轻疼痛的常用技巧。

2. 产妇能正视分娩障碍，与医护合作，顺利分娩，母儿健康，无并发症。

【护理措施】

（一）加强孕期保健

通过产前检查及时发现并处理异常情况。胎位异常者于 30 周前多能自行转为头先露，若 30 周后仍不纠正，可指导孕妇行胸膝卧位：孕妇排空膀胱，松解裤带，姿势如图 9-8 所示，每日 2 次，每次 15 分钟，连做 1 周后复查。

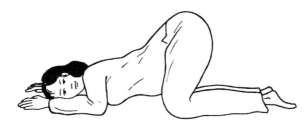

图 9-8　胸膝卧位

（二）有明显头盆不称、胎位异常或确诊为巨大胎儿的产妇，应做好剖宫产围术期护理。

（三）阴道分娩的孕妇，应做好如下护理。

1. 鼓励待产产妇进食　按医嘱必要时给予补液，维持水、电解质平衡；指导产妇合理用力，避免体力消耗；枕后位者，嘱其不要过早屏气用力，以防宫颈水肿及疲劳。

2. 防止胎膜早破　产妇在待产过程中应少活动，尽量少做肛查，禁灌肠。一旦胎膜早破，立即观察胎心，抬高床尾，若胎心有改变，立即行阴道检查，及早发现脐带脱垂情况，并及时报告医师。

3. **做好阴道助产及新生儿抢救的准备** 必要时为缩短第二产程可行阴道助产。新生儿出生后应仔细检查有无产伤。第三产程应仔细检查胎盘、胎膜的完整性及母体产道的损伤情况。按医嘱及时应用宫缩剂与抗生素,预防产后出血与感染。

(四)心理护理

针对产妇及家属的疑问、焦虑与恐惧,应给予充分解释,消除产妇与家属的精神紧张。及时将产妇及胎儿状况告诉本人及家属。提供增加舒适感的措施,如放松身心、抚摸腹部等。鼓励产妇更好地与医护配合,增强其对分娩的信心,安全度过分娩期。

【护理评价】
  1. 产妇疼痛减弱,新生儿健康。
  2. 产妇能与医护配合,顺利度过分娩期。

第四节　产科常用手术及护理

一、会阴切开及缝合术

会阴切开术(episiotomy)是产科最常用的手术。经阴道分娩时,为了避免会阴严重裂伤,减少会阴阻力,以利于胎儿娩出,缩短第二产程,多行会阴切开术,以初产妇多见。常用术式有会阴左后-侧切开和会阴正中切开两种。临床上以前者最为常用(图9-9、图9-10)。

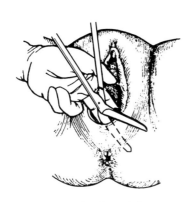
图9-9　会阴左后-侧切开

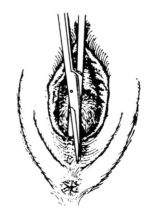
图9-10　会阴正中切开

【适应证】
  1. 估计会阴裂伤不可避免,如会阴坚韧、水肿或瘢痕形成,会阴体较长,持续性枕后位,耻骨弓狭窄等。
  2. 需阴道助产,如产钳术、胎头吸引术及臀位助产术等。

3. 需缩短第二产程，如继发性宫缩乏力或胎儿过大导致第二产程延长者，胎儿宫内窘迫、妊娠期高血压疾病、妊娠合并心脏病等。

4. 预防早产儿因会阴阻力引起的颅内出血。

【术前评估】

1. 评估产妇心理状态，向产妇及家属讲解手术目的及方法取得产妇的积极配合。

2. 评估产妇的手术史、药物过敏史，向产妇说明局部麻醉的作用，减轻其对疼痛的担心。

3. 评估产妇的宫缩情况、胎先露下降程度、会阴情况及胎心率变化情况。

4. 评估产妇生命体征情况及阴道流血、流液情况。

【术前准备】

1. **物品准备** 无菌会阴切开包 1 个（内有弯盘 1 个，弯血管钳 2 把，止血钳 2 把，长镊子 2 把，组织镊 1 把，持针器 1 把，圆针、角针各 1 枚，治疗巾 4 张，1 号丝线 1 团，2/0 号可吸收线 1 根），纱布 1 包，棉球若干，消毒液。

2. **药品准备** 2% 利多卡因 1 支，缩宫素注射液，止血药物。

【术中配合】

1. 协助产妇取屈膝仰卧位或膀胱截石位。

2. 常规冲洗消毒会阴并铺无菌巾，协助术者阴部神经阻滞麻醉及局部皮下浸润麻醉。

3. 会阴切开方式有会阴后 - 侧切开和会阴正中切开两种，多选会阴后 - 侧切开（会阴后联合正中偏左 0.5cm，与正中线呈 45°），宫缩时行会阴切开。

4. 配合用纱布压迫止血。操作过程中严格执行无菌操作规程，配合术者传递所需物品及药品。

5. 密切观察宫缩情况及胎心率的变化，发现异常及时向医师汇报。

6. 建立静脉通路，根据医嘱给予缩宫素或止血药物等。

7. 分娩结束后协助术者缝合，缝合线应超出切口顶端上方 0.5~1.0cm。注意逐层缝合、对合整齐、松紧适宜，不留死腔。

8. 用温和的语言与产妇交流，教会其正确运用腹压，及时给予表扬，缓解其紧张、疼痛。

【护理要点】

1. 评估切口情况（有无渗血、红肿、硬结及脓性分泌物），如有异常，及时通知医师处理。

2. 外阴伤口肿胀伴疼痛明显者，24 小时内可用 95% 酒精湿敷或冷敷，24 小时后可用 50% 硫酸镁纱布湿热敷，或进行超短波或红外线照射 1 次 / 日，15 分钟 / 次。

3. 评估卧位情况，会阴左后 - 侧切开者嘱产妇右侧卧位，及时更换会阴垫，保持外阴清洁、干燥。每日会阴冲洗两次，嘱产妇大小便后，及时清洗会阴。

二、胎头吸引术

胎头吸引术是利用负压吸引原理，将胎头吸引器置于胎头顶部，按分娩机制牵引胎头，配合产力,协助胎儿娩出的一项助产技术。常用的胎头吸引器有三种:锥形金属直型、牛角型空筒和金属扁圆形胎头吸引器(图9-11)。

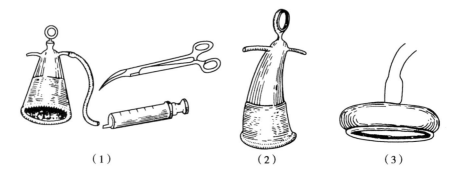

图9-11 常用的胎头吸引器
(1)直形空筒胎头吸引器;(2)牛角形空筒胎头吸引器;(3)金属扁圆形胎头吸引器

【适应证】

1. 需要缩短第二产程者,如胎儿窘迫、妊娠合并心脏病、子痫前期等。
2. 子宫收缩乏力导致第二产程延长,或胎头已拨露达半小时仍不能娩出者。
3. 有剖宫产史或瘢痕子宫,不宜屏气用力的产妇。

【禁忌证】

1. 严重头盆不称、产道梗阻或胎儿畸形不能经阴道分娩者。
2. 胎位异常(面先露、横位、臀位)。
3. 胎头位置高或宫口未开全者。

【术前评估】

1. 评估产妇心理状况,向家属和产妇说明胎头吸引术的目的、方法及必要性,缓解产妇紧张恐惧心理,取得产妇及家属的同意及配合。
2. 评估产妇胎头下降程度、宫颈扩张程度、会阴情况等。
3. 评估产妇宫缩情况、胎心率的变化、胎方位等。

【术前准备】

1. **物品准备** 胎头吸引器、负压吸引器、50/100ml注射器1个、一次性负压吸引管1根、血管钳2把、治疗巾2张、纱布4块、无菌手套、聚维酮碘消毒棉球、新生儿抢救设备等。
2. **药品准备** 新生儿抢救药品等。

【术中配合】

1. 检查吸引器有无损坏、漏气、橡皮套是否松动等,以确保吸引装置处于完好备用状态。
2. 协助产妇取膀胱截石位或屈膝仰卧位,导尿,冲洗后消毒外阴、套脚套,铺无菌巾。
3. 阴道检查,进一步确定宫口是否开全、胎膜是否破裂及胎位情况。
4. 评估会阴情况,若会阴体较长或会阴皮肤弹性较差者,应先行会阴后 - 侧切开术。
5. 协助术者放置胎头吸引器,检查吸引器是否与胎头顶端紧贴,有无宫颈及阴道壁组织夹入,调整吸引器横柄与胎头矢状缝相一致,以便做旋转胎头的标记,开启电动负压吸引器形成负压,一般牵引负压控制在 280～350mmHg,再次确认吸引器与胎头之间无组织夹入,按分娩机制缓慢牵引。

6. 牵引过程中随时监测胎心率的变化,发现异常及时报告医师。

7. 待胎头双顶径超过骨盆出口时,协助术者解除负压,取下胎头吸引器,按分娩机制娩出胎头及胎体。

【护理要点】

1. 评估产妇宫缩情况、阴道流血情况,遵医嘱给予缩宫素等。

2. 评估产妇软产道损伤情况,如有裂伤应及时缝合。保持外阴清洁,行会阴冲洗 2 次 / 日。

3. 评估产妇生命体征变化,进行严密监测,发现异常及时通知医师。

4. 密切观察新生儿有无头皮血肿及头皮损伤的发生,注意观察新生儿面色、反应、肌张力,警惕发生颅内出血;常规给予新生儿维生素 K_1 肌内注射,防止出血;24 小时内避免搬动新生儿。必要时将新生儿转入新生儿科给予监护治疗。

三、产钳术

产钳术是利用产钳作为牵引力,牵拉胎头娩出胎儿的助产技术。根据手术时胎头所处位置分为高位、中位、低位及出口产钳术。高位产钳术和中位产钳术风险大,目前临床上已极少采用。常用产钳为短弯型,由左右两叶组成,每叶产钳又分为四个部分,即钳叶、钳胫、钳锁和钳柄(图 9-12)。

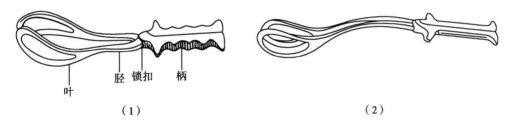

叶　胫 锁扣 柄

（1）　　　　　　　　　　（2）

图 9-12　产钳
（1）常用产钳及其结构;（2）臀位后出头产钳

【适应证】

1. 同"胎头吸引术"。

2. 胎头吸引术失败而胎儿存活者。

3. 臀先露胎头娩出困难者。

4. 剖宫产娩出胎头困难者。

【禁忌证】

1. 有明显头盆不称者。

2. 严重胎儿窘迫,估计短时间内不能结束分娩者。

3. 畸形儿、死胎,行穿颅术者。

4. 其他同"胎头吸引术"。

【术前评估】

1. 评估产妇心理状况,向家属和产妇说明产钳术的目的、方法及必要性,缓解产妇紧张恐惧心理,取得产妇及家属的同意及配合。

2. 评估胎头下降程度、产妇宫颈扩张程度、会阴情况等。

3. 评估产妇宫缩情况、胎心率的变化、胎方位等。

【术前准备】

1. **物品准备** 无菌产钳 1 副、正常接产包 1 个、会阴切开包 1 个、吸氧面罩 1 个、无菌手套 2 副、新生儿抢救设备等。

2. **药品准备** 麻醉药、抢救药品等。

【术中配合】

1. 协助产妇取膀胱截石位,导尿以排空膀胱,常规消毒外阴、套脚套,戴无菌手套。

2. 阴道检查,明确胎位及施术条件。

3. 双侧阴部神经阻滞后,行会阴后 - 侧切开术。

4. 协助术者置入产钳,先左钳叶后右钳叶,分别放在胎头左右两侧,LOA 时胎头矢状缝在两个钳叶正中,注意检查钳叶与胎头间无软组织或脐带。合拢试牵,按产轴方向向下、向后缓慢牵引,待胎头枕骨结节超过耻骨弓下方时,逐渐将产钳向前提,当胎头双顶径超过骨盆出口时,松开并取下产钳,按分娩机制娩出胎儿。

5. 手术过程中随时监测胎心率的变化,发现异常及时通知医师。

6. 术后检查宫颈、阴道壁及会阴切口情况并及时缝合。

【护理要点】

同"胎头吸引术",特别注意观察有无血尿发生。

四、人工剥离胎盘术

人工剥离胎盘术是指胎儿娩出后,用人工的方法剥离并取出胎盘的手术。

【适应证】

1. 胎儿经阴道娩出后 30 分钟,胎盘尚未娩出者。

2. 剖宫产,胎儿娩出 5～10 分钟,胎盘仍未娩出者。

3. 胎盘部分剥离,引起子宫大量出血者。

【术前评估】

1. 评估产妇心理状况,向产妇说明行人工剥离胎盘术的目的及必要性,取得配合。

2. 评估产妇生命体征,发现异常及时通知医师。

3. 评估产妇的宫缩、阴道流血情况、宫颈条件及宫颈口闭合情况。

【术前准备】

1. **物品准备** 无菌手套 1 副,无菌手术衣 1 件,导尿管 1 根,会阴消毒包 1 个,无菌洞巾 1 个,0.5% 聚维酮碘溶液 1 瓶,5ml 注射器,抢救车。

2. **药品准备** 阿托品 0.5mg 及哌替啶 50mg,缩宫素注射剂,麦角新碱,抢救药品。

【术中配合】

1. 产妇保持膀胱截石位或屈膝仰卧位,导尿以排空膀胱。

2. 重新消毒外阴,铺无菌洞巾,术者更换无菌手术衣及无菌手套。

3. 术者一手五指并拢,沿脐带伸入宫腔,找到胎盘边缘,掌心向上,以手掌尺侧缘钝性剥离胎盘,另一手在腹壁协助按压子宫底。待胎盘全部剥离,手握胎盘取出,若无法剥离,应考虑胎盘植入,切忌强行或暴力剥离。

4. 胎盘取出后应仔细检查是否完整,若有缺损应再次徒手伸入宫腔清除残留胎盘及胎膜,必要时行刮宫术。

5. 胎盘取出后立即测量出血量,遵医嘱给予止血剂。

6. 手术全过程密切观察产妇的生命体征,必要时备血、输血。

7. 手术过程中严格执行无菌操作。

【护理要点】

1. 密切观察产妇生命体征。

2. 评估产妇宫缩及出血情况,宫缩不佳时应按摩子宫,并遵医嘱给予缩宫素或麦角新碱等。

3. 评估产妇宫颈、阴道、会阴是否有裂伤,发现裂伤及时缝合。

4. 评估产妇体温有无升高、下腹有无疼痛及阴道分泌物是否正常。遵医嘱应用抗生素预防感染。

五、剖宫产术

剖宫产术(cesarean section)是经腹切开子宫取出胎儿及其附属物的手术。主要术式包括子宫下段剖宫产术、子宫体部剖宫产术、腹膜外剖宫产术。

【适应证】

1. 产力异常、骨盆狭窄、软产道异常、头盆不称、横位、臀位、巨大儿、珍贵儿等。

2. 妊娠并发症和妊娠合并症不宜经阴道分娩者。

3. 脐带脱垂、胎儿宫内窘迫者。

【禁忌证】

死胎及胎儿畸形,不应行剖宫产术终止妊娠。

【术前评估】

1. 评估产妇心理状况,告知产妇剖宫产术的目的,耐心解答有关疑问,缓解其焦虑情绪。

2. 评估并记录产妇生命体征及胎心率的变化。

3. 评估产妇的手术史、药物过敏史等。

4. 评估产妇的宫缩情况、胎先露下降程度、会阴情况等。

【术前准备】

1. **物品准备** 剖宫产手术包1个,内有25cm不锈钢盆1个,弯盘1个,卵圆钳6把,1、7号刀柄各1把,解剖镊2把,小无齿镊2把,大无齿镊1把,18cm弯血管钳6把,10cm、12cm、14cm直血管钳各4把,组织钳4把,持针器3把,吸引器头1个,阑尾拉钩2个,腹腔双头拉钩2个,刀片3个,双层剖腹单1块,手术衣6件,治疗巾10块,纱布垫4块,纱布20块,手套6副,1、4、7号丝线各1个,可吸收缝线若干包。

2. **药品准备** 麻醉药、抢救药品等。

【术中配合】

1. 密切观察并记录产妇生命体征及胎心率的变化。

2. 若因胎头入盆太深致取胎头困难,助手可在台下戴无菌手套自阴道向宫腔方向上推胎头。

3. 建立静脉通路,遵医嘱使用缩宫素等。

4. 麻醉后行留置导尿,观察并记录尿液颜色、性状及量。

5. 当刺破胎膜时,应注意产妇有无咳嗽、呼吸困难等症状,预防羊水栓塞的发生。

6. 配合进行新生儿抢救与护理。

【护理要点】

1. 密切观察并记录产妇生命体征变化。

2. 评估产妇子宫收缩及阴道流血状况,术后24小时产妇取半卧位,以利恶露排出。

3. 评估手术切口有无红肿、渗出。

4. 留置导尿管24小时,拔管后指导产妇自行排尿。

5. 鼓励产妇勤翻身并尽早下床活动,6小时后进流食,根据肠道功能恢复情况指导饮食。

6. 指导产妇进行母乳喂养。

7. 指导产妇出院后保持外阴部清洁;落实避孕措施,至少应避孕2年;鼓励符合母乳喂养条件的产妇坚持母乳喂养;做产后保健操,促进骨盆肌及腹肌张力恢复;若出现发热、腹痛或阴道流血过多等,及时就医;产后42天去医院做健康检查。

(王艳红)

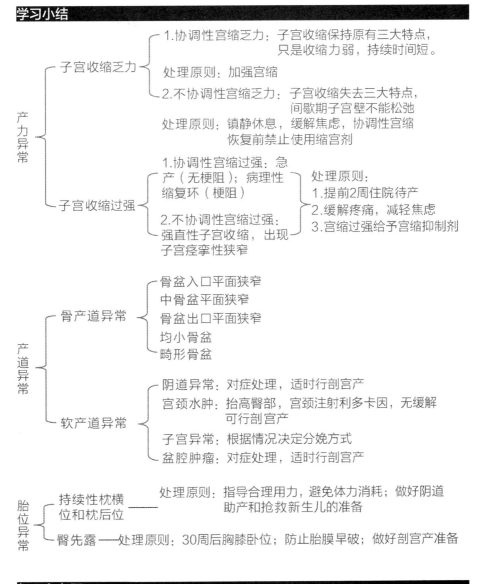

产力异常
　子宫收缩乏力
　　1.协调性宫缩乏力：子宫收缩保持原有三大特点，只是收缩力弱，持续时间短。
　　处理原则：加强宫缩
　　2.不协调性宫缩乏力：子宫收缩失去三大特点，间歇期子宫壁不能松弛
　　处理原则：镇静休息，缓解焦虑，协调性宫缩恢复前禁止使用缩宫剂
　子宫收缩过强
　　1.协调性宫缩过强：急产（无梗阻）；病理性缩复环（梗阻）
　　　处理原则：
　　　1.提前2周住院待产
　　　2.缓解疼痛，减轻焦虑
　　　3.宫缩过强给予宫缩抑制剂
　　2.不协调性宫缩过强：强直性子宫收缩，出现子宫痉挛性狭窄

产道异常
　骨产道异常
　　骨盆入口平面狭窄
　　中骨盆平面狭窄
　　骨盆出口平面狭窄
　　均小骨盆
　　畸形骨盆
　软产道异常
　　阴道异常：对症处理，适时行剖宫产
　　宫颈水肿：抬高臀部，宫颈注射利多卡因，无缓解可行剖宫产
　　子宫异常：根据情况决定分娩方式
　　盆腔肿瘤：对症处理，适时行剖宫产

胎位异常
　持续性枕横位和枕后位——处理原则：指导合理用力，避免体力消耗；做好阴道助产和抢救新生儿的准备
　臀先露——处理原则：30周后胸膝卧位；防止胎膜早破；做好剖宫产准备

复习参考题

1. 简述协调性宫缩乏力的产妇静脉滴注缩宫素时的观察要点。

2. 阐述轻度头盆不称产妇试产时的注意事项。

3. 简述会阴切开缝合术的适应证。

第十章　分娩期并发症妇女的护理

10

学习目标

掌握	产后出血及子宫破裂临床表现、处理原则及护理要点。
熟悉	产后出血、子宫破裂的病因。
了解	羊水栓塞的病因、临床表现及护理要点。

第一节　子宫破裂妇女的护理

案例 10-1

　　王女士，32 岁，身高 152cm，G_2P_1，3 年前自然分娩一胎 3100g，现妊娠 40 周，孕期未做规律产检。8 小时前出现规律腹痛，到当地乡医院分娩，4 小时前宫口开全，开全后 2 小时胎儿仍未娩出，助产士将 10U 缩宫素加入 5% 葡萄糖液 500ml 内静脉滴注，20 分钟后产妇感下腹剧痛难忍，胎心 108 次 / 分。助产士按压产妇腹部，试图帮助胎儿娩出，但产妇突然感到剧烈腹痛，随即腹痛感减轻，出现全腹持续性疼痛，出冷汗。急测血压 80/45mmHg，脉搏 124 次 / 分，呼吸 24 次 / 分。产妇面色苍白，全腹压痛明显，在腹壁下可触及胎儿肢体，听不到胎心，阴道流出少量鲜血，紧急转院后行剖腹取胎术，产妇经抢救存活，取出死胎重 4100g。

　　思考：

　　1. 王女士子宫破裂的原因是什么？

　　2. 针对王女士的病情，应该采取哪些护理措施？

　　子宫破裂（rupture of uterus）指妊娠晚期或分娩期子宫体部或子宫下段发生裂开。是产科极其严重的并发症，直接危及孕产妇和围产儿的生命，其发生率随剖宫产率的增加呈上升趋势。

【病因】

　　1. **梗阻性难产**　多见于骨盆狭窄、头盆不称、宫颈瘢痕、胎位异常、胎儿畸形等，子宫下段过分拉伸变薄而致子宫破裂。

　　2. **产科手术损伤**　见于阴道助产术技术不当所致，如宫口尚未开全时行产钳助产或臀牵引术；植入性胎盘或胎盘粘连强行剥离时可引起子宫破裂。

　　3. **瘢痕子宫**　是近年来子宫破裂的常见原因。临产后子宫壁原有瘢痕（如行剖宫产术、子宫肌瘤剔除术、子宫成形术等）由于宫腔内压力升高而发生断裂。剖宫产后再次妊娠间隔时间过短时，临产后也可发生子宫破裂。

　　4. **子宫收缩药物使用不当**　分娩前使用缩宫素剂量或指征不当，或前列腺腺素类制剂使用不当，均可导致子宫强烈收缩而破裂。

理论与实践　　　　　案例中引起子宫破裂的主要原因：①该产妇身高 152cm，胎儿体重 4100g，存在相对头盆不称导致分娩梗阻的因素；②在胎儿未娩出前，静脉滴注高浓度缩宫素（2%），引起强直性子宫收缩；③接产人员施加腹压。

【临床类型】

　　子宫破裂多为渐进性的，多由先兆子宫破裂发展为子宫破裂。根据破裂部位不同分为子宫体部破裂和子宫下段破裂,按破裂程度不同分为完全性破裂和不完全性破裂:子宫肌层部分或全部破裂,但浆膜层完整,为不完全性破裂;子宫肌层、浆膜层和黏膜完全裂开,为完全性子宫破裂,病情更加凶险。

【护理评估】

(一)健康史

详细询问妊娠产次、既往有无剖宫产史、子宫手术史;此次妊娠胎位是否正常、有无头盆不称;在产程中是否使用缩宫素及是否有阴道手术助产史。

(二)身体状况

1. 症状

(1)先兆子宫破裂:常见于产程长,有梗阻性难产情况的产妇;病人表现为下腹部剧烈疼痛、难以忍受、拒按、烦躁、呼吸急促,脉搏快,并有排尿困难和血尿,胎心率改变及出现血尿是先兆子宫破裂的主要表现。

(2)子宫破裂:继先兆子宫破裂症状出现后,产妇突感下腹撕裂样剧痛,继之腹痛略缓解,随着羊水及血液进入腹腔,但很快出现全腹持续性疼痛,产妇出现面色苍白及低血容量休克征象。

2. 体征 子宫呈痉挛性或强直性收缩,子宫下段肌肉逐渐变薄拉长,子宫上段增厚变短,在体部和下段之间两者形成环形凹陷,称病理缩复环(图 10-1)。病理缩复环形成,是先兆子宫破裂的征象。此时下腹部压痛明显,当完全性子宫破裂时,产妇突感腹部撕裂样疼痛,子宫收缩骤停,腹痛暂时缓解,随之产妇全腹压痛、反跳痛,在腹壁下可清楚扪及胎体,胎心胎动消失。阴道检查可有鲜血流出,胎先露部较前升高,原来扩张的宫口缩小。

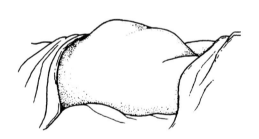

图 10-1 病理性缩复环

(三)心理 - 社会状况

产妇出现子宫先兆破裂时,担心胎儿的生命受到严重威胁,出现情绪紧张、恐惧及痛苦。发生子宫破裂后,得知胎儿已死亡,而自己再次怀孕机会渺茫时会感到悲伤、愤怒。家属知道详情后常表现为震惊、愤怒、否认等。

(四)辅助检查

1. 血常规检查 血红蛋白值及红细胞计数下降。

2. 尿常规检查 可见肉眼血尿及红细胞。

3. B 型超声检查　可协助确定子宫是否完全破裂及胎儿是否存活。

（五）治疗原则

1. **先兆子宫破裂**　迅速采取措施抑制子宫收缩：可肌注哌替啶、吸入或静脉全身麻醉，备血的同时，立即行剖宫产结束分娩，防止子宫破裂。

2. **子宫破裂**　一旦子宫破裂确诊，无论胎儿存活与否，均应在积极抢救休克的同时，尽快手术。根据子宫破裂的程度及感染的程度决定手术方式。酌情行破裂口修补术或子宫切除术。手术前后给大量抗生素预防感染。

【护理诊断 / 问题】

1. **疼痛**　与子宫收缩剧烈，或子宫破裂后血液及羊水刺激腹膜有关。

2. **组织灌注量改变**　与子宫破裂后失血量较大有关。

3. **预感性悲哀**　与胎儿已死亡及可能切除子宫有关。

【护理目标】

1. 子宫收缩缓解，产妇疼痛感减轻。

2. 产妇低血容量休克得到纠正。

3. 产妇情绪得到适当调整，悲伤程度减低。

【护理措施】

（一）预防子宫破裂

1. 加强产前检查，对有剖宫产史或子宫手术病史的孕妇在预产期前 2 周住院待产。

2. 分娩过程中严格掌握缩宫素及前列腺素等子宫收缩剂的使用指征和方法，避免滥用。

3. 严密观察产程进展，及时发现导致难产原因，及时处理。

（二）先兆子宫破裂妇女的护理

1. 在待产过程中如出现宫缩过强，下腹部有压痛，或下腹部出现病理缩复环时，应立即通知医师，停止使用缩宫素等促进宫缩的操作，并给予药物抑制宫缩。

2. 对出现先兆子宫破裂应立即做好剖宫产术前准备。

（三）子宫破裂妇女的护理

1. 迅速建立静脉通道，补液、输血，纠正低血容量，同时给予吸氧。

2. 严密观察产妇的生命体征、记录出入量，评估失血量，同时观察宫缩及胎心音变化，以指导治疗方案。

3. 术前准备及术后护理　对明确诊断子宫破裂者应立即做好术前准备，行急诊剖宫产，根据子宫破裂程度行子宫修补或子宫全切术。对胎儿已经死亡的产妇给予特别护理，尽量避免其他新生儿刺激产妇，指导产妇有效退乳，并给予剖宫产术后常规护理。立即做好剖宫产术前准备。

（四）心理护理

1. 对产妇及其家属因子宫破裂造成的心理反应给予理解，并详细解释治疗护理计划及对再次妊娠的影响。

2. 对胎儿已经死亡的孕妇，应真心表示理解，主动听其诉说内心悲伤的感受，帮助其度过悲伤阶段，尽可能稳定产妇及家属的情绪。

3. 为产妇及家属提供安静、舒适的环境，通过交流及对其生活上的关心，帮助其调整情绪，面对现实，适应新的生活。

（五）健康指导

1. **避孕指导**　对于行子宫破裂口修补、保留子宫的产妇，应告知避孕 2 年，避孕方法可选择口服避孕药或避孕套。计划再妊娠时应到产科门诊咨询检查。

2. **加强孕期保健**　宣教孕期保健知识，加强围生期保健，做好产前检查。

3. **康复指导**　为产妇提供产褥期保健计划，促进其身心尽快恢复。

理论与实践　　　　　对该产妇应采取的护理措施：了解产妇及其家属的心理反应，稳定产妇及家属的情绪；立即建立静脉通道，抢救休克同时剖宫取胎术；严密观察产妇生命体征，急查血常规，评估失血量，记录出入量；术后给予大剂量广谱抗生素控制感染；术后加强心理护理，指导退乳及避孕知识。

【护理评价】

1. 产妇的血容量得到及时补充，手术顺利。

2. 产妇的情绪较稳定，饮食及睡眠基本恢复正常。

第二节　羊水栓塞妇女的护理

案例10-2

部女士，28 岁，孕 41^{+3} 周，G_1P_0，规律腹痛 5 小时入院。既往身体健康，全身检查正常。产科检查：宫高 38cm，腹围 98cm，LOA，骨盆外测量各径线均正常。胎心率 146 次 / 分，宫缩 30 秒 /6～8 分。肛查宫口开大 2cm。因宫缩乏力给予静脉滴注缩宫素，维持宫缩 40～50 秒 /2～4 分，6 小时后，肛查宫口开大 6cm，胎头 S^{+2}，胎膜自然破裂，羊水Ⅲ度污染，破膜后产妇突然出现烦躁不安，呛咳，呼吸困难，面色苍白，口唇发绀，吐泡沫样痰，意识不清，血压检测不到，听诊两肺底闻及湿啰音。

思考：

1. 部女士可能发生什么并发症？如何确定诊断？

2. 针对部女士的病情，主要的护理诊断或问题是什么？

羊水栓塞（amniotic fluid embolism，AFE）是指在分娩过程中羊水进入母体血液循环，引起肺栓塞、过敏性休克、弥散性血管内凝血（DIC）、肾衰竭等一系列病理改变，是极其严重的分娩期并发症。发生于足月分娩时产妇死亡率高达60%~70%以上，是孕产妇死亡的重要原因之一。

【病因】

羊水栓塞由羊水中的有形物质（胎儿毳毛、胎脂、角化上皮等）进入母体血液循环引起，可能与以下因素有关：①羊膜腔压力过高，羊水有可能通过破损的微血管进入母体血液循环；②血窦开放，分娩时宫颈损伤后可使羊水通过破损的血管进入母体血循环。③胎膜破裂后，羊水从蜕膜或颈管破损的小血管进入母体血循环。

【病理】

羊水进入母体血循环后，可通过阻塞肺部小血管，引起过敏反应和凝血功能异常而导致一系列病理生理变化。

1. **肺动脉高压**　羊水内有形物质形成小栓子，进入肺循环，造成肺部小血管机械性阻塞，引起肺动脉高压；羊水内含有大量凝血系统的激活物质，启动凝血过程的发生，在肺小血管内形成广泛性血栓并阻塞肺小血管，反射性兴奋迷走神经，加重肺部小血管痉挛；肺动脉高压直接加重右心负荷，引起急性右心扩张，并引起急性右心衰竭，继而出现呼吸循环功能衰竭。

2. **过敏性休克**　羊水中的有形成分作为致敏原，引起I型变态反应，表现为一系列过敏反应，甚至过敏性休克，多在羊水栓塞后出现。

3. **弥散性血管内凝血（DIC）**　妊娠时母体呈高凝状态，羊水中的促凝物质可以激活凝血系统，在母体血管内产生大量的微血栓，另外羊水中还含有纤溶激活酶，可激活纤溶系统。由于大量凝血物质被消耗和纤溶系统的激活可导致凝血功能障碍，产妇发生大出血，甚至失血性休克。

4. **急性肾衰竭**　由于发生休克和DIC，肾脏急性缺血而导致肾衰竭。

【护理评估】

（一）健康史

了解是否具备引起羊水栓塞的诱因，如有无胎膜早破、人工破膜；有无宫缩过强；有无羊膜腔穿刺术；有无宫颈裂伤、子宫破裂及手术产史等。

（二）身体状况

羊水栓塞起病较急，多发生于破膜后，一般在第一产程末期、第二产程宫缩较强时或胎儿娩出后短时间之内。临床经过可分为以下三个阶段：

1. **休克期**　发生羊水栓塞后，产妇突然出现寒战、恶心、气急等症状；继而出现呛咳、气急、呼吸困难、发绀、抽搐，肺底部可闻及湿啰音，咯血性泡沫痰。四肢厥冷、血压下降等。严重时发病急骤，仅尖叫一声或打一次哈欠后，血压迅速下降甚至消失，在数分钟内死亡。

2. **出血期**　产妇经过休克期后，便进入凝血功能障碍阶段。发生全身广泛出血，表现为阴道大量出血、切口渗血、全身皮肤黏膜出血、有时发生血尿甚至消化道大出血，产妇可死于出血性休克。

3. 急性肾衰竭期　羊水栓塞后期由于循环功能衰竭引起肾脏缺血缺氧,导致肾组织损伤,产妇出现少尿、无尿和尿毒症表现。

理论与实践
　　本文该产妇超过预产期 10 天(41^{+3} 周),产程中使用缩宫素,致使羊膜腔内压力增高,破膜后产妇突然出现烦躁不安,呛咳,呼吸困难,面色苍白,口唇发绀,吐泡沫样痰,意识不清,血压检测不到,听诊两肺底闻及湿啰音,可能为羊水栓塞。如在显微镜下发现下腔静脉血中有羊水成分,可以确诊为羊水栓塞。

(三)心理-社会状况

　　羊水栓塞起病急骤,病情凶险,病人感到恐惧痛苦。家属因产妇和胎儿的生命受到威胁,且毫无精神准备,而感到惊恐,一旦抢救无效便会对医务人员抱怨和不满,甚至愤怒。

(四)辅助检查

　　1. **实验室检查**　与 DIC 有关的实验室检查,凝血功能障碍及纤溶活性增高检查;采集下腔静脉血,血涂片镜检查到羊水成分,可确诊羊水栓塞。

　　2. **胸部 X 线片**　可见双肺部有弥散性片状浸润影,沿着肺门分布,伴右心扩大。

　　3. **心电图**　提示有右心房及右心室扩大,ST 段下降。

相关链接　　　　　　　　　　　　羊水栓塞休克时中心静脉压的测定
　　抢救羊水栓塞休克时,应尽快行中心静脉压测定,一方面可以了解血容量情况,以便于调整入量,另一方面可抽取血液检查羊水中有形成分以确定诊断,及监测有关 DIC 化验诊断标准,一般以颈内静脉下端穿刺插管较好,操作方便,可避免子宫压迫下腔静脉,压力升高的误差。

(五)治疗原则

　　一旦确诊或怀疑羊水栓塞,应立即抢救,主要原则是抗过敏、抗休克、防治 DIC 和肾衰竭。

【护理诊断/问题】

　　1. **气体交换障碍**　与肺血管阻力增加,肺动脉高压及肺水肿有关。

　　2. **组织灌注量不足**　与失血及弥散性血管内凝血有关。

理论与实践
　　该病人的主要护理诊断:①气体交换受损;②组织灌注量改变;③休克。
　　主要原因:①破膜后由于混浊的羊水进入肺循环,引起小支气管痉挛、肺水肿,导致该产妇呛咳,呼吸困难,吐泡沫样痰,两肺底出现湿啰音;②由于小血管痉挛,导致微循环障碍,组织供血、供氧不足,使产妇出现面色苍白,意识不清,血压下降等。如进一步发展,则可能发生 DIC 等一系列严重并发症。

【护理目标】

1. 产妇胸闷,呼吸困难症状经及时处理后有所改善。

2. 产妇能维持体液平衡,生命体征平稳。

3. 休克、肾衰竭情况缓解,保护胎儿、新生儿安全。

【护理措施】

（一）羊水栓塞的预防

1. 加强产前检查,注意诱发因素,及时胎盘早剥、胎膜早破等并发症且早期处理。

2. 正确掌握缩宫素的使用指征及方法,防止宫缩过强。

3. 严格掌握破膜时间,人工破膜应在宫缩间歇期,破口要小控制羊水流出的速度。

（二）羊水栓塞的紧急处理

1. 改善低氧血症

（1）立即正压给氧:病人取半卧位,保证氧气供应,必要时行气管插管或气管切开,减轻肺水肿,改善脑缺氧。

（2）解除肺动脉高压,改善低氧血症:①心率慢时用阿托品 1mg 每 10～20 分钟静注一次,直至病人面色潮红,微循环改善;②罂粟碱 30～90mg 加于 25% 葡萄糖液 20ml 中静脉推注,解除平滑肌痉挛,扩张肺、脑血管及冠状动脉;③氨茶碱 250mg 加于 25% 葡萄糖液 10ml 中缓慢静注,松弛支气管平滑肌及冠状动脉血管。

（3）防治肾衰竭　纠正心力衰竭、消除肺水肿,防治急性肾衰竭:①毛花苷丙 0.4mg 加入 50% 葡萄糖液 20ml 中静脉推注,必要时 1～2 小时后可重复使用,一般于 6 小时后再重复一次以达到饱和量;②呋塞米 20～40mg 静推或依他尼酸 25～50mg 静脉推注。

2. 抗过敏　早期使用大量糖皮质激素,控制变态反应。立即静脉推注地塞米松 20～40mg,以后依病情继续静脉滴注维持,也可用氢化可的松 500mg 静脉推注,以后静脉滴注 500mg 维持。

3. 抗休克　①低分子右旋糖酐补充血容量后血压仍不回升,可用多巴胺 20mg 加于 5% 葡萄糖液 250ml 静脉滴注,20 滴 / 分开始,以后根据病情调节滴速;② 5% 碳酸氢钠 250ml 静脉滴注,早期应用能较快纠正休克和代谢失调。

4. 防治 DIC　早期抗凝,按照医嘱使用肝素。DIC 纤溶亢进期可给予抗纤溶药物、凝血因子以防止大出血。

（三）产科处理与配合

1. 严密观察产程进展　监测宫缩强度与胎儿情况。如正在使用缩宫素,要立即停止。

2. 产科处理　第一产程发病者,应行剖宫产终止妊娠。若在第二产程发病,可阴道助产结束分娩。对产后大出血,积极处理后仍无法止血者可行子宫切除。

3. 中期妊娠钳刮术或羊膜腔穿刺所致羊水栓塞,立即停止手术并进行抢救。

4. 严密监测病人体温、脉搏、呼吸、血压及尿量的变化,定时检测并记录。

（四）心理护理

1. 给予产妇精神鼓励,对于家属的恐惧情绪表示理解,向家属介绍病人病情的严重性,以取得配合。

2. 产妇因病情重，抢救无效死亡时，护理人员要接受家属否认和愤怒的情绪反应，耐心解释病情，给予劝慰。

【护理评价】

1. 病人胸闷、呼吸困难症状得到改善。

2. 病人血压及尿量正常，阴道出血减少，全身皮肤、黏膜出血停止。

3. 胎儿及新生儿无生命危险，病人出院时无并发症。

4. 病人情绪平稳，能以积极的态度面对现实生活。

第三节　产后出血妇女的护理

案例10-3

　　李女士，28岁，足月妊娠，G_1P_1，分娩过程中出现第二产程延长，行会阴侧切分娩一男婴，体重3900g，胎盘于胎儿娩出后40分钟自然娩出。产后产妇阴道流血，呈暗红色，时多时少，伴有血块。触摸子宫大而软，宫底升高，产妇出现眩晕、打哈欠、口渴、烦躁不安，继之出现四肢湿冷、面色苍白，脉搏110次／分，血压80/50mmHg等休克表现。

　　思考：

　　1. 引起李女士产后出血的原因是什么？

　　2. 其主要的护理诊断有哪几个？

　　3. 请根据李女士的病情制定出相应的护理措施。

　　产后出血（postpartum hemorrhage）指胎儿娩出后24小时内阴道出血量超过500ml，剖宫产出血超过1000ml，是分娩期严重的并发症之一，是引起孕产妇死亡的首位原因。产后出血发生率占分娩总数2%～3%，其中80%以上发生在产后2小时之内。产后出血严重危及产妇生命。因此，临床上高度重视产后出血的防治工作，以降低产妇的死亡率。

【病因】

　　1. **子宫收缩乏力**　是引起产后出血的最常见原因，可由于产妇的全身因素或子宫局部因素而影响子宫正常收缩，导致子宫收缩乏力而致产后出血。

　　（1）全身因素：产妇精神紧张，对分娩存在恐惧心理，使得产程延长或难产致产妇体力过度消耗；产妇合并有急慢性全身性疾病或体质虚弱；临产后使用镇静剂、麻醉剂等。

　　（2）局部因素：胎盘早剥、前置胎盘、妊娠期高血压疾病等引起子宫肌水肿或渗血；多胎妊娠、羊水过多、巨大胎儿使子宫肌纤维过度拉伸；肌瘤剔除手术史、产次过多造成子宫肌壁损伤；子宫病变如子宫畸形、子宫肌瘤或子宫肌纤维发育不良。

2. 胎盘因素

（1）胎盘滞留：胎盘多在胎儿娩出后 15 分钟内娩出，若超过 30 分钟未娩出称为胎盘滞留。可以导致产后出血。造成胎盘滞留的常见原因有：①膀胱充盈，可使已剥离胎盘滞留于宫腔；②胎盘嵌顿：不当使用子宫收缩药，宫颈内口附近出现痉挛性缩窄环，使已剥离的胎盘滞留在宫腔；③胎盘剥离不全：第三产程中过早牵拉脐带或按压子宫，影响胎盘正常剥离，导致胎盘剥离不全，已剥离胎盘部位血窦开放而出血。

（2）胎盘植入或粘连：如胎盘部分粘连或植入，胎盘部分剥离导致子宫收缩欠佳，已剥离部分血窦开放而致出血；如胎盘完全粘连或植入，可因胎盘不能剥离而无出血。

（3）胎盘部分残留：部分胎盘小叶、副胎盘或部分胎膜残留在宫腔内，影响子宫正常收缩而出血。

3. 软产道损伤　常见于阴道手术操作不当、巨大胎儿分娩、急产；软产道组织弹性较差而产力强，未能充分扩张；分娩时会阴保护不当等，均可引起产后出血。

4. 凝血功能障碍　妊娠期并发症所导致的凝血功能障碍，如重度子痫前期、重度胎盘早剥、羊水栓塞、死胎滞留过久等均可影响凝血功能导致 DIC，出现持续阴道流血；产妇常常合并有血液系统疾病，如再生障碍性贫血、原发性血小板减少等，常因凝血功能异常而引起产后出血。

理论与实践　　　　　本文案例的产妇在分娩中出现第二产程延长，胎盘娩出延迟；阴道流血，时多时少，伴有血块；触摸子宫大而软，宫底升高。所以该产妇发生产后出血的原因应考虑为产程延长、产妇体力过度消耗导致子宫收缩乏力。

【护理评估】

（一）健康史

了解产妇年龄、孕产次、评估胎儿大小，有无难产、死产等病史，是否有血液系统疾病、先兆子痫、胎盘早剥、羊水过多、羊水栓塞等；分娩过程中产妇有无精神过度紧张，使用过多镇静剂、麻醉剂；有无产程延长、助产操作不当、急产、软产道损伤等情况。

（二）身体状况

1. 全身表现　开始出血阶段产妇尚有代偿能力，失血的临床表现不明显，随着失血量逐渐增多，出现失代偿且很快进入休克状态，病人表现为眩晕、口渴、打哈欠、烦躁不安等，随之出现面色苍白、出冷汗、脉搏细弱、血压下降、呼吸急促等表现。

2. 阴道流血　根据出血发生的时间、出血量，以及与胎儿、胎盘娩出的时间来判断产后出血的原因。

（1）子宫收缩乏力：常发生在胎盘娩出后，阴道流血多呈色暗红伴有血块，子宫体软，袋状，宫底升高，按压宫底常有较多血块流出，经过按摩子宫及使用子宫收缩剂后子宫变硬，阴道流血减少或停止。

（2）胎盘因素：胎儿娩出后15分钟内胎盘尚未娩出，阴道流血不止，子宫的轮廓清楚，可能是因为胎盘部分粘连或植入、胎盘嵌顿引起；出血如发生在胎盘娩出后，则多为胎盘、胎膜残留，故胎盘娩出后应常规检查胎盘及胎膜是否完整，注意胎盘胎儿面是有无断裂的血管。

（3）软产道损伤：胎儿娩出后即发生阴道流血，鲜红色，可自凝，子宫收缩较好，应考虑系软产道损伤引起的出血。应仔细检查软产道，注意有无子宫下段、宫颈、阴道及会阴裂伤。软产道损伤按裂伤程度分为4度：

Ⅰ度裂伤：会阴皮肤及阴道入口处皮肤裂伤。

Ⅱ度裂伤：指裂伤已波及阴体筋膜及肌层，累及阴道后壁的黏膜，并且可沿后壁两侧沟向上撕裂，出血常较多。

Ⅲ度裂伤：指裂伤向下扩展，肛门括约肌已被撕裂。

Ⅳ度裂伤：指撕裂伤深达直肠阴道隔、直肠壁及黏膜，直肠肠腔已暴露，为最严重的撕裂伤，但出血量却不一定很多。

（4）凝血功能障碍：持续阴道流血，合并全身多部位出血。血小板计数、凝血酶原时间、纤维蛋白原等凝血系列检测可帮助诊断。

3. 失血量的测定及估计　有面积法、容积法及称重法。

（1）面积法：按照接血纱布血湿的面积大小粗略估算失血量。将血液浸湿的纱布面积按$10cm \times 10cm$（4层纱布）为10ml计算，该法简便易行，但是准确性较差。

（2）容积法：用容器收集产后的出血量，置入量杯测量失血量的多少。此法可以准确测量出血量，但是当容器中混入羊水时其测量值便不准确。临床只用于产时出血测量。

（3）称重法：失血量（ml）=[分娩后接血敷料的湿重（g）−分娩前敷料干重（g）]/1.05（血液比重g/ml）。此法可较准确评估出血量，但是操作繁琐，可行性小。

（三）心理-社会状况

发生产后出血时，产妇情绪高度紧张、恐惧、有濒死感，担心自己的生命是否安全，家人会异常惊慌、手足无措，寄全部希望于医护人员。

（四）辅助检查

1. 检测病人血型、交叉配血试验，做好输血前准备。

2. 检测血常规，了解贫血程度及失血量。

3. 测定出凝血时间、凝血酶原时间、血小板计数、血浆鱼精蛋白副凝试验，了解是否有凝血功能障碍。

（五）治疗原则

针对出血原因，制订治疗方案，迅速止血，补充机体血容量，纠正休克，预防感染。

【护理诊断/问题】

1. 组织灌注量不足　与阴道大量流血，血容量减少有关。

2. 有感染的危险　与失血量过多，机体抵抗力下降有关。

3. 恐惧　与阴道大量出血，担心生命安全有关。

4. 失血性休克　与大量失血有关。

理论与实践　　　　　　　　　该产妇护理诊断有：组织灌注量不足、失血性休克、感染的危险。

【护理目标】

1. 产妇阴道出血减少，口渴、头晕、烦躁等症状减轻或消失。

2. 产妇血容量得到及时补充，血压、脉搏及尿量正常。

3. 产妇无感染征象，体温正常。

4. 产妇情绪稳定，积极配合治疗与护理。

【护理措施】

（一）预防产后出血

1. 加强孕期保健　有血液系统疾病者，应在妊娠前治愈，如有必要早孕时终止妊娠。定期进行产前检查，能早期发现并发症与合并症。重视高危孕产妇的监护，必要时提前住院待产。

2. 正确处理产程

（1）第一产程：保证产妇的饮食、休息，防止产程延长，做好输血、输液及急救准备。合理使用镇静剂及麻醉剂。

（2）第二产程：保护好会阴组织，阴道助产手术时应规范；胎儿娩出时指导产妇正确使用腹压且娩出速度不宜过快；可能发生产后出血时，在胎儿前肩娩出后即刻肌注或静脉推注缩宫素 10U。

（3）第三产程：胎盘剥离前不宜按揉子宫及过早牵拉脐带，胎儿娩出后 15 分钟，如无胎盘剥离征象，应即刻查明原因并及时处理；胎盘娩出后仔细检查胎盘、胎膜是否完整，检查软产道有无裂伤及血肿，按摩子宫促进其收缩。

3. 产后 2 小时严密观察　大多数产后出血发生在产后 2 小时之内，产妇分娩后应在产房观察 2 小时，密切观察生命体征、阴道流血及宫缩情况。督促产妇及时排空膀胱。新生儿早吸吮乳头，促进子宫收缩。

（二）针对出血原因迅速止血

1. 子宫收缩乏力　加强宫缩是最迅速且有效的止血方法，止血方法有：

（1）按摩子宫：术者一手在腹部按摩宫底（大拇指在前，其余四指在后），同时按压宫底，将宫腔内积血挤出，按摩需均匀而有节奏（图 10-2）。如效果差，可用腹部—阴道双手按摩子宫法，双手相对按压子宫，并作节律性按摩（图 10-3），直到子宫恢复正常收缩为止，按摩时应注意无菌操作。

（2）应用宫缩药物：①首选缩宫素，在胎盘娩出后用缩宫素 10U 加于 5% 葡萄糖液 500ml 中静脉滴注，亦可缩宫素 10U 肌注或注射于子宫体；②米索前列醇 0.2mg 舌下含服；③卡前列甲酯 1mg 置于阴道后穹窿处，止血效果较好。

（3）宫腔内填塞纱条：经按摩、缩宫剂等处理无效时，用特制的 4～6 层无菌不脱脂纱布填塞入宫腔内止血（图 10-4）。填塞时助手在腹部固定子宫，术者用卵圆将纱布条自宫底由内向

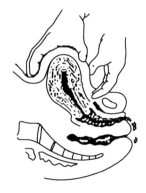

图 10-2 腹部子宫按摩法

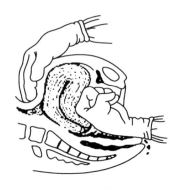

图 10-3 腹部 - 阴道子宫按摩法

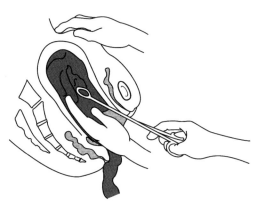

图 10-4 宫腔填塞纱条法

外紧填于宫腔,如果留有空隙或填塞不紧都造成隐性出血。宫腔填塞纱后应密切观察病人生命体征及宫底高度的变化。24 小时后将纱条取出,取出前静脉滴注缩宫素 10U,同时预防感染发生。

（4）结扎盆腔血管或行子宫次全切除术:经上述处理仍无效时,可结扎子宫动脉或髂内动脉止血,亦可行子宫动脉或髂内动脉栓塞术。如止血效果仍不满意,为挽救病人生命,可考虑次全子宫切除术,同时配合医生做好术前准备。

（5）子宫压缩缝合法:常用 B-Lynch 缝合法。适用于子宫乏力性产后出血,在剖宫产时使用更方便。手术中将子宫从腹壁切口托出,用两手捧住子宫挤压,观察出血情况,如果挤压后出血减少或停止,缝合后止血成功率高。具体缝合方法(图 10-5),此法止血快,易于操作,手术时间短,安全性大且有保留子宫的优点。自 B-Lynch1997 年报道以来,世界各地都有使用 B-Lynch 缝合法成功止血的报道。

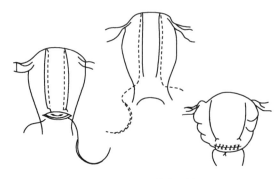

图 10-5 B-Lynch 缝合术简易图

2. 胎盘因素 应立即检查阴道或宫腔,明确胎盘是否剥离完整。

(1)胎盘已剥离但滞留于宫腔时,应立即取出胎盘。术者一边牵拉脐带,一边轻压宫底使胎盘娩出。

(2)胎盘剥离不全或粘连时,无菌条件下行徒手剥离胎盘术。

(3)胎盘或胎膜部分残留时,可钳刮术清除残留组织。

(4)如疑有胎盘植入时,应及时做好子宫切除准备。

3. 软产道损伤 检查软产道有无损伤,并按解剖层次缝合伤口。如有软产道血肿时,应清除血肿后缝合止血。

4. 凝血功能障碍 明确病因,配输新鲜血液,补充血小板、纤维蛋白原、凝血因子。如并发DIC,应同时进行抗凝血及抗纤溶治疗。

(三)失血性休克护理

1. 给产妇提供安静的环境,嘱产妇平卧,给予吸氧及保暖。

2. 立即开通静脉通路,及时输液补充血容量,输血,正确使用宫缩剂、升压药物等,给予抗生素预防感染。

3. 严密观察并记录病人的意识变化、生命体征、皮肤颜色、尿量,准确测量阴道出血量,发现病情变化及时向医生报告。

4. 严密观察子宫收缩情况,按摩子宫时有无阴道大量流血。及时排空膀胱,必要时给予留置尿管导尿。

(四)心理护理

1. 医护人员应陪伴产妇,使病人有安全感,并能以熟练的技术及责任心赢得产妇及家属的信任。

2. 关爱、安慰产妇,向病人及家属耐心解释病情和抢救情况,以便能与医护人员积极主动配合。

3. 鼓励其说出内心感受,使产妇能放松心情,消除紧张情绪。

(五)健康指导

1. 指导产妇合理安排休息,加强营养,协助体力恢复。

2. 教会病人自己按摩子宫,了解子宫恢复情况,护理好会阴伤口。

3. 明确产后复查的目的和意义,产妇按时进行复查,及时调整产后健康指导方案。

理论与实践 　　　　对该产妇应采取的护理措施如下:①向产妇及家属解释清楚病情及抢救情况,消除其紧张情绪,能积极配合医护人员;②进行急救护理,产妇平卧位,吸氧,注意保暖;开通静脉通道,尽快输血、补液补充血容量,应用宫缩剂、升压药等;③严密观察病人的生命体征及尿量;④观察子宫收缩情况,按摩子宫,注意有无阴道大量流血;⑤将缩宫素10U加于5%葡萄糖液500ml中静脉滴注;⑥给予抗生素预防感染。

【护理评价】

1. 产妇组织灌注量恢复，全身状况得到改善，血压、血红蛋白恢复或接近正常。

2. 产妇体温正常，恶露无异常，伤口无红肿及渗出等炎症表现。

3. 产妇情绪稳定，能主动配合各种治疗与护理。

（李晋琼　张秀平）

学习小结

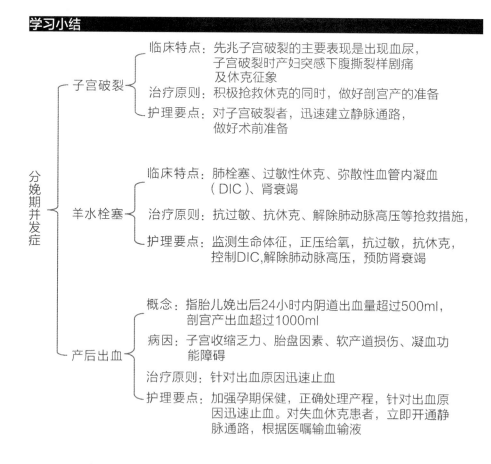

子宫破裂
- 临床特点：先兆子宫破裂的主要表现是出现血尿，子宫破裂时产妇突感下腹撕裂样剧痛及休克征象
- 治疗原则：积极抢救休克的同时，做好剖宫产的准备
- 护理要点：对子宫破裂者，迅速建立静脉通路，做好术前准备

羊水栓塞
- 临床特点：肺栓塞、过敏性休克、弥散性血管内凝血（DIC）、肾衰竭
- 治疗原则：抗过敏、抗休克、解除肺动脉高压等抢救措施
- 护理要点：监测生命体征，正压给氧，抗过敏，抗休克，控制DIC，解除肺动脉高压，预防肾衰竭

产后出血
- 概念：指胎儿娩出后24小时内阴道出血量超过500ml，剖宫产出血超过1000ml
- 病因：子宫收缩乏力、胎盘因素、软产道损伤、凝血功能障碍
- 治疗原则：针对出血原因迅速止血
- 护理要点：加强孕期保健，正确处理产程，针对出血原因迅速止血。对失血休克患者，立即开通静脉通路，根据医嘱输血输液

复习参考题

1. 阐述子宫破裂的急救措施。

2. 简述产后出血的原因及针对原因采取的止血措施。

3. 简述羊水栓塞的病理生理变化及预防措施？

第十一章　产褥期管理

11

11章

学习目标

掌握	产褥期、子宫复旧、恶露等概念；产褥期妇女及新生儿护理；产褥期母婴常用护理技术。
熟悉	产褥期母体的生理与心理变化；正常新生儿生理特点；母乳喂养指导及乳房常见问题的护理。
了解	乳房的解剖与泌乳生理；乳汁的成分及母乳喂养的好处。

产褥期(puerperium)是指从胎盘娩出至产妇全身各器官(除乳腺外)恢复至正常未孕状态所需要的一段时期,一般为6周。产褥期是产妇各系统恢复的关键时期,因此,了解产褥期管理的相关知识,为产褥期妇女及新生儿提供护理,对促进产妇的康复和新生儿的发育非常重要。

第一节　产褥期妇女的生理与心理变化

产褥期妇女全身各系统发生了较大的生理变化,其中生殖系统变化最明显;同时,伴随着新生儿的出生,产妇及其家庭也经历着心理和社会的适应过程。因此,了解正常产褥期的这些变化,对做好产褥期保健,保证母婴健康有重要意义。

【产褥期妇女的生理变化】

(一)生殖系统的变化

1. **子宫**　子宫是产褥期生殖系统中变化最大的器官,其主要变化是子宫复旧。子宫复旧(involution of uterus)是指妊娠子宫自胎盘娩出后逐渐恢复至未孕状态的过程,一般为6周,主要变化为子宫体肌纤维缩复、子宫内膜再生、子宫血管变化及子宫颈和子宫下段的复原。

(1)子宫体肌纤维缩复:子宫复旧不是肌细胞数目减少,而是肌浆中蛋白质分解排出,使细胞质减少导致肌细胞缩小。被分解的蛋白质及其代谢产物由肾脏排出体外。随着肌纤维不断缩复,子宫体积和重量均发生变化。胎盘娩出后,子宫逐渐缩小,产后1周子宫缩小至妊娠12周大小,在耻骨联合上方可扪及;产后10日子宫降至骨盆腔内,在腹部检查摸不到子宫底;产后6周子宫恢复至正常非妊娠前大小。伴随着子宫体积的缩小,子宫重量也逐渐减少,分娩结束时约1000g,产后1周约500g,产后2周约为300g,产后6周子宫逐渐恢复到50~70g。

(2)子宫内膜再生:胎盘胎膜娩出后,遗留在宫腔内的表层蜕膜逐渐变性、坏死、脱落,随恶露自阴道排出;接近肌层的子宫内膜基底层逐渐再生出新的功能层,将子宫内膜修复。胎盘附着部位的子宫内膜修复约需至产后6周,其余部位的子宫内膜修复大约需要3周的时间。

(3)子宫血管变化:胎盘娩出后,胎盘附着面缩小为原来的一半,使螺旋动脉和静脉窦压缩变窄,数小时后形成血栓,出血量逐渐减少直到最后停止,最终被机化吸收。在新生的内膜修复期,胎盘附着面因复旧不良出现血栓脱落,可引起晚期产后出血。

(4)子宫下段变化及子宫颈复原:由于产后肌纤维缩复,子宫下段逐渐恢复至非孕时的子宫峡部。胎盘娩出后子宫颈外口呈环状如袖口。产后2~3日,宫口可容纳2指;产后1周,宫颈内口关闭,宫颈管复原;产后4周,子宫颈完全恢复至非孕时形态。由于分娩时子宫颈外口发生轻度裂伤(多在子宫颈3点、9点处),初产妇子宫颈外口由产前的圆形(未产型)变为产后的"一"字形横裂(已产型)。

2. **阴道**　分娩后的阴道腔扩大、阴道黏膜及周围组织水肿、黏膜皱襞减少甚至消失,导致阴道壁松弛、肌张力低下。阴道壁肌张力在产褥期逐渐恢复,但不能完全恢复未孕时的张力。阴道腔逐渐缩小,阴道黏膜皱襞在产后3周重新呈现。

3. **外阴** 分娩后的外阴轻度水肿,于产后2~3日逐渐消退。因会阴部血液循环丰富,若有轻度撕裂或会阴后-侧切开缝合后,均能在产后3~4日愈合。处女膜因分娩时撕裂,形成残缺的处女膜痕。

4. **盆底组织** 分娩过程中,由于胎先露长时间压迫,盆底组织过度伸展导致弹性降低,而且常伴有盆底肌纤维部分撕裂,因此,产褥期应避免过早进行较强的体力劳动。若盆底肌及其筋膜发生严重的断裂造成骨盆底松弛、产褥期过早参加重体力劳动或剧烈运动、分娩次数过多且间隔时间短等因素,可导致阴道壁脱垂、子宫脱垂等。产褥期坚持做产后康复锻炼,有利于盆底肌的恢复。

(二)乳房

乳房的主要变化是泌乳,详细内容见本章第四节。

(三)血液及其循环系统

产褥早期血液仍然处于高凝状态,有利于胎盘剥离创面形成血栓,减少产后出血量。纤维蛋白原、凝血酶、凝血酶原于产后2~4周内降到正常。血红蛋白水平于产后1周左右回升。白细胞总数于产褥早期较高,可达(15~30)×10⁹/L,一般于产后1~2周恢复至正常水平。淋巴细胞稍减少,中性粒细胞增多,血小板数增多。红细胞沉降率于产后3~4周降至正常。由于分娩后子宫胎盘血液循环终止和子宫缩复,使大量血液从子宫涌入产妇的血液循环,另外妊娠期潴留的组织液回吸收,产后72小时内产妇的血液循环量增加15%~25%,应注意预防心力衰竭的发生。循环血量于产后2~3周恢复至未孕状态。

(四)消化系统

妊娠期胃肠肌张力及蠕动力均减弱,胃液中盐酸分泌量减少,产后需1~2周逐渐恢复。产妇因分娩时能量的消耗及体液流失,产妇产后1~2日内常感口渴,喜进流质饮食或半流质饮食,但食欲差,以后逐渐好转。产妇因卧床时间长、缺少运动、腹肌及盆底肌肉松弛、肠蠕动减弱等,容易发生便秘和肠胀气。

(五)泌尿系统

妊娠期体内潴留大量的液体在产褥早期主要由肾脏排出,故产后1周内尿量增多。妊娠期发生的肾盂及输尿管生理性扩张,产后2~8周恢复正常。因分娩过程中膀胱受压,导致黏膜水肿、充血及肌张力降低,会阴伤口疼痛、不习惯卧床排尿、器械助产、区域阻滞麻醉等,均可导致尿潴留的发生。

(六)内分泌系统

产后雌激素、孕激素水平急剧下降,产后1周降至未孕时水平。胎盘生乳素于产后6小时已测不出。催乳素水平受哺乳的影响:若产妇哺乳,催乳素水平于产后下降,但仍高于非孕时水平;若产妇不哺乳,催乳素于产后2周降至非孕时水平。月经复潮及排卵恢复时间受哺乳影响:不哺乳产妇一般在产后6~10周月经复潮,产后10周左右恢复排卵;哺乳期产妇月经复潮延迟,平均在产后4~6个月恢复排卵。产后月经复潮较晚者,复潮前多有排卵,故哺乳期妇女虽无月经来潮,仍有受孕的可能。

(七)腹壁的变化

腹部皮肤受妊娠子宫增大影响,部分弹力纤维断裂,腹直肌呈不同程度分离,使产后腹壁明显松弛,其紧张度约需产后 6～8 周恢复。妊娠期出现的下腹正中线色素沉着,在产褥期逐渐消退。初产妇腹部紫红色妊娠纹变为银白色。

【产褥期妇女的心理变化】

产褥期产妇心理处于脆弱和不稳定状态,面临着潜意识的内在冲突及初为人母的情绪调整,家庭关系改变,经济需求增加,社会支持系统需要增强。因此,产褥期心理疏导和情感支持是十分重要的。

(一)产褥期妇女的心理变化

产褥期妇女的心理变化与分娩经历、伤口愈合、体态恢复、婴儿性别、哺乳情况和健康问题等变化有关。表现为情绪高涨、希望、高兴、满足感、幸福感、乐观、压抑及焦虑等。有的产妇可因为理想与现实中母亲角色的差距而发生心理冲突;因为胎儿娩出后生理上的排空而感到心理空虚;因为新生儿外貌及性别与理想中的不相吻合而感到失望;因为现实中母亲太多的责任而感到恐惧;因为丈夫注意力转移到新生儿而感到失落等。

(二)影响产褥期妇女心理变化的因素

影响产褥期妇女心理变化的因素很多,包括产妇的年龄、产妇对分娩的感受、产妇身体的恢复情况、是否胜任母亲角色、家庭环境和家庭成员的支持等。

1. **年龄** 年龄 <18 岁的产妇,由于自身在生理、心理及社会等各方面发展尚未成熟,在母亲角色的学习上会遇到很多困难,影响其心理适应。年龄 >35 岁的产妇,心理及社会等各方面发展比较成熟,但体力和精力下降,容易出现疲劳感,在事业和母亲角色之间的转换上也会面临更多的冲突,对心理适应有不同程度的影响。

2. **身体状况** 产妇在妊娠期的身体健康状况、妊娠过程中有无并发症、是否剖宫产等都会影响产妇的身体状况,从而影响到产妇的心理适应。

3. **产妇对分娩经历的感受** 产妇对分娩过程的感受与产妇所具有的分娩知识、对分娩的期望、分娩的方式及分娩过程支持源的获得有关。当产妇对分娩的期望与实际情况有差异时,则会影响其日后的自尊。

4. **社会支持** 社会支持系统不但提供心理的支持,同时也提供物质基础。稳定的家庭经济状况、家人的理解与帮助,有助于产妇的心理适应,更能胜任新生儿的照顾角色。

(三)产褥期妇女的心理调适

产褥期心理调适是指产后产妇从妊娠期和分娩期的不适、疼痛、焦虑中恢复,接纳家庭新成员及新家庭的过程。产褥期妇女的心理调适主要表现在两方面:确立家长与孩子的关系和承担母亲角色的责任。根据鲁宾研究结果,产褥期妇女的心理调适过程一般经历 3 个时期:

1. **依赖期** 产后前 3 日。表现为产妇的很多需要是通过别人来满足,如对孩子的关心、喂奶、沐浴等,同时产妇喜欢用语言表达对孩子的关心,较多地谈论自己妊娠和分娩的感受。较好的妊娠和分娩经历、满意的产后休息、丰富的营养和较早较多地与孩子间的目视及身体接触将有助于产妇较快地进入第二期。在依赖期,丈夫及家人的关心帮助,医务人员的悉心指导极为重要。

2. 依赖 - 独立期 产后 3～14 日。产妇表现出较为独立的行为,开始注意周围的人际关系,主动参与活动,学习和练习护理孩子。但这一时期容易产生压抑,可能因为分娩后产妇感情脆弱、太多的母亲责任、新生儿诞生而产生的爱的被剥夺感、痛苦的妊娠和分娩过程、糖皮质激素和甲状腺素处于低水平等因素造成。严重者表现为哭泣,对周围漠不关心,拒绝哺乳和护理新生儿等。此时,应及时提供护理、指导和帮助,促使产妇纠正这种消极情绪。加倍地关心产妇,并督促其家人参与;提供婴儿喂养和护理知识,耐心指导并帮助哺乳和护理新生儿;鼓励产妇表达自己的心情并与其他产妇交流,能提高产妇的自信心和自尊感,促进接纳孩子、接纳自己,缓解抑郁状态,平稳地度过这一时期。

3. 独立期 产后 2 周至 1 个月。此时,新家庭形成,产妇、家人和婴儿已成为一个完整的系统,形成新的生活形态。夫妇两人共同分享欢乐和责任,开始逐渐恢复分娩前的家庭生活;但是,产妇及丈夫会承受更多的压力,出现兴趣与需要、事业与家庭间的矛盾,哺育孩子、承担家务及维持夫妻关系等各种角色的矛盾。

第二节　产褥期妇女的护理

案例 11-1

陈女士,28 岁,G_1P_0,孕 40 周临产入院。入院次日晨 4 时行会阴侧切术,产钳助娩一女婴,体重 4000g。产后第 1 日,查体发现体温 37.8℃,脉搏 70 次 / 分,呼吸 18 次 / 分,血压 120/75mmHg;子宫底平脐,阴道流血为鲜红色,量不多。会阴切口缝合处水肿,无压痛。产妇乳房胀痛,但无乳汁分泌。哺乳时又出现下腹部疼痛,产妇自感焦虑。

思考:

1. 该产妇目前存在的主要护理问题有哪些?

2. 如何对该产妇进行护理?

【护理评估】

(一)健康史

健康史包括对产妇妊娠前、妊娠过程和分娩过程的全面评估。评估妊娠前产妇的身体健康状况,有无慢性疾病及精神心理疾病;评估妊娠期有无妊娠期并发症、合并症病史;评估分娩过程是否顺利、产后出血量、会阴撕裂程度、新生儿出生后的 Apgar 评分等内容。

（二）身体状况

1. 生命体征　大多数产妇产后体温正常，少数产妇因产程中过度疲劳、产程较长或机体脱水可导致 24 小时内体温轻度升高，但一般不超过 38℃，可自然恢复。产后 3~4 天因乳胀而导致体温升高至 37.8~39℃，称为泌乳热，一般持续 4~16 小时降至正常；产后脉搏略慢，60~70 次 / 分，约 1 周左右恢复。若脉搏过快应考虑发热及产后出血引起休克的早期症状；呼吸深慢，14~16 次 / 分；血压无明显变化，妊娠期高血压疾病的产妇产后血压明显下降或恢复正常。

2. 生殖系统

（1）子宫复旧：产后每天在同一时间评估产妇子宫复旧情况，评估的方法是检测子宫底高度、位置及软硬度。检查前产妇先排空膀胱，仰卧床上，双膝屈曲，腹部放松，检查者先按摩子宫使其收缩，正常产后子宫圆而硬，位于下腹部中央，产后当日宫底平脐或脐下一横指，以后每日下降 1~2cm，产后 10 天耻骨联合上触不到子宫底。如宫底上升，宫体变软，可能有宫缩乏力或宫腔积血；子宫偏向一侧应考虑膀胱充盈。

（2）恶露：产后随子宫蜕膜的脱落，血液、坏死的蜕膜组织经阴道排出称恶露（lochia），根据恶露的颜色及形状分为三种：

①血性恶露（lochia rubra）：含有大量血液、脱落的蜕膜组织及少量胎膜，色鲜红，量多，有时有小血块，有血腥味，产后最初 3~4 天排出，此后转为浆液性恶露。

②浆液恶露（lochia serosa）：含少量血液，有较多的坏死蜕膜组织、宫颈黏液、阴道排液、白细胞并有细菌，色淡红似浆液，一般持续 10 天左右即转为白色恶露。

③白色恶露（lochia alba）：含大量白细胞，坏死退化蜕膜组织，表皮细胞及细菌，黏稠、色泽较白，一般持续约 3 周干净。

正常恶露有血腥味，但无臭味，持续 4~6 周，总量为 250~500ml。若产后子宫复旧欠佳，血性恶露可增多，持续时间长，应怀疑子宫收缩乏力或胎盘残留所致的产后出血；若阴道流血不多但子宫收缩不佳，宫底上升应考虑宫腔积血；若产妇自感肛门坠胀，多有阴道后壁血肿；若子宫收缩好，但阴道持续流出鲜红色恶露，应高度怀疑软产道裂伤出血；若恶露有臭味，可能有感染。

（3）外阴：产后评估外阴水肿程度，会阴部有缝线者应注意伤口疼痛评估以及观察伤口周围有无渗血、红肿、硬结及分泌物等，及早发现伤口感染。

3. 排泄

（1）褥汗：产后大量的组织间液经皮肤排出，使皮肤排泄功能旺盛，大量出汗，尤其是睡眠或初醒时明显，产后 1 周左右好转，这是正常的生理现象。但要评估产妇出汗的多少及时间，有无虚脱症状等。

（2）排尿、排便情况：产后应注意评估膀胱充盈及第 1 次排尿情况。膀胱充盈可影响子宫收缩引起宫缩乏力，导致产后出血；评估产妇第一次排尿时间及尿量，预防尿潴留；询问有无尿频、尿急或尿痛症状，及时发现尿路感染；产妇因分娩时大便已排空，产后 1~2 天多不排大便，但要注意是否有便秘的症状。

4. 乳房

（1）乳头：评估有无乳头平坦、内陷及乳头皲裂。产妇在最初几日哺乳后容易出现乳头皲裂，表现为乳头红、裂开，有时有出血，哺乳时疼痛，可能原因是孕期乳房护理不良、哺乳方法不当、在乳头上使用肥皂及干燥剂等。

（2）乳房胀痛：评估乳房胀痛的原因，若触摸乳房时有坚硬感，并有明显触痛，提示产后哺乳延迟或没有及时排空乳房。产后1~3日若没有及时哺乳或排空乳房，产妇可有乳房胀痛。当产妇乳房出现局部红、肿、热、痛时，或有痛性结节，提示患有乳腺炎。

（3）乳汁的质和量：初乳呈淡黄色，质稠，产后3日每次哺乳可吸出初乳2~20ml。过度乳和成熟乳呈白色。乳量是否充足主要评估婴儿的满足感，是否平静，小便、大便、体重等。

（三）心理-社会评估

1. **评估产妇对分娩的感受**　是舒适或痛苦，直接影响母亲角色的适应。

2. **评估母亲的行为**　是属于适应性还是不适应性，母亲若能满足孩子的需要并积极学习护理孩子的知识与技能，并表现出喜悦，是适应性行为；若不愿意接触孩子，认为孩子给自己带来太多的痛苦和压力，不亲自喂哺和护理孩子，表现出不悦，不愿意交流，食欲差，属于不适应性行为。

3. **评估母亲对孩子的看法**　认为孩子吃得好、睡得好、不哭闹即为好孩子，自己也是好妈妈。而常哭闹、睡眠少、喂哺困难的孩子是坏孩子，自己是不称职的妈妈，不能正确评价孩子的母亲将影响日后母子良好关系的建立。

4. **评估产妇是否有产后压抑**　产后因体内雌孕激素水平急剧下降、产后心理压力及疲劳等因素使产妇在产后2~3天内容易发生轻度或中度的情绪反应，表现为易哭、易激惹、忧虑、不安，有时喜怒无常等症状，一般几天后自然消失，称为产后压抑。

5. **评估影响心理调适的因素**　产妇的年龄、心理状态、对分娩的承受能力、环境及社会支持、夫妻关系、经济条件等均不同程度的影响产妇的心理调适。年轻产妇可能在母亲角色的学习上会遇到很多困难，影响其心理适应；年龄较大的产妇身体恢复较年轻产妇慢，往往有疲乏感，需要更多的休息。一般来说，分娩过程顺利，经济条件较好，夫妻关系和亲友关系良好的产妇更有助于心理调适。

6. **社会支持**　良好的家庭氛围有助于家庭各成员角色的获得，也有助于建立多种亲情关系。

（四）辅助检查

根据产妇情况做血常规、尿常规等相关检查。

（五）治疗原则

处理的原则是科学护理产妇，为产妇提供支持和帮助，促进舒适，促进产后生理功能恢复，预防产后出血、感染、中暑、抑郁等并发症发生，促进母乳喂养成功。产褥期母体变化很大，属于生理范畴，如果处理不当可转变为病理状态。

【护理诊断／问题】

1. **知识缺乏**　与缺乏产后自我保健及婴儿护理知识技能有关。

2. **舒适的改变**　与产后宫缩、会阴切口疼痛、乳房胀痛、褥汗等因素有关。

3. **尿潴留**　与产时损伤、活动减少及不习惯床上排尿有关。

4. **有感染的危险**　与产道的损伤、贫血、营养不良等因素有关。

5. **母乳喂养无效**　与母乳喂养技能不熟，母亲产后疲劳及缺乏自信心有关。

该产妇目前存在的主要护理问题：

1. 舒适度减弱　与分娩疲劳、会阴伤口有关。
2. 母乳喂养无效　与喂养技能不熟有关。

【护理目标】

1. 产妇获得正确的产褥期保健知识。
2. 产妇舒适感增加。
3. 产妇没有发生感染、尿潴留和便秘。
4. 产妇母乳喂养成功。

【护理措施】

（一）一般护理

1. 环境　产后应为产妇提供一个温度和湿度适宜、安静舒适的修养环境。室内空气新鲜，经常通风换气，有充足的光线，室温保持 18～20℃，湿度为 55%～60%，保证产妇有足够的睡眠，护理活动集中进行，不打扰产妇休息。

2. 饮食　产后 1 小时鼓励产妇进流质饮食或清淡半流质饮食，以后可进普通饮食。食物应富含营养、足够热量和水分。哺乳产妇应多进蛋白质和汤汁食物，同时适当补充维生素和铁剂，推荐补充铁剂 3 个月。

3. 个人卫生　产褥期早期褥汗较多，产后衣着被褥薄厚要适当，要勤用热水擦身或淋浴，但须注意保暖，每天梳头刷牙，勤换衣裤及床单。

4. 活动与休息　产后要鼓励产妇早期下床活动，经阴道自然分娩者产后 6～12 小时可下床轻微活动，产后第 2 日可在室内随意走动，按时做产后健身操。产后适宜活动可以增强血液循环，促进子宫收缩，恶露排出，促进大小便排泄，并可预防盆腔或下肢静脉血栓形成；2 周后可从事少量家务活动；避免蹲或站立太久，预防子宫脱垂；充足的休息对保证乳汁分泌十分重要，产妇要学会与婴儿同步休息，生活应有规律。

5. 排尿与排便

（1）排尿：护士应于产后 4 小时鼓励产妇自行排尿。若出现排尿困难，首先要解除产妇担心排尿引起疼痛的顾虑，鼓励产妇坐起排尿，必要时可协助其排尿：①用热水熏洗外阴或用温开水冲洗尿道外口周围诱导排尿；热敷下腹部、按摩膀胱刺激膀胱肌收缩。②针刺关元、气海、三阴交、阴陵泉等穴位促其排尿。③肌肉注射甲硫酸新斯的明 1mg 兴奋膀胱逼尿肌促其排尿。若上述方法均无效，应给予导尿，留置尿管 1～2 日。

（2）排便：产后因卧床休息、食物缺乏纤维素、肠蠕动减弱、盆底肌张力降低等容易发生便秘，因此应该鼓励产妇多饮水、多吃蔬菜及水果，尽早下床活动以防发生便秘，一旦发生便秘可口服缓泻剂。

（二）生殖器官复旧的观察与护理

1. 子宫复旧的观察与护理　产后 2 小时内易发生因子宫复旧不良导致的产后出血，故产后即刻、30 分钟、1 小时、2 小时各观察 1 次子宫收缩，并按摩子宫，同时观察阴道流血情况；以后每日应在同一时间观察子宫复旧情况,观察时首先按摩子宫,然后测量子宫底高度,检查宫底高度的同时注意子宫及双侧附件有无压痛,如宫底上升,宫体变软,可能有宫腔积血,应按摩子宫排除血块,促使收缩。

2. 恶露的观察与护理 每次会阴护理时,应观察恶露的量、性质和气味。若产后子宫复旧欠佳,血性恶露增多,持续时间长应按摩子宫,遵医嘱给予宫缩剂;若有臭味,可能有残留胎盘、胎膜或感染,应仔细观察及时报告医生并处理;阴道有组织物掉出时,应保留送病理检查;疑有感染时,应查白细胞及中性分类计数,做阴道拭子细菌培养及药物敏感试验,同时应注意体温和脉搏的变化,遵医嘱用抗生素。

3. 会阴护理

(1)会阴冲洗或擦洗:每日用 1:5000 高锰酸钾溶液或 1:2000 苯扎溴铵溶液冲洗或擦洗外阴两次,大便后亦应冲洗。冲洗或擦洗的具体方法见本章第五节。

(2)会阴水肿的护理:尽量保持会阴部清洁与干燥。会阴水肿者局部用 50% 硫酸镁或 95% 酒精湿热敷,每日 2~3 次,每次 20 分钟,以消肿并促进伤口愈合。

(3)会阴侧切伤口的护理:嘱产妇健侧卧位,勤换会阴垫。会阴冲洗或擦洗时观察伤口周围有无渗血、血肿、红肿、硬结及分泌物。

(4)会阴伤口异常护理:①会阴部小血肿者,24 小时后可湿热敷或远红外线灯照射,大的血肿应配合医师切开处理;②会阴伤口有硬结者可用大黄、芒硝外敷或用 95% 乙醇湿热敷;③会阴切口疼痛剧烈或产妇有肛门坠胀感应及时报告医生,以排除阴道壁及会阴部血肿;④会阴部伤口缝线于产后 3~5 日拆线,伤口感染者,应提前拆线引流,并定时换药。

(三)乳房护理

产妇应穿棉质胸罩,大小适宜,避免过松或过紧;保持乳房清洁、干燥,每次哺乳前,产妇应洗净双手,用温水毛巾清洁乳头和乳晕,乳头处如有痂垢应先用油脂浸软后再用温水洗净,切忌用肥皂或乙醇之类擦洗,以免引起局部皮肤干燥、皲裂;每次哺乳前热敷或按摩乳房,刺激泌乳反射。

(四)健康教育

1. 一般指导 产妇居室应清洁通风,合理饮食保证充足的营养。注意休息,合理安排家务及婴儿护理,注意个人卫生和会阴部清洁,保持良好的心境,适应新的家庭生活方式。

2. 适当活动 经阴道分娩的产妇,产后 6~12 小时内即可起床轻微活动,于产后第 2 日可在室内随意走动。行会阴侧切或行剖宫产的产妇,可适当推迟活动时间。

3. 出院后喂养指导 ①强调母乳喂养的重要性,评估产妇母乳喂养知识和技能,对知识缺乏的产妇及时进行宣教;②保证合理的睡眠和休息,保持精神愉快并注意乳房的卫生,特别是哺乳母亲上班期间应注意摄取足够的水分和营养;③上班的母亲可于上班前挤出乳汁存放于冰箱内,婴儿需要时由他人哺喂,下班后及节假日坚持自己喂养;④告知产妇及家属如遇到喂养问题时可选用的咨询方法(医院的热线电话,保健人员、社区支持组织的具体联系方法和人员等)。

4. 产后健身操 产后健身操(图 11-1)可促进腹壁、盆底肌肉张力的恢复,避免腹壁皮肤过度松弛,预防尿失禁、膀胱直肠膨出及子宫脱垂。根据产妇的情况,运动量由小到大,由弱到强循序渐进练习。一般在产后第2日开始,每1~2日增加1节,每节做8~16次。出院后继续做产后健身操直至产后6周。

第1节:仰卧,深吸气,收腹部,然后呼气。

第2节:仰卧,两臂直放于身旁,进行缩肛与放松动作。

第3节:仰卧,两臂直放于身旁,双腿轮流上举和并举,与身体呈直角。

第4节:仰卧,髋与腿放松,分开稍屈,足底支撑,尽力抬高臀部及背部。

第5节:仰卧坐起。

第6节:跪姿,双膝分开,肩肘垂直,双手平放床上,腰部进行左右旋转动作。

第7节:全身运动,跪姿,双臂伸直支撑,左右腿交替向背后抬高。

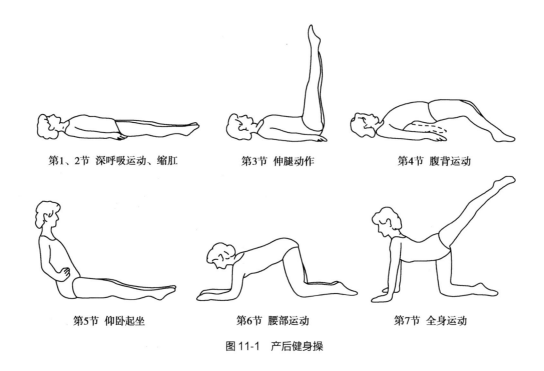

| 第1、2节 深呼吸运动、缩肛 | 第3节 伸腿动作 | 第4节 腹背运动 |

| 第5节 仰卧起坐 | 第6节 腰部运动 | 第7节 全身运动 |

图 11-1　产后健身操

5. **计划生育指导**　产后42日之内禁止性交。根据产后检查情况,恢复正常性生活,并指导产妇选择适当的避孕措施,一般哺乳者宜选用工具避孕,不哺乳者可选用药物避孕。

6. **产后检查**　包括产后访视及产后健康检查。

(1)产后访视:由社区医疗保健人员在产妇出院后3日内、产后14日、产后28日分别做3次产后访视,通过访视可了解产妇及新生儿健康状况,内容包括:①了解产妇饮食、睡眠及心理状况;②观察子宫复旧及恶露;③检查乳房,了解哺乳情况;④观察会阴伤口或剖宫产腹部伤口情况,发现异常给予及时指导。

(2)产后健康检查:告知产妇于产后42日带孩子一起来医院进行一次全面检查,以了解产妇全身情况,特别是生殖器官的恢复情况及新生儿发育情况。产后健康检查包括全身检查和妇科检查。全身检查主要是测血压、脉搏,查血、尿常规等;妇科检查主要了解盆腔内生殖器是否已恢复至非孕状态。

理论与实践　　　　　应该采取的护理措施:一般护理、症状护理、乳房护理、健康教育、母乳喂养指导等。

【护理评价】

1. 产妇掌握了正确的新生儿护理和自我护理。

2. 产妇产后及时排尿、排便，未发生尿潴留。

3. 产妇积极参与新生儿及自我护理，母乳喂养成功。

第三节　新生儿的护理

正常足月新生儿(normal term infant)是指胎龄≥37周并＜42周，出生体重≥2500g并＜4000g，无畸形或疾病的活产婴儿。新生儿期(neonatal period)是从胎儿出生后断脐到满28日的一段时间。

【新生儿的特点】

（一）生理特点

1. 外观特点

（1）足月儿哭声响亮、头大、躯干长，四肢屈曲，皮肤红润、胎毛少，耳廓软骨发育良好、轮廓清楚。乳晕明显、可扪及乳房结节，指(趾)甲达到或超过指(趾)端，足纹遍及整个足底，男婴睾丸已降入阴囊，女婴大阴唇覆盖小阴唇。

（2）早产儿哭声弱，四肢肌张力低，皮肤红嫩，皮下脂肪少，胎毛多，耳廓软、贴近颅骨，轮廓不清楚，乳房无结节，指(趾)甲末达到指(趾)端，足底纹少，足跟光滑，男婴睾丸未降入阴囊，女婴大阴唇不能遮盖小阴唇。

2. 体温调节　新生儿体温调节中枢功能不成熟，体温易随环境温度的变化而变化。新生儿皮下脂肪较薄，体表面积相对较大而易散热，产热则依靠棕色脂肪的氧化代谢。若室温过高、保暖过度或摄入水分不足所致血液浓缩，均可使新生儿在出生后2~3天突然出现体温过高，达38℃以上，但一般情况良好，若立即降低室温、打开包裹散热，并给新生儿喂水，体温可在短时间内恢复正常，这种现象称为"脱水热"。

3. 呼吸系统　新生儿胸廓呈圆桶状，肋间肌薄弱，呼吸运动主要靠膈肌运动，故以腹式呼吸为主。呼吸中枢发育不成熟，新生儿呼吸浅表、频率较快，一般为每分钟约40~60次，节律不规则。早产儿甚至出现间歇性呼吸暂停或青紫。

4. 循环系统　新生儿心率快，波动范围大，通常每分钟90~160次。新生儿血压平均为70/50mmHg，血流多集中于躯干及内脏，而四肢分布较少，故四肢易发冷，末梢易出现青紫。早产儿心率快、血压较足月儿低。

5. 消化系统　胃呈水平位，容量小，贲门括约肌不发达，幽门括约肌发育良好，易发生呕吐和溢乳。早产儿吸吮力差，常出现哺喂困难。新生儿除淀粉酶分泌不足，其余消化酶均能满足消化蛋白质和脂肪的需要，故不宜过早喂淀粉类食物。生后12小时内开始排出墨绿色、黏稠的胎粪，约3~4日内排完，以后转为黄色粪便，若24小时仍无胎粪排出，应检查是否有消化道畸形。

6. **泌尿系统** 新生儿肾小球滤过率低,浓缩功能较差,故不能迅速有效地处理过多的水和溶质,容易出现水肿或脱水症状。肾脏对酸、碱调节能力有限,易发生代谢性酸中毒。一般出生后 24 小时内排尿,若生后 48 小时仍未排尿,应仔细寻找原因。

7. **血液系统** 新生儿出生时血液中红细胞数、白细胞总数和血红蛋白量较高,以后逐渐下降。

8. **神经系统** 新生儿大脑相对较大,皮层兴奋性低,睡眠时间长。神经髓鞘未完全形成,易出现泛化现象。脊髓相对较长,其末端约在 3、4 腰椎下缘。

9. **免疫系统** 新生儿非特异性免疫和特异性功能均不够成熟。胎儿在母体内通过胎盘获得免疫球蛋白 IgG,新生儿对某些病毒感染如麻疹有免疫力;而免疫球蛋白 IgA、IgM 不能通过胎盘到达胎儿体内,因此,新生儿易发生呼吸道、消化道等感染。

10. **常见的几种特殊生理状态**

(1)生理性体重下降:新生儿初生数日内,因进食少、水分丢失、胎粪排出而出现体重下降,但一般不超过 10%,10 天左右恢复到出生时体重。

(2)生理性黄疸:新生儿出生后,体内红细胞破坏增加,产生大量间接胆红素,而肝功能不完善,肝细胞内尿苷二磷葡萄糖醛酸基转移酶的含量低,且活力不足,形成结合胆红素的能力低下导致高胆红素血症。常表现为新生儿出生后 2~3 天出现皮肤、巩膜黄染,4~6 天最明显,7~14 天自然消退,早产儿可延至 3~4 周。一般情况良好,肝功能正常,称"生理性黄疸"。

(3)上皮珠、板牙、螳螂嘴:新生儿口腔上腭中线两旁有黄白色小点,称上皮珠;牙龈边缘有黄白色、米粒大小的颗粒,称板牙,俗称"马牙",以上两种情况均是上皮细胞堆积或黏液腺分泌物积留所致,数周后可自行消失,不可挑破,以免发生感染。新生儿口腔两侧有厚的脂肪层,称为颊脂体,俗称"螳螂嘴",有助于吸吮。

(4)乳腺肿大和假月经:男、女新生儿多在生后 4~7 天出现乳腺肿大,2~3 周后消退,不需处理,若强行挤压易发生感染。部分女婴在生后 1 周内可见阴道流出少量血性分泌物,可持续 1~2 天自然消退。以上两种现象均是因为母亲妊娠后雌激素进入胎儿体内,分娩后母体雌激素对新生儿影响突然中断所致。

(5)新生儿胎脂、红斑及粟粒疹:新生儿出生时体表覆盖一层白色乳酪状胎脂,具有保护皮肤,减少散热作用,皮肤皱褶处较多,长时间存留可刺激皮肤;新生儿生后 1~2 天,在头部、躯干及四肢常出现大小不等的多形红斑,称为新生儿红斑,1~2 天后消失;1~2 周的新生儿鼻尖、前额等部位可见黄白色粟粒大小的斑点,是皮脂腺淤积所致,称为粟粒疹,2 周内自然消退。

(二)行为特征

新生儿出生后不仅在生理上发生变化以适应外界环境,在行为上也会发生一些变化,虽然各有相同,但都具有一些基本特征,构成新生儿社会能力的基础。

1. **睡眠和觉醒** 新生儿睡眠有深睡和觉醒两种状态,觉醒有瞌睡、安静、活跃、啼哭四种状态。安静时一种理想状态,此时新生儿会表现出微笑、发出声音及躯体移动,并对说话的做出反应;新生儿睡眠时间每天约 20 小时以上,随着大脑发育,觉醒时间逐渐延迟,睡眠时间减少。

2. 感知觉

（1）视觉：新生儿出生时既有对光反射，视野范围约 17～20cm，相当于婴儿哺乳时母子脸之间的距离。出生 2 周具有辨别颜色的能力，据研究报道，新生儿喜欢黑白相间的物体。

（2）听觉：新生儿听力发育较为成熟，出生时即接近成人。90 分贝的响声能引起惊跳反射，新生儿对母亲声音敏感。

（3）触觉：新生儿触觉灵敏，任何部位的抚摸都能引起反应，最敏感的部位是脸、手指、脚趾，母亲可以轻轻抚摸、拍打或按摩来交流母子感情。

（4）味觉：新生儿出生时味觉发育良好，对不同的味道出生不同的反应，喜欢甜味，苦味会引起不快。

（5）嗅觉：新生儿嗅觉发育完善，母乳喂养的孩子能区别自己母亲与别人母亲奶味的不同，这是影响母子感情建立和母乳喂养的重要因素。

3. **神经反射**　新生儿出生时便具备一些原始的神经反射，如觅食反射、吸吮反射、吞咽反射、握持反射、拥抱反射等，后两个反射在生后 3～4 个月自然消失。早产儿原始反射难引出或反射不完全，若患有神经系统疾病时上述反射可能不出现或延迟消失。

【护理评估】

（一）健康史

了解母亲既往妊娠史，有无特殊家族史。本次妊娠的经过，分娩方式与经过，产程中胎儿情况、新生儿出生日期时间、体重、性别、Apgar 评分，第 1 次胎便时间，第 1 次小便时间等。

（二）身体评估

1. **一般检查**　注意新生儿的发育、反应、皮肤颜色，有无瘀斑、产伤或感染灶等。

（1）体重：一般在沐浴后测裸体体重。正常体重儿为 2500g 至不足 4000g。体重≥4000g 为巨大儿，见于父母身材高大、多胎经产妇、过期妊娠或孕妇有糖尿病等；体重＜2500g 见于早产儿或足月小样儿。

（2）身高：测量头顶最高点至足跟的距离，正常 45～55cm。

（3）体温：一般测腋下体温，正常为 36～37.2℃，体温可随外界环境温度变化而波动。

（4）呼吸：于新生儿安静时测 1 分钟，正常为 40～60 次/分。产时母亲使用麻醉剂、镇静剂或新生儿产伤可使新生儿呼吸减慢。早产儿可出现呼吸过快，持续性呼吸过快见于呼吸窘迫综合征、膈疝等。

（5）心率：心率较快，约为 120～140 次/分。

2. **皮肤**　正常新生儿皮肤微粉红色，手足有些发绀，会出现生理性黄疸，若皮肤苍白，全身发绀或病理性黄疸为异常；观察皮肤有无脓疱、水疱、弥漫性皮肤疹子或全身性鳞屑状，有无海绵状血管瘤或色素不足等。

3. **头面部**　观察头颅大小、形状，有无产瘤、血肿及皮肤破损；检查囟门大小和紧张度，有无颅骨骨折和缺损；巩膜有无黄染或出血点；口腔有无唇腭裂等。

4. **颈部**　注意颈部对称性、位置、活动范围和肌张力。

5. **胸部**　观察胸廓形态、对称性，有无畸形；呼吸时是否有肋下缘和胸骨上下软组织下陷；

通过心脏听诊了解心率、节律,各听诊区有无杂音;通过肺部听诊判断呼吸音是否清晰,有无啰音及啰音的性质和部位。

6. **腹部**　出生时腹形平软,以后肠管充满气体,腹略膨出。观察呼吸时胸腹是否协调,外形有无异常;触诊肝脾大小;听诊肠鸣音。

7. **脐带**　观察脐带残端有无出血或异常分泌物。若脐部红肿或分泌物有臭味,提示脐部感染。

8. **脊柱、四肢**　检查脊柱、四肢发育是否正常,四肢是否对称,有无骨折或关节脱位。

9. **肛门、外生殖器**　肛门有无闭锁。外生殖器有无异常,男婴睾丸是否已降至阴囊,女婴大阴唇有无完全遮住小阴唇。

10. **大小便**　正常新生儿出生后不久排小便,出生后 10～12 小时内排胎便。若 24 小时后未排胎便,应检查是否有消化道发育异常。

11. **肌张力、活动情况**　新生儿正常时反应灵敏、哭声洪亮、肌张力正常。如中枢神经系统受损可表现为肌张力及哭声异常。睡眠时,刺激引起啼哭后观察。

12. **新生儿神经系统评估**

(1)行为状态评估:正常分六期即深度睡眠期、活动睡眠期、昏昏欲睡期、安静清醒期、活动清醒期及哭泣期。一般在安静清醒期评估婴儿神经反射。

(2)常见神经反射评估

①觅食反射:检查者用手指刺激婴儿口角及口唇皮肤,婴儿会向刺激方向张口寻找。若婴儿吃饱或有重症神经障碍时可能会欠缺或减弱。

②吸吮反射:检查者用奶嘴或手指置入婴儿口腔 3cm,可见规则的吸吮动作,观察吸吮的力度、节奏、吸吮持续时间,5～6 月减弱,1 岁消失。若婴儿吃饱或有重症神经障碍时可能会欠缺或减弱。

③握持反射:婴儿仰卧,检查者手指由小儿手掌尺侧放入手中并向手掌压迫,此时婴儿手掌会收缩将检查者手指握住,4 月开始消失。哺乳时减弱,臂丛神经损伤时消失,脑及脊髓损伤时减弱或消失。

④颈紧张反射:新生儿仰卧头转向一侧,同侧肢体伸直,对侧肢体屈曲,出生时可没有或无反应。

⑤交叉伸展反射:检查者用手轻压婴儿一膝部,使之伸展,另一手的指尖刺激同一足底,另一只下肢会屈曲,有欲推开刺激的反应。脊髓损伤或末梢神经伤害时会欠缺减弱。

⑥吞咽反射:配合吸吮,观察有无作呕、咳嗽或液体反流等异常现象。

⑦踏步反射:扶起新生儿后有向前踏步的动作,评估下肢肌张力及神经异常,1～2 月消失。

⑧俯爬反射:俯卧时婴儿企图向前爬行,1～2 月消失。

⑨惊跳反射:突然移动或突然巨响,婴儿会有外展及屈曲所有的肢体并开始哭泣,4 月减少 6 月消失,脑部受损时可没有此反射。

⑩拥抱反射:检查者支撑婴儿呈半坐位,在突然放低婴儿两侧对称性伸展肢体拇指与示指呈 C 特征,继之肢体内收恢复到松弛屈曲状态,3～4 月消失。锁骨骨折时不对称。

13. **亲子互动**　观察母亲与婴儿的沟通方式与效果,评估母亲是否有拒绝喂养及护理新生儿的行为。

【护理诊断／问题】

1. **有窒息的危险**　与呛奶、呕吐有关。

2. **有体温失调的危险**　与体温调节系统不完善、缺乏体脂及环境温度低有关。

3. **有感染的危险**　与新生儿免疫机制发育不完善和其特殊生理状况有关。

【护理目标】

1. 新生儿不发生窒息。

2. 新生儿生命体征正常。

3. 新生儿住院期间不发生感染。

【护理措施】

（一）一般护理

1. **环境**　新生儿居室的温度与湿度应随气候温度变化调节，房间宜向阳，光线充足、空气流通，室温保持在 24～26℃，相对湿度在 50%～60% 为宜。

2. **生命体征**　定时测新生儿体温，体温过低者加强保暖，过高者采取降温措施。观察呼吸及呼吸道通畅情况，保持新生儿侧卧体位，防止溢奶吸入导致窒息。

（二）日常护理

1. **日常观察**　每日观察新生儿的精神、面色、哭声、吸乳、睡眠等情况，如有异常应及时处理。

2. **喂养**　新生儿喂养方法有母乳喂养、人工喂养和混合喂养，提倡母乳喂养。母乳喂养的婴儿应尽早开奶，防止发生低血糖；每日母乳喂养不可少于 3～4 次，胎龄越小，出生体重越低，间隔时间越短。

3. **排便护理**　正常母乳喂养新生儿大便为黄色、膏状、无臭微带酸味，每日 3～5 次。牛奶喂养儿大便呈淡黄色，较母乳喂养儿的大便干燥，微臭。消化不良时大便为黄色或绿色，蛋花汤样便。饥饿时大便为绿色、量少、次数多。肠道感染时大便次数多、水样或带有黏液、脓性。每次大便后用温水清洗臀部，保持臀部干燥，勤换尿布，积极预防和及时治疗尿布疹。若发生红臀，可用红外线照射。若发生皮肤溃烂，用消毒植物油涂于患处。

4. **衣着舒适**　新生儿衣服应宽松、柔软、舒适、易穿脱，用浅色棉布缝制。尿布要清洁、柔软、透气性好，吸水性强，避免使用化纤织物。

5. **皮肤护理**　新生儿娩出后用温软毛巾擦净皮肤上的羊水、血迹，产后 6 小时内除去胎脂，剪去过长的指（趾）甲。为保持皮肤清洁，增进婴儿舒适感，减少病菌的繁殖，应每日沐浴。沐浴游泳后再做婴儿抚触，具体操作方法见本章第五节。

（三）安全防范措施

1. **防止抱错**　新生儿出生后将其右脚印印在婴儿病例体温单上；新生儿手腕上系上写有母亲姓名、床号、住院号、婴儿性别的腕带，以上措施防止孩子在洗浴或治疗处置时核对，并防止抱错。

2. **防止意外**　新生儿床应有床挡，床上不放危险物品，以防发生意外伤害。

3. **防止窒息** 母亲要注意哺乳姿势，避免乳房堵塞婴儿口鼻；提倡母婴分睡，避免熟睡时母亲肢体、被褥等压住婴儿口鼻而引起窒息；每次喂奶后要将婴儿竖立抱起，轻拍后背，排出胃内空气后右侧卧位，防止发生呛咳而引起窒息；冬季外出时不要将婴儿包裹得过严、过厚、过紧，注意不要捏鼻喂药；如果发现新生儿意外窒息，应迅速去除引起窒息的原因，保持呼吸道通畅，若婴儿呼吸心跳停止，即刻行心肺复苏，同时转送医院抢救。

（四）预防感染

1. **加强皮肤黏膜护理** 口腔内上皮珠、两颊部脂肪垫不可挑割。脐部要保持干燥，敷料一旦被尿液污染应及时更换，脐带脱落后，脐窝有渗出物，可涂 75% 乙醇，有脓性分泌物，先用 3% 过氧化氢溶液清洗，然后涂 2% 碘酊。不可挤压乳腺结节，以免发生乳腺脓肿。

2. **注意卫生** 注意环境卫生及看护人员健康，居室应保持空气清新，定期全面清扫及消毒；减少亲友探望，护理新生儿前、后必须洗手，看护人员患感染性疾病应暂时与新生儿隔离，上呼吸道感染者要戴口罩；注意用具卫生，新生儿奶具、玩具要蒸煮消毒 5 分钟。新生儿个人卫生用具与成人分开，避免交叉感染。

3. **按时预防接种** 按计划免疫程序积极开展预防接种，防止传染病发生。

（1）卡介苗：足月正常新生儿出生后 12～24 小时，难产或异常儿出生后 3 日，无异常时可接种卡介苗。

方法：将卡介苗 0.1ml 注射于左臂三角肌下端偏外侧皮内。

禁忌证：①体温高于 37.5℃；②早产儿；③低体重儿；④产伤或严重呕吐、腹泻、湿疹、脓疱疹等不能接种。

（2）乙肝疫苗：正常新生儿出生后 1 日、1 个月、6 个月各注射乙肝疫苗 1 次。

（五）新生儿疾病筛查

1. **听力筛查** 新生儿听力筛查的目标是早期发现有听力障碍的儿童，给予及时干预，减少对语言发育和其他神经精神发育的影响。

（1）筛查时间：实行两阶段筛查，即出院前进行初筛，未通过者于 42 天内进行复筛，仍未通过者转听力检测中心，有高危因素的新生儿，即使通过筛查仍应结合听性行为观察法，3 年内每 6 个月随访一次。

（2）筛查方法：耳声发射测试和 / 或自动听性脑干诱发电位。

2. **遗传代谢性疾病筛查** 苯丙酮尿症和先天性甲状腺功能减低症。

（1）筛查时间：采血时间为出生 72 小时后至 7 天之内，并充分哺乳。对于各种原因如早产儿、低体重儿、提前出院者等没有采血者，最迟不宜超过出生后 20 天。

（2）筛查方法：采用国家推荐的实验方法进行滤纸干血片检测，对于 2 次实验结果均阳性的，需追踪确诊。苯丙酮尿症以苯丙氨酸作为筛查指标，先天性甲状腺功能减低症以促甲状腺素作为筛查指标，以血清促甲状腺素、游离三碘甲状腺原氨酸、游离甲状腺素浓度为确诊指标。

（六）促进亲子互动

观察母亲、父亲与孩子间的相互反应，鼓励父母与新生儿交流，解释孩子的情感反应，促进父母亲与孩子的感情互动。

胎儿出生后采用无菌技术断脐,即等待脐带搏动消失后(或胎盘娩出后)无菌断脐。操作者戴无菌手套,在距新生儿腹部 3～4cm 处,用气门芯等方法结扎脐带,然后在结扎处远端用无菌剪刀或刀片切断脐带,使脐带暴露在空气中或覆盖宽松的衣物。注意不需要消毒脐带残端和脐周,不需要在脐带断端涂任何药物,更不需要包扎和包裹脐带残端。日后脐带护理是每日清洁后擦干,不消毒、不包裹脐部。脐带护理中要教会产妇清洁擦干脐窝部,并告知及时进行社区随访。

【护理评价】

1. 新生儿哭声洪亮、无发绀,呼吸平稳。

2. 新生儿体温维持正常。

3. 新生儿脐部、皮肤无红肿。

第四节　母乳喂养

母乳是新生儿最自然、最安全、最完整的食物,是新生儿最佳的营养来源。由于母乳含有最适合婴儿的各种营养素,同时还含有免疫保护物质,可促进婴儿健康成长。母乳喂养被视为母亲角色适应的要素,喂哺母乳是母亲应尽的天职,也是婴儿应有的权力。因此,世界卫生组织和联合国儿童基金会推荐纯母乳喂养到婴儿 6 个月,然后持续母乳喂养至 2 岁及以上。

【泌乳的基础知识】

(一)乳房的解剖

乳房(mamma,breast)是皮肤的特殊分化器官,是人类和哺乳动物特有的结构,女性乳房具有泌乳、哺育婴儿的功能。

1. **位置与形态**　乳房位于胸前壁两侧,第 2～6 肋间,两侧由胸骨边缘至腋中线,成年女性未产妇乳房呈半球形,紧张富有弹性,乳房中心的突起称为乳头(papilla),神经丰富,具有勃起功能。乳头表面有许多小窝,内有输乳孔。乳头周围有颜色较深的环形皮肤区域,称为乳晕(areola of breast),妊娠时颜色加深。乳晕表面有许多小隆起的乳晕腺,分泌脂性物质以润滑乳头(图 11-2A),防止皮肤较薄的乳头和乳晕受损引起感染。

2. **组织结构**　乳房由皮肤、脂肪组织、纤维组织和乳腺组成,含有丰富的血管和神经。乳腺组织分为 15～20 个乳腺叶,每个乳腺叶又分为若干个乳腺小叶。每个乳腺叶有一排泄管,称为输乳管,输乳管在靠近乳头处膨大为输乳管窦,其末端变细,开口于乳头。乳腺叶和输乳管均以乳头为中心呈放射状排列(图 11-2B)。

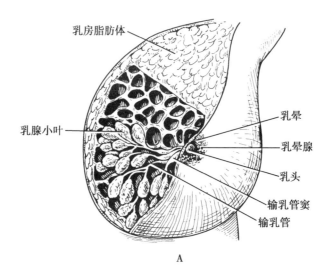

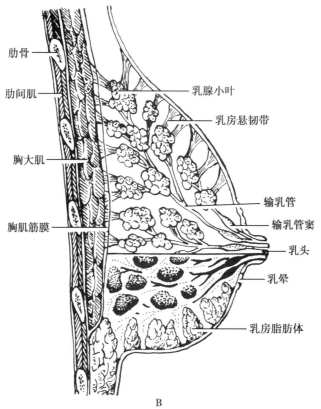

图 11-2　女性乳房结构

A. 成年女性乳房；B. 女性乳房矢状切面

3. 生理变化　女性一生中乳房的大小和形态变化较大，乳房大小决定于脂肪组织的量，而乳汁的产量与乳房大小无关，乳房的生长与性激素密切相关。女性乳房于青春期开始发育生长。妊娠和哺乳期，由于性激素的影响乳房组织增殖、发育，使乳房胀大。哺乳结束激素迅速减退，乳房缩小。更年期后，由于性激素分泌急剧减少，乳腺小叶萎缩，脂肪消退，乳房体积显著缩小并下垂。

（二）泌乳的生理学基础

乳腺的发育及泌乳受一系列激素的影响，包括生殖激素和代谢激素。生殖激素包括雌激素、孕酮、胎盘生乳素、催乳素和催产素。代谢激素包括糖皮质激素、胰岛素、生长激素和甲状腺素等。生殖激素直接作用于乳腺，代谢激素通过调节内分泌间接作用于乳腺。妊娠期胎盘分娩的雌激素刺激乳腺腺管的发育，孕激素刺激乳腺腺泡的发育，垂体生乳素、胎盘生乳素等多种激素参与乳腺发育完善，为泌乳做准备；分娩后血液中雌激素、孕激素及胎盘生乳素水平急剧下降，抑制了下丘脑分泌的催乳激素抑制因子（prolactin inhibiting factor，PIF）的释放，在催乳素的作用下，乳房腺细胞开始分泌乳汁。当婴儿吸吮乳头时，来自乳头的感觉信号经传入神经纤维抵达下丘脑，通过抑制下丘脑分泌的多巴胺及其他催乳素抑制因子，使腺垂体催乳素呈脉冲式释放，促进乳汁分泌。吸吮乳头反射性地引起神经垂体释放缩宫素（oxytocin）。缩宫素使乳腺腺泡周围的肌上皮收缩，使乳汁从腺泡、小导管进入输乳导管和乳窦而喷出乳汁，此过程称为喷乳反射。

泌乳包括泌乳启动和维持泌乳两个阶段。

1. 泌乳启动阶段　是指乳腺从非泌乳状态转变为泌乳的过程。此过程分为泌乳Ⅰ期和Ⅱ期。

（1）泌乳Ⅰ期：从孕中期开始，乳腺细胞在体内雌、孕激素的作用下，具备了分泌乳汁的功能，但是由于体内孕激素含量高，抑制了乳汁的分泌。

（2）泌乳Ⅱ期：胎儿、胎盘娩出后，体内孕激素水平快速下降，解除了对下丘脑和垂体前叶的抑制作用，导致催乳素迅速释放促进乳汁大量生成分泌。正常情况下，大量乳汁分泌出现在产后48小时（产后2日）左右，最晚不超过产后3天，产后5天乳腺细胞达到全能产奶。

2. 维持泌乳阶段　泌乳启动后，乳腺能在整个哺乳期持续进行泌乳活动。此期乳房的产奶几乎根据"供需"来进行调节的。吸吮是保持不断泌乳的关键环节，不断排空乳房也是维持泌乳的重要条件。乳汁的分泌还与产妇的营养、睡眠、情绪及健康状况密切相关。因此，保证产妇的休息、足够的睡眠、丰富的饮食，避免精神刺激非常重要。

【乳汁的分类与成分】

（一）乳汁分类

人类的乳汁分初乳、过渡乳和成熟乳。

（1）初乳：产后7天内分泌的乳汁称为初乳，初乳量少，呈淡黄色。初乳中富含β-胡萝卜素，蛋白质及分泌型IgA，脂肪和乳糖含量较少。维生素A、牛磺酸和矿物质含量丰富，并含有初乳小球（巨噬细胞和及其他免疫活性细胞），对新生儿的发育和抗感染能力非常重要。新生儿第一天胃容量5～7ml、第二天10～13ml、第三天22～27ml，初乳分泌量足以满足婴儿需要。

（2）过渡乳：产后7～14天分泌的乳汁为过渡乳，介于初乳和成熟乳之间的乳汁，蛋白质（包括免疫球蛋白）的浓度逐渐降低，乳糖、脂肪、水溶性维生素的含量逐渐增加。

（3）成熟乳：产后14天以后分泌的乳汁为成熟乳，乳汁成分较为稳定。呈白色，脂肪和乳糖含量均较高。

哺乳过程中，每一次哺乳乳汁中脂肪含量都会有变化，刚开始的乳汁称为前奶，脂肪含量较低，可以缓解婴儿口渴；后面的乳汁称为后奶，脂肪含量较高，提供饱食感。

（二）乳汁的成分

1. 水分　是母乳的主要成分，占88%，足以提供婴儿在炎热、潮湿环境中的需求，所以纯母乳喂养婴儿前6个月不需要额外补充水分。

2. 蛋白质　母乳中的氨基酸为必需氨基酸,比例适宜,易被婴儿利用。母乳中的蛋白质主要有乳清蛋白和酪蛋白两种,以乳清蛋白为主,在胃内形成细小的凝乳块,有利于消化;酪蛋白在婴儿胃内形成凝乳块小,具有抗幽门螺旋杆菌的作用。乳清蛋白和酪蛋白的比例为4:1易被消化吸收。母乳中的牛磺酸是牛乳的30倍,可以保证婴儿神经系统和视网膜的发育。

3. 脂肪　母乳中的能量50%由脂肪提供。母乳含不饱和脂肪酸较高,除了亚油酸、亚麻酸外,还有微量的花生四烯酸和DHA,胆固醇丰富。这些物质有利于婴儿神经系统的发育。母乳中宏量元素的比例适宜。

4. 矿物质　母乳中电解质浓度低,易被婴儿吸收。母乳中钙磷比例(2:1)适当,有利于吸收。钙、锌、铁吸收率高。

5. 维生素　维生素D、维生素E、维生素K不易通过血液进入乳汁,因此与膳食无关;水溶性维生素、维生素A含量和膳食有关。因此,如果母亲营养状况良好,母乳可提供除维生素D、维生素K以外的婴儿所需的各种维生素,新生儿出生后要补充维生素K和维生素D。

6. 免疫物质　母乳中含有大量的免疫物质,如免疫球蛋白、免疫活性细胞、乳铁蛋白及溶菌酶、双歧因子等,发挥免疫调节作用,特别是初乳中含量更高。母乳中含有丰富的分泌型IgA(具有抗感染和抗过敏作用),少量的IgG、IgM及一些特异性抗体。母乳中含有大量的免疫活性细胞(巨噬细胞、淋巴细胞),释放多种细胞因子发挥免疫调节作用。母乳中有较多的乳铁蛋白,能够抑制细菌生长。

7. 生长调节因子　母乳中含有牛磺酸、激素样蛋白、酶和干扰素等,对细胞增殖、发育有重要作用。

【母乳喂养的作用】

(一)对婴儿的好处

1. 营养丰富、促进发育　母乳中含有婴儿生长发育所需要的所有营养成分,蛋白质、脂肪、糖比例适宜1:3:6,适婴儿消化吸收。蛋白以乳清蛋白为主,在胃中形成凝块小,容易消化吸收;不饱和脂肪酸含量多,脂肪颗粒少,有利于消化吸收;乳糖含量高,以乙型乳糖为主,有助于肝糖原储存,促进双歧杆菌生长;母乳中钙、磷比例(2:1)适宜,有利于钙的吸收;初乳中含微量元素多,含有较多优质蛋白、必需氨基酸、磷脂、不饱和脂肪酸及乳糖,都有利于婴儿大脑的发育。

2. 提高免疫力、预防疾病　母乳中含有多种免疫活性细胞和丰富的免疫球蛋白。免疫活性细胞有巨噬细胞、淋巴细胞等;免疫球蛋白包括:分泌型免疫球蛋白、乳铁蛋白、溶菌酶、纤维结合蛋白、双歧因子等。通过母乳喂养可预防婴儿腹泻、呼吸道和皮肤感染。

3. 母子互动,增加感情　母乳喂养增加了婴儿与母亲皮肤接触的机会,母亲哺乳时,用慈母的眼光与婴儿进行交流,用手轻轻抚摸婴儿的头部及肢体,有助于母婴间的情感联系,促进婴儿心理和智能的发育。也便于母亲观察小儿的变化。

(二)对母亲的好处

1. 预防产后出血　吸吮刺激促使催乳素产生,同时促进缩宫素分泌,后者使子宫收缩,减少产后出血。

2. 避孕　哺乳期推迟月经复潮及排卵,有利于计划生育。

3. 降低女性患癌的危险性　母乳喂养还可能减少哺乳母亲患乳腺癌、卵巢肿瘤的可能性。

（三）对家庭及社会的好处

母乳喂养经济价廉,温度适宜,属于安全的喂养方式,因此,母乳喂养是任何一种喂养方式所不能替代的。

【母乳喂养指导】

（一）母乳喂养启动

产后第一个72小时是母乳启动的黄金时期。健康新生儿应该在出生后立即进行肌肤接触,第一个24小时应做到母儿不分离,其他人不要打扰以免中断母婴接触。第二个24小时不设限制地进行哺乳。第三个24小时出现生理性胀奶,此时不要过多干预。

（二）母乳喂养方法

1. **清洗乳房**　每次喂奶前产妇应洗净双手,用清水擦洗乳房和乳头。

2. **体位**　母亲舒适地坐着或躺着,最好在其腰部和手臂下方放置一软枕,坐位时在足下放一脚凳,以使母亲放松;婴儿的身体贴近母亲,面向乳房;婴儿的头与身体在一条直线上;婴儿的口对着乳房。①侧卧位(图11-3):适用于剖宫产术后的母亲,以避免切口受到压迫;母亲倍感疲惫,希望在婴儿吃奶时休息或睡觉;乳房较大,利于婴儿含接。②搂抱式(图11-4),是产妇常用的姿势。③抱球式(图11-5):适合于剖宫产的母亲或乳房较大、乳头内陷以及乳头扁平的母亲。

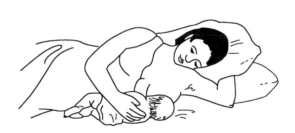

图 11-3　母乳喂养姿势(侧卧位)

3. **婴儿含接姿势**　用乳头轻触婴儿的嘴唇,当其嘴张大后,将乳头和乳晕放入婴儿的口中(图11-6)。婴儿的嘴唇应包住乳头和乳晕或大部分乳晕,嘴唇凸起外翻,下巴紧贴乳房,如婴儿不张嘴,需要用乳头刺激唇部,当嘴张大时母亲快速将乳头送进嘴里。吸吮时两侧面颊鼓起,有节奏吸吮和吞咽。

4. 哺乳结束时用示指轻轻向下按婴儿下颌,避免在口腔负压情况下拉出乳头而导致乳头疼痛或皮肤破损。

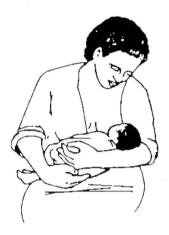
图 11-4　母乳喂养姿势（搂抱式）

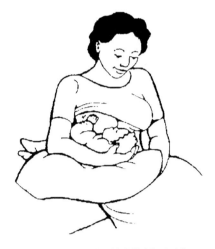
图 11-5　母乳喂养姿势（抱球式）

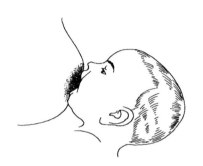
图 11-6　婴儿正确含接姿势

5. 注意事项

（1）在进行母乳喂养技术指导时，指导者应选择舒适的姿势，避免肌肉过度疲劳，出现背痛和其他不适。

（2）母亲喂哺时应保持愉快的心情，舒适的体位，全身肌肉松弛，以利于乳汁排出。

（3）保持婴儿头和颈略微伸展，以免鼻部受压而影响呼吸，但也要防止过度伸展造成吞咽困难。

（4）在进行母乳喂养过程中，母亲应面对面注视婴儿，通过眼光、语言、抚摸等沟通技巧与婴儿进行情感交流。

（5）每次哺乳时都应该吸空一侧乳房后，再吸吮另一侧乳房。

（6）每次哺乳后，应将婴儿抱起轻拍背部 1～2 分钟，排出胃内空气，以防吐奶。哺乳后产妇佩戴合适棉制乳罩。

（三）哺乳时间

原则是按需哺乳，一般产后 30 分钟内进行母子皮肤接触及婴儿吸吮乳房。此时乳房内乳量虽少，但通过新生儿吸吮动作可刺激乳汁分泌。每个婴儿哺乳的次数都不同，通常要求 8～12 次 / 日，喂奶间隔不超过 3 小时，每次哺乳持续 15～20 分钟；母乳喂养过程最好按需喂哺，按照婴儿要求哺乳的信号哺乳。如嘴巴做出吸吮的动作或者发出吸吮的声音；婴儿的手向嘴移动，有时发出柔和的咕咕声；观察到睡着的婴儿出现眼睛快速地运动；婴儿变得躁动，显得不安；注意婴儿哭泣是要求喂哺的最后通告。

（四）母乳喂养效果观察（表 11-1）

表 11-1　母乳喂养效果观察

观察项目	母乳喂养有效表现	母乳喂养无效表现
身体姿势	母亲放松而舒服	肩膀僵硬，身体倾向婴儿
	婴儿身体紧贴母亲，脸朝向乳房	婴儿身体离开母亲
	婴儿头部及下巴呈一直线	婴儿颈部扭转
	婴儿下巴贴着乳房	婴儿下巴没有贴着乳房
	婴儿臀部受母亲手臂支撑	母亲只托着婴儿头和肩膀
反应	婴儿饥饿时会朝向乳房	婴儿对乳房无反应
	婴儿会寻找乳房	看不到婴儿有觅食反射
	婴儿以舌头探索乳房	婴儿对乳房无兴趣
	婴儿接触乳房时平静而清醒	婴儿哭闹或烦躁
	婴儿持续含住乳房	婴儿不停地放开乳房
	有喷乳的表现	无喷乳表现
	哺乳后乳房变软	哺乳后乳房仍胀满
情感交流	母亲稳定、自信的抚抱	母亲神经质的抚抱
	母亲给予脸对脸的注视	没有母子眼神的接触
	母亲给予很多的抚摸	母亲摇晃婴儿
含接姿势	婴儿嘴巴张开	婴儿嘴巴张得不够大，嘴巴撅起
	婴儿下唇外翻	婴儿下唇内翻
	婴儿舌头绕着乳房	看不到婴儿的舌头
	婴儿两颊圆鼓	婴儿两颊凹入
	婴儿嘴巴上方之乳晕较多	婴儿嘴巴下方之乳晕较多
	婴儿慢慢地深吸奶，间隔有休息	婴儿只有快速地吸奶
	可听到婴儿吞咽声	可听见婴儿吸乳头的啪咂声
	婴儿自己松开乳房	母亲将婴儿抱离乳房

相关链接

成功母乳喂养的十项措施［WHO/UNICEF 联合声明（1989）］

1. 有书面的母乳喂养政策，并常规地传达到所有的保健人员。

2. 对所有的保健人员进行技术培训，使其能实施这一政策。

3. 要把母乳喂养的好处及处理方法告诉所有的孕妇。

4. 帮助母亲在产后半小时内开奶。

5. 指导母亲如何喂奶，以及在需与其婴儿分离后的情况下如何保持泌乳。

6. 除母乳外，禁止给新生儿喂任何食物和饮料，除非有医学指征。

7. 实行母婴同室，让母亲与婴儿一天 24 小时在一起。

8. 鼓励按需哺乳。

9. 不给母乳喂养的婴儿吸橡皮奶头，或使用奶头做安慰物。

10. 促使母乳喂养支持组织的建立，并将出院的母亲转给这些组织。

【影响母乳喂养的因素】

　　1. 生理因素

　　（1）母体方面：严重疾病；伤口疼痛；乳房发育不良、乳头皲裂、乳腺炎等；使用某些药物；营养不良等。

　　（2）婴儿方面：如早产儿、畸形儿吸吮力差，影响喂哺；小儿鹅口疮因疼痛拒哺。

　　2. 心理因素　异常分娩史，不良分娩体验，疲劳，失眠或睡眠不佳，自尊紊乱，缺乏信心等导致焦虑，压抑，引起乳汁分泌减少。

　　3. 家庭因素　丈夫及家人的关心不够，工作负担过重或离家工作，婚姻问题，青少年母亲或单身母亲，母婴分离，缺乏母乳喂养知识，延迟开奶，早期使用奶瓶等。

　　4. 社会因素　工作负担过重或离家工作等。

【哺乳期保健与护理】

（一）哺乳期营养

　　泌乳所需要的大量能量及新生儿生长发育需要的营养物质是通过产妇的饮食摄入来保证的，因此产妇在产褥期及哺乳期所需要的能量和营养成分较未孕时高。产妇营养供给原则：①热量：每日应多摄取 2100kJ（500kcal），但总量不要超过 8370～9620kJ/d（2000～2300kcal/d）；②蛋白质：每日增加蛋白质 20g；③脂肪：控制食物中总的脂肪摄入量，保持脂肪提供的热量不超过总热量的 25%，每日胆固醇的摄入量应低于 300mg；④无机盐类：补充足够的钙、铁、硒、碘等必需的无机盐；⑤饮食中应有足够的蔬菜、水果及谷类；⑥锻炼：产妇营养过剩可造成产后肥胖，配合适当的锻炼以维持合理的体重。

（二）哺乳期用药

　　在母乳喂养过程中，乳母会因某些生理或病理因素罹患疾病而进行药物治疗，许多药物都能通过乳汁排泄，会对乳儿造成不良影响或损害，因此，乳母不可随意用药，需经医生准许方可使用。

　　1. 对婴儿有影响的常见药物

　　（1）抗生素及磺胺类：有些抗生素可引起婴儿过敏反应和导致耐药菌株的发生。四环素在乳汁中的浓度较高，可使婴儿牙齿黄染。乳汁中氯霉素可引起婴儿的骨髓抑制。磺胺类通过乳汁可使某些婴儿发生溶血性贫血，或增加新生儿核黄疸的危险。

　　（2）中枢神经系统抑制药：癫痫乳母每日口服苯妥英钠和苯巴比妥各 400mg，婴儿出现高铁血红蛋白症，全身瘀斑，嗜睡和虚脱。

　　（3）催眠镇静药：如乳母使用催眠剂量的苯巴比妥类药物，可引起婴儿镇静、嗜睡，吸吮反应减弱。乳母使用安定对婴儿还有蓄积中毒作用。

　　（4）镇痛药：吗啡等成瘾性镇静药易通过乳汁进入新生儿体内，引起婴儿呼吸抑制，甚至引起婴儿成瘾，并产生药物撤退综合征。

　　2. 哺乳期妇女用药的注意事项

　　（1）权衡用药的必要性和对乳儿可能造成的危害性以决定取舍。应明确用药特征，用药是否必需，应尽量避免哺乳期禁用或慎用药物，否则停止哺乳，以免危害婴儿。

（2）选用进入乳汁最少，对婴幼儿影响最小的药物。因婴幼儿的组织器官及生理功能尚未发育成熟，特别是体内酶系统未十分健全，易于产生毒性反应。

（3）注意用药和哺乳时间间隔。可根据药物的半衰期长短调整用药和哺乳的最佳间隔时间。一般应避免在药物浓度高峰时授乳，或采取哺乳后用药，最少间隔4小时以上。当用药剂量过大或疗程过长时，为防止对乳儿产生不良影响，应监测乳儿血药浓度。

【母乳喂养常见问题预防与处理】

1. **乳头混淆**　是指新生儿在人工奶嘴和母亲的乳头发生了混淆，主要原因是产后最初几周过早地使用了人工奶嘴、小勺等。一旦发生乳头混淆需要有足够的耐心和技巧进行纠正，否则会导致母乳喂养失败。因此，不要轻易使用人工奶嘴，预防乳头混淆。

2. **乳头凹陷**　有些产妇的乳头凹陷，一旦受到刺激乳头呈扁平或向内回缩，婴儿很难吸吮到奶头，可指导产妇做乳头伸展和乳头牵拉。①乳头伸展练习：将两示指平行放在乳头两侧，慢慢地由乳头向两侧外方拉开，牵拉乳晕皮肤及皮下组织，使乳头向外突出。接着将两示指分别放在乳头上侧和下侧，将乳头向上、向下纵形拉开（图11-7）。此练习重复多次。②乳头牵拉练习：用一只手托乳房，另一只手的拇指和中、示指抓住乳头向外牵拉重复10~20次，每日2次。另外，指导孕妇从妊娠7个月起佩带乳头罩，对乳头周围组织起到稳定作用。柔和的压力可使内陷的乳头外翻，乳头经中央小孔保持持续突起。指导产妇改变多种喂奶的姿势和使用假乳套以利婴儿含住乳头，也可利用吸乳器进行吸引。在婴儿饥饿时可先吸吮平坦一侧，因此时婴儿吸吮力强，容易吸住乳头和大部分乳晕。

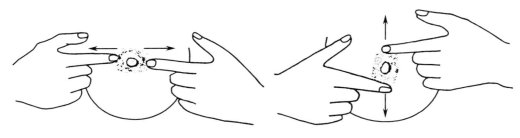

图11-7　乳头伸展练习

3. **乳房胀痛**　可用以下方法缓解：①尽早哺乳：于产后半小时内开始哺乳，促进乳汁畅流；②外敷乳房：哺乳前热敷乳房，可促使乳腺管畅通。在两次哺乳间冷敷乳房，可减少局部充血、肿胀；③按摩乳房：哺乳前按摩乳房，方法为从乳房边缘向乳头中心按摩，可促进乳腺管畅通，减少疼痛；④配戴乳罩：乳房肿胀时，产妇穿戴合适的具有支托性的乳罩，可减轻乳房充盈时的沉重感；⑤服用药物：可口服维生素 B$_6$ 或散结通乳的中药，常用方剂为柴胡（炒）、当归、王不留行、木通、漏芦各15g，水煎服。

4. **乳腺炎**　轻度乳腺炎在哺乳前湿热敷乳房3~5分钟，并按摩乳房，轻轻拍打和抖动乳房，哺乳时先喂患侧乳房，因饥饿时婴儿的吸吮力强，有利于吸通乳腺管。每次哺乳时应充分吸空乳汁，同时增加哺乳的次数，每次哺乳至少20分钟。哺乳后充分休息，饮食要清淡。若病情严重，需药物及手术治疗。

5. **乳头皲裂**　轻者可继续哺乳。哺乳时产妇取舒适的姿势，哺乳前湿热敷乳房3~5分钟，哺乳时让乳头和大部分乳晕含吮在婴儿口中。哺乳后，挤出少许乳汁涂在乳头和乳晕上，短暂暴露使乳头干燥，因乳汁具有抑菌作用，且含丰富蛋白质，能起到修复表皮的作用。疼痛严重者，可用吸乳器吸出喂给新生儿或用乳头罩间接哺乳，在皲裂处涂抗生素软膏或10%复方安息香酸酊，于下次喂奶时洗净。

6. **退乳**　原则上自然离乳，但是产妇因疾病或其他原因不能哺乳时，应尽早退乳。最简单的方法是停止哺乳，不排空乳房，少进汤汁，但有半数产妇会感到乳房胀痛，可口服镇痛药物，2～3日后疼痛减轻。目前不推荐雌激素或溴隐亭退乳。其他退乳方法：①可用生麦芽60～90g，水煎服，每日1剂，连服3～5日；②芒硝250g分装于两个布袋内，敷于两侧乳房并包扎固定，湿硬后及时更换，直至乳房不胀为止；③维生素B₆200mg口服，每日3次，共5～7日。

第五节　产褥期母婴常用护理技术

【产褥期产妇常用护理技术】

（一）会阴擦洗／冲洗

会阴擦洗／冲洗是利用消毒液对女性会阴部进行擦洗或冲洗的技术，常用于外阴的局部清洁，是妇产科护理工作中最常用的护理技术。

1. **目的**　会阴擦洗／冲洗的目的是保持病人会阴及肛门部清洁，促进舒适和会阴部伤口的愈合，防止泌尿生殖系统的逆行感染。

2. **适应证**

（1）妇科或产科手术后需要留置导尿管的病人。

（2）会阴部手术术后的病人。

（3）分娩后会阴有伤口的产妇。

（4）长期卧床的病人。

3. **用物准备**

（1）用物：会阴擦洗盘1个：内放置消毒弯盘2个，无菌镊子或无菌卵圆钳2把，冲洗壶1个，消毒干棉球，无菌干纱布2块，便盆1个。中单橡胶布1块，一次性垫巾1块，一次性中单1块，一次性治疗巾1块，一次性手套1副。

（2）消毒液：消毒液500ml，可选择1∶5000的高锰酸钾溶液、0.02%聚维酮碘溶液或0.1%苯扎溴铵溶液等。

4. **操作步骤**　核对病人的床号、姓名，解释会阴擦洗／冲洗的目的、方法。评估病人的会阴情况。

（1）会阴擦洗

1）体位：嘱病人排空膀胱，脱去一侧裤腿，取双腿屈膝仰卧位暴露外阴。

2）协助病人臀下垫中单橡胶布、治疗巾，再置便盆于臀下。

3）护士戴一次性手套，将会阴擦洗盘放置床边，用一把消毒的镊子或卵圆钳夹取消毒的药液棉球，用另一把镊子或卵圆钳夹取棉球进行擦洗。

4）擦洗的顺序：第 1 遍自上而下、由外向内（自耻骨联合一直向下擦至臀部，再用另一棉球自阴阜向下擦洗中间），初步清除会阴部的污垢、分泌物及血迹。第 2 遍和第 3 遍的顺序则以由内向外或以伤口为中心向外擦洗，其目的是防止伤口、尿道口、阴道口污染，最后用干纱布擦干。

5）必要时可根据病人的具体情况增加擦洗的次数，直到擦洗干净为止。

6）擦洗完毕，撤去一次性垫单，协助病人整理衣裤及床单位。

（2）会阴冲洗：如需进行冲洗者，备好冲洗壶和便盆，调节好冲洗液的温度。冲洗时用无菌纱布堵住阴道口，以免污水进入阴道，引起逆行感染。先将便盆放于橡胶单上，用镊子夹住消毒棉球，一边冲洗一边擦洗，冲洗的顺序同会阴擦洗。

5. 注意事项

（1）会阴擦洗时注意评估病人会阴部情况，注意会阴及伤口有无红肿、分泌物及性质、伤口愈合情况等，发现异常情况及时记录并报告医生。

（2）产后妇女及接受会阴部手术的病人，在每次排便后均应擦洗会阴，预防感染。

（3）对留置导尿管的病人，应注意观察导尿管是否通畅，避免脱落或打结。

（4）为了避免交叉感染，应最后擦洗有感染的病人。

（5）护士应注意无菌操作，在每次擦洗或冲洗前后均应洗净双手，然后再护理下一位病人。

（6）进行会阴擦洗 / 冲洗时要注意保护病人隐私，以减轻病人的心理负担。

（二）会阴湿热敷

会阴湿热敷是利用热原理和药物化学反应直接接触患病区域，促进患病部位的血液循环，增强局部白细胞的吞噬能力和组织活力的一种护理技术。

1. 目的 改善局部血液循环，改善组织营养，提高抵抗力，增强白细胞的吞噬功能，加快组织再生、消炎、止痛。可以使陈旧性血肿局限，有利于外阴伤口的愈合。

2. 适应证

（1）会阴部水肿及会阴血肿的吸收期。

（2）会阴伤口硬结及早期感染病人。

3. 用物准备

（1）用物：中单橡皮布 1 块，棉布垫 1 块，一次性垫巾 1 块，会阴擦洗盘 1 个（内有：消毒弯盘 2 个、镊子或消毒止血钳 2 把、无菌纱布数块、医用凡士林、沸水、热源袋，如热水袋或电热宝），红外线灯等。

（2）药物：50% 硫酸镁溶液、95% 乙醇。

4. 操作步骤

（1）核对病人床号、姓名，向病人解释会阴湿热敷的目的、方法、效果及预后等，取得其理解和配合。

（2）嘱病人排空膀胱，协助其松解衣裤，暴露热敷部位，臀下垫中单橡皮布和一次性垫巾。热敷部位先涂一层凡士林，盖上纱布，再轻轻敷上浸有热敷溶液的温纱布，外面盖上棉布垫保温。一般每 3～5 分钟更换热敷垫 1 次，热敷时间是 15～30 分钟。热敷结束，更换新会阴垫，整理床单位。

5. 注意事项

（1）会阴湿热敷在会阴擦洗，清洁外阴局部伤口污垢后进行。

（2）湿热敷温度一般为 41～48℃。注意防止烫伤，对休克、虚脱、昏迷及术后感觉不灵敏者尤应警惕。

（3）热敷面积为病灶范围的 2 倍。

（4）在热敷过程中，护士应随时评价热敷效果，并为病人提供一切生活护理。

（三）乳房护理

1. 目的　清洁乳房，增进产妇的舒适；使乳腺管通畅，减轻乳胀，促进乳汁分泌；健美乳房，防止下垂；预防婴儿发生感染导致腹泻。

2. 用物准备　一条大毛巾、4 条小毛巾、清洁纱布两块、一块香皂、爽身粉、甘油一瓶、热水、干净胸罩一件。

3. 操作方法　在脸盆内注入热水（温度在 41～43℃），并放入毛巾，产妇取舒适体位，解开上衣，暴露胸部，在胸部盖上大毛巾。

（1）清洁乳房：露出右侧胸部，将小毛巾浸水，以顺时针方向擦洗乳部，并自乳头逐渐向根部擦洗整个乳房，注意动作要轻柔。并用大毛巾拭干乳房。然后用同样方法擦洗左侧乳房。

（2）热敷乳房：更换一盆干净热水，水温 50～60℃，可依气温酌情增减。露出胸部，大毛巾从乳下 2～3 寸盖好。将湿热小毛巾覆盖两乳房，保持水温。最好两条毛巾交替使用，每 1～2 分钟更换一次热毛巾，如此敷 8～10 分钟即可。注意皮肤的反应，避免烫伤，然后用毛巾擦干并盖上大毛巾。

（3）按摩乳房：母亲取坐位或仰卧位，解开衣扣，露出右侧胸部。将清洁纱布置于乳头上，以吸收流出的乳汁。将爽身粉倒在手上搓匀。一手托住乳房，另一手轻按乳房，作旋转式按摩（图 11-8）。按摩完毕，用毛巾将爽身粉拭净，穿好胸衣，整理好物品。

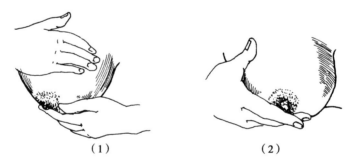

（1）　　　　　　　　　　（2）

图 11-8　乳房按摩

4. 注意事项

（1）操作者剪指甲，取下手表、戒指等，用肥皂清洗双手。

（2）将门窗关好，室温调至 25℃左右。

（3）有乳头凹陷者，应特别注意乳头的清洁。

（4）如果乳头发炎、乳腺发炎、乳房手术者则不能进行乳房护理。

（5）在乳房护理完成后稍微休息一会即可以进行喂奶。

（6）对暂时吸吮未成功的婴儿，切忌应用橡皮乳头，以免引起乳头错觉，给吸吮成功带来更大困难。

（四）手工挤奶

1. **目的**　缓解奶胀、去除乳汁淤积。常用于奶胀；乳汁淤积；母婴暂时分离；低体重儿不能吸吮者。

2. **用物准备**　清洁盆、小毛巾、热水、大口径的杯子等。

3. **操作方法**

（1）母亲精神放松，洗净双手，取舒适的体位，坐或站均可，以自己感到舒适为准。

（2）将杯子洗涤干净，倒入沸水放置几分钟后，把水倒去备用。

（3）湿热敷双侧乳房3～5分钟。

（4）挤奶时将容器靠近乳房，这时母亲的身体略向前倾，用手将乳房托起，先将拇指放在乳晕上方，距乳头根部约2cm处，示指放在乳晕下方与拇指相对，其他手指托住乳房，然后用拇指及示指向胸壁方向轻轻下压，反复一压一松，依各方向按同样的方法压乳窦，使每个乳窦的乳汁都被挤出（图11-9）。一侧乳房至少挤压3～5分钟，待乳汁少了，就可挤另一侧乳房，如此反复数次持续20～30分钟。

（5）挤奶后在乳头上涂一层乳汁，等其自然干燥，保护乳头。

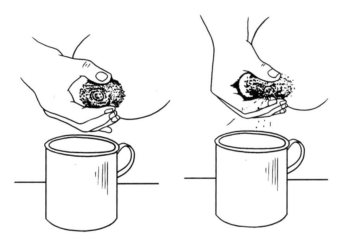

图11-9　手工挤奶

4. **注意事项**

（1）操作人员剪指甲，取下手表、戒指等，用肥皂清洗双手。

（2）挤压乳晕的手指不能滑动或摩擦动作，手指必须挤压乳头后方、乳晕下方的乳窦上，有节奏地挤压及放松。

（3）一般一侧乳房至少挤压3～5分钟，待乳汁少了，可挤另一侧乳房，双手交替使用，以免疲劳。

【产褥期婴儿常用护理技术】

（一）新生儿沐浴

1. **目的**　目的清洁皮肤，促进血液循环，使新生儿舒适，观察婴儿全身情况。

2. **准备**

（1）用物准备：浴盆（内放2/3满的温热水，水温：冬季38～39℃、夏季37～38℃）、水温计、婴儿浴液、大小毛巾、尿布、衣服、包被、操作台等。

（2）操作者准备：剪指甲，取下手表、戒指，用肥皂清洗双手。

3. 操作方法

（1）脱去婴儿衣服，用大毛巾包裹婴儿，测量体重并记录。

（2）擦洗面部：用单层面巾由内眦到外眦擦眼，更换面巾部位以同法擦另一眼。然后擦耳，擦耳时由内向外。用棉签清洁鼻孔。最后擦面部，顺序是：从额部、鼻翼、面部、下颌。洗面部时禁用肥皂。

（3）清洗头部：抱起婴儿，左手托着婴儿枕部，将婴儿躯干挟于操作者腋下，左手拇指和中指分别将婴儿双耳廓向前折，堵住外耳道口，以防水流入耳内。右手先用水淋湿头发，再将洗发液涂于手上，洗头、颈、耳后，然后用清水冲洗、擦干（图11-10）。

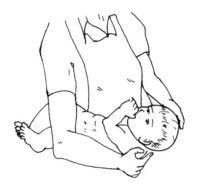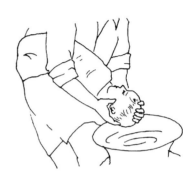

图 11-10　清洗头部手法

（4）清洗婴儿身体前面：解开大毛巾，操作者左手握住婴儿左肩及腋窝处，使头颈部枕于操作者左前臂，右手握住婴儿左腿靠近腹股沟处，使其臀部位于操作者手掌上，轻轻放于水中（图11-11）。操作者松开右手，淋湿婴儿全身，用右手抹沐浴液洗颈下、胸、腹、臂、手、手指缝、腋下，再洗腿、脚、会阴，随洗随冲净。在清洗过程中，护士左手始终将婴儿握牢。

（5）清洗婴儿身体后面：操作者左右手交接婴儿，用右手从婴儿前方握住婴儿左臂及腋窝处，使婴儿头颈部俯卧于操作者右前臂，左手涂抹沐浴液清洗，顺序为后项、背部、臀部、腿，随洗随冲净（图11-12）。注意洗净皮肤皱褶处，同时观察皮肤情况。

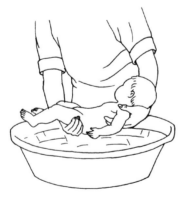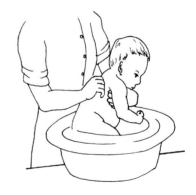

图 11-11　婴儿入水手法　　　　　　　　　图 11-12　清洗背部手法

（6）洗毕，迅速将婴儿依照放入水中的方法抱出，用大毛巾包裹全身并吸干水分，检查全身各部位，涂爽身粉。

（7）处理脐部。用干棉签蘸干脐窝，用75%酒精棉签自脐部中央向周围环形擦拭两遍。

（8）为婴儿垫上尿布，穿好衣服，必要时剪指甲。核对手腕带和床号，放回婴儿床。

（9）整理用物、洗手。记录。

4. 注意事项

（1）水温保持在37～39℃，环境温度26～28℃，把准备更换的衣物按顺序排好。

（2）沐浴应在喂奶前或喂奶后1小时进行，以防止溢奶或呕吐。

（3）动作轻快，注意保暖，减少暴露；勿使水或肥皂沫进入耳、眼内；头顶部有皮脂结痂时，不可用力清洗，可涂液状石蜡浸润，次日轻轻梳去结痂，再清洗。

（4）每个孩子沐浴前后操作者均应洗手，避免交叉感染。

（5）通过语言和非语言方式与婴儿进行情感交流。

（6）密切观察婴儿的反应及全身皮肤有无异常。

（二）新生儿抚触

1. 目的　促进婴儿与母亲之间的感情交流，促进神经系统的发育，提高免疫力，加快食物的消化吸收，减少哭闹，增加睡眠。

2. 用物准备　操作台、温度计、润肤油、婴儿尿布、衣服、包被等。

3. 操作步骤

（1）操作者剪指甲，取下手表、戒指，用肥皂洗手。

（2）调室温28～30℃，解开婴儿包被和衣服，让婴儿全身裸露，操作者倒抚触油于掌心，并双手揉搓温暖后进行操作。

（3）头面部抚触：两拇指指腹从新生儿眉间向两侧推；两拇指从下颌部中央向两侧以上滑行，让上下唇形成微笑状；双手从前额发际抚向脑后，最后示、中指分别在耳后乳突部轻压一下（图11-13）。

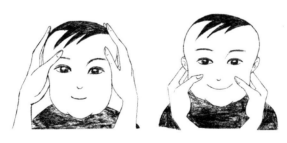

图11-13　头面部抚触手法

（4）胸部抚触：两手分别从新生儿胸部的外下方（两侧肋下缘）向对侧上方交叉推进至两侧肩部，在胸部划一个大的交叉，避开新生儿的乳腺（图11-14）。

（5）腹部抚触：示、中指依次从新生儿的右下腹至上腹向下腹移动，呈顺时针方向划半圆，避开新生儿的脐部和膀胱（图11-15）。

（6）四肢抚触：两手交替抓住新生儿的一侧上肢从上臂至手腕轻轻滑行，然后在滑行的过程中从近端向远端分段轻轻挤捏。对侧及双下肢方法相同（图11-16）。

（7）手和足抚触：用拇指指腹从婴儿手掌面向手指和脚跟向脚趾方向推进，并抚触每个手指和脚趾（图11-17）。

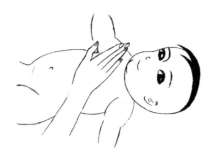
图 11-14　胸部抚触手法

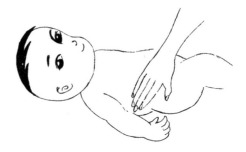
图 11-15　腹部抚触手法

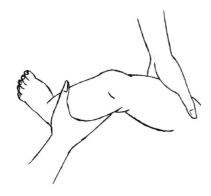
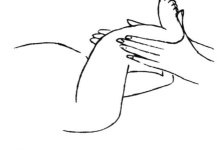
图 11-16　四肢抚触手法

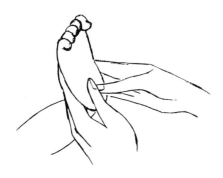
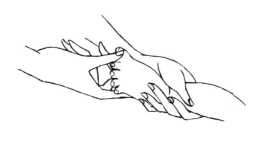
图 11-17　足部抚触手法

（8）背部抚触：以脊椎为中分线，双手分别平行放在新生儿脊椎两侧，往相反方向重复移动双手；从背部上端开始逐步向下渐至臀部，最后由头顶沿脊椎摸至骶部、臀部（图 11-18）。

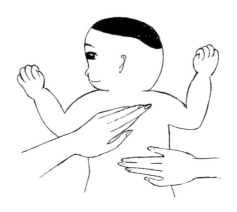
图 11-18　背部抚触手法

4. 注意事项

（1）抚触在出生后24小时开始，时间选择在沐浴后及哺乳间为宜。每次抚触10～15分钟，每日2～3次。

（2）室温度应在28℃以上，全裸时可使用调温的操作台，温度为36℃左右。

（3）抚触者操作前要洗净双手，用婴儿润肤油揉搓双手至温暖后，再进行抚触。

（4）抚触时可播放柔和的音乐，抚触过程中要与婴儿进行语言和情感交流。

（5）抚触时要注意观察婴儿的反应，若有哭闹，肌张力提高，神经质，活动兴奋性增加，肤色出现变化或呕吐等，应立即停止抚触。

（三）新生儿游泳

1. 目的　以水为载体，使新生儿进行自主活动，促进消化吸收，增强免疫力。

2. 用物准备　游泳缸、游泳圈、大毛巾、尿布、治疗盘、润肤油、防水贴膜等。

3. 操作步骤

（1）核对胸牌及手圈的床号、姓名、性别及游泳记录。

（2）抱婴儿于操作台上，脱衣服、解尿布。脐带未脱落者，用防水贴膜护住脐部。

（3）根据新生儿天数和体重选择合适的颈圈，套在新生儿颈部（套颈圈时下颌部垫托于预设部位，以两侧颈部能容纳1指为宜）。

（4）将新生儿抱于浴缸，缓慢入水，协助新生儿在水中的肢体活动，并注意观察其反应。游泳时间为5～10分钟。

（5）游泳完毕，将新生儿抱出浴缸，打开游泳圈塔扣，缓慢取下游泳圈，用毛巾擦干全身，消毒脐带，包扎好脐带。

（6）再次核对手圈、胸牌、姓名、性别、床号，送给家长。最后整理用物、消毒泳圈，并晾干备用，洗手。

4. 注意事项

（1）保持游泳缸水温37～39℃，环境温度26～28℃。

（2）注意观察新生儿在水中的活动及反应。

（四）新生儿更换尿布

1. 目的　经常更换尿布可保持婴儿臀部皮肤清洁、干燥，使婴儿舒适，预防尿布性皮炎；保持床铺衣裤干燥清洁，避免受凉。

2. 用物准备　尿不湿或布尿片、尿布桶、温水、小毛巾、护臀霜或其他治疗性药物。

3. 操作方法

（1）将婴儿平卧于床上，揭开婴儿盖被，解开被大小便污染的尿布。

（2）一手握住婴儿的两脚轻轻提起，露出臀部，另一手用尿布洁净的上端擦净会阴部。

（3）将尿布污湿部分向内卷折，取下污湿尿布，放入尿布桶内。

（4）必要时将婴儿抱起，以温水清洗臀部。清洗时一手托住婴儿大腿根部及臀部，同侧前臂及肘部护住婴儿腰背部，另一手清洗臀部，用毛巾将臀部水分吸净。

（5）放婴儿于床上，握住婴儿两脚并提起，使臀部略抬高，将准备好的清洁尿布的一端垫于婴儿腰骶部，放下双脚，由两腿间展开尿布的另一端并覆盖于下腹部，系上尿布带。

（6）拉平婴儿衣服，盖好被子，洗手。

4. **注意事项**

（1）操作人员剪指甲，取下手表、戒指，用肥皂清洗双手。

（2）调节室温至24～28℃，关闭门窗，避免对流风。

（3）选择质地柔软、透气性好、吸水性强的棉织品做尿布，以减少对臀部的刺激。

（4）换尿布时，动作要轻快，避免暴露婴儿上半身。

（5）尿布包扎应松紧适宜。过紧会影响婴儿活动，过松会使大便外溢。

（6）若婴儿尿量较多或身体较胖，可在尿布上再垫一层尿布以增加厚度，女婴将加厚层垫于臀下，男婴则将加厚层放于会阴部。

（7）仔细观察婴儿大小便的颜色、性状及臀部皮肤是否清洁、干燥、完整。

（8）更换尿布过程中，应主动与婴儿进行语言及情感交流。

（王爱华　张秀平）

学习小结

产褥期母体的变化
- 1. 生理变化：子宫变化最大；乳房主要变化是泌乳
- 2. 心理变化

产褥期妇女的护理
- 1. 护理评估：生命体征、子宫复旧、恶露、外阴等
- 2. 护理要点
  - （1）一般护理：环境、饮食、个人卫生、活动
  - （2）生殖器官复旧观察与护理：子宫复旧、恶露、会阴
  - （3）乳房护理等

新生儿护理
- 1. 新生儿生理特点
- 2. 新生儿健康评估
- 3. 新生儿护理要点
  - （1）一般护理：环境、生命体征
  - （2）日常护理：日常观察、生活护理等
  - （3）安全防范：防止抱错孩子、意外伤害及窒息
  - （4）新生儿疾病筛查
  - （5）预防感染：做好皮肤护理、预防接种
  - （6）促进亲子互动

母乳喂养
- 1. 基础知识：乳汁的分类、成分，母乳喂养好处。
- 2. 母乳喂养指导：母乳喂养的方法、母乳喂养是否有效的判断
- 3. 哺乳期保健及护理：哺乳期营养与合理用药
- 4. 乳腺常见问题处理：乳头混淆、乳头凹陷、乳房胀痛、乳腺炎、乳头皲裂、退乳

产褥期常用护理技术
- 1. 产妇常用护理技术：会阴擦洗/冲洗、会阴湿热敷、乳房护理、手工挤奶
- 2. 婴儿常用护理技术：新生儿沐浴、新生儿抚触、新生儿游泳、新生儿更换尿布

复习参考题

1. 产后如何评估子宫复旧？

2. 简述母乳喂养的优点。

3. 简述母乳喂养常见问题预防与处理。

第十二章　产褥期并发症妇女的护理

12

学习目标

掌握	产褥感染的病因、临床表现及护理要点。
熟悉	产后抑郁症病因、临床表现及护理要点。
了解	晚期产后出血的病因、临床表现及护理要点。

第一节 产褥感染妇女的护理

　　王女士,26 岁,孕 40^{+1} 周,G_1P_0,破膜 12 小时临产,会阴侧切术助产分娩。胎盘娩出顺利,产后出血 200ml。产后第 3 天出现发热、寒战,并自觉下腹部及会阴部疼痛。体格检查:体温 38.8℃,脉搏 102 次 / 分,血压 105/70mmHg,面部潮红,呼吸较急促。心率 102 次 / 分,双乳无异常,腹部软,宫底脐下一指,宫体压痛。妇科检查:会阴部切口无红肿,阴道流出血性恶露量多有臭味。辅助检查:血常规 WBC 14.5×10^9/L,中性粒细胞 82%。B 超检查:子宫 24cm×17cm×14cm,宫腔内未见异常,双附件区未见明显包块。

思考:

1. 王女士最可能的临床诊断是什么?

2. 该病人目前应采取哪些护理措施?

　　产褥感染(puerperal infection)是指在分娩期及产褥期生殖系统受病原体侵袭所引起的局部或全身感染,发病率约为 6%。产褥病率(puerperal morbidity)是指分娩后 24 小时以后的 10 日内,用口表每 24 小时测量体温 4 次,每次间隔 4 小时,体温有 2 次≥38℃。产褥感染是引起产褥病率的常见原因,其他原因还包括乳腺炎、泌尿系感染、上呼吸道感染等。

【病因】

　　1. **诱因**　妊娠和正常分娩通常不会增加孕产妇感染的机会,只有细菌毒力、细菌数量及机体免疫力三者平衡失调时,才可能增加感染的可能性,导致感染的发生。如产妇营养不良、妊娠期贫血、胎膜早破产程延长、多次阴道检查等,均可成为产褥感染诱因。

　　2. **病原体种类**　正常女性生殖道内有大量的微生物,分为致病微生物和非致病微生物。有些非致病微生物在某些条件下可转变为条件病原体。引起产褥感染常见的病原体有:需氧菌,以链球菌、杆菌、葡萄球菌为主。厌氧菌以革兰氏阳性球菌、杆菌属、芽孢梭菌为主。支原体衣原体。其中溶血性链球菌致病性最强,产生溶组织酶和致热外毒素,使炎症易于扩散导致严重感染。

　　3. **感染途径**

　　(1)内源性感染:当机体抵抗力下降、致病菌数量及毒力增加等引起感染的诱因存在时,由非致病菌转化为条件致病菌引起感染。近年研究结果表明,内源性感染更重要,因除引起产褥感染外,还可感染胎儿,导致流产、胎膜早破、胎儿生长受限、死胎等。

　　(2)外源性感染:由外界病原体侵入产道所引起的感染。可由被污染的用具、医务人员消毒不严格、手术器械等途径侵入机体。

【护理评估】

(一)健康史

　　评估是否存在产褥感染的诱发因素,了解产妇的健康史,是否合并贫血、妊娠期营养不良或生殖道感染史，本次分娩过程中是否有胎膜早破、产程延长、软产道损伤、手术助产、产后出血、产妇个人卫生习惯等。

（二）身体状况

发热、疼痛、恶露异常为产褥感染的主要症状。依感染的部位及程度不同分为以下类型：

1. **急性外阴、阴道、宫颈炎** 由分娩时会阴部损伤或手术产而导致的感染，表现为会阴部疼痛、伤口红肿、伤口裂开，有明显压痛，有脓液流出。严重时产妇可有低热，还可引起阴道旁结缔组织炎症。

2. **子宫感染** 包括急性子宫肌炎和急性子宫内膜炎。病原体自胎盘剥离面侵入，扩散至子宫蜕膜层为子宫内膜炎；病原体侵入到子宫肌层称子宫肌炎，两者常同时发生。若为子宫内膜炎时，产妇阴道内有较多脓性分泌物伴臭味。若为子宫肌炎，则子宫体压痛明显，子宫复旧不良。临床表现为高热、头痛、白细胞计数增高等全身感染症状。

3. **急性盆腔结缔组织炎、急性输卵管炎** 病原体沿着宫旁淋巴结及血行到达宫旁组织，出现急性炎性反应，形成炎性包块，并波及输卵管，形成输卵管急性炎症。临床表现为寒战、高热、头痛、下腹痛，体征为下腹部压痛、反跳痛及肌紧张。严重时病变侵及整个盆腔，形成"冰冻骨盆"。

4. **急性盆腔腹膜炎、弥漫性腹膜炎** 如炎症继续发展，扩散至子宫浆膜层，则形成盆腔腹膜炎，继而可发展为弥漫性腹膜炎。病人全身中毒症状较明显，如高热、恶心、呕吐、腹痛、腹胀，检查时下腹部有明显压痛及反跳痛，因腹膜面较多渗出液，纤维蛋白覆盖可引起肠粘连，还可在直肠子宫陷凹形成局限性脓肿。

5. **血栓性静脉炎** 盆腔内的血栓静脉炎常波及子宫静脉、卵巢静脉、髂内静脉、髂总静脉及阴道静脉，常见病原体为厌氧菌。病变多为单侧，多见于产后 1～2 周，临床表现为寒战、高热，持续数周，反复发作。局部查体与盆腔结缔组织炎相似。下肢血栓性静脉炎，病变多发生于股静脉、腘静脉及大隐静脉，常继发于盆腔静脉炎，临床表现为弛张热，患侧下肢持续性疼痛，局部静脉压痛或触及呈硬索状；可致下肢水肿，皮肤发白，俗称"股白肿"。

6. **脓毒血症及败血症** 感染血栓脱落后进入血循环可引起脓毒血症，可并发感染性休克及迁徙性脓肿，如肺脓肿、左肾脓肿等。如病原体大量进入血液循环并繁殖可形成败血症，表现为高热、寒战等全身中毒症状，还可导致感染性休克，危及生命。

（三）心理 - 社会状况

产妇会因高热、疼痛等不适，不能照顾新生儿及哺乳表现为焦虑、心理沮丧；家属因担心产妇能否顺利恢复而不安，且其情绪变化会对产妇心理会产生影响。

（四）辅助检查

1. **血液检查** 外周血白细胞计数明显增高，尤其是中性粒细胞增高明显；血沉加快。

2. **病原体检测** 阴道分泌物及宫颈黏液病原体培养呈阳性，并进行药物敏感试验；对血液进行细菌培养可查出致病菌。

3. **B超、CT及磁共振成像检查**，能对因感染形成的炎症性包块、脓肿做出定性及定位诊断。

该产妇因胎膜早破行会阴侧切术分娩。产后 3 天出现发热、寒战、下腹部症状。体温升高 38.8℃，子宫体有压痛，恶露有臭味，化验血液白细胞计数升高等，应考虑为产褥感染。感染的类型为急性子宫内膜炎、子宫肌炎。

（五）治疗原则

1. **支持疗法**　加强营养补充维生素，纠正水、电解质紊乱，增强抵抗力，病人取半卧位，有利于炎症局限于盆腔及恶露引流。

2. **局部病灶处理**　经有效抗感染同时清除宫腔内残留物。若会阴部伤口或腹部切口感染时，则行切开引流术。

3. **抗生素应用**　病原体未确定时，根据临床表现及临床经验，选择广谱抗生素。然后根据细菌培养和药敏试验结果，调整抗生素的种类及剂量。当中毒症状较重时，可短期使用肾上腺皮质激素，以提高机体的应激能力。

4. **肝素治疗**　当血栓性静脉炎时，在应用抗生素治疗同时，可加用肝素、尿激酶等治疗。另外口服双香豆素、阿司匹林等药物，还可用中药活血化瘀治疗。

【护理诊断／问题】

1. **疼痛**　与产褥感染有关。

2. **体温过高**　与机体抵抗力下降及感染因素存在有关。

3. **知识缺乏**　缺乏预防感染的相关知识。

【护理目标】

1. 产妇疼痛症状减轻至缓解，舒适感增加。

2. 产妇感染得到控制，体温恢复正常。

3. 产妇能说出心里不安感受，紧张情绪得到缓解。

【护理措施】

（一）心理护理

鼓励产妇说出内心的不安，缓解焦虑情绪；让产妇及家属了解病情和治疗护理情况，消除产妇及家人的疑虑；协助产妇及家属照顾好新生儿，提供良好的社会支持，帮助产妇减轻对疾病的恐惧。

（二）一般护理

1. 保持病室环境安静、整洁、空气新鲜，注意保暖，保证睡眠充足。

2. **营养供给**　加强营养，给予产妇高蛋白、高热量、高维生素饮食，以增强抵抗力；并鼓励产妇多饮水，保证摄入足够量的液体。

（三）病情观察

1. 监测生命体征，注意观察体温、脉搏变化，是否出现发热、寒战、腹痛等症状。

2. 观察产妇子宫复旧、会阴伤口愈合及恶露的颜色、量与气味等情况。

（四）治疗配合

遵医嘱正确使用抗生素，配合医嘱做好脓肿切开引流术、清宫术等术前准备及护理，病情严重时应积极配合抢救。

（五）健康指导

1. 保持外阴部清洁，及时发现并治疗外阴、阴道、宫颈炎症。

2. 尽量避免胎膜早破、产程延长、产道损伤等诱因的发生。

3. 避免医源性感染的发生，减少不必要的阴道检查与操作；严格遵守无菌操作规程，正确掌握手术指征。

4. 产后注意会阴部的护理，及时更换会阴垫，保持全身皮肤卫生及床单衣物清洁。

5. 产褥期知识宣教，向产妇及家属介绍相关知识，指导产妇识别产褥感染征象，如恶露异常、发热、腹痛等，如有异常及时就诊。

6. 产后注意休息，保持会阴部清洁。

理论与实践　　　　　　该产妇目前应采取的护理措施：

1. 心理护理　鼓励产妇说出心里的不安，向产妇及家属讲解病情和治疗护理情况。

2. 产妇采取半卧位休息，鼓励其多饮水，体温高时物理降温。

3. 遵医嘱静脉使用抗生素。

4. 注意体温、脉搏等生命体征变化，观察恶露及子宫复旧情况。

5. 协助产妇照顾好新生儿。

【护理评价】

1. 产妇体温恢复正常，疼痛减轻或消失。

2. 产妇能了解预防产褥感染的相关知识，并进行自我护理。

3. 产妇能很好实施母乳喂养。

第二节　晚期产后出血妇女的护理

案例12-2

刘女士，29岁，孕40^{+5}周，G_1P_0，胎膜早破，行子宫下段剖宫产娩出一女活婴，术中见羊水量少、有异味，术后第二天产妇开始发热，体温高达39℃，给予抗感染治疗后好转，术后7天拆线出院。现剖宫产术后1天，阴道流血量突然增多，急诊来院。

查体:病人面色苍白,体温38.6℃,脉搏113次/分,血压75/50mmHg。立即抢救,同时做好急行剖腹探查的术前准备,术中见子宫下段切口位置较低,切缘右侧角处有2.0cm×1.5cm裂口,周围组织坏死。征得家属同意并签字后行子宫次全切除术,并放置腹腔引流管1根。

思考:

1. 刘女士阴道流血的原因是什么?

2. 针对刘女士的病情,应该采取哪些主要护理措施?

晚期产后出血(late puerperal hemorrhage)指分娩24小时后,在产褥期内发生的子宫大量出血。常发生于产后1~2周,阴道流血持续或间断,流血量可少量或中等,也可以是大量急骤出血,产妇常因失血过多导致贫血或休克。

【病因】

1. **胎盘、胎膜残留** 多发生于分娩后10天左右,残留胎盘或胎膜组织黏附在宫腔内发生变性、坏死、机化,并形成胎盘息肉,当坏死组织脱落时,基底部血管被暴露,引起大量出血。

2. **蜕膜残留** 蜕膜多在产后1周内随恶露排出。若蜕膜剥离不全,残留于宫腔内可使子宫复旧不全,继发子宫内膜炎症,引起晚期产后出血。

3. **子宫胎盘附着面复旧不全** 胎盘附着面感染或/和复旧不全引起血栓脱落,血窦开放而致子宫出血。常发生分娩后2周左右,表现为突然大量阴道流血,检查时子宫较软且大,宫颈口松,可有血块堵塞。

4. **剖宫产术后子宫切口裂开** 由于子宫下段横切口选择位置过高或过低、缝合技术不当或切口感染均可出现子宫下段横切口两侧端血窦重新开放,大量阴道流血,严重时可致休克。

5. **感染** 多发生于子宫内膜炎症,感染使得胎盘附着面复旧欠佳,血窦关闭不全而致子宫出血。

6. **其他** 黏膜下子宫肌瘤、产后子宫滋养细胞肿瘤等均可引起晚期产后出血。

【护理评估】

(一)健康史

询问分娩时胎盘、胎膜娩出是否完整。剖宫产术式,术后恢复情况。产褥期子宫复旧情况,有无异常恶露等。既往有无子宫肌瘤病史。

(二)身体状况

1. **症状**

(1)病人因失血较多可出现贫血或失血性休克的症状,如面色苍白、乏力、脉搏细弱、血压下降等。

(2)阴道流血常发生于产后1~2周,血性恶露持续时间长,反复发生少量或中等量阴道流血,也可突然出现大量阴道流血而致休克甚至危及生命。

2. 体征　妇科检查多表现为子宫复旧欠佳，子宫大而软，宫颈口松弛，阴道及宫口可有血块堵塞。

（三）心理 - 社会状况

因反复阴道流血，病人会产生焦虑、抑郁情绪；若突然发生阴道大量流血，病人则会紧张、恐惧；家属因担心病人身体能否康复而忧虑。

（四）辅助检查

1. 血常规检查　了解贫血情况。
2. B 超检查　了解子宫腔内是否有残留组织、子宫切口的愈合情况。
3. 将宫腔刮出组织或切除子宫的标本，送病理检查。

理论与实践　　　　　　　本案例的病人在剖宫产术后 14 天突然出现阴道大量流血，伴发热。应诊断为晚期产后出血。其原因为产前胎膜早破继发宫内感染，剖宫产时子宫下段切口位置较低，手术后又合并切口部位感染，从而导致子宫切口裂开出血。

（五）治疗原则

1. 阴道流血少量或中等量，给予广谱抗生素、给予宫缩剂促使子宫收缩，并支持治疗。
2. 如有胎盘、胎膜、蜕膜残留或胎盘附着部位复旧不全时，在静脉输液、备血及作好术前准备条件下行清宫术，操作时动作轻柔，防止子宫穿孔，刮出组织送病理检查。术后抗生素预防感染及促进子宫收缩治疗。
3. 如疑有剖宫产术子宫切口裂开时，即使阴道少量流血也应住院，给予广谱抗生素治疗及支持治疗。同时密切观察病情变化；若阴道流血量多，可行剖腹探查术。
4. 若为肿瘤引起的阴道流血，按肿瘤的性质及处理原则作相应处理。

【护理诊断 / 问题】

1. **组织灌注量不足**　与阴道大量流血有关。
2. **焦虑**　与不能顺利照顾婴儿及母乳喂养，担心身体是否能很好康复有关。

【护理目标】

1. 病人阴道流血停止或明显减少，贫血症状改善。
2. 病人血容量恢复正常，血压、脉搏、尿量恢复正常。
3. 病人能说出心理感受，情绪较稳定，积极配合治疗及护理。

【护理措施】

（一）晚期产后出血的预防

1. 分娩过程中认真检查胎盘、胎膜是否完整，有残留时即刻清理宫腔，术后给予抗生素预防感染及缩宫素治疗。

2. 剖宫产手术时，严格按照手术操作规程进行，术后注意病人切口愈合情况，保持切口清洁。

（二）晚期产后出血的护理

1. 一般护理

（1）提供安静、舒适的休息环境，保证足够睡眠。加强营养，给予高热量、高蛋白及高维生素饮食。

（2）如病人出血较多有休克征象时，取平卧位，并及时给予吸氧、保暖。

（3）保持会阴部及伤口清洁，每日用 0.1% 苯扎溴铵冲洗会阴。

（4）如病情许可，鼓励病人下床活动，指导和协助其进行母乳喂养。

2. 针对引起出血的原因止血、纠正贫血

（1）胎盘、胎膜残留者，应做好清宫准备，清除宫腔内的残留物，并将刮出物送病检；若考虑为子宫切口裂开，则做好剖腹探查的准备。

（2）开通静脉通路，遵医嘱输血补液，及时补充血容量，纠正贫血，抢救休克。

（3）遵医嘱给予广谱抗生素和缩宫素。

3. 病情观察

（1）监测并记录血压、脉搏等生命体征、观察皮肤黏膜的颜色、尿量，观察阴道流血情况，若发现阴道出血量多或有休克征兆时立即通知医生，并积极抢救。

（2）检查子宫大小，观察恶露有无异常，切口有无红肿及炎性渗出等感染迹象。

4. 心理护理

（1）鼓励病人说出焦虑、恐惧的心理感受，并主动给予其安慰，使病人能情绪稳定。

（2）向病人及家属耐心解释病情，使其能与医护人员主动配合。

5. 健康指导

（1）教会产妇观察子宫复旧及恶露变化，进行会阴部伤口清洁护理，使其知晓产褥期禁止盆浴及性生活，防止逆行感染。

（2）合理安排休息与活动，注意摄入营养物质多样化，尤其是含铁和维生素饮食。

（3）产后定期进行复查，如发现异常情况应及时就诊。

理论与实践　　该病人在产后 14 天出现阴道大量流血及休克。因子宫切口处感染坏死，行子宫次全切除术，并放置引流管。针对该病人的情况应做如下护理：①病人取去枕平卧位，将头侧向一旁；②严密监测生命体征，观察引流液的颜色及量，腹部切口有无渗出、阴道流血情况，保持尿管通畅，观察尿量及性状；③遵医嘱输血补液，并给予广谱抗生素。

【护理评价】

1. 病人体温、白细胞计数正常，恶露性状正常，伤口愈合良好。

2. 病人情绪稳定，能主动配合医护人员治疗与护理。

第三节 产褥期抑郁症妇女的护理

案例 12-3

李女士，27 岁，初产妇，因分娩时过度紧张致子宫收缩乏力，产程延长，胎儿窘迫行剖宫产分娩一女婴。产后 2 周，出现情绪低落、失眠、疲乏无力、漠视婴儿，并拒绝母乳喂养，觉得生活没有意义。该病人平素性格内向，与他人交往较少。体格检查未发现异常体征。

思考：
1. 李女士产褥期抑郁症的诊断依据有哪些？
2. 针对李女士的病情，制定出主要的护理措施。

产褥期抑郁症（postpartum depression，PPD）是指产妇在产褥期间出现的抑郁症状，是一种最常见的产褥期精神综合征。其主要表现是持续和严重的情绪低落及一系列症候，如失眠、悲观、动力减低等，严重时影响对新生儿的照料。国外报道其发生率高达 30%，出现症状通常在产后 2 周内。

【病因】

病因不明，可能与下列因素有关：

1. **心理因素** 敏感、好强、情绪不稳定、社交能力较差、性格内向等个性特点的人群，应对生活中困难能力较差；加之对妊娠、分娩、产后哺育新生儿知识的不了解，增加了产妇的心理压力，容易导致情绪紊乱。

2. **妊娠、分娩因素** 妊娠期如有并发症或合并症，对胎儿宫内生长发育的担忧和对分娩的恐惧；产时及产后并发症，难产、手术产等，使孕妇担心胎儿和自身的安全，成为产褥期抑郁症不可忽视的诱因。

3. **社会因素** 社会支持系统包括配偶、家人的支持及其病人本人对婚姻的满意度等被认为是一个重要因素。不良的生活事件，如家庭不和睦、夫妻分离、生活窘迫等，缺乏来自丈夫配偶与家人的帮助，都是诱发产后精神抑郁症发生的危险因素。

4. **内分泌因素** 产后 β-HCG 和孕酮的急剧下降可能是产褥期抑郁症发生的生物学基础。也有人认为皮质醇的波动和催乳素的变化与此病有关。

5. **遗传因素** 有精神病家族史，尤其是有抑郁症家族史的产妇，发生产褥期抑郁症的发病率较高。

【诊断标准】

产褥期抑郁症的诊断标准至今尚未统一。美国精神病学会（1994）在《精神疾病诊断与统计手册》一书中制定了产褥期抑郁症的诊断标准（表 12-1）。

表 12-1 产褥期抑郁症诊断标准

1. 产后 2 周内出现下列 5 条或 5 条以上症状,必须具备①②两条

    ①情绪抑郁

    ②对全部或多数活动缺乏明显兴趣或愉悦

    ③体重下降或增加明显

    ④过度失眠或睡眠

    ⑤精神运动性兴奋或阻滞

    ⑥疲劳或乏力

    ⑦遇事均感毫无意义或自罪感

    ⑧思维能力减退或注意力难以集中

    ⑨反复出现死亡的想法

2. 产后 4 周内发病

理论与实践	本文病例的病人平素属内向性格,因为初产,对分娩有恐惧感致产程延长,行剖宫产,对产妇造成精神刺激。产后出现抑郁症状。根据病人的表现,符合产褥期抑郁症。诊断依据有:产后 2 周内(14 天)发病,①情绪抑郁;②对全部的活动缺乏兴趣;③有失眠;④觉得生活毫无意义;⑤感到疲乏无力。具备了诊断标准中的 5 项及其中的 1、2 项。

【护理评估】

(一)健康史

了解产妇在妊娠期有无并发症或合并症;分娩过程是否顺利;妊娠期及产后有无不良事件发生;有无精神病、抑郁症的个人史及家族史;社会支持系统和家庭婚姻状况是否良好。

(二)身体状况

评估产妇有无情绪改变如心情压抑、沮丧、情绪淡漠、焦虑、恐惧、易怒;有无自暴自弃、自罪感,对身边的人及家人的关系不和情况;对生活是否缺乏信心、出现厌食、易疲倦、睡眠障碍及性欲减退等症状。

(三)心理 - 社会状况

1. 产褥期妇女的情感较脆弱,尤其是产后 1 周情绪变化明显,心理处于极不稳定状态;产妇对是否能承担母亲的角色不适应,有较大心理压力,感到心情压抑、沮丧,甚至焦虑、易怒,自我评价降低,自责、自罪,或表现出对身边的人有敌意、戒备心;觉得生活没有意义,对生活缺乏信心。

2. 与家人、配偶关系不协调,缺乏家庭及社会的帮助与支持,使产妇心理不平衡,情绪紊乱。

(四)治疗原则

1. **心理治疗**　能有效减轻抑郁症状,通过与产妇主动交流,给予产妇关心、体贴及精心照料,指导其调整好家庭及社会关系,养成良好睡眠习惯。

2. **药物治疗**　抗抑郁症药主要是 5- 羟色胺再吸收抑制剂和三环类抗抑郁药,如盐酸帕罗

西汀以 20mg/d 为起始剂量,以后渐增至 50～100mg/d 口服。这类药物不易进入乳汁中,可用于治疗产褥期抑郁症。

【护理诊断/问题】

1. **个人应对无效** 与情绪低落、心理沮丧有关。
2. **有暴力行为的可能** 与自我评价降低、觉得生活没有意义、丧失生活信心有关。

【护理目标】

1. 产妇情绪稳定,能否积极有效的配合治疗。
2. 产妇心理、生理行为正常。
3. 产妇能胜任母亲角色,主动关心、照顾新生儿。

相关链接　　　　　　　　产褥期抑郁症的相关知识

产褥期抑郁症的发生,不仅影响到产妇及婴儿的健康,而且影响到婚姻、家庭和社会的稳定,因此预防该病的发生很重要。产褥期抑郁症的发生,受到社会因素、心理因素及妊娠分娩的影响。加强对孕妇围产期保健,给予孕妇精神关怀,利用孕妇学校、门诊宣教多种渠道普及有关妊娠、分娩知识,完善自我保健。对存在高危因素的孕产妇,医务人员和家庭都要提供更多的帮助,减轻孕妇对妊娠、分娩的紧张与恐惧心理。运用医学心理学、社会学知识,在孕妇分娩过程中,多给予关心和爱护。同时,发挥社会支持系统的作用,尤其是对丈夫进行教育和指导,改善夫妻、婆媳关系、改善家庭生活环境,对于预防产褥期抑郁症有积极意义。

【护理措施】

(一)心理护理

耐心倾听病人的心理感受,表现出应有的同情心,帮助其解除不良的心理因素;对于敏感、好强、情绪不稳定的产妇,给予心理指导,尽量避免精神刺激,减轻其心理负担;产妇在产后精神状态不稳定,任何精神刺激都可能会引起不良的反应。

(二)帮助产妇适应母亲角色

产妇初为人母,往往对如何哺育和照顾好孩子,感到十分困惑,此时应与产妇主动交流,教会其护理孩子的知识和技能,胜任母亲角色,关心、爱护婴儿,并及时进行母乳喂养指导,通过哺乳增进母子情感交流。

(三)创造安静、舒适的环境

产妇经历了分娩的阵痛,体力和精力消耗较大,产后需要安静、温暖、空气新鲜、阳光充足的环境,保证充分的睡眠和休息;护理时间要相对集中,尽量减少不必要的打扰。

（四）改善家庭氛围

家庭氛围，有利于建立家庭成员之间亲情关系，家庭成员之间在生活上应关心、体贴产妇，帮助其解决具体问题，使其从心理上消除苦闷情绪，树立信心，能感受到自己在家庭及社会中的地位。

（五）注意安全保护

对于症状较严重的病人，应警惕产妇的伤害性行为，并请心理咨询师或精神科医师治疗。

（六）健康指导

为产妇提供心理咨询，做好随访工作，避免精神刺激，鼓励产妇保持愉快的心情，遇到难题应与家人一起讨论有效的应对措施。

理论与实践　　　　　　针对该病人的具体情况，应采取的护理措施：①主动关心产妇，了解其家庭情况，并给予心理疏导；②休息的房间应安静、阳光充足，以便其保证充分的睡眠；③教会产妇护理婴儿的技能，指导母乳喂养，通过哺乳喂养增进母子间的情感；④提醒家人及配偶在生活上关心产妇，使其能感受到自己在家庭中的重要地位；⑤防止产妇的伤害性行为。

【护理评价】

1. 产妇情绪稳定，主动配合医护人员与家人采取有效应对措施。
2. 能胜任母亲角色，关爱新生儿。
3. 产妇的心理、生理行为正常。

（李晋琼）

学习小结

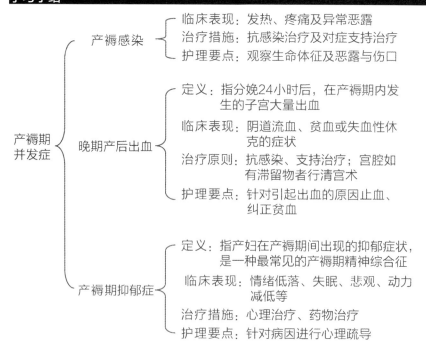

产褥期并发症

产褥感染
- 临床表现：发热、疼痛及异常恶露
- 治疗措施：抗感染治疗及对症支持治疗
- 护理要点：观察生命体征及恶露与伤口

晚期产后出血
- 定义：指分娩24小时后，在产褥期内发生的子宫大量出血
- 临床表现：阴道流血、贫血或失血性休克的症状
- 治疗原则：抗感染、支持治疗；宫腔如有滞留物者行清宫术
- 护理要点：针对引起出血的原因止血、纠正贫血

产褥期抑郁症
- 定义：指产妇在产褥期间出现的抑郁症状，是一种最常见的产褥期精神综合征
- 临床表现：情绪低落、失眠、悲观、动力减低等
- 治疗措施：心理治疗、药物治疗
- 护理要点：针对病因进行心理疏导

复习参考题

1. 简述产褥感染病人主要的护理诊断。

2. 阐述晚期产后出血病人的护理措施。

3. 简述产褥期抑郁症诊断依据。

第十三章　妇科病人护理评估及病历书写

13

学习目标	
掌握	护理评估、护理病历的概念；常用的妇科护理诊断。
熟悉	护理病历书写基本原则；妇科护理记录单适用范围；根据临床要求，书写完整的妇科护理病历。
了解	能运用妇科护理评估的基本方法，正确评估分析护理病人的生理、心理、社会状态，提出护理诊断，制订护理计划并实施。

护理评估是指收集护理对象的全面资料,并加以整理、判断、分析的过程,是护理程序的第一步。护理评估包括对病人的生理评估及心理、社会评估两方面内容。生理评估是护理人员通过问诊、体格检查,运用视、触、叩、听等手段对病人各系统进行全面检查。心理评估主要评估病人认知、情感与应激、健康行为、自我概念和精神价值观,而社会方面则主要包括病人角色、文化、家庭、环境。通过护理评估,提出护理诊断 / 问题,制定出相应的护理计划,书写护理病历。

第一节　妇科病人的护理评估

案例13-1

　　李女士,女,32 岁,近 3 年来痛经前一天开始下腹痛,经期量较以前增多已有一年时间,而且越来愈严重,性交时也感觉疼痛,尤其是月经前感觉性交疼痛最为明显,结婚 3 年,G_0P_0;体检时发现盆腔有一囊性包块,直径约 8cm×8cm;妇检发现该包块位于左附件区,囊性,壁厚,有触痛,欠活动,子宫直肠凹陷处有不平的触痛结节。B超提示该囊肿为低、弱回声,中间有增强的光点。

　　思考:

　　1. 该病人的主诉应怎样书写?

　　2. 护士对该病人进行心理评估包括哪内容?

　　妇科护理评估的基本方法包括病史采集、体格检查、心理 - 社会评估、实验室检查、心电检查及影像学检查。女性生殖系统疾病常常涉及病人的隐私,在收集资料时,护理人员应耐心、和蔼询问病人的病情,尊重并注意保护其隐私,逐项收集病人各项资料,妇科护理评估的最终结果形成护理诊断,制定相应的护理计划并实施。

【病史采集】

　　病史采集,又称问诊。是发生在护士与病人之间明确而有序的交谈过程。通过问诊可获得病人的异常感觉或不适,问诊所得的资料被称为主观资料,是症状的重要组成部分,可为护理诊断提供依据。问诊的内容包括以下内容。

(一)一般资料

　　一般资料主要包括姓名、年龄、籍贯、职业、婚姻状况、民族、文化程度、住址、宗教信仰、工作单位、联系电话、医疗费用支付情况、入院时间、入院方式、资料来源等。

(二)主诉

　　主诉是指病人就诊时的主要感觉、明显的症状和体征及持续时间。通过病人的主诉可初步判断疾病的大致范围。记录应简明扼要；如同时存在几种症状，按时间先后顺序进行书写；反映主要问题，但一般不用诊断用语和体征；结合病程，选择确切的用语。如主诉："痛经3年多，近2年来月经时腹痛日渐加重"；"停经50天，阴道流血3天"，时间应表述清楚，主诉要与现病史一致。妇科常见的症状有阴道流血、白带异常、外阴瘙痒、下腹痛、下腹部包块、月经异常及不孕等。

1. **阴道流血**　为最常见的主诉之一。女性生殖系统从阴道、子宫到输卵管是一个相互连接的通道，其中任何部位发生出血都可以从阴道流出，除正常月经外，均称为"阴道流血"。阴道流血可表现为：经量增多、持续性阴道流血、停经后阴道流血、绝经期阴道流血、阴道流血伴白带增多、经间期出血、外伤后阴道出血等。

2. **白带异常**　白带是由阴道黏膜渗出液、宫颈管及子宫内膜腺体分泌物等混合而成。当生殖道出现病变时，白带分泌量增多且性状发生改变。异常白带有：黄色泡沫状稀薄白带、豆渣样或凝乳样白带、灰白色白带伴鱼腥味、血性白带、米泔水样白带伴臭味、脓样白带等。

3. **下腹痛**　下腹痛为妇女常见症状，多种妇科疾病均会引起下腹痛。评估及记录应描述腹痛部位、性质、时间（有周期性）、腹痛伴随症状，包括有无停经史、恶心、呕吐、发热、肛门坠胀、休克等表现。

4. **外阴瘙痒**　多位于大、小阴唇、会阴甚至肛周等部位，可为阵发性或持续性，一般夜间加重。应了解瘙痒的部位、症状及特点。

5. **下腹部肿块**　应了解肿块的大小、性质、部位、活动度、有无压痛等。

理论与实践　　　　　　　主诉是指病人就诊时的主要感觉、明显的症状和体征及持续时间。记录应简明扼要，按时间先后顺序进行书写；一般不用诊断用语和体征；结合病程，选择确切的用语。该病人的主诉应书写"痛经3年，进行性加重伴月经量增多1年，有性交痛"。

（三）现病史

现病史是以病人主诉为中心，详细描述本次病情的发生、发展及诊治等方面的详细情况，是病史的主要组成部分，应按时间顺序来写。要了解疾病的原因、诱因、主要症状的特点、疾病发生发展经过、疾病伴随症状、诊疗、护理的相关情况，以及日常生活情况主要包括饮食、睡眠、大小便、体重、日常生活及生活自理能力及个人嗜好等。

（四）既往史

既往史是指过去的健康状况及既往患病住院史。仔细询问病人过去曾患何种疾病，特别是妇科疾病史及与妇科疾病密切相关的病史，如有无生殖系统肿瘤、炎症、畸形等，有无传染病史如结核、肝炎病史等，有无手术外伤史、输血史、过敏史、性病史、预防接种史等。此外还应询问是否有疫区旅居史及目前居住地区主要传染病史和地方病史。

（五）月经史

月经史包括初潮年龄、月经持续时间、月经周期、经量及伴随症状等。月经量的多少可根据每日更换卫生巾的量初步判定。还应询问月经前有无不适（如乳房胀痛、情绪低落等）、有无痛经及疼痛程度、持续时间等。常规询问末次月经（LMP）时间、经量和持续时间；如有异常，还应询问前次月经情况；如已绝经的病人，应询问其绝经年龄、绝经后有无阴道流血及白带异常等。

（六）生育史

生育史医护人员应当根据病人的年龄，特别注意询问是否已婚或者有否性生活史。对已婚者应询问婚龄、婚次、配偶健康状况、是否近亲结婚、性病史及同居情况。询问足月、早产、流产次数以及现有子女，如足月产 1 次，早产 0 次、流产 3 次、现存子女 1 人，可简写为 1-0-3-1。了解病人分娩方式、有无难产史、产后或流产后有无大出血、感染以及采用何种避孕方法和效果等。

（七）家族史

家族史是询问家庭成员（包括父母、兄弟、姐妹及子女）的健康状况，了解家族成员中有无遗传性疾病及可能与遗传有关的疾病（如糖尿病、高血压、肿瘤等）。

（八）个人史

个人史是询问病人出生地、生活和居住情况，有无烟酒等嗜好、有无吸毒史。

【身体状况评估】

体格检查通常在采集病史之后进行，主要包括全身检查、腹部检查和盆腔检查，重点是腹部检查和盆腔检查。盆腔检查是妇科所特有的，故又称妇科检查。

（一）全身评估

常规测量体温、脉搏、呼吸、血压、体重及身高。观察病人神志是否清醒、精神状态、面容、体态、发育状况、毛发分布情况，检查皮肤、淋巴结（特别是左锁骨上淋巴结及腹股沟淋巴结）、头部器官、颈部，重点检查乳房发育情况、有无包块、乳头有无分泌物、皮肤有无凹陷等，检查心、肺、脊柱及四肢情况等。

（二）腹部检查

腹部检查是妇科护理评估的重要部分，包括视诊、触诊、叩诊和听诊 4 个部分。

1. **视诊** 主要观察病人腹部是否隆起，腹部有无瘢痕、妊娠纹、有无静脉曲张、腹壁疝及腹直肌分离等。

2. **触诊** 主要观察病人有无压痛、反跳痛及肌紧张，肝、脾、肾有无肿大或压痛，腹部是否扪及包块，包块的部位、大小（以 cm 表示）、质地、形状、活动度、与周围组织界限是否清晰、表面是否光滑或有无高低不平、有无压痛等。

3. **叩诊** 应注意腹部是否有移动性浊音。

4. **听诊** 主要听诊肠鸣音情况。

（三）盆腔检查

盆腔检查为妇科特有的检查。

1. 基本要求

（1）环境及用物准备：门诊准备屏风，保持每个检查床相对独立。病房设专门的检查室，配备妇科检查床。应备好一次性阴道窥器、一次性治疗巾、无菌手套、液状石蜡、消毒液（如碘伏）、灭菌大棉签、棉拭子、一次性宫颈刮片、载玻片、软尺等。

（2）检查前做好解释工作：告知病人可能的感受及不适，关心病人，动作轻柔。检查者应当特别注意保护病人的隐私，冬天注意保暖。男性医护人员在检查女性病人时，应由女护士或家属陪同。检查前应嘱病人排空小便，大便充盈者应排便或灌肠后进行。

（3）避免交叉感染：检查时应在臀部下垫一次性臀垫，做到一人一用一更换。

（4）体位：病人取膀胱截石位，臀部置于检查床的边缘，头部略抬高，双手平放于身体两侧，以利于腹肌松弛。检查者面向病人，立于两腿之间。不宜搬动的病人可在病床上进行妇科检查。

（5）经期避免妇科检查：如为阴道异常出血，则应在检查前先消毒外阴，预防感染。

（6）检查禁忌证：对于没有性生活史的女性，禁用阴道窥器检查及做双合检查，如病情特殊需要检查，必须在征得病人及其家属或委托人同意后方可进行。

2. 检查内容与方法　检查内容包括外阴、阴道、宫颈、宫体及双侧附件；盆腔检查通过外阴部检查、阴道窥器检查、双合诊、三合诊、直肠-腹部诊等检查方法。

（1）外阴部检查：观察外阴发育、阴毛分布，有无溃疡、赘生物或肿块，注意皮肤和黏膜色素减退及质地变化，有无增生、变薄萎缩。分开小阴唇，检查尿道口和阴道口，观察尿道口有无赘物。阴道口的处女膜是否完整，无性生活的病人一般完整未破，其阴道口勉强可容示指；有性生活的病人阴道口能容两指通过；经产妇的处女膜仅余残痕。检查时还应让病人用力向下屏气，观察有无阴道前壁或后壁膨出、子宫脱垂或尿失禁等情况。

（2）阴道窥器检查

检查方法：选用适当大小的阴道窥器，放置阴道窥器前，将阴道窥器两叶合拢，表面涂润滑剂润滑两叶前端，以利插入阴道，避免阴道损伤。拟做宫颈细胞学检查或取阴道分泌物涂片时，则不宜用润滑剂，以免影响涂片质量和检查结果。放置阴道窥器时，检查者左手拇指和示指将两侧小阴唇分开，暴露阴道口，右手持阴道窥器斜行沿阴道侧后壁缓慢插入阴道内，边推进边旋转，将阴道窥器两叶转正并逐渐张开，直至完全暴露宫颈、阴道壁及穹窿部，然后旋转阴道窥器，充分暴露阴道各壁以便全面观察，防治漏诊。取出阴道窥器时应将两叶合拢后退出。若病人为处女，未经本人同意，禁用阴道窥器检查。

检查内容：①阴道：观察阴道前后壁和侧壁及穹窿黏膜颜色、皱襞多少，是否有阴道隔或双阴道等先天畸形，有无溃疡、赘生物或囊肿等。并注意阴道分泌物的量、性状、色泽，有无臭味。阴道分泌物异常者应进行滴虫、假丝酵母菌、淋菌及线索细胞等检查。②宫颈：暴露宫颈后，观察宫颈大小、颜色、外口形状，有无出血、肥大、糜烂样改变、撕裂、外翻、腺囊肿、损伤、息肉、赘生物、畸形，宫颈管内有无出血或分泌物。可于此时采集宫颈外口鳞-柱状上皮交界部脱落细胞或宫颈分泌物标本做宫颈细胞学检查和人乳头瘤病毒检测。

（3）双合诊检查：是盆腔检查中最重要的项目。检查者一手的两指（多为示指和中指）或一指放入阴道内，另一手放在腹部配合检查，称为双合诊检查（图13-1）。目的是检查阴道、宫颈、宫体、输卵管、卵巢及宫旁结缔组织和韧带，以及盆腔内壁情况。

检查方法与内容：检查者戴无菌手套，右手（或左手）示指和中指蘸润滑剂，顺阴道后壁轻轻插入。①阴道：检查阴道通畅度、深度、弹性，有无先天畸形、瘢痕、结节、肿块及阴道穹窿情况；②宫颈：触诊宫颈的大小、形状、硬度及宫颈外口情况，有无接触性出血和宫颈举痛。当扪及宫颈外口方向朝后时，宫体为前倾。宫颈外口方向朝前时，宫体为后倾。宫颈外口朝前且阴道内手指伸达后穹窿顶部可触及子宫体时，子宫为后屈；③宫体：将阴道内两指放在宫颈后方，另一手掌心朝下手指平放在病人下腹部，当阴道内手指向上向前方抬举宫颈时，腹部手指往下往后按压腹壁，并逐渐向耻骨联合部位移动，通过内、外手指同时抬举和按压，相互协调，扪及子宫体位置、大小、形状、软硬度、活动度以及有无压痛；④附件：扪清子宫后，再行双侧附件检查。将阴道内两指由宫颈后方移至一侧穹窿部，尽可能往上向盆腔深部扪触；与此同时，另一手从同侧下腹由上往下按压腹壁，与阴道内手指相互对合，以触摸该侧子宫附件区有无肿块、增厚或压痛。若扪及肿块，应查清其位置、大小、形状、软硬度、活动度、与子宫的关系及有无压痛。正常卵巢偶可扪及，触后稍有酸胀感。正常输卵管不能扪及。

（4）三合诊：经直肠、阴道、腹部联合检查，称为三合诊（图13-2）。

检查方法：双合诊结束后，一手示指放入阴道，中指插入直肠，其余检查步骤与双合诊时相同，三合诊是对双合诊检查不足的重要补充。通过三合诊能扪清后倾或后屈子宫的大小，发现子宫后壁、宫颈旁、直肠子宫凹陷、子宫骶韧带及双侧盆腔后壁的病变，估计盆腔内病变范围，及其与子宫或直肠的关系，特别是癌肿与盆壁间的关系，扪诊阴道直肠隔、骶骨前方或直肠内有无病变。三合诊在生殖器官肿瘤、结核、内膜异位症、炎症的检查时尤为重要。

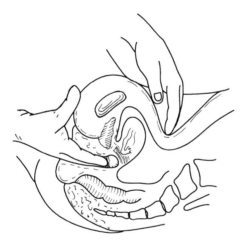

图 13-1　双合诊检查子宫

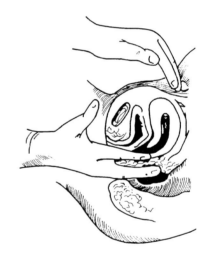

图 13-2　三合诊检查

（5）直肠-腹部诊：检查者一手示指伸入直肠，另一手在腹部配合检查，称为直肠-腹部诊。一般适用于无性生活史、阴道闭锁、经期不宜做双合诊检查者或有其他原因不宜行双合诊检查的病人。

3. 记录　盆腔检查结束后，产科记录通常以表格形式完成，妇科记录按照解剖部位的先后顺序记录。

（1）外阴：记录外阴发育情况、阴毛分布特点、婚产类型，有特殊处应详细描述。

（2）阴道：是否通畅，黏膜情况，分泌物量、性状、颜色、有无异味。

（3）宫颈：大小、硬度，有无柱状上皮异位、撕裂、囊肿、息肉、接触性出血、举痛及摇摆痛等。

（4）宫体：记录位置、大小、活动度、硬度、有无压痛等。

（5）附件：有无增厚、压痛及肿块。若触及肿块，应描述其位置、大小、硬度、表面是否光滑、活动度以及与子宫和盆壁的关系等。

【心理 - 社会评估】

病人的生理健康与其心理 - 社会因素密切相关。护士通过会谈、观察与医学检测、评定量表的测评等方法对病人的心理状态、行为等心理 - 社会现象做全面、系统和深入的评估，发现病人心理活动方面现存 / 潜在的健康问题，以制订有针对性的护理计划和护理措施。

（一）心理评估

1. 认知　护士要对病人的感知觉、注意、记忆、思维、语言、定向、人格类型进行全面评估。了解病人对自身的健康认识程度，可以通过询问了解病人对健康问题的理解。护士要了解病人对自身的健康认识程度和态度，对住院后治疗和护理的期望和感受。

2. 情感与应激　情绪与情感是个体对客观事物是否满足自身需要的内心体验与反映。当需求获得满足就会引起积极的情绪与情感；反之则会产生消极的情绪与情感。常见的异常情绪主要有焦虑、抑郁、恐惧、情感高涨、情绪不稳、易激惹等。应激又称应激状态，是出乎意料的紧张与危险情境所引起的情绪状态。包括生理、情绪、行为反应和认知改变，每个病人对应激的反应都会有不同表现，这些反应相互影响，相互作用，彼此转化。

3. 健康行为　了解病人是否存在不良的生活方式与习惯、危害健康行为、致病行为模式。观察损害健康行为发生频率、强度及持续时间，如饮食的量、种类；有无吸烟、酗酒吸毒等。

4. 自我概念　自我概念的核心，是人们对其身体内在和外在特征及社会状况的真实感知与评价。了解病人的身体、能力、性格、态度、信仰和价值观等方面的认识，并把病人表现出来的各种特定习惯、能力、思想、观点等组织起来。

5. 精神价值观　精神价值观作为健康的重要影响因素，决定着病人是否就诊、用药、采用治疗性饮食方式、同意手术或实行一个生命意愿，从而可影响健康决策和健康结局。

（二）社会评估

1. 角色　了解有无角色功能紊乱，确认病人在家庭、工作和社会生活中所承担的角色和身份，对病人角色的接受、适应程度，帮助其适应角色变化。

2. 文化　了解文化特征、理解健康行为、工作和学习形态；过去一年中所经历的压力程度；面对压力、紧张、寂寞和焦虑时通常采取的应对机制；提供符合病人文化需求的护理。

3. 家庭　从家庭整体出发判断病人健康，了解病人的经济收入；病人的健康状况是否会影响收入；家庭成员构成能否满足病人的健康、照顾的需求；寻找影响病人健康的家庭因素，以及经济方面和家庭方面有无顾虑，指导家庭护理计划。

4. 环境　包括休闲、活动、工作方式及居住地和房屋种类。明确环境中现存的或潜在的影响健康的危险因素，指导制定环境干预措施。

理论与实践　　　　　心理评估的主要目的是评估病人在疾病发生时的心理过程，评估内容有：认知过程、情感与应激、健康行为、自我概念、精神价值观。

【辅助检查】

（一）实验室检查

1. 阴道分泌物检查

（1）分泌物涂片检查：主要检查阴道清洁度、是否有念珠菌、滴虫、线索细胞等。

（2）分泌物培养：包括一般细菌培养、淋球菌培养，支原体、衣原体培养等。

2. 宫颈癌筛查有两种方法

（1）宫颈薄层液基细胞学检查（Thinprep cytologic test，TCT）：主要检查宫颈细胞是否出现异常。

（2）高危型人乳头瘤病毒（human papilloma viruses，HPV）检测：主要检测宫颈是否存在病毒感染。

（二）心电图检查

心电图（electrocardiogram）是利用心电图机从体表记录心脏每一心动周期所产生的电活动变化图形的技术。是检查心脏功能以及心脏疾病的常用方法，也是妇科住院病人最基本的检查项目之一。心电图检查的应用范围很多，诊断心律失常最为精确；在诊断心肌梗死时心电图也能较精确地表明病变的部位。如果妇科病人合并有心脏病者，仅做一般心电图检查是不够的，应该再做进一步的检查，包括24小时心电图动态观测、心脏超声检查等，全面综合分析，才能做出正确的判断。以便得到及时合理的治疗。

（三）影像检查

1. 盆腔 B 型超声检查（简称 B 超）有两种途径

（1）经腹部 B 超检查：检查前病人憋尿，在膀胱充盈情况下进行。有时病人膀胱充盈不够、或者腹腔内肠管胀气，可能影响检查效果。

（2）经阴道 B 超检查：此方法仅适用于有性生活的女性，病人不需要憋尿，可以更快捷、直观、准确判断盆腔内尤其是子宫内膜病变。

2. X 线检查

（1）子宫输卵管碘油造影：适用于不孕症病人检查输卵管是否存在病变、了解宫腔形态、病变、粘连。

（2）X 线胸片：主要用于妇科恶性肿瘤肺转移的诊断。

3. MRI、CT、PET-CT 检查　MRI、CT 分辨率高，能清晰地显示肿瘤的大小、性质及浸润和转移情况，目前被广泛应用于妇科肿瘤的诊断和术前评估，MRI 对卵巢肿瘤的定位诊断特异性优于 CT。PET-CT 常被用于妇科恶性肿瘤诊断、鉴别诊断、预后评价及复发诊断等。

4. 其他　腹腔镜、宫腔镜检查和手术是妇科最常见操作技术之一，是一些妇科疾病诊断的金标准和治疗的最佳方式。

【护理诊断/问题】

护理诊断是对病人就医诊治过程中出现的生理、社会心理、精神等方面问题的阐述，这些问题可以通过护理措施解决。护理人员在对病人进行全面客观的护理评估后，提出护理诊断或问题，确定护理目标，制订出相应的护理措施并实施，最后进行结果评价。

（一）护理诊断排序

在书写护理诊断时，应按照紧迫性重要性排序，通常将威胁病人生命、需要立即解决的问题放在首位，以便护士能根据病情轻重采取先后行动。护理诊断可按照马斯洛的基本需要层次分类，也可按照戈登的11个功能健康形态分类。我国大多采用北美护理诊断协会（north American nursing diagnosis association，NANDA）2000年提出的护理诊断。目前NANDA-I（2015—2017）护理诊断已增至235项。

（二）妇科病人常见的护理诊断

依据NANDA-I（2015—2017）护理诊断一览表选择妇科常见的护理诊断（附表13-1）。

第二节　妇科护理病历书写

护理病历书写是指护士将通过问诊、体格检查、实验室及其他辅助检查获得的资料进行归纳、分析和整理，进而形成书面记录或电子记录的行为。目前全国各医院护理病历记录的方式不尽相同，但遵循的原则是一致的，尽可能都表格化。设计表格栏目时要突出重点内容，避免繁琐，并留有空白项目，记录未设定的项目。设立病情观察记录栏，在设定项目不能表述清楚病情时用文字记录。书写内容应当与其他病历资料有机结合，相互统一，避免重复和矛盾。

【基本原则与要求】

1. 护理病历记录应当客观、真实、准确、及时、完整。

2. 护理人员对住院病人实行分级护理，按护理级别执行各项护理措施，根据病人病情需要记录。

3. 护理病历基本采用表格式，眉栏共同项目包括：病人姓名、科别、床号和住院病案号。

4. 护理病历书写记录者须签全名。试用期护士书写的护理文书，由注册护士及时审阅并签名。

5. 护理病历应当文字工整，图表、字迹清晰，语句表述准确、通顺，符号、标点应用正确。

6. 书写护理病历时使用规范汉字，简体字，语句中数字可使用汉字，双位数以上则一律使用阿拉伯数字。

7. 护理病历一律采用中华人民共和国法定计量单位，护理病历中日期为单位数时，前面加零占位。

8. 因抢救急危病人，未能及时书写护理病历，要在小时6之内及时根据实际情况补充完善记录。

9. 各医疗机构对归档前的护理病历，由专人按《护理文书质量评定标准》进行认真审核后归档。

【归档护理病历种类】

妇科归档护理病历，通常包括以下几部分：首次入院护理评估单和出院小结及护理指导（大部分医院都在书写）、体温单、医嘱单、手术清点记录、三方核查单、病人护理记录单。护理文书均已采用表格式，目前国内医院以信息系统为平台，开发和研制符合本院需求电子病历系统，绝大部分地区采取医疗、护理病历电子记录。

（一）首次入院护理评估单

首次入院护理评估单是对新入院病人进行初步评估，并通过评估找出病人的健康问题，确立护理诊断。

1. 记录对象　所有新入院病人。

2. 书写要求

（1）病人入院24小时内由责任护士或值班护士书写首次护理评估记录。

（2）填写要求无漏项，眉栏要填写完整，凡栏目前面有"□"，应当根据评估结果，在相应"□"内打"√"，有横线的地方根据评估结果填写具体的内容。

（3）年龄为实足年龄。

（4）责任护士或值班护士必须通过与病人交谈、观察、体格检查、查阅记录及诊断报告等方式取得病人各项健康资料，经护理评估后逐项填写并签名。

3. 记录格式及内容（附表13-2）

（二）出院小结及护理指导

住院病人出院前，由责任护士或值班护士对病人及其家属进行健康教育并书写出院小结及护理指导。

1. 记录对象　所有出院病人。

2. 书写要求

（1）住院病人在下达出院医嘱24小时内，由责任护士或值班护士书写出院小结。

（2）填写要求无漏项，凡栏目前面有"□"，应当根据评估结果，在相应"□"内打"√"，有横线的地方根据评估结果填写具体的内容。

（3）责任护士或值班护士要根据病情、治疗方案及医嘱对病人进行出院护理指导。

（4）责任护士或值班护士逐项填写并签名。

3. 记录格式及内容（附表13-3）

（三）护理记录单

护理记录以表格式护理记录单的形式记录，按护理病历基本原则与要求书写。表格设计要简化、实用，栏目要突出重点内容，避免繁琐，并留有空白项目，记录未设定的项目。设立病情观察记录栏，在设定项目不能表述清楚病情时用文字记录。目前部分地区根据病人病情需要和医嘱种类，打破危重、一般病人的界限，只要病情明显变化都要及时记录。除重症监护病房外，把病重（病危）病人护理记录统一修订为护理记录单，简化护理记录时应以法律责任和病人安全为底线，要遵照一定原则，书写内容应当与其他病历资料有机结合，相互统一，避免重复和矛盾。

1. **护理记录单内容**　护理记录单内容包括病人科室、姓名、年龄、性别、床号、病案号、入院日期、诊断、记录日期和时间,根据专科特点需要观察、监测的项目以及采取的治疗和护理措施、护士签名、页码等。

2. **妇科护理记录单适用范围**

(1)病人大手术后、一级护理病情不稳定病人及特殊病人、老年及高危病人等应按照护理常规的要求观察记录。

(2)实施特殊侵入性的护理记录时,操作者对评估、告知及效果等应进行记录。

(3)对于接受特殊治疗,需密切连续观察治疗效果的情况应记录。

(4)输血病人应记录输血量、血型、开始输入和结束时间、输血过程中有无反应等。

(5)住院病人外出不归有发生交通事故或出现猝死等意外的危险,病人入院时,应明确告知住院期间不得离院,应将当时的情况全面真实的记录。

(6)发生病人自杀、坠床、跌倒等不良事件时,护士应及时记录发生经过,一旦发生纠纷可提供有效证据。

3. **妇科护理记录格式**(附表13-4)

(四)其他与妇科相关的归档护理病历

体温单、医嘱单、手术清点记录、三方核查、临床路径等,护理记录本章不做详细介绍。各医院可以根据国家要求,结合本地实际情况,设计符合专科特点表格式护理病历。

附表 13-1　妇科常见的护理诊断

1. 健康管理无效（ineffective health management）
2. 不依从行为（noncompliance）
3. 有体液不足的危险（risk for deficient fluid volume）
4. 排尿障碍（impaired urinary elimination）
5. 有排尿功能改善的趋势（readiness for enhanced urinary elimination）
6. 尿潴留（urinary retention）
7. 失眠（insomnia）
8. 睡眠形态紊乱（disturbed sleep pattern）
9. 活动无耐力（activity intolerance）
10. 有活动无耐力的危险（risk for activity intolerance）
11. 自我忽视（self-neglect）
12. 知识缺乏（deficient knowledge）
13. 有知识增进的趋势（readiness for enhanced knowledge）
14. 有自我认同紊乱的危险（risk for disturbed personal identity）
15. 有长期低自尊的危险（risk for chronic low self-esteem）
16. 生育进程无效（ineffective childbearing process）
17. 有生育进程改善的趋势（readiness for enhanced childbearing process）
18. 有生育进程无效的危险（risk for ineffective childbearing process）
19. 焦虑（anxiety）
20. 恐惧（fear）
21. 应对无效（ineffective coping）
22. 无能性家庭应对（disabled family coping）
23. 有复杂性悲伤的危险（risk for complicated grieving）
24. 情绪调控受损（impaired mood regulation）
25. 无能为力感（powerlessness）
26. 有无能为力感的危险（risk for powerlessness）
27. 独立决策能力减弱（impaired emancipated decision-making）
28. 有独立决策能力增强的趋势（readiness for enhanced emancipated　decision-making）
29. 有独立决策能力减弱的危险（risk for impaired emancipated　decision-making）
30. 有感染的危险（risk for infection）
31. 有出血的危险（risk for bleeding）
32. 有手术期体位性损伤的危险（risk for perioperative positioning injury）
33. 有尿道损伤的危险（risk for urinary tract injury）
34. 口腔黏膜受损（impaired oral mucous membrane）
35. 有口腔黏膜受损的危险（risk for impaired oral mucous membrane）
36. 有压疮的危险（risk for pressure ulcer）
37. 皮肤完整性受损（impaired skin integrity）
38. 有皮肤完整性受损的危险（risk for impaired skin integrity）
39. 术后康复迟缓（delayed surgical recovery）
40. 有术后康复迟缓的危险（risk for delayed surgical recovery）
41. 组织完整性受损（impaired tissue integrity）
42. 有组织完整性受损的危险（risk for impaired tissue integrity）
43. 有过敏反应的危险（risk for allergy response）
44. 体温过高（hyperthermia）
45. 体温调节无效（ineffective thermoregulation）
46. 舒适度减弱（impaired comfort）
47. 有舒适增进的趋势（readiness for enhanced comfort）
48. 恶心（nausea）
49. 急性疼痛（acute pain）
50. 慢性疼痛（chronic pain）

附表 13-2　首次入院护理评估单

姓名_____ 性别_____ 年龄_____ 床号_____ 科室_____ 病案号_____ 入院时间_____

入院诊断 :_____

入院方式 : □步行　□扶行　□轮椅　□平车推送　□其他_____

病人来自 : □门诊　□急诊　□其他_____

资料来源 : □病人　□亲属　□病历　□其他_____

生理评估　　生命体征　体温_____℃　脉搏_____次 / 分　血压_____mmHg

　　　　　　　　　　　身高_____cm　体重_____kg

　　　　　　　　　　　呼吸 : □正常　□呼吸困难　□喘息

　　　　　　　　　　　辅助器 : □吸氧　□插管　□呼吸机　□其他_____

　　　　　意识状态　意识 : □清醒　□嗜睡　□意识模糊　□昏睡　□昏迷

　　　　　感觉　　　言语 : □未能评估　□正常　□言语困难　□失语　□其他_____

　　　　　　　　　　视觉 : □未能评估　□正常　□近视　□远视　□老视

　　　　　　　　　　　　　□视力下降　□左　□右　□盲　□左　□右　□其他_____

　　　　　　　　　　听觉 : □未能评估　□正常　□弱听　□左　□右

　　　　　　　　　　　　　□失听　□左　□右　□助听器　□其他_____

　　　　　　　　　　疼痛 : □未能评估　□无　□有　部位_____

　　　　　皮肤　　　颜色 : □正常　□苍白　□发红　□黄染　□发绀　□色素沉着

　　　　　　　　　　异常 : □斑点　□丘疹　□水疱或硬结　□水肿　□其他_____

　　　　　　　　　　伤口 / 压疮部位大小_____cm　其他_____

　　　　　　　　　　清洁情况 : □良好　□一般　□差

　　　　　饮食　　　进食情况 : □正常　□食欲欠佳　□食欲亢进　□吞咽困难

　　　　　　　　　　　　　　□恶心　□呕吐　□其他_____

　　　　　　　　　　饮食形态 : □普食　□软食　□半流食　□流食　□禁食

　　　　　　　　　　　　　　□其他_____

　　　　　　　　　　食物过敏 : □无　□有　其他_____

　　　　　睡眠　　　时间 : □正常　□入睡困难　□多梦　□早醒　□失眠　□其他_____

　　　　　　　　　　睡眠辅助 : □无　□有　方式 : 睡眠累计小时 / 天

　　　　　排泄　　　排便 : □正常　□便秘　□腹泻　□失禁　□造口　□其他_____

　　　　　　　　　　排尿 : □正常　□失禁　□排尿困难　□尿潴留

　　　　　　　　　　　　　□留置导尿管　□其他_____

　　　　　自理能力　自我照顾能力 : □自理　□部分依赖　□完全依赖

　　　　　　　　　　活动能力 : □行动正常　□使用辅助器　□间歇性跛行

　　　　　　　　　　　　　　□无法行动　□其他_____

　　　　　　　　　　辅助工具 : □无　□有(□眼镜　□隐形眼镜　□助听器　□义齿)

专科评估　既往史 : □无　□有

月经史 :_____

　　　　　生育史 : □无　□有　末次人流时间 :_____

　　　　　　　　　　　　　　末次生产时间 :_____

　　　　　阴道排液 : □无　□有(□脓性　□血性)

　　　　　白带 : □正常　□异常　外阴 : □正常　□异常

　　　　　阴道 : □正常　□异常　宫颈 : □正常　□异常

　　　　　子宫 : □正常　□异常　附件 : □正常　□异常

其他　　　　药物过敏史：□不知道　□无　□有种类：＿＿＿＿＿＿＿＿

口服抗凝药：□无　□有

嗜好：□无　□有（□烟　□酒　□其他＿＿＿＿＿＿＿＿＿＿）

卫生状态：□清洁　□不清洁

心理评估　　语言表达：□未能评估　□正常　□少话　□滔滔不绝　□应对适宜

□其他＿＿＿＿＿＿＿＿＿＿＿＿＿＿＿＿＿＿＿＿＿

自我感觉：□未能评估　□良好　□不良

情绪状态：□未能评估　□正常　□紧张　□焦虑　□抑郁　□愤怒　□恐惧　□绝望

对疾病的认识：□完全明白　□部分了解　□完全不知

社会评估文化程度：□文盲　□学龄前　□小学　□中学　□高中　□中专　□大专

□大学及以上

婚姻：□未婚　□已婚　□离婚　□丧偶　职业：＿＿＿＿民族：＿＿＿＿

家庭同住人口构成：□父母　□配偶　□子女　□独居　□其他＿＿＿＿＿＿

家庭对病人健康需要：□能满足　□不能满足　□忽视　□过于关心

费用支付：□医保　□自费　□其他＿＿＿＿＿＿＿＿＿

联系人姓名：＿＿＿＿＿＿电话：＿＿＿＿＿＿与病人关系：＿＿＿＿＿＿

潜在护理风险跌倒/坠床的风险：□有　□无　压疮的风险：□有　□无

脱管的风险：□有　□无　约束的风险：□有　□无

入院护理指导：□自我介绍　□环境介绍　□住院须知/病室规定介绍　□呼叫器使用

□床单位使用　□作息制度　□订餐制度　□贵重物品保管

□探视陪伴制度　□防跌倒　□医生查房时间

护理诊断与相关因素

1. ＿＿＿＿＿＿＿＿＿＿＿＿＿＿＿＿＿＿＿＿＿＿＿＿＿＿＿＿＿＿＿＿＿＿＿＿

2. ＿＿＿＿＿＿＿＿＿＿＿＿＿＿＿＿＿＿＿＿＿＿＿＿＿＿＿＿＿＿＿＿＿＿＿＿

3. ＿＿＿＿＿＿＿＿＿＿＿＿＿＿＿＿＿＿＿＿＿＿＿＿＿＿＿＿＿＿＿＿＿＿＿＿

执行护士：＿＿＿＿＿＿＿＿＿执行日期：＿＿＿＿＿＿＿＿＿时间：＿＿＿＿＿＿＿＿＿

附表 13-3　出院小结及护理指导表

出院日期：＿＿＿＿＿＿＿＿＿＿出院时间：＿＿＿＿＿＿＿＿＿＿出院诊断：＿＿＿＿＿＿＿＿＿＿

出院方式：□步行　□轮椅　□平车　□死亡　手术名称：＿＿＿＿＿＿＿＿＿＿＿＿＿＿＿

饮食：□饮食注意事项

活动与休息：□活动与休息方式及注意事项

出院用药：□无　□出院用药指导　复诊：□不需要　□按医生要求复诊

执行护士：＿＿＿＿＿＿＿＿＿执行日期：＿＿＿＿＿＿＿＿＿时间：＿＿＿＿＿＿＿＿＿

附表 13-4 护理记录单

姓名　　性别　　年龄　　科别　　床号　　入院日期　　诊断　　病案号

日期	时间	意识	体温 ℃	脉搏 心率 次/分	呼吸 次/分	血压 mmHg	血氧饱和度 %	吸氧 L/min	入量		出量			皮肤情况	管路护理名称	病情观察及措施	护士签名
									名称	ml	名称	ml	颜色性状				

第　　页

注：意识的填写　　代码为：1 清醒 2 模糊 3 谵妄 4 嗜睡 5 昏睡 6 浅昏迷 7 中昏迷 8 深昏迷

　　皮肤情况的填写　　代码为：1 正常 2 压疮 3 出血点 4 破损 5 水肿 6 其他

本表仅为参考，各医院应根据本院各专科特点设定记录项目

（陈　洁）

学习小结

病史采集 {
  一般资料
  主诉：阴道流血量、白带异常、下腹痛、外阴瘙痒等
  现病史、既往史、月经史、生育史、家族史
}

体格检查 {
  全身检查
  腹部检查：视诊、触诊、听诊、叩诊
  盆腔检查 {
    1.包括外阴、阴道、宫颈、宫体及双侧附件
    2.检查方法：双合诊、三合诊、直肠-腹部诊
  }
}

心理-社会评估 {
  心理评估
  社会评估
}

辅助检查 {
  实验室检查 {
    阴道分泌物检查
    宫颈癌筛查：TCT、HPV
  }
  心电图检查
  影像检查 {
    盆腔B型超声检查
    X线检查
    MRI、CT、PET-CT检查
  }
}

妇科护理评估

妇科护理病历书写 {
  基本原则与要求
  归档护理病历种类 {
    首次入院护理评估单
    出院小结
    护理记录单、体温单、医嘱单、手术清点记录等
  }
}

复习参考题

1. 妇科护理评估的基本方法包括哪些？

2. 写出 5 个妇科病人常见的护理诊断。

3. 妇科归档护理病历包括哪些内容？

女性生殖系统炎症病人的护理

14

学习目标

掌握 外阴炎、阴道炎、宫颈炎、盆腔炎症的临床表现、处理原则和护理要点。

熟悉 女性生殖系统的自然防御功能；女性生殖系统炎症的病原体及传染途径。

了解 女性生殖系统炎症常采用的检查项目。

第一节　女性生殖系统炎症的概述

女性生殖系统炎症是女性生殖系统的常见病、多发病，主要包括外阴炎、阴道炎、子宫颈炎及盆腔炎。引起炎症的病原体包括细菌、病毒、真菌及原虫等。女性生殖系统具有自然防御功能，但是外阴前与尿道毗邻，后与肛门邻近，易受污染；外阴与阴道又是性交、分娩及各种宫腔操作的必经之道，容易受到损伤及各种外界病原体的感染。此外，妇女在特殊生理时期如月经期、妊娠期、分娩期和产褥期，防御功能受到破坏，机体免疫功能下降，病原体容易侵入生殖道形成炎症。炎症可以急性发作，也可由于病人抵抗力低、治疗不及时、不彻底而转变为慢性炎症，重者可引起败血症甚至感染性休克而致死亡。因此，对于生殖系统炎症应积极防治。

【女性生殖系统的自然防御功能】

女性生殖系统的解剖、生理特点有较完善的自然防御功能，包括以下几方面：

1. **外阴**　两侧大阴唇自然合拢，可遮盖阴道口和尿道口，防止外界微生物的污染。

2. **阴道**　由于盆底肌的作用，使阴道口闭合，阴道壁前后紧贴在一起，可防止外界污染。经产妇阴道较松弛，这种防御功能下降。此外，在雌激素作用下，阴道上皮增生变厚，并含有丰富糖原，在乳杆菌作用下被分解成乳酸，使阴道维持正常的酸性环境（pH 3.8～4.4）增强对病原体的抵抗力，即阴道的自净作用。

3. **子宫颈**　宫颈内口紧闭，子宫颈管分泌的黏液形成胶冻状黏液栓，可防止上生殖道感染。此外黏液栓内含有溶菌酶、乳铁蛋白等，可抑制病原菌侵入子宫腔及内膜。

4. **子宫内膜**　子宫内膜的周期性剥脱，有利于消除宫腔内感染。此外，子宫内膜分泌液也含有乳铁蛋白、溶菌酶，可抑制病原体侵入子宫内膜。

5. **输卵管**　黏膜上皮细胞的纤毛向子宫腔方向摆动以及输卵管的蠕动，有利于阻止病原体的侵入。输卵管分泌液与子宫内膜分泌液一样，含有乳铁蛋白、溶菌酶，清除偶尔进入输卵管的病原体。

6. **生殖道的免疫系统**　生殖道黏膜，如宫颈和子宫聚集有不同数量的淋巴组织及散在的淋巴细胞，包括 T 细胞、B 细胞。此外，中性粒细胞、巨噬细胞、补体以及一些细胞因子，均在局部有重要的免疫功能，发挥抗感染作用。

【病原体】

女性生殖道中常见的病原体是细菌，如葡萄球菌、链球菌、大肠埃希菌、厌氧菌等；此外，阴道毛滴虫、白假丝酵母菌、疱疹病毒、人乳头状瘤病毒等都是导致炎症发生的主要病原体。随着性传播疾病发病率的增加，淋病奈瑟氏双球菌、苍白密螺旋体、沙眼衣原体、支原体等也成为常见的病原体。

【传染途径】

1. **上行蔓延**　病原体侵入外阴、阴道后，或阴道内的菌群沿黏膜面经宫颈、子宫内膜、输卵管黏膜至卵巢及腹腔，是非妊娠期、非产褥期盆腔炎性疾病的主要感染途径。淋病奈瑟菌、沙眼衣原体及葡萄球菌等沿此途径扩散（图14-1）。

2. **血液循环播散** 病原体先侵入人体其他器官组织,再通过血液循环侵入生殖器官,是结核杆菌的主要传播途径(图 14-2)。

3. **淋巴系统蔓延** 细菌经外阴、阴道、宫颈及宫体创伤处的淋巴管侵入盆腔结缔组织及内生殖器其他部分,是产褥感染、流产后感染及放置宫内节育器后感染的主要传播途径,多见于链球菌、大肠埃希菌、厌氧菌感染(图 14-3)。

4. **直接蔓延** 腹腔脏器感染后直接蔓延到内生殖器,如阑尾炎可引起输卵管炎。

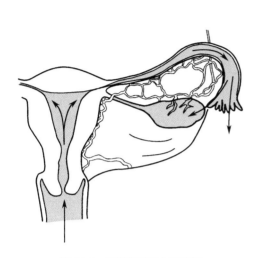

图 14-1 炎症经黏膜上行蔓延

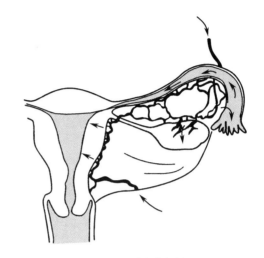

图 14-2 炎症经血行蔓延

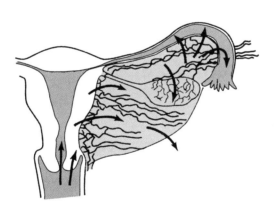

图 14-3 炎症经淋巴系统蔓延

【炎症的发展与转归】

1. **痊愈** 机体抵抗力较强、病原体致病力较弱、抗生素使用恰当、治疗及时,炎症被控制,病原体被完全消灭为痊愈。

2. **转为慢性炎症** 炎症未得到彻底、及时治疗或病原体对抗生素不敏感,机体防御功能与病原体的致病作用处于相持状态,使炎症长期存在。当机体抵抗力强时,炎症被控制并趋于好转;一旦机体抵抗力下降,慢性炎症还可以急性发作。

3. **炎症扩散与蔓延** 当机体抵抗力低下,病原体致病作用较强时,炎症可通过淋巴扩散、血行扩散或局部蔓延等途径扩散至其他器官。严重时还可形成败血症而危及生命。此种情况因抗生素的发展已不多见。

第二节 外阴、阴道炎病人的护理

一、外阴炎病人的护理

外阴炎(vulvitis)主要指外阴部的皮肤和黏膜的炎症。因外阴部暴露在外,与尿道、肛门、阴道邻近,因此易发生炎症,尤以大、小阴唇炎症多见。

【病因】

阴道分泌物、经血、尿液、粪便等的刺激均可引起外阴的炎症;其次,粪瘘病人的粪便、尿瘘病人的尿液、糖尿病病人糖尿的长期刺激可引起外阴炎症;另外,卫生巾过敏、长期穿紧身化纤内裤等可引起外阴部炎症。

【护理评估】

(一)健康史

注意了解有无诱发因素,有无白带增多,粪便、尿液刺激皮肤;了解病程,包括疾病史、分娩史、手术史,治疗、用药情况及效果等。

(二)身体状况

1. **症状** 外阴瘙痒、疼痛、灼热,于活动、性交、排尿及排便时加重。
2. **体征** 检查可见外阴局部充血、肿胀、糜烂,有抓痕,局部红肿、湿疹,偶见溃疡,慢性炎症可使皮肤黏膜粗糙、增厚、皲裂,甚至苔藓样变。

(三)心理-社会状况

了解病人对症状的反应,有无烦躁、不安等心理。了解病人及家属对疾病的看法,有无社交障碍及对疾病的担忧。

(四)辅助检查

可行阴道分泌物检查,寻找病原体。

(五)治疗原则

消除病因,处理原发疾病,如治疗糖尿病、及时修补尿瘘和粪瘘;保持局部清洁、干燥;主要采用坐浴、上药等局部治疗去除病因,积极治疗阴道炎、生殖道瘘、糖尿病。

【护理诊断/问题】

1. **组织完整性受损** 与外阴瘙痒有关。
2. **舒适度减弱** 与外阴肿胀、灼痛及瘙痒有关。

【护理目标】

1. 病人外阴皮肤完整性受到保护。

2. 病人自述舒适感增强。

【护理措施】

1. **心理护理** 鼓励病人诉说心中感受,消除病人错误的疾病认识,积极规范接受治疗。

2. **坐浴** 坐浴溶液的浓度应严格按比例配制,可用 1∶5000 高锰酸钾液坐浴,水温为 41～43℃,每日 2 次,每次 15～30 分钟。坐浴时要将会阴部完全浸没于溶液中,月经期、阴道流血时应停止坐浴。

3. **局部用药** 坐浴后外阴部立即涂抹适量抗生素软膏,也可用微波或红外线照射以增强疗效。

4. **健康教育** 向病人宣传相关知识,指导病人注意个人卫生,每天清洗外阴、更换内裤,尤其是月经期、产褥期等特殊时期,保持外阴部清洁;内裤应通透性好并经常更换;外阴局部勿用肥皂或刺激性药物擦洗;治疗期间尽量勿搔抓外阴,以免局部破溃继发感染。

【护理评价】

1. 病人受损的外阴皮肤逐步愈合。

2. 病人睡眠良好,生活形态正常。

二、前庭大腺炎病人的护理

前庭大腺炎(bartholinitis)是病原体侵入前庭大腺引起的炎症。包括前庭大腺脓肿和前庭大腺囊肿,前庭大腺位于两侧大阴唇下 1/3 深部,其直径约为 0.5～1cm,腺体开口于小阴唇与处女膜之间,主要在性兴奋时分泌黏液。前庭大腺炎多见于育龄妇女。

【病因】

前庭大腺炎主要病原体为葡萄球菌、大肠埃希菌、淋病奈瑟菌及沙眼衣原体等,于流产、分娩、性交等情况下污染外阴时,易使病原体侵入而引起炎症。炎症急性发作时,病原体首先侵及腺管,形成前庭大腺导管炎,腺管开口处可肿胀而致分泌物或脓液外流不畅形成脓肿,称之为前庭大腺脓肿。急性炎症消退后,腺管口粘连闭塞,分泌物不能排出,脓液逐渐转为清液而形成前庭大腺囊肿。

【护理评估】

(一)健康史

了解病人有无不良卫生习惯,既往有无前庭大腺炎或外阴阴道炎等病史,既往婚育史、月经史有无异常等。

(二)身体状况

1. **症状** 前庭大腺炎多发于单侧,急性期表现为大阴唇下 1/3 处疼痛、肿胀、有灼热感,严重时走路受限，有时可以导致大小便困难，可伴有发热、周身不适、乏力等。若慢性期囊肿小，常无不适症状；囊肿大时，病人可有性交不适或外阴坠胀感。

2. **体征**　检查局部可见皮肤红肿、发热、压痛明显。腹股沟淋巴结可不同程度增大。当脓肿形成时，触之有波动感，脓肿直径可达 5～6cm。脓肿可自行破溃，引流良好者，炎症消退而自愈；如引流不畅，炎症持续不退或反复发作。

（三）心理 - 社会状况

评估病人有无因炎症反复发作影响生活，家人的支持程度，病人及家属对该疾病的认识及应对情况。

（四）辅助检查

可做白细胞计数检查，穿刺液细菌培养。

（五）治疗原则

急性期抗感染治疗，根据前庭大腺开口处分泌物细菌培养选用敏感抗生素，也可选用清热、解毒的中药局部热敷；卧床休息，保持外阴清洁；脓肿形成后需行切开引流及造口术，保持引流畅通；囊肿小可定期检查，囊肿大可行囊肿造口术。

【护理诊断 / 问题】

1. **组织完整性受损**　与手术或脓肿自行破溃有关。
2. **疼痛**　与局部炎性刺激有关。

【护理目标】

1. 病人疼痛程度减轻或消失。
2. 病人皮肤完整。

【护理措施】

1. **一般护理**
（1）急性期嘱患者卧床休息。
（2）高热时给予高热量、高蛋白、高维生素及易消化的饮食。
2. **心理护理**　耐心细致地向病人讲解病情相关知识，解除思想顾虑。
3. **病情观察**
（1）观察局部皮肤和体温变化。
（2）作脓肿切开或囊肿造口术时，观察病人自觉症状。
4. **用药护理**
（1）遵医嘱给予抗生素，必要时遵医嘱给予止痛剂。
（2）保持外阴清洁。造口术后局部放置引流条，应每日更换，用氯己定棉球擦洗外阴，2 次 / 日。
（3）伤口愈合后可用呋喃西林溶液坐浴，2 次 / 日。

5. **健康指导**　指导病人注意外阴部的清洁卫生；月经期、产褥期禁止性交；月经期使用消毒卫生巾预防感染，如有异常及时就诊。

【护理评价】

1. 病人的伤口愈合好。
2. 病人自诉疼痛减轻或消失。

三、阴道炎病人的护理

案例14-1

　　某女士，已婚，35岁，自诉白带增多，外阴瘙痒伴灼热感1天。妇科检查：阴道黏膜充血(++)，有散在红色斑点，白带呈豆渣样，灰黄色，有腥臭味。临床诊断为"外阴阴道假丝酵母菌病"。

　　思考：

　　1. 提出该病人目前主要的护理问题？

　　2. 针对护理问题采取哪些护理措施？

　　阴道炎是妇科常见病，各年龄女性均可发病。主要包括滴虫阴道炎、外阴阴道假丝酵母菌病、萎缩性阴道炎和细菌性阴道病等。

（一）滴虫阴道炎

滴虫阴道炎(trichomonal vaginitis)是由阴道毛滴虫引起的、最常见的阴道炎症。

【病因】

　　阴道毛滴虫外观呈梨形，其顶端有4根鞭毛，体部有波动膜，后端有轴柱凸出（图14-4）。活的阴道毛滴虫透明无色，呈水滴状，鞭毛随波动膜的波动而活动。温度25～40℃、pH 5.2～6.6的潮湿环境最适宜其生长繁殖。

　　月经前、后阴道pH值发生变化，月经后接近中性，故隐藏在腺体及阴道皱襞中的滴虫于月经前、后常得以繁殖，引起炎症的发作。另外，妊娠期、产后等阴道环境也发生改变，适于滴虫生长繁殖而发生滴虫阴道炎。滴虫能消耗或吞噬阴道上皮细胞内的糖原，阻碍乳酸生成，以降低阴道酸度而有利于繁殖。滴虫阴道炎病人的阴道pH值一般在5.0～6.5，多数>6.0。滴虫不仅寄生于阴道，还常侵入尿道或尿道旁腺，甚至膀胱、肾盂以及男方的包皮皱褶、尿道或前列腺中。滴虫能消耗氧，使阴道成为厌氧环境，利于厌氧菌繁殖，约60%病人合并有细菌性阴道病。

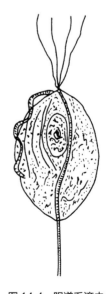

图14-4　阴道毛滴虫

【传播途径】

1. **直接传播** 经过性交途径传播。

2. **间接传播** 经游泳池、浴盆、浴巾、坐便器、衣物等传播,还可经过污染的污染的器械及敷料传播。

【临床表现】

1. **症状** 滴虫性阴道炎潜伏期为 4～28 天。典型症状是阴道分泌物增加伴瘙痒。典型的分泌物呈稀薄泡沫状,如有其他细菌混合感染白带可呈黄绿色、血性、脓性且有臭味。瘙痒部位在阴道口和外阴,局部灼热、疼痛、性交痛,如有尿道口感染可有尿频、尿痛甚至血尿。阴道毛滴虫能吞噬精子并能阻碍乳酸生成,影响精子在阴道内生存造成不孕。少数滴虫感染者无症状称带虫者。

2. **体征** 阴道检查时可见阴道黏膜充血,严重时有散在出血点,甚至宫颈有出血点,形成宫颈"草莓样"外观,后穹窿白带较多,呈泡沫状、稀薄脓性。少数病人阴道内有滴虫但无炎症反应,称为带虫者。

3. **辅助检查** 采用生理盐水悬滴法在阴道分泌物中找到滴虫。

(1)悬滴法:在玻片上加 1 滴温生理盐水,在阴道侧壁处取典型分泌物混于生理盐水中,在低倍镜下检查。如有滴虫可见其呈波动运动而增多的白细胞被推移,阳性率可达 80%～90%。如见到阴道假丝酵母菌孢子和假菌丝为外阴阴道假丝酵母菌病。于高倍光镜下见到 >20% 的线索细胞则为细菌性阴道病。

(2)培养法:适于症状典型而悬滴法未见滴虫者,可取阴道分泌物用培养基培养,其准确率可达 98%。对外阴阴道假丝酵母菌病病人,若有症状而多次湿片法检查为阴性;或为顽固病例,为确诊是否为非白假丝酵母菌感染,也可采用培养法。

【治疗原则】

杀灭阴道毛滴虫,恢复阴道正常酸碱度,保持阴道自净功能。

1. **全身用药** 初次治疗可单次替硝唑 2g,口服;或甲硝唑 400mg,每日 2 次,连续 7 天,口服吸收效果好,治愈率为 90%～95%,性伴侣应同时治疗。孕早期妇女及哺乳期妇女慎用。

2. **局部用药** 不能耐受口服药或不适宜全身用药者,可阴道局部单独用药,甲硝唑阴道泡腾片 200mg,每晚阴道塞入 1 次,连用 7 天。联合全身用药效果更佳。

3. **顽固性或复发性滴虫性阴道炎** 常为性伴侣间的传播或再感染所致,对前者,尤提倡全身用药,性伴侣同治,治疗期间禁酒,性生活使用安全套。

【护理要点】

1. **指导病人自我护理** 保持外阴清洁、干燥,勿与他人共用浴盆、浴巾等,内裤及清洁会阴用小毛巾应煮沸 5～10 分钟以杀灭病原体,清洁外阴所用器具应消毒,避免重复和交叉感染。

2. **指导病人正确用药** 服用甲硝唑可有胃肠道反应,如恶心、呕吐等,勿空腹服用;甲硝唑可通过胎盘屏障到达胎儿体内,也可从乳汁中排泄,故妊娠 20 周前及哺乳期不宜用药。如采用局部用药,月经期间应停用。

3. **向病人讲明坚持治疗及随访的重要性** 滴虫阴道炎可于月经后复发,治疗时应坚持按疗程用药,连续 3 次检查滴虫阴性者方为治愈。性行为是阴道滴虫传播的主要传播方式,故性伴侣应同时治疗。

(二)外阴阴道假丝酵母菌病

外阴阴道假丝酵母菌病(vulvovaginal candidiasis,VVC)由假丝酵母菌引起,最常见的病原体为白假丝酵母菌,发病率较高。国外资料显示,约 75% 妇女一生中至少患过 1 次外阴阴道假丝酵母菌病,其中 40%～50% 的妇女每年经历过 2 次或更多次外阴阴道假丝酵母菌病。外阴阴道假丝酵母菌病发病率仅次于滴虫阴道炎。

【病因】

假丝酵母菌呈卵圆形,有芽生孢子及假菌丝,此菌不耐热,加热至 60℃持续 1 小时即死亡,但对干燥、日光、紫外线及化学试剂等抵抗力较强。当阴道内糖原增多、酸度增加、局部免疫力下降时,最适合假丝酵母菌繁殖;孕妇、糖尿病病人、接受大量雌激素治疗、长期应用抗生素者、服用皮质类固醇激素或免疫缺陷综合征者易发此症,穿紧身化纤内裤、肥胖者也会因局部湿度增加引起假丝酵母菌繁殖而致阴道炎。

【传播途径】

1. **内源性传播**　是主要的传播方式,假丝酵母菌作为条件致病菌寄生于阴道、口腔及肠道内,且这三个部位的假丝酵母菌可相互传染。

2. 通过性交直接传染。

3. 少数病人可通过接触感染的衣物间接传染。

【临床表现】

1. **症状**　外阴瘙痒难忍、灼痛,严重时坐卧不安,还可伴尿痛及性交痛,部分病人阴道分泌物增多,分泌物由酵母菌和假菌丝及脱落的上皮细胞组成,分泌物特征为白色稠厚豆渣样或凝乳样。

2. **体征**　妇科检查可见外阴水肿,阴道黏膜红肿,常伴有抓痕,严重时皮肤皲裂。小阴唇内侧及阴道黏膜可附着有白色凝乳状物,擦除后露出红肿黏膜面,急性期还可见黏膜糜烂或浅表溃疡。根据本病临床表现、流行病学特点、致病菌种类等可分为单纯性外阴阴道假丝酵母菌病和复杂性外阴阴道假丝酵母菌病。VVC 临床分类见表 14-1。

表 14-1　VVC 临床分类

	单纯性 VVC	复杂性 VVC
临床表现	轻度到中度	重度
真菌种类	白假丝酵母菌	非白假丝酵母菌
发生频率	非经常发作或散发	复发性
宿主情况	免疫功能正常	免疫功能低下,糖尿病、妊娠、使用免疫抑制剂等

3. **辅助检查**　取少许阴道分泌物与 1 滴 10% 氢氧化钾溶液置于玻片上混匀后,在显微镜下找到孢子及假菌丝即可确诊;对有症状而涂片检查为阴性病人,可采用培养法。

【治疗原则】

祛除诱因,根据病人具体情况采用局部或全身用药。

1. 祛除诱因 积极治疗糖尿病,如病情许可停止使用广谱抗生素、皮质类固醇激素及雌激素等。

2. 单纯性 VVC 的治疗 可选择局部用药或全身用药,以局部抗真菌药物为主,全身用药与局部用药疗效相近。常用药物为唑类药物和制霉菌素,唑类药物的疗效好于制霉菌素。

(1)局部药物:①克霉唑栓剂,每晚 1 粒(150mg),置入阴道内,7 天为一疗程;或每天早、晚各 1 粒,每粒 150mg,连用 3 天;②制霉菌素栓剂,每晚 1 粒(10 万 U),置入阴道,10~14 天为一疗程;③咪康唑栓剂,每晚 1 粒(200mg),7 天为一疗程;或每晚 1 粒(400mg),3 天为一疗程。

(2)全身用药:不愿或不能耐受局部用药者、未婚女性可选择全身抗真菌药物,常用药物有:①氟康唑 150mg,顿服;②伊曲康唑 200mg,每日 1 次,连用 3~5 日;也可采用 1 日疗法,每日 400mg,分 2 次服用。

3. 复杂性 VVC 的治疗

(1)严重 VVC 病人,无论是全身用药还是局部用药均应延长治疗时间,局部用药应延长为 7~14 天,若口服氟康唑 150mg,72 小时后应加服 1 次。

(2)复发性 VVC(recurrent VVC),指一年内有 4 次或以上有症状并经真菌学证实的 VVC。其发病机制多不明确,治疗分为初始治疗和维持治疗。初始治疗时局部用药延长为 7~14 天,若口服氟康唑 150mg,应于第 4 日及第 7 日各加服 1 次。常用的维持治疗方法是:氟康唑 150mg,每周用药 1 次,共 6 个月;或克霉唑栓剂,每周 1 粒(500mg),共 6 个月。在治疗前应真菌培养确诊后用药。治疗期间注意药物的毒副作用,一旦发现,应立即停药。

【护理要点】

1. 指导病人局部用药的方法 需阴道用药的病人应洗手后,用示指戴手套将药置入阴道深处。

2. 指导病人自我护理 注意个人卫生,养成健康的卫生习惯,保持外阴清洁,感染的内裤及毛巾等应煮沸消毒。治疗期间应尽量减少性生活或同房时正确使用避孕套。

3. 妊娠合并假丝酵母菌病,以局部用药为主,如克霉唑栓剂,禁用口服唑类药物。

4. 健康教育 向病人讲明发病的原因及治疗方法,鼓励其积极治疗糖尿病,祛除诱因。严格按照医嘱正确使用抗生素、皮质类固醇激素及雌激素等药物,如病情许可应及时停药。为预防女性重复感染,对有症状的性伴侣应进行假丝酵母菌病的检查和治疗。

理论与实践　　　　　　　该病人的主要护理问题是舒适度减弱,与阴道瘙痒灼热、分泌物增多有关。

护理措施:密切病情观察;指导正确用药;进行有效的健康教育,如注意个人卫生、养成良好的卫生习惯、每天清洗外阴并更换内裤、注意经期卫生等。

(三)细菌性阴道病

细菌性阴道病(bacterial vaginosis,BR)是阴道内正常细菌(菌群)生态平衡失调所致。

【病因】

生理情况下，阴道内有各种厌氧菌及需氧菌，其中以产生过氧化氢的乳杆菌占优势。细菌性阴道病时，阴道内乳杆菌减少而其他细菌大量繁殖，主要有加德纳菌、动弯杆菌及其他厌氧菌，厌氧菌的浓度可以是正常妇女的 100~1000 倍，部分病人合并支原体感染。厌氧菌繁殖的同时可产生胺类物质，碱化阴道，使阴道分泌物增多并有臭味。细菌性阴道病是阴道内正常菌群失调引起的一种混合感染，但临床及病理特征无炎症改变。该病曾被命名为嗜血杆菌阴道炎、非特异性阴道炎。

【临床表现】

1. **症状**　主要为阴道内分泌物增多，有鱼腥味，可伴有外阴瘙痒及灼热感。

2. **体征**　阴道分泌物为灰白色、稀薄、黏度低，易于从阴道壁拭去。

3. **辅助检查**　氨臭味实验，取阴道分泌物少许放在玻片上，加入 10% 氢氧化钾 1~2 滴，产生一种烂鱼肉样腥臭气味即为阳性，可诊断细菌性阴道病。

【治疗原则】

合理选用抗厌氧菌药物，抑制厌氧菌生长。常用药物为甲硝唑、克林霉素等，治疗后无症状者不需要常规随访。

1. **口服用药**　甲硝唑 400mg，每日 2 次，7 日为一疗程。克林霉素 300mg，每日 2 次，7 日为一疗程。甲硝唑 2g 效果不理想，目前不再推荐使用。

2. **阴道局部用药**　甲硝唑类栓剂，每晚睡前 1 次，7 日为一疗程；或克林霉素软膏每晚阴道涂抹，每次 5g，7 日为一疗程。

3. **妊娠合并细菌性阴道病的治疗**　由于本病与胎膜早破、早产、绒毛膜羊膜炎等有关，有症状的孕妇及无症状但有胎膜早破、早产等高危因素的孕妇均需要治疗。由于本病在妊娠时可能合并上生殖道感染，可慎重选择口服用药，如甲硝唑 200mg，每日 3 次，7 日一疗程，但用药前应当取得病人及家属的知情同意。

【护理要点】

1. **用药指导**　向病人讲明正确的用药方法，配合治疗。

2. **健康教育**　指导病人保持会阴局部清洁干燥，勤换内裤。

（四）萎缩性阴道炎

萎缩性阴道炎（atrophic vaginitis）是常见于妇女绝经后。妇女绝经后、手术切除卵巢或盆腔放射治疗后，雌激素水平降低，阴道上皮萎缩，黏膜变薄，上皮细胞糖原减少，阴道自净作用减弱，致使病菌易入侵并繁殖，引起炎症。

【临床表现】

1. **症状**　多数为绝经后女性出现外阴瘙痒、灼热感及阴道分泌物增多。阴道分泌物多呈淡黄色稀薄样外观，感染严重者为脓血性白带，伴性交痛。

2. **体征** 妇科查体可见阴道呈萎缩性改变,皱襞消失,阴道黏膜充血,有散在小出血点或出血斑,有时可见浅表溃疡。

【治疗原则】

抑制致病菌生长,补充适量雌激素,增加局部抵抗力。

1. **抑制致病菌生长** 阴道内使用甲硝唑200mg或诺氟沙星100mg,每晚睡前置入阴道,7~10天为1疗程。

2. **增强阴道局部抵抗力** 针对病因可给予雌激素治疗(乳腺癌或子宫内膜癌病人应慎用)。局部用药时,0.5%己烯雌酚软膏阴道局部涂抹,14日为一疗程。也可全身用药,口服尼尔雌醇,首次剂量4mg,以后每2~4周1次,每晚2mg,用药2~3个月。

【护理要点】

1. **用药指导** 向病人讲明用药的目的和方法,配合治疗,用药过程中,如出现异常的阴道出血等症状时,应及时就诊。

2. **健康教育** 指导病人勤换内裤,保持会阴清洁。

第三节 子宫颈炎病人的护理

子宫颈炎(cervicitis)是常见的下生殖道炎症。正常情况下,宫颈具有多种防御功能,包括黏膜免疫、体液免疫及细胞免疫,是阻止下生殖道的病原体进入上生殖道的重要防线,但宫颈也容易受性交、分娩及宫腔操作的损伤,且宫颈管单层柱状上皮抗感染能力较差,容易发生感染。宫颈炎症包括宫颈阴道部及宫颈管黏膜炎症。临床多见的宫颈炎是宫颈管黏膜炎。宫颈炎分为急性宫颈炎和慢性宫颈炎,而慢性宫颈炎是最常见的妇科疾病,一般由急性宫颈炎迁延不愈转变而来,也可为病原体持续感染所致。

【病因及病原体】

研究表明,性交可能是宫颈炎的最大诱因,其次为月经、宫腔手术、游泳、阴道灌洗等。宫颈炎的病原体:①性传播疾病病原体,如沙眼衣原体、淋病奈瑟菌、人乳头瘤病毒、支原体、生殖器疱疹、滴虫等引起;②内源性病原体,如细菌性阴道病、生殖支原体感染有关。但也有部分病人的病原体不清楚。

【护理评估】

（一）健康史

了解婚育史、阴道分娩史、流产史、宫颈损伤、有无产褥感染等情况,评估病人日常卫生习惯及性生活史。

（二）身体状况

1. **症状** 急性子宫颈炎大多数病人无症状，有症状者主要表现为阴道分泌物增多，呈黄色脓性。阴道分泌物刺激可引起外阴瘙痒、灼热感。此外，可出现经量增多、经间期出血、性交后出血等症状。可伴有腰酸及下腹部坠痛，若合并尿路感染，可出现尿急、尿频、尿痛。

慢性子宫颈炎多无症状，少数病人可有阴道分泌物增多，淡黄色或脓性，性交后出血，月经间期出血，偶有分泌物刺激引起外阴瘙痒或不适。

2. **体征** 急性子宫颈炎妇科检查见宫颈充血、水肿、黏膜外翻或黏膜脓性分泌物从宫颈管流出；容易诱发出血。慢性子宫颈炎妇科检查可见子宫颈呈糜烂样改变，或有黄色分泌物覆盖子宫颈口或从子宫颈口流出，也可表现为子宫颈息肉或子宫颈肥大。子宫颈糜烂样改变是一个临床征象，可由生理性原因引起，即子宫颈的生理性柱状上皮异位，多见于青春期、生育年龄妇女雌激素分泌旺盛者、口服避孕药或妊娠期，由于雌激素的作用，鳞柱交界部外移，子宫颈局部呈糜烂样改变。也可为病理性改变，除慢性子宫颈炎外，子宫颈上皮内瘤变、甚至早期子宫颈癌也可呈现子宫颈糜烂性改变。因此，对于子宫颈糜烂样改变者需进行子宫颈细胞学检查和（或）HPV检测，必要时行阴道镜及活组织检查以除外子宫颈上皮内瘤变或子宫颈癌。

（三）心理-社会状况

病人若因不洁性生活史，出现典型的临床症状而产生恐惧心理，但又不敢及时就医或去医院治疗，病人思想负担较重。

（四）辅助检查

子宫颈管分泌物作白细胞检测和病原体检查。宫颈管分泌物可见脓性分泌物，中型粒细胞常>30个/高倍视野；宫颈管分泌物培养可明确病原体。

（五）治疗原则

急性子宫颈炎应针对病原体及时、足量、规范、彻底治疗，同时治疗性伴侣。急性淋病奈瑟菌宫颈炎主张大剂量、单次给药。常用的有第三代头孢类抗生素如头孢曲松钠250mg，单次肌内注射；氨基糖苷类的大观霉素4g，单次肌内注射。沙眼衣原体感染所致的宫颈炎主要有四环素类，如多西环素100mg，2次/日，连服7日；或红霉素类，如阿奇霉素300mg，顿服；或喹诺酮类，如氧氟沙星300mg，2次/日，连服7日。如合并其他感染则按相应病原体处理。

慢性子宫颈炎应先筛查除外子宫颈上皮内瘤变和子宫颈癌，之后不同病变采取不同的治疗方法。对表现为糜烂样改变者，若无症状的生理性柱状上皮异位无需处理。对糜烂样改变伴有分泌物增多、乳头状增生或接触性出血，可给予局部物理治疗，包括激光、冷冻、微波等方法，也可给予中药治疗或其作为物理治疗前后的辅助治疗。

【护理诊断/问题】

1. **组织完整性受损** 与炎性刺激有关。

2. **舒适度减弱** 与阴道分泌物增多、泌尿道系统症状有关。

3. **自尊紊乱** 与社会对性传播疾病的不认同有关。

【护理目标】

1. 病人皮肤完整。

2. 病人舒适度增加。

3. 病人自尊恢复。

【护理措施】

1. **一般护理**　给予高蛋白、高热量、高维生素饮食，适当卧床休息。做好会阴护理，及时更换会阴垫，并保持床单位及衣物清洁。

2. **心理护理**　耐心倾听病人诉说，讲解疾病相关知识，消除其思想顾虑，建立积极治疗的信心。

3. **病情观察**　监测生命体征，发现体温异常或感染性休克的症状及时报告医生、及时处理。此症常合并子宫内膜炎、阴道炎，注意观察有无相关症状出现。

4. **用药护理**　按医嘱规范使用抗生素，观察药物副作用。

5. **物理治疗**　对于慢性子宫颈炎，临床常用的物理治疗方法有激光治疗、冷冻治疗、红外线凝结疗法及微波疗法等。其原理都是将宫颈糜烂面的单层柱状上皮破坏，结痂脱落后新的鳞状上皮覆盖创面，为期3～4周，病变较深者，需6～8周，宫颈恢复光滑外观。物理治疗的注意事项：①治疗前应常规行宫颈癌筛查；②有急性生殖器炎症者列为禁忌；③治疗时间选择在月经干净后3～7天内进行；④物理治疗后应每日清洗外阴2次，保持外阴清洁，在创面尚未愈合期间（4～8周）禁盆浴、性交和阴道冲洗；⑤病人治疗后均有阴道分泌物增多，在宫颈创面痂皮脱落前，阴道有大量黄水流出，在术后1～2周脱痂时可有少量血水或少许流血，如出血量多者需急诊处理，局部用止血粉或压迫止血，必要时加用抗生素；⑥一般于两次月经干净后3～7天复查，了解创面愈合情况，同时注意观察有无宫颈管狭窄。未痊愈者可择期再作第二次治疗。

6. **健康指导**

（1）传授防病知识，注意个人卫生，每天清洗外阴、更换内裤，穿棉质内裤，定期作妇科检查，发现宫颈炎予以积极治疗。

（2）产后、流产后严密观察恶露、出血、分泌物性状，发现异常及时处理。

（3）树立正确的人生观、价值观，洁身自好，积极查找相关原因，必要时夫妻双方规范治疗。

【护理评价】

1. 病人皮肤正常，无破溃等。

2. 病人自述分泌物减少，舒适度增加。

3. 能大胆倾诉内心的苦闷，进行积极地应对。

第四节　盆腔炎病人的护理

盆腔炎（pelvic inflammatory disease，PID）是由女性上生殖道炎症引起的一组疾病，包括子宫内膜炎、输卵管炎、输卵管卵巢脓肿和盆腔腹膜炎，为妇科常见病，多发生在性活跃期、有月经的妇女。既往将盆腔炎性疾病分为急性盆腔炎和慢性盆腔炎两类，目前认为慢性盆腔炎组织中并无病原体，故改称盆腔炎性疾病后遗症。

【病因】

1. **年龄** 资料显示盆腔炎性疾病的高发年龄为 15～25 岁。可能与性生活频繁、宫颈黏膜机械性防御功能较差有关。

2. **下生殖道感染** 淋病奈瑟菌性宫颈炎、衣原体性宫颈炎以及细菌性阴道病与盆腔炎性疾病的发生密切相关。

3. **宫腔内手术操作后感染** 如刮宫术、输卵管通液术、子宫输卵管造影术、宫腔镜检查、放置宫内节育器等，由于手术消毒不严格或术前适应证选择不当引起炎症发作并扩散。

4. **邻近器官炎症蔓延** 如阑尾炎、腹膜炎等导致炎症蔓延。

5. **盆腔炎性疾病后遗症的再次急性发作。**

6. **性卫生不良** 经期性交、阴道灌洗、不注意性卫生保健等均可以增加盆腔炎症的发病率。

【病原体】

1. **需氧菌** 主要有金黄色葡萄球菌及溶血性链球菌、大肠埃希菌等。

2. **厌氧菌** 厌氧菌是盆腔感染的重要菌种，其感染的特点是容易形成盆腔脓肿、感染性血栓性静脉炎、脓液有粪臭并有气泡。盆腔感染的常见厌氧菌有脆弱类杆菌、消化链球菌、产气荚膜梭状芽孢杆菌等。

3. **其他病原体** 沙眼衣原体常引起输卵管炎，支原体常和其他病原体共同感染。

【护理评估】

（一）健康史

了解病人月经史、生育史、手术史、流产史、月经期卫生习惯。

（二）身体状况

1. **症状** 因炎症轻重及范围大小而有不同的临床表现。发病时下腹痛伴发热，严重者有寒战、高热、头痛、食欲缺乏。阴道分泌物增多呈脓性或有臭味。腹膜炎时，可出现恶心、呕吐、腹胀、腹泻等消化道症状。若有脓肿形成，可有下腹包块及局部压迫刺激症状。

2. **体征** 妇科检查阴道充血，并有大量脓性分泌物从宫颈口外流；后穹窿明显触痛，宫颈充血、水肿，举痛明显；宫体增大，有压痛，活动受限；子宫两侧压痛明显，若有脓肿形成则可触及包块且压痛明显。宫旁结缔组织炎时，宫旁一侧或双侧片状增厚，压痛明显。

（三）心理-社会状况

病人发病较急，病情重，身体虚弱，要评估病人的心理反应，有无手术治疗恐惧或无助不安，是否需要咨询指导。

（四）辅助检查

目前尚无能确定盆腔炎的特异检查项目，根据临床表现可选择以下辅助检查：

1. 实验室检查　可行血常规、C反应蛋白、血沉等检查；

2. 宫颈分泌物检查、阴道后穹窿穿刺液涂片检查或培养及药敏试验；

3. B超检查　可了解有无子宫长大，有无输卵管、卵巢肿块和粘连；

4. 腹腔镜检查　可见输卵管表面明显充血，输卵管壁水肿，输卵管伞端或浆膜面有脓性渗出物。

（五）治疗原则

以抗生素治疗感染为主，辅以支持疗法、中药、理疗等。

1. **支持疗法**　卧床休息，纠正电解质紊乱及维持酸碱平衡，必要时输血，发热时给予物理降温。

2. **抗生素治疗**　以经验性、广谱、及时和个体化为原则。根据细菌培养和药敏试验选择细菌敏感抗生素。抗生素应用要求达到足量，注意毒性反应。

3. **手术治疗**　对药物治疗无效者，病人中毒症状加重者可手术治疗以免脓肿破裂，对于可疑脓肿破裂者需立即剖腹探查。

4. **中药治疗**　以活血化瘀、清热解毒为主。

【护理诊断/问题】

1. **体温过高**　与炎症反应有关。

2. **疼痛**　与炎症引起的下腹疼痛、肛门坠胀有关。

3. **焦虑**　与病程长、治疗效果不明显有关。

【护理目标】

1. 病人体温降至正常。

2. 病人疼痛减轻或消失。

3. 病人焦虑程度减轻。

【护理措施】

1. **一般护理**　病人睡眠不佳时，可在睡觉前给予热水泡脚，关闭照明设施，保持室内安静或睡前进行按摩；取半卧位，使盆腔位置相对较低，有利于炎症吸收或局限；腹胀时可胃肠减压，并观察恶心、呕吐及腹胀情况。

2. **心理护理**　给予心理支持，解释疾病的原因、发展及预后，手术的重要性，解除病人困惑和恐惧。

3. **病情观察**　每4小时测1次体温、脉搏、呼吸，观察病情变化；观察病人腹部疼痛程度、位置、性质及是否有伴随症状等，如呕心、呕吐、腹胀等。如有异常应及时通知医生进行相应的处理。

4. **高热的护理**　体温过高者应卧床休息；给予物理降温；指导病人吃清淡、高热量、高蛋白、高维生素流质或者半流质饮食；鼓励多喝水；保持床单及衣物的干燥；保持房间通风，减少探视；保证病人休息。

5. 用药护理

（1）遵医嘱按时、准确给予抗生素治疗，并注意过敏反应。输液量 2500～3000ml/d，纠正电解质紊乱及维持酸碱平衡。

（2）腹痛、腰痛时注意休息，防止受凉，必要时可遵医嘱给予镇静止痛药以缓解症状。

（3）药物治疗应告知病人用药剂量、方法及注意事项，抗生素不宜长期使用，使用地塞米松需停药时应逐渐减量。

6. 健康指导

（1）保持良好的个人卫生习惯，指导病人安排好日常生活，避免过度疲劳，鼓励病人坚持锻炼如慢跑、散步、打太极拳等，以增强体质。

（2）禁止日常灌洗阴道，避免不必要的妇科检查，以免炎症扩散。

【护理评价】

1. 病人体温逐渐降至正常范围。

2. 病人自觉症状好转，疼痛消失，无并发症发生。

3. 病人能积极配合治疗，正确处理好与家人的关系，食欲增加，生活自理。

（高玲玲）

学习小结

概述 {
　1.女性生殖系统自然防御功能
　2.病原体：细菌、原虫、真菌、病毒、螺旋体、衣原体、支原体
　3.传染途径：上行蔓延、血液循环、淋巴系统、直接蔓延
}

外阴及阴道炎症 {

外阴炎 {
　1.外阴瘙痒、疼痛、烧灼感
　2.积极消除病因和局部治疗
}

前庭大腺炎 {
　1.局部肿胀、疼痛，可发展呈前庭大腺脓肿，可反复发作
　2.治疗原则：休息、抗生素、切开引流
}

阴道炎 {

滴虫阴道炎 {
　1.病原体为阴道毛滴虫
　2.阴道分泌物稀薄脓性、黄绿色、泡沫状、有臭味
　3.采用口服抗滴虫药物，性伴侣需同时治疗
}

外阴阴道假丝酵母菌病 {
　1.病原体为假丝酵母菌
　2.外阴瘙痒、灼痛、凝乳样分泌物增多
　3.局部或全身抗真菌药物治疗
}

细菌性阴道病 {
　1.内源性混合感染
　2.阴道鱼腥味稀薄分泌物增加，无炎症改变
　3.针对厌氧菌的治疗
}

萎缩性阴道炎 {
　1.雌激素水平降低、局部抵抗力下降
　2.阴道分泌物增多，外阴瘙痒，伴性交痛
　3.补充雌激素、增强阴道抵抗力
}

}

}

子宫颈炎症 {

急性子宫颈炎 {
　1.可由性传播疾病或内源性病原体引起，部分案例病原体不清
　2.阴道分泌物增多、经间期出血或伴泌尿系统感染等
　3.主要选择抗生素治疗
}

慢性子宫颈炎 {
　1.可由急性宫颈炎迁移，也可为病原体持续感染所致
　2.多数患者无症状，妇检发现宫颈糜烂样改变、息肉或肥大
　3.无症状的无需处理，有炎症表现以局部治疗为主
}

}

盆腔炎性疾病 {
　1.病原体包括内源性与外源性，常为混合感染
　2.轻者无症状；重者有发热或伴消化和泌尿系统症状
　3.抗生素是主要治疗，必要时手术治疗
}

复习参考题

1. 简述外阴阴道假丝酵母菌病、滴虫阴道炎和萎缩性阴道炎的鉴别要点。

2. 阐述妇科炎症病人的护理的要点。

3. 简述子宫颈炎的治疗原则。

第十五章　妇科腹部手术病人的护理

15

15章

学习目标	
掌握	子宫颈癌、子宫肌瘤、子宫内膜癌、卵巢肿瘤病人术前、术后的护理措施。
熟悉	子宫颈癌、子宫肌瘤、子宫内膜癌、卵巢肿瘤病人的临床表现。
了解	常用的辅助检查方法; 妇科腔镜手术的护理措施。

腹部手术是妇科肿瘤病人常采用的治疗手段，手术既是治疗过程也是对病人造成创伤的过程，尤其是女性病人，一旦因为生殖器官疾病需要手术时，涉及生殖健康问题而产生较强的焦虑与恐惧心理，病人的心理状态会干扰手术、麻醉的顺利实施，影响病人的手术效果。因此，做好病人术前准备、术后护理及健康指导，对保证手术顺利，术后早期康复至关重要。

第一节　妇科腹部手术病人的一般护理

【手术类型】

（一）按手术急缓程度

分为择期手术、限期手术和急诊手术三种。如子宫肌瘤手术多数为择期手术，而宫外孕的手术一般是急诊手术。

（二）按手术范围分类

分为全子宫切除术、次全子宫切除术、子宫肌瘤剥除术、附件切除术、输卵管切除术、卵巢肿瘤剥出术、子宫全切加附件切除术、子宫根治手术、肿瘤细胞减灭术、输卵管再通术等。

（三）按手术目的

分为诊断性手术、治疗性手术、姑息性手术等。

（四）按手术途径

分为开腹手术和经腹腔镜下手术。

【手术适应证】

子宫及附件肿瘤、药物治疗无效的盆腔炎性包块、性质不明的下腹部包块，诊断不清的急腹症、异位妊娠破裂或流产、不能经阴道分娩的难产等。

【术前护理】

（一）心理护理

妇科手术病人，由于解剖部位的特殊性，病人缺乏相应的解剖、生理学知识，对手术的危险性、术后可能发生的并发症、能否康复、尤其是能否影响夫妻生活等缺乏必要的心理准备，常出现有别于普通腹部手术的特殊心理反应，如患妇科病后难于启齿的羞怯心理；妇科肿瘤晚期悲观厌世的自卑心理；担心子宫、附件手术后可能会影响到生育、夫妻生活的焦虑心理等。从而产生极大的精神压力，影响食欲与睡眠，对手术会产生不利的影响。护理人员要了解病人的心理状态，针对病人心理问题进行心理疏导，减轻病人的紧张情绪。

（二）术前指导

1. **饮食与营养指导** 术前营养状况直接影响术后康复，注意指导病人术前摄入高蛋白、高热量、高维生素的营养饮食，以保证机体处于术前最佳的营养状态。

2. **介绍手术过程** 让病人了解手术，介绍手术过程、术前准备的内容及其重要性、各种检查程序及检查过程的不适感、术中配合及术后护理项目（如静脉输液、必要时吸氧、留置引流管或周围有监护设施等必要性）、术后尽早下床活动可促进肠道功能恢复，预防坠积性肺炎和深静脉栓塞等并发症。

3. **预防术后并发症** 教会病人床上使用便器，术后的深呼吸、咳嗽、翻身、踝泵运动等，防治术后并发症的发生。

4. **针对性指导** 子宫切除者应该了解术后不再出现月经；卵巢切除的病人会出现停经、潮热、阴道分泌物减少等症状，症状严重者可在医师指导下接受激素治疗。

（三）术前准备

1. **完成术前检查** 手术前护士要协助医生为病人完善相关辅助检查。

2. **皮肤准备** 病人于术前一日完成沐浴更衣等个人卫生准备，并进行手术区域皮肤准备，通常以顺毛、短刮的方式进行手术区备皮。手术野准备范围包括上至剑突，下至耻骨联合，两侧至腋中线以及外阴与大腿内侧上 1/3 皮肤，并注意脐部的清洁。备皮时要轻柔，防止损伤皮肤，发现皮肤有感染、破损等，应及时处理。有资料表明，备皮时间越接近手术时间感染率越低，即术前即刻备皮者的伤口感染率明显低于手术前 24 小时备皮者。最新观点指出，尽可能使用无损伤性剃毛刀备皮，时间尽量安排在临手术时，以免备皮过程产生新创面，增加感染机会。如经腹行全子宫切除术，在备皮同时需做阴道准备。

3. **阴道准备** 经腹子宫切除术，于术前 3 天开始阴道冲洗。有阴道炎者，冲洗后阴道上药，每日 1 次。术前当日为病人冲洗阴道，阴道流血及未婚者不做阴道冲洗。阴道冲洗时护士动作要轻柔，注意遮挡病人。

4. **肠道准备**

（1）妇科一般手术如子宫全切术、附件切除术等，肠道准备于术前 1 日开始。手术前 1 日中午口服 20% 甘露醇或番泻叶导泻，排便至少在 3 次以上或排出的灌肠液中无粪便残渣，术日晨再用 0.1% ~ 0.2% 肥皂水清洁灌肠，术前 1 日晚进流食，术前 8 小时禁食，术前 4 小时禁饮。

（2）妇科恶性肿瘤手术，如卵巢癌肿瘤细胞减灭术，估计手术有可能涉及肠道时，肠道准备应从术前 3 天开始。术前 3 日进少渣半流汁饮食，口服肠道消炎药，术前 2 日进无渣流食。护士在给体质虚弱病人清洁灌肠时，应由护士或家属陪伴，注意防止病人因虚脱而跌倒，如腹泻严重时，应从静脉补充液体，以防虚脱。

5. **膀胱准备** 麻醉后行无菌导尿并留置导尿管。

6. **镇静剂使用** 为减轻病人的焦虑程度，保证病人充足睡眠，完成手术前准备后，按医嘱可给病人适量镇静剂。术前 1 日晚间要经常巡视病人。

7. **手术日** 早晨了解病人有无不宜手术的情况发生，如月经来潮、体温突然升高、手术部位皮肤感染等；术前半小时遵医嘱给麻醉辅助剂，如阿托品、苯巴比妥，目的是缓解病人紧张情绪并减少唾液分泌；进入手术室前协助病人取下义齿、发夹及首饰等，交给家属或给予妥善保管;核对姓名、床号、手术带药及手术名称,将病人及病历交给手术室护士;病房护士根据病人手术种类及麻醉方式铺好麻醉床,准备好术后监护用具及急救用物等。

(四)术后护理

1. **床边交班** 手术结束后由参加手术的护士及麻醉师护送病人回病室,并与责任护士做好床边交接班。责任护士应向手术室护士及麻醉师详尽了解术中情况,包括麻醉类型、手术范围、用药情况、有无特殊护理注意事项等;及时为病人测量血压、脉搏、呼吸,观察病人神志、呼吸频率与深度,检查输液、腹部伤口、阴道流血情况、背部麻醉管是否拔除、有无引流管及引流管是否通畅、引流液的颜色及量,标明日期,以便及时更换引流袋等,认真书写护理病程记录。

2. **体位** 按手术及麻醉方式决定病人的术后体位。采用全身麻醉的病人在病人未清醒前,应有专人守护,去枕平卧,头偏向一侧,防止呕吐物、分泌物呛入气管,引起吸入性肺炎或窒息。麻醉清醒后按疾病部位不同取侧卧位;蛛网膜下腔麻醉(腰麻),去枕平卧12小时,因为腰麻穿刺留下的针孔约需2周方能愈合,因此腰麻者术后宜多平卧一段时间,平卧时封闭针孔的血凝块不易脱落,可减少脑脊液流,以防头痛;硬膜外麻醉者,去枕平卧4~6小时,生命体征平稳后,次日晨可取半卧位,有助于降低腹部切口张力,减轻疼痛;有利于深呼吸,增加肺活量,减少肺不张的发生;并有利于腹腔引流液的局限。

3. **观察生命体征** 病人回病房后遵医嘱给予氧气吸入,立即心电监护:监测血压、脉搏、呼吸以及血氧饱和度,准确记录生命体征的变化。

(1)血压:一般术后每0.5~1小时测血压1次,至平稳后,每4小时1次,术后24小时后每天测量4次,当发现低血压、心动过速、呼吸急促、呼吸困难以及与失血、休克等相关体征应立即报告医生。

(2)体温:手术后24小时体温常常升高,但不超过38℃,多为手术创伤反应,称"吸收热",无需处理。若24小时后体温仍较高,间隔4小时以上有两次体温>38℃,应注意是否有手术切口、泌尿系统或呼吸系统等部位的感染、脱水或输液反应等。

4. **伤口观察及护理** 手术后24小时内观察切口有无渗血、渗液,发现异常及时联系医师,以后应注意有无感染。

5. **观察尿量及护理**

(1)观察尿量:在子宫颈外侧约2cm处,子宫动脉自外侧向内跨越输尿管前方。在子宫切除术中有可能伤及输尿管,术中分离粘连时牵拉膀胱、输尿管将会影响术后排尿功能。为此,术后应注意保持存留尿管通畅,并认真观察尿量及性质。术后尿量至少每小时在50ml以上,如尿量过少,应检查导尿管是否堵塞、脱落、打折、受压,排除上述原因后,要考虑病人是否入量不足或有内出血休克的可能,及时通知医生,尽早处理。

(2)保留尿管的时间:附件切除术12~24小时,子宫全切除术24~48小时,子宫广泛性切除术需7~14天。

(3)留置尿管的护理:注意保持外阴清洁,每日用0.2%碘伏棉球清洁外阴1~2次。保留尿管时间较长者,在拔除尿管前的2~3天,将尿管夹闭,每2~3小时开放一次,拔出尿管后,督促病人1~2小时排尿,必要时测残余尿量。如残余尿量在100ml以上,需继续留置导尿管。

6. 观察引流液及护理

（1）引流液的量及性质：部分术后病人需要在腹腔或盆腔留置引流管，引流管可经腹部或经阴道放置，术后注意固定引流管，观察引流液的量与性质，一般24小时负压引流液不超过200ml，若引流液为鲜红色，应考虑有内出血；如发现引流液为脓性且病人体温升高，则考虑有感染；如引流量逐渐增加，色淡黄要分析是否有漏尿。

（2）拔除引流管时间：一般情况下24小时引流液小于10ml且病人体温正常可考虑拔除引流管。一般引流管保留不超过72小时。

7. 阴道分泌物　子宫全切术后病人阴道残端有伤口，应注意观察阴道分泌物的性质、量、与颜色，以便判断阴道残端伤口的愈合情况。由于受阴道残端缝线反应的影响，术后有少许浆液性阴道分泌物属正常现象。

8. 缓解疼痛　病人在麻醉作用消失后会感到伤口疼痛，通常手术后24小时内最为明显。持续而剧烈的疼痛会使病人产生焦虑、不安、失眠、食欲缺乏甚至保持被动体位，拒绝翻身、检查和护理。病人只有在不痛的情况下才能主动配合护理活动，进行深呼吸、咳嗽和翻身。为此，责任护士应根据病人具体情况及时给予止痛处理。术后24小时内可按医嘱用哌替啶等止痛药物以缓解疼痛，如果采用止痛泵者则根据医嘱或病人的痛感调节泵速，保证病人舒适并得到充分休息。个别病人术后48小时仍疼痛较重，应仔细分析查找原因并做相应处理。

9. 术后常见并发症的预防及护理

（1）切口血肿、感染、裂开：术后应严密观察手术切口有无渗血、渗液，如果切口压痛明显、肿胀、检查有波动感应考虑为切口血肿或伤口感染。少数年老体弱或过度肥胖者，可出现伤口裂开，此时病人自觉切口部位轻度疼痛，伤口有渗液，严重者腹部敷料下可见大网膜、肠管脱出。护士在通知医师的同时应立即用无菌手术巾覆盖包扎，并送手术室协助处理。

（2）恶心、呕吐：术后呕吐一般不需要处理，指导病人头偏向一侧，呕吐后及时清除呕吐物，清洁口腔，保持床单干净整齐，待药物作用消失后症状会自行消失。严重的呕吐要通知医生，对症处理。针对由于低钾、低钠等电解质平衡紊乱引起的呕吐，要及时补钾、补钠予以纠正。

（3）腹胀：通常手术后肠蠕动于术后12～24小时开始恢复，48小时恢复正常，一经排气，腹胀即可缓解。如果术后48小时肠蠕动仍未恢复正常，应及时查找原因，排除肠梗阻后，可选择以下促进肠蠕动措施：①用新斯的明0.5mg肌内注射；②肛管排气；③温肥皂水或1、2、3灌肠液低位灌肠；④热敷下腹部等；⑤未排气之前不要食用奶制品及甜食，以免增加肠内积气；⑥协助病人早期活动，以促进肠蠕动恢复，防止肠粘连。

（4）尿潴留：是妇科手术常见并发症。多数病人因不习惯于卧位排尿，或术后留置尿管机械性刺激尿道，或麻醉剂的使用减低了膀胱膨胀感等原因而致尿潴留。预防尿潴留措施：①术后鼓励病人定期坐起来排尿；②通过听流水声帮助病人建立排尿反射；③拔除留置尿管前，注意夹管定时开放以训练膀胱恢复收缩力等。如上述措施无效则应导尿，一次导尿量不要超过1000ml，以免病人因腹压骤然下降引起虚脱。

（5）尿路感染：尿潴留者多需留置尿管，尽管注意无菌操作技术也难免发生细菌上行性感染。老年病人、术后必须长期卧床者以及过去有尿路感染史的病人都容易发生泌尿系统感染。术后出现尿频、尿痛、并有高热等症者，应按医嘱做尿培养，确定是否有泌尿道感染。受术者一般在拔管后4～8小时内可自解小便，注意记录尿量和排尿时间。

（五）健康指导

1. **饮食指导** 一般手术术后 24 小时可进食不胀气流质饮食；待排气后，改为半流质饮食；排便后，进食易消化普通饮食。涉及肠道的手术则需禁食 3 天后进流质饮食 3 天，再改半流质和普通饮食。进行胃肠减压的病人，应禁食，加强口腔护理。术后病人要加强营养，增加蛋白质及维生素的摄入，促进切口愈合。逐渐增加新鲜水果和蔬菜，预防便秘。

2. **活动指导** 术后因有各种导管或体弱不能下床活动病人，鼓励床上活动肢体，每 15 分钟进行一次腿部按摩，防止下肢深静脉血栓形成。每 2 小时翻身、咳嗽、做深呼吸一次，有助于改善血液循环，预防压疮形成，促进良好的呼吸功能。无高热、贫血、心血管疾病等禁忌证时，撤出尿管后应协助病人早期下床活动，但要避免久坐、长期站立、咳嗽、便秘等增加腹压的动作。

3. **出院指导** 经腹全子宫切除术后，应休息并禁止性生活及盆浴 3 个月；子宫肌瘤剥除术、卵巢囊肿剥除术后，应休息并禁止性生活及盆浴 1 个月；活动要适当，避免过度劳累。注意切口愈合情况，若出现红肿、硬结、疼痛或发热等症状时及时就医。切口拆线 1 周后可淋浴。出院后应在 1 个月来医院复查。

相关链接　　　　　　　　**妇科急腹症病人的护理要点**

妇科常见急腹症是指因妇科疾病引起的剧烈的急性腹痛。一般需要急诊手术的病人：如异位妊娠流产或破裂，卵巢肿瘤蒂扭转或破裂，子宫肌瘤嵌顿、变性，外伤性子宫及卵巢破裂等，需要医护密切配合，确保病人安全。

1. 急腹症的临床特点　病人急性下腹部疼痛，可有明显的腹膜刺激征。如异位妊娠，可因腹腔内出血而引起失血性休克及相应临床表现；病人可因疼痛而紧张及恐惧，家属明显焦虑和急躁。

2. 护理要点　急症病人因情况紧急，护士应技术娴熟、沉着冷静应对。

（1）快速接诊，立即通知医生，使病人及家属消除恐惧及焦虑心理。

（2）进行简要的病史采集，迅速评估病情，同时给予吸氧、心电监护等紧急救治措施。

（3）详细记录接诊时病人的神志、呼吸、脉搏、血压、采取的措施及救治效果。

（4）如病人处于休克状态，应迅速开放静脉通道、补液、备血，同时注意保暖。

（5）需手术者，迅速配合医生做好术前准备，尽快护送病人入手术室。急诊病人不必灌肠。

第二节　子宫颈癌病人的护理

案例 15-1

　　王女士,46 岁,因接触性出血一年,阴道异常排液半年入院。妇科查体:阴道壁光滑,穹窿软,宫颈外口下唇突出一菜花状肿物,直径 3cm,子宫体正常大小,双附件未触及异常,行辅助检查确诊病情后。于入院第 5 天在全麻下行广泛性子宫切除术及盆腔淋巴结清除术,术中置盆腔引流管。现术后第 1 天,病人诉腹部胀痛,夜眠差。查体:T:37.8℃,P:88 次 / 分,R:22 次 / 分,BP:120/80mmHg,心肺正常,腹部伤口敷料清洁,肠鸣音未闻,尿管引流通畅,色清,量正常,盆腔引流液呈淡红色,约 30ml。

　　思考:

　　1. 结合病史,应该告诉病人需要做哪项辅助检查才能确诊?

　　2. 针对病人目前情况,应如何对该病人进行护理?

　　子宫颈癌(cervical cancer)简称宫颈癌。是最常见的妇科恶性肿瘤。原位癌高发年龄为 30～35 岁,浸润癌为 50～55 岁。随着普查普治工作的广泛开展及子宫颈细胞学检查的普遍应用,对患病妇女基本上做到了早发现、早诊断和早治疗,有效控制了其发生和发展,其发病率和死亡率明显下降。目前认为宫颈癌是一个可以预防的肿瘤。

【病因】

(一)主要病因

　　目前研究显示高危型人乳头瘤病毒(human papilloma viruses,HPV)的持续感染是子宫颈上皮内瘤变(cervical intraepithelial neoplasia,CIN)和宫颈癌的主要病因,宫颈鳞状细胞癌中 HPV16、HPV18 型最多见。

(二)高危因素

其他与宫颈癌的发生有关的高危因素:

1. 过早开始性生活,宫颈发育尚未成熟,对致癌物质较敏感,多个性伴侣。

2. 早婚,早育,多产,分娩宫颈创伤概率高。

3. 性传播疾病导致的宫颈炎症对宫颈的长期刺激。

4. 其他病毒感染如疱疹病毒Ⅱ型(HSV-Ⅱ)感染。

5. 吸烟可增加感染 HPV 效应等。

6. 与高危男子(阴茎癌、前列腺癌或其性伴侣患宫颈癌)有性接触史。

【病理】

　　子宫颈癌好发部位于子宫颈移行带,即鳞 - 柱交界区。在某些致癌因素的影响下,移行带区活跃的未成熟细胞或增生的鳞状上皮可向非典型方向发展形成宫颈上皮内瘤样病变(cervical intraepithelial neoplasia,CIN),并继续发展成为镜下早期浸润癌和浸润癌。

1. **宫颈上皮内瘤变(CIN)** CIN是与宫颈浸润癌密切相关的一组癌前病变,包括宫颈不典型增生与宫颈原位癌。根据宫颈上皮细胞异常的程度将宫颈上皮内瘤变分为Ⅲ级:① CIN Ⅰ:为轻度不典型增生;② CIN Ⅱ:即中度不典型增生;③ CIN Ⅲ:包括重度不典型增生及原位癌。

2. **宫颈浸润癌** 根据肿瘤的组织来源,宫颈浸润癌80%~85%为鳞状细胞癌,腺癌占10%~15%,极少数为鳞腺癌,仅占3%~5%。

微小浸润癌早期单凭肉眼很难与慢性宫颈炎的某些类型相鉴别。当发展到一定阶段可出现以下四种类型(图15-1)。

(1)外生型:又称菜花型,最常见。癌组织向外生长,最初呈息肉样或乳头状隆起,继而发展为向阴道内突出的菜花样赘生物,质脆,易出血。

(2)内生型:癌组织向宫颈深部组织浸润,宫颈肥大、质硬,宫颈表面光滑或仅有表浅溃疡。

(3)溃疡型:无论外生型或内生型病变进一步发展时,癌组织坏死脱落,可形成凹陷性溃疡。严重者宫颈为空洞所代替,形如火山口。

(4)颈管型:癌灶隐蔽于宫颈管,侵入宫颈及子宫下段,并转移到盆壁的淋巴结。

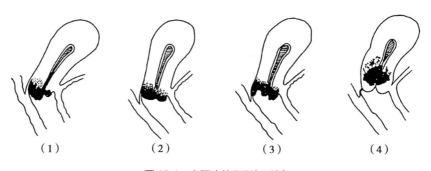

图 15-1 宫颈癌的类型(巨检)
(1)外生型;(2)内生型;(3)溃疡型;(4)颈管型

【转移途径】

1. **直接蔓延** 为最常见的扩散方式。癌灶可向阴道、宫体、宫旁组织、主韧带、阴道旁组织以及输尿管、骨盆壁、膀胱、宫骶韧带、直肠蔓延。

2. **淋巴转移** 是浸润癌的主要转移途径。癌灶局部浸润后侵入淋巴管,经淋巴管转移到闭孔、髂内、髂外、髂总淋巴结,进而腹主动脉旁淋巴结和腹股沟深浅淋巴结,晚期可转移到左锁骨上淋巴结。

3. **血行转移** 少见,晚期可经血行转移至肺、肾或脊柱等部位。

【临床分期】

按国际妇产联盟(FIGO)2009年临床分期标准分期如下(表15-1,图15-2):

表 15-1 子宫颈癌的临床分期

期别	肿瘤范围
Ⅰ期	病灶严格局限在子宫颈(扩展至宫体将被忽略)
Ⅰ A	镜下浸润癌。间质浸润深度≤5mm,水平扩散≤7mm
Ⅰ A1	间质浸润深度≤3mm,水平扩散≤7mm
Ⅰ A2	间质浸润深度>3mm,且≤5mm,水平扩散≤7mm
Ⅰ B	肉眼可见病灶局限于宫颈,或临床前病灶>ⅠA期

期别	肿瘤范围
I B1	肉眼可见病灶最大径线≤4cm
I B2	肉眼可见病灶最大直径>4cm
II期	癌灶超过子宫颈,但未达骨盆壁或未达阴道下1/3
II A	无宫旁浸润
II A1	肉眼可见病灶最大径线≤4cm
II A2	肉眼可见病灶最大直径>4cm
II B	有宫旁浸润
III期	癌灶扩展至骨盆壁和(或)累及阴道下1/3和(或)引起肾盂积水或肾无功能者
III A	癌累及阴道下1/3,没有扩展至盆壁
III B	癌扩展到骨盆壁和(或)引起肾盂积水或肾无功能
VI	癌灶播散超出真骨盆或(活检证实)侵犯膀胱或直肠黏膜,泡状水肿者不列入VI期
IV A	癌播散至邻近器官
IV B	癌播散至远处器官

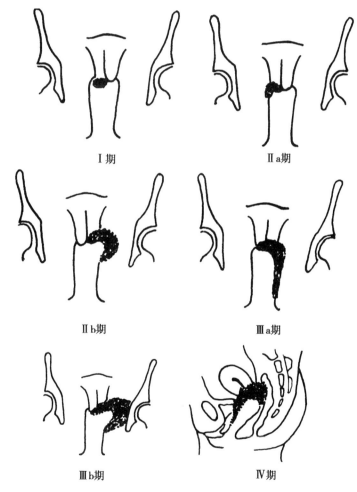

图 15-2 宫颈癌临床分期示意图

【护理评估】

(一)健康史

询问病史时注意聆听病人主诉,如年轻病人可诉说月经期和经量异常,老年病人常主诉绝经后不规则阴道流血；详细了解病人的不良婚育史、性生活史以及与高危男子有性接触的病史，注意识别与发病有关的高危因素及高危人群；了解病人既往子宫颈刮片细胞学检查结果、HPV 感染史及其他妇科检查发现及治疗经过。

（二）身体状况

1. 症状 宫颈癌早期常无明显症状，随着病情进展，可出现不规则阴道流血、阴道分泌物增多和疼痛。这些症状的轻重与临床分期、肿瘤的生长方式、组织病理类型、病人的身体状况有关。

（1）阴道流血：早期表现接触性出血，即性交后或双合诊检查后少量出血；晚期出血量较多。肿瘤侵蚀大血管或肿瘤坏死脱落时可致大出血。

（2）阴道排液：多发生在阴道流血之后，可表现为白色或血性，稀薄如水样或米泔样，有腥臭。晚期癌组织坏死、感染，可有大量泔水样或脓性恶臭白带。

（3）疼痛：为晚期症状，说明宫颈旁已有明显浸润。病变累及盆壁、闭孔神经、腰骶神经等，可出现严重持续性腰骶部或坐骨神经痛。如肿瘤压迫输尿管导致肾盂积水，表现为一侧腰痛；侵犯淋巴系统可使淋巴管阻塞，回流受阻，出现下肢水肿。

2. 体征 妇科检查早期无明显体征，随着病程的进展，不同类型浸润癌，宫颈局部表现不同。外生型可见息肉、菜花状赘生物，质脆易出血；内生型表现为宫颈肥大，质硬，颈管成桶状；晚期病人癌组织坏死脱落，宫颈表面形成凹陷性溃疡，或被空洞替代，并盖有坏死组织，有恶臭。癌灶浸润阴道壁时，局部见有赘生物，有时浸润达盆壁，可形成冰冻骨盆。

（三）心理 - 社会状况

早期宫颈癌病人会感到震惊；晚期宫颈癌恶臭的阴道排液使病人难忍，癌肿穿破临近器官形成瘘管等给病人带来巨大的心理应激。几乎所有的病人当确诊后都会产生恐惧感，害怕被遗弃和死亡。并与其他恶性肿瘤病人一样会经历否认、愤怒、妥协、忧郁、接受期等心理反应阶段。另外，宫颈癌手术范围大、留置尿管时间长、恢复慢，使病人较长时间不能正常地生活、工作，焦虑、忧郁情绪会更为严重。

（四）辅助检查

1. 宫颈癌筛查 目前临床采用薄层液基细胞学（Thinprep cytologic test, TCT）与高危型人乳头瘤病毒（HPV）联合检测，作为筛查和早期发现宫颈癌的主要方法。

2. 阴道镜检查 多用于筛查异常的病人。阴道镜检查同时进行醋白试验和碘试验，根据检查所见确定活组织检查部位，以提高活检的准确率。

3. 宫颈活组织检查 是确诊宫颈癌前病变和宫颈癌的最可靠和不可缺少的方法。一般应在阴道镜指引下，在醋白上皮和碘试验不着色区域肉眼观察到的可疑癌变部位行多点活检，送病理检查。

理论与实践　　　　　　　　根据王女士的临床表现，考虑该病人应该在阴道镜下做宫颈活组织检查以确定诊断。

（五）治疗原则

目前国内外对宫颈癌强调个体化治疗，常采用以手术和放疗为主，化疗为辅的综合治疗。手术范围根据病人的临床分期、年龄和生育要求、全身情况、经济状况等综合考虑。

1. 宫颈上皮内瘤样病变

（1）CIN I：约 60% CIN I 会自然消退，故对活检证实的 CIN I 并能每 6 个月复查一次细胞学或高危型 HPV-DNA 者可仅观察随访。若在随访过程中病变发展或持续存在 2 年，应进行治疗。治疗方法有冷冻和激光治疗等。

（2）CIN II 和 CIN III：约 20% CIN II 会发展为 CIN III，5% 发展为浸润癌，故所有的 CIN II 和 CIN III 均需要治疗。较好的治疗方法是 LEEP（loop electrosurgical excisional procedure）手术或冷刀锥切。经宫颈锥切术确诊、年龄较大、无生育要求的 CIN III 也可行全子宫切除术。

相关链接

LEEP 刀治疗

LEEP（loop electrosurgical excision procedure，LEEP）刀亦称超高频电波刀，是一种先进的微创型电外科切除术。可用于治疗宫颈糜烂样改变、宫颈息肉、宫颈肥大、宫颈湿疣、宫颈癌前病变（CIN I、CIN II）切除等。LEEP 刀治疗具有以下优点：①手术效果较传统电刀精细；②对临近组织伤害小，产生碳化现象少，较少影响病理检查结果；③没有电流通过身体以及不会发生灼伤；④病人痛苦小，疤痕小，较少发生出血和感染等并发症。

1. 器械准备　高频电波治疗仪、高频电波刀、无菌手套、无影灯、氧气、吸引器、止血药等。

2. 手术方法　病人取膀胱截石位，电极板贴敷一侧大腿内侧，连接好仪器设备，将治疗仪功率选择 30~60W，采用电凝或电切混合挡 2 或 3，常规消毒外阴、阴道，铺消毒洞巾，放置窥器，暴露宫颈，宫颈表面涂碘或醋酸，确定病变范围，根据病灶面积选择合适的三角形高频电刀头，在病变范围边缘外 0.3cm 处顺时针旋转 360° 切除病变组织。

3. 术中配合　协助医生对病人进行消毒，贴好电极板，要和病人大腿严密接触，检查仪器设备功能是否正常，调节好切割、凝结功能；注意监测病人的生命体征变化。

4. 护理要点

（1）术前病人准备：检查阴道分泌物，除外妇科炎症；心理疏导，解除紧张情绪，老年病人还需除外内科合并症。

（2）手术时间：选择月经干净后 3~7 天进行为宜。

5. 术后指导　告知病人一周内避免跳舞等剧烈活动；术后服用抗生素 3~5 天；术后禁性生活直至创面愈合；注意阴道出血情况，如出血多随时就诊；定期妇科检查。

---

2. 宫颈浸润癌

（1）手术治疗：适用于早期浸润癌（I A~II A 期）。I A1 期多行全子宫切除术，年轻病人保留正常卵巢，有生育要求的年轻病人可行宫颈锥形切除术；ⅠA2 选用改良根治性子宫切除术及盆腔淋巴结清扫术；ⅠB～ⅡA 期做根治性子宫切除术及盆腔淋巴结清除术。

（2）放射治疗：适用ⅡB～Ⅳ宫颈癌病人；不能耐受手术病人；宫颈大块病灶的术前放疗；手术治疗后病理检查发现有高危因素的辅助治疗。

【护理诊断/问题】

1. **恐惧** 与确诊宫颈癌需要进行手术治疗有关。
2. **知识缺乏** 缺乏子宫颈癌治疗的相关知识。
3. **疼痛** 与晚期病变浸润或广泛性子宫切除术后创伤有关。

【护理目标】

1. 病人恐惧程度逐渐减轻。
2. 病人住院期间，能接受与本疾病有关的各种诊断、检查和治疗方案。
3. 病人适应术后生活方式。

【护理措施】

（一）心理护理

积极与病人沟通，了解病人的心理状态，及时进行心理疏导，减轻恐惧和紧张情绪，增强战胜疾病的信心。讲解宫颈癌的相关知识、诊治过程、可能出现的不适及有效的应对措施。让病人认识到手术是首选治疗方案，了解术后的生理变化，掌握预防术后并发症的技巧，以最佳的身心状态接受手术治疗。

（二）术前护理

1. **饮食与营养** 评估病人目前的营养状况及饮食习惯，鼓励病人摄入高蛋白、高维生素饮食，改变营养状况。

2. **促进舒适** 注意室内空气流通；指导病人维持个人卫生，协助病人勤擦身、更衣，保持床单位清洁；指导病人保持外阴清洁，便后及时冲洗外阴并更换会阴垫。

3. **术前准备** 手术前 3 天选用消毒剂或氯己定等消毒宫颈及阴道，菜花型癌病人有活动性出血可能，需用消毒纱条填塞止血，并认真交班、按医嘱及时取出或更换；手术前夜认真做好清洁灌肠，保证肠道呈清洁、空虚状态。

（三）术后护理

1. **严密观察生命体征** 宫颈癌根治术涉及范围广，病人术后反应也较一般腹部手术者大。因此严密观察生命体征变化，每 15～30 分钟测量并记录 1 次病人的生命体征及出入量，平稳后再改为每 4 小时 1 次。

2. **注意保持尿管通畅** 由于子宫颈癌根治术手术范围大，可能损伤膀胱及支配膀胱的神经组织，膀胱功能恢复缓慢。所以注意观察尿液量及形状，并留置尿管时间要长。一般留置尿管 7～14 日，在拔尿管的前 3 日开始夹闭尿管，每 2～3 小时放尿 1 次，连续 3 日，锻炼膀胱功能，促进排尿功能的恢复。

3. 测量残余尿量 在膀胱充盈的状态下拔除尿管，让病人立即排尿，排尿后，导尿测量残余尿量。如残余尿量在 100ml 以下，证明膀胱功能恢复尚可，无需再留置尿管；如残余尿量超过 100ml，应继续给病人留置尿管，保留 3～5 日后，再行拔管、导尿测量残余尿量，直至残余尿量 100ml 以下。

4. 保持负压引流管的通畅 由于创面大，渗出较多，以及清除了盆腔淋巴结，使淋巴回流受阻，术后常在盆腔放置引流管，应密切观察引流管是否通畅，引流液的量、色、性质，一般引流管于 48～72 小时后拔除。

5. 盆底肌肉的锻炼 在手术前，教会病人进行肛门、阴道肌肉的收缩与舒张练习，术后第二日开始进行练习，术后第 4 天开始腹部肌肉锻炼，如抬腿、仰卧起坐等。锻炼的强度应逐渐增加。

6. 饮食与营养 子宫颈癌病人术前流血较多、手术创伤大，有的病人有贫血，应鼓励进食富含高蛋白及营养素全面的食物，根据病人的身体状况、饮食习惯，协助病人制定合理食谱。如贫血严重者应遵医嘱适当输血。

7. 放疗、化疗者按放疗、化疗病人护理。

（四）健康指导

1. 保健知识宣传 实行晚婚，提倡计划生育；开展性卫生教育，积极治疗性传播疾病，发现宫颈上皮内瘤样病变者，及时治疗；重视高危因素及高危人群，如有月经异常或性交后出血者，应及时到医院就诊。

2. 大力提倡宫颈癌筛查 预防宫颈癌正确的做法是定期普查、早期发现、早期治疗。30 岁以上妇女到妇科门诊就医时应常规进行宫颈刮片检查，一般妇女应每 1～2 年普查 1 次。有宫颈炎者应按宫颈炎处理，如 3～6 个月随访宫颈刮片，积极采取电烙、冷冻、激光等物理治疗。围绝经期及绝经后的妇女有异常阴道流血或接触性出血应及时就诊。

3. 出院指导

（1）嘱病人加强营养，促进身体恢复：手术后 3～6 个月内避免体力劳动和性生活。

（2）定期随访：出院前核实通讯地址和联系方式，出院后第 1 年内，在出院后 1 个月行首次随访，以后每 2～3 个月复查 1 次；出院后第 2 年，每 3～6 月复查 1 次；出院后第 3～5 年，每半年复查 1 次；6 年后每 1 年复查 1 次。如有症状随时到医院检查。少数病人由于出院时尿管未拔除，应教会病人留置尿管的护理，强调多饮水、外阴清洁的重要性，继续进行盆底肌肉、膀胱功能锻炼，及时到医院拔尿管，导尿测残余尿量；康复以后应逐步增加活动强度，适当地参加社交活动及正常的工作等，以便逐渐恢复原来的社会角色。

理论与实践　　　　　　该病人现为手术后第一天，生命体征平稳，针对目前存在的护理问题，应该采取的护理措施：半卧位，减轻腹部切口张力，缓解腹痛；进食流食，促进肠蠕动的恢复，尽早排气，减轻腹胀引起的疼痛；床上翻身活动，预防腹腔粘连、压疮和深静脉血栓形成等并发症的发生；观察引流液的量、色、性质，鼓励多饮水，预防泌尿系感染；进行康复指导，树立战胜疾病的信心。

【护理评价】

1. 病人的焦虑、恐惧心理逐渐消除。

2. 病人能以积极的心态配合治疗和护理。

3. 病人掌握术后康复知识，积极参加自我康复训练。

第三节　子宫肌瘤病人的护理

案例15-2

张女士，28岁，婚后正常性生活，1年不孕就诊。近4个月来经量过多，白带增多，无臭味。妇科检查：宫颈光滑，子宫增大如孕3个月大，且表面不规则。尿妊娠试验阴性。血常规示：白细胞8.8×10^9/L，血红蛋白80g/L。

思考：

1. 该病人最可能的临床诊断是什么？

2. 目前该病人主要的护理问题及护理措施？

子宫肌瘤（uterine myoma）是女性生殖器官最常见的良性肿瘤，多见于育龄妇女。

【病因】

子宫肌瘤的确切病因不明，其发生和生长可能与女性激素长期刺激有关，雌激素是子宫肌瘤生长的促进剂。

子宫肌瘤的好发因素：不良饮食习惯、肥胖、种族、家族聚集性、个体月经周期、生殖状态（如初潮早、青春期月经周期规律的女性成年后多发子宫肌瘤，经产妇降低子宫肌瘤的发生率）等。

【分类】

子宫肌瘤根据其生长部位分为子宫体部肌瘤（占90%）和子宫颈部肌瘤（占10%）。

根据子宫肌瘤和子宫肌壁的关系分为肌壁间肌瘤、浆膜下肌瘤和黏膜下肌瘤（图15-3）。

（1）肌壁间肌瘤（intramural myoma）：是指肌瘤位于子宫肌层内，周围被肌层包绕，约占总数的60%～70%。

（2）浆膜下肌瘤（subserous myoma）：是肌瘤向子宫浆膜面生长，突出于子宫表面，肌瘤周围由浆膜层覆盖，约占总数20%左右。肌瘤继续向子宫浆膜面生长，基底部形成细蒂与子宫相连，称带蒂的浆膜下肌瘤。若肌瘤向阔韧带两叶腹膜间伸展，形成阔韧带内肌瘤。

（3）黏膜下肌瘤（submucous myoma）：指肌瘤向子宫腔方向生长，突入子宫腔，表面由子宫黏膜层覆盖，约占总数10%～15%左右。黏膜下肌瘤形成蒂，在宫腔内犹如异物刺激子宫收缩，肌瘤可被挤出宫颈口突入阴道内。

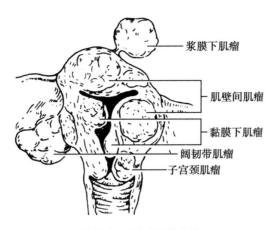

图 15-3 子宫肌瘤的分类

【病理】

1. **巨检** 多为球形实质性包块,表面光滑,质地较子宫肌层硬;单个或多个,大小不一。肌瘤外表有被压缩的肌纤维束和结缔组织构成的假包膜覆盖。肌瘤切面呈灰白色,可见旋涡状或编织样结构。肌瘤的颜色和硬度与所含纤维组织的多少有关。

2. **镜检** 肌瘤主要由梭形平滑肌细胞和不等量的纤维结缔组织相互交织而成;细胞大小均匀,排列成旋涡状或栅状。

肌瘤的血液循环来自假包膜,当肿瘤生长迅速时血运不足可使肿瘤的中心缺血,造成玻璃样变性、囊性变、红色变性、肉瘤样变性及钙化。肿瘤生长越快、体积越大,缺血越严重,越容易出现急慢性退行性变。

【护理评估】

(一)健康史

了解病人既往月经史、生育史,是否有因子宫肌瘤所致的不孕或自然流产史;是否长期使用性激素;发病后月经变化;曾接受过的治疗情况;并注意评估因子宫肌瘤压迫症状所致的主诉,排除因妊娠、内分泌失调及癌症所致的子宫出血。

(二)身体状况

1. **症状** 大多数病人无明显的症状,仅在妇科检查时发现。病人的症状与肌瘤发生的部位、大小、数目、有无并发症有关,其中与肌瘤的生长部位关系更加密切。

(1)月经改变:浆膜下肌瘤、肌壁间小肌瘤的病人,常无明显月经改变;大的肌壁间肌瘤可导致月经周期缩短,经期延长,经量增多,不规则阴道流血等。黏膜下肌瘤常表现为月经量过多,并随肌瘤逐渐增大,出现经期延长;如果发生坏死、溃疡、感染则有持续性或不规则阴道流血或阴道排液;病人如果长期月经量过多可引起贫血。

(2)下腹部包块:肌瘤较小时摸不到肿块,肌瘤逐渐增大使子宫超过3个月妊娠时可从腹部摸到肿块。巨大的浆膜下肌瘤脱出阴道外时,病人会因外阴脱出肿物就医。

(3)白带增多:肌壁间肌瘤因宫腔面积增大、内膜腺体分泌增多及盆腔充血,引起白带增多;黏膜下肌瘤脱出阴道时,可因感染、坏死产生大量阴道排液或有腐肉样组织排出。

(4)压迫症状:肿瘤增大可压迫邻近器官,出现相应器官受压的症状,如压迫膀胱时可出现尿频或尿潴留；如压迫直肠可出现里急后重、便秘；肌瘤向两侧发展，可压迫输尿管，形成肾盂积水。

（5）腹痛、腰酸、下腹坠胀：病人常表现为腰酸、下腹坠胀，且月经期加重。当浆膜下肌瘤发生蒂扭转时会出现急性腹痛；肌瘤发生红色变性时会出现剧烈腹痛；黏膜下肌瘤由宫腔向外排出时也可出现腹痛。

（6）不孕或流产：子宫肌瘤可能影响精子进入宫腔或使子宫腔变形等妨碍受精、孕卵着床，导致不孕或流产。

2. 体征 与肌瘤的大小、位置、数目及有无变性有关。较大的肌瘤可在下腹部扪及实质性、不规则的包块。妇科检查子宫呈不规则或均匀增大，质硬，表面可有数个结节状的突起。黏膜下肌瘤突出于宫颈口或阴道内，呈鲜红色、表面光滑；如伴有感染时，表面可见溃疡。

（三）心理 - 社会状况

病人得知患有子宫肌瘤时，由于缺乏对疾病的认识而出现焦虑与不安，随后因选择治疗方案而显得无助，或因接受手术治疗而恐惧、不安，迫切需要咨询和指导。

（四）辅助检查

1. B 型超声检查 可以显示子宫体积增大，形态不规则，肌瘤常为低回声、等回声或中强回声。MRI 可准确判断肌瘤大小、数目及位置。

2. 宫腔镜检查、腹腔镜检查等协助诊断。

理论与实践　　　　　　　　　该病人最可能的临床诊断是子宫肌瘤。

（五）治疗原则

根据病人的年龄、症状、肌瘤的大小和数目、生长部位、及对生育的要求等情况综合分析后选择适当的治疗方案。

1. 随访观察 适用于肌瘤小、症状不明显，尤其是近绝经期病人，每 3～6 个月随访 1 次，如果肌瘤明显增大或出现症状可考虑进一步治疗。

2. 药物治疗 适用于肌瘤小于 2 个月妊娠子宫大小，症状不明显或症状较轻者，尤其近绝经年龄或全身情况不宜手术者：①雄激素：对抗雌激素促使子宫内膜萎缩及使子宫平滑肌收缩以减少出血，常用丙酸睾酮；②抗雌激素制剂：常用他莫昔芬（三苯氧胺）；③促黄体生成激素释放激素类似物：抑制垂体 FSH、LH 的分泌，降低雌激素水平，达到治疗目的。

3. 手术治疗 是目前治疗子宫肌瘤的主要治疗方法。

（1）适应证：月经过多继发贫血，药物治疗无效；严重腹痛、性交痛或慢性腹痛、肌瘤蒂扭转引起的急性腹痛；有膀胱、直肠压迫症状或肌瘤生长较快；不孕或反复流产排除其他原因；肌瘤生长较快，怀疑有恶变者。

（2）子宫肌瘤的手术方式：

1）肌瘤切除术：年轻有生育要求的病人，可考虑经腹或腹腔镜下切除肌瘤，保留子宫。

2）子宫切除术：肌瘤大、数目多、临床症状明显者或保守治疗效果不明显，又无生育要求的病人可考虑全子宫切除术。

【护理诊断/问题】

1. **焦虑** 与月经异常,影响正常性生活有关。

2. **知识缺乏** 缺乏子宫肌瘤相关知识。

3. **个人应对无效** 与选择子宫肌瘤治疗方案的无助感有关。

【护理目标】

1. 病人焦虑程度减轻或消失。

2. 病人关于子宫肌瘤的知识增加。

3. 病人能有效地应对不适。

【护理措施】

(一)心理护理

与病人建立良好的护患关系,讲解有关疾病知识,纠正错误认识,消除顾虑。为病人提供表达内心顾虑、恐惧、感受和期望的机会,帮助病人分析可被利用的资源及支持系统,减轻无助感。向病人解释子宫肌瘤属于良性肿瘤,通常不会出现其他问题,消除其不必要的顾虑,增强康复信心。

(二)一般护理

1. 加强营养,鼓励病人摄入富含铁剂食物。对贫血严重者减少活动,卧床休息,注意保暖。

2. 加强会阴护理,保持会阴清洁干燥。每日用消毒液行外阴冲洗,并做好术前准备。

3. 按医嘱给予止血药和子宫收缩剂。

4. 对于因巨大肌瘤局部压迫所导致便秘者,用缓泻剂软化粪便,或番泻叶 2~4g 冲饮以缓解症状。

5. 对子宫全切或肌瘤切除的病人,协助医师完成血常规及凝血功能检查,测血型、交叉配血等,按妇科腹部手术做好术前准备及术后护理。

(三)病情观察

1. 急性出血期病人,要正确估计出血量,并观察病人贫血及有无感染征象,按医嘱及时止血,必要时输血、补液、抗感染。

2. 手术病人,按腹部手术的要求,进行术前、术后的病情观察。

(四)健康指导

1. **健康知识宣传** 宣传月经的有关常识,增强妇女的自我保健意识,促使妇女定期接受盆腔检查,做到预防为主,有病早治。

2. **用药指导** 对应用激素治疗的病人,应指导其正确服药并说明服药过程中可能出现的副作用。如促性腺激素释放激素类似物的副作用为潮热、出汗、阴道干燥等围绝经期症状,长期使用可导致骨质疏松,故不可滥用;药物治疗者应强调严格用药的意义,讲解药物的作用、服药的方法、服药过程中不能擅自停药或用药过多等注意事项。

3. **定期随访** 对保守治疗中的随访病人，强调定期复查的意义，切不可无自觉症状就忽视定期检查。

4. **出院指导** 指导手术病人出院1个月后到门诊复查，全子宫切除术者术后3个月内应避免重体力劳动和性生活。有不适或异常症状，需及时随诊。另外，子宫肌瘤有50%复发概率，约1/3病人需再次手术。子宫肌瘤切除术后，一般需要避孕2年以上，根据医师指导，再考虑妊娠。

理论与实践

主要的护理问题：

（1）焦虑：与月经异常，不孕有关。

（2）知识缺乏：缺乏子宫肌瘤相关知识。

（3）应对无效：与选择子宫肌瘤治疗方案的无助感有关。

术前应该采取的护理措施：

（1）加强营养，摄入富含铁剂食物。

（2）充分休息，注意保暖。

（3）观察阴道流血情况，保持外阴清洁。

（4）完善各项辅助检查，做好术前准备

【护理评价】

1. 病人能在诊疗全过程中表现出积极行为。

2. 病人掌握子宫肌瘤的相关知识，恢复正常的生活方式。

第四节 子宫内膜癌病人的护理

案例 15-3

　　李女士，56岁，因绝经后阴道不规则流血半年入院。既往有高血压、糖尿病史5年，长期口服降压药、降糖药。查体：BP 150/100mmHg，体形矮胖，心肺正常，腹软，肝脾未触及。妇科检查：外阴已产型，阴道有少量暗红色血液，宫颈光，子宫前位，如孕40天大小，质中，轻压痛，双附件未触及异常。辅助检查：血常规正常，空腹血糖9.8mmol/L，B超示子宫内膜增厚2.5cm，并有团块状低回声区范围4cm×3cm，宫底浅肌层回声不均。行分段诊断性刮宫，病理结果：子宫内膜高分化腺癌。

　　思考：

　　1. 该病人护理评估的重点内容有哪些？

　　2. 该病人术前的护理要点是什么？

子宫内膜癌(carcinoma of endometrium)是指原发于子宫内膜的一组上皮性恶性肿瘤,以来源于子宫内膜腺体的腺癌最为常见。是女性生殖器常见的三大恶性肿瘤之一。该病约占女性生殖道恶性肿瘤的20%~30%,占女性全身恶性肿瘤的7%。近年来该病的发病率呈上升趋势。平均发病年龄60岁。

【病因】

本病确切的病因不清,目前研究发现子宫内膜癌的发病类型可能有两种:

1. 雌激素依赖型 可能是子宫内膜长期接受内、外源性的雌激素刺激而无孕激素拮抗,进而发生子宫内膜增生症,甚至癌变。此类病人多较年轻,常伴肥胖、糖尿病、高血压、未育、少育、绝经延迟等,20%有家族子宫内膜癌史,预后较好。

2. 非雌激素依赖型 常见于老年、体弱的妇女,癌灶周围子宫内膜多萎缩,肿瘤恶性度高,预后差。

【病理】

1. 巨检 宫内膜癌可呈局限性生长或弥漫性侵犯子宫内膜的大部或全部,多见于宫腔底部或宫角部。

2. 镜下 子宫内膜癌80%~90%为腺细胞癌,少数为腺癌伴鳞状上皮分化、浆液性腺癌或透明细胞癌。

【转移途径】

子宫内膜癌多数生长较慢,发生转移较晚。但是,少数病变如浆液性乳头状腺癌、鳞腺癌、低分化癌则发生快,短期内可发生转移。其主要的转移途径有直接蔓延、淋巴转移、晚期可发生血行转移。

【临床分期】

根据国际妇产联盟(FIGO,2014年)修订,子宫内膜癌手术-病理分期见表15-2。

表15-2 子宫内膜癌手术-病理分期(FIGO,2014年)

期别	肿瘤范围
I期	肿瘤局限于宫体
I A	肿瘤浸润深度<1/2肌层
I B	肿瘤浸润深度>1/2肌层
II期	肿瘤侵犯宫颈间质,但无宫体外蔓延
III期	肿瘤局部和(或)区域扩散
IIIA	肿瘤累及浆膜层和(或)附件
IIIB	阴道和(或)宫旁受累
IIIC	盆腔淋巴结和(或)腹主动脉旁淋巴结转移
IIIC1	盆腔淋巴结转移
IIIC2	腹主动脉旁淋巴结转移和(或)盆腔淋巴结转移
IV期	肿瘤侵及膀胱和(或)直肠黏膜,和(或)远处转移
IVA	肿瘤侵及膀胱和(或)直肠黏膜
IVB	远处转移,包括腹腔内和(或)腹股沟淋巴结转移

【护理评估】

（一）健康史

询问病人的年龄，评估有无与子宫内膜癌发病相关的高危因素，记录发病经过，有无阴道出血、异常的阴道排液，是否进行过检查治疗及机体反应如何等情况。

（二）身体状况

1. **症状** 早期症状不明显，晚期主要表现为阴道出血、异常的阴道排液、宫腔积液或积脓。

（1）阴道流血：不规则阴道流血为常见的症状。常出现绝经后阴道流血，生育年龄妇女的月经量增多、经期延长或月经紊乱。

（2）阴道排液：少数病人表现为白带增多，早期往往为水样或浆液血性白带。晚期合并感染时可出现脓性或脓血性排液，并有恶臭。

（3）下腹疼痛：疼痛发生于晚期。当癌瘤浸润周围组织或压迫神经时可出现下腹及腰骶部疼痛，并向下肢及足部放射。当癌瘤侵犯宫颈、堵塞宫颈管，导致宫腔积脓时，可表现下腹胀痛及痉挛样疼痛。

（4）全身症状：晚期病人常伴全身症状，可表现为贫血、消瘦、恶病质、发热及全身衰竭等。

2. **体征** 妇科检查早期多无异常发现。当疾病逐渐发展，子宫可增大，质稍软。晚期癌灶向周围浸润，子宫固定，在宫旁或盆腔内可触及转移结节和肿块。

（三）心理 - 社会评估

当病人被确诊患子宫内膜癌后，常表现为恐惧和绝望，尤其晚期癌症病人，迫切希望能采取各种方法减轻痛苦，延长生命，常出现焦虑、烦躁情绪。

（四）辅助检查

1. **分段诊断性刮宫** 是确诊子宫内膜癌最常用、最可靠的方法。术中先刮宫颈管，再探宫腔，然后刮取宫腔内膜。刮出物分瓶标记送病理，可明确诊断。

相关链接   **分段诊断性刮宫术**

【目的】

刮取宫腔内容物做病理检查协助诊断。若怀疑同时有宫颈管病变，需对宫颈管及宫腔分步进行刮宫，称分段诊刮。

【适应证】

1. 子宫异常出血或阴道排液，需证实或排除子宫内膜癌或其他病变者。

2. 功能失调性子宫出血或闭经，需了解子宫内膜的变化者。

3. 女性不孕症需了解有无排卵及子宫内膜病变者。

【禁忌证】

急性、亚急性生殖道炎症；术前体温 >37.5℃。

【操作方法】

1. 病人排尿后取膀胱截石位，常规消毒外阴、阴道。

2. 双合诊了解子宫大小、位置。

3. 阴道窥器暴露宫颈,消毒阴道、宫颈。

4. 宫颈钳夹持宫颈前唇,探宫颈管长度,刮匙刮宫颈管一周,并收集刮出物。

5. 子宫探针探测子宫方向及深度,酌情扩张宫颈。

6. 用刮匙由内向外按前壁、侧壁、后壁、宫底等部位刮取组织。

7. 将宫颈和宫腔刮出物分别装瓶、送检。

【护理要点】

1. 术前向病人讲解操作的目的和过程,教会病人做深呼吸等放松技巧。

2. 告知病人术前5天禁止性生活,了解卵巢功能时,术前至少1个月停用性激素。

3. 检查卵巢功能者应在月经来潮前或月经来潮12小时内刮宫;可疑黄体萎缩不全者应于月经周期第5天诊刮。

4. 术中密切观察病人有无出现面色苍白、出冷汗症状,帮助病人转移注意力,减轻病人疼痛与不适。

5. 协助医生收集组织、固定、送检并记录。

6. 术后指导病人保持外阴部清洁,禁止性交及盆浴2周。

2. **B型超声检查** 典型内膜癌声像图为子宫增大或绝经后子宫相对增大,宫腔内见实质不均回声区,形态不规则,宫腔线消失,有时可见肌层内不规则回声紊乱区。

3. **宫腔镜检查** 可直接观察子宫内膜的形态,有如癌灶生长,并可取内膜组织送病检。

4. **癌血清标记物** 如CA_{125}检测、CT、MRI等均可协助诊断。

(五)治疗原则

1. **手术治疗** 为首选方案。根据子宫内膜癌的期别决定手术的范围:①Ⅰ期病人应行筋膜外全子宫切除及双附件切除术,必要时进行盆腔或腹主动脉旁淋巴切除或取样。②Ⅱ期病人行广泛性子宫切除术及盆腔淋巴结、腹主动脉旁淋巴结清扫术。③Ⅲ、Ⅳ期病人应行肿瘤细胞减灭术。

2. **放疗** 目前认为子宫内膜癌是放射敏感性肿瘤。可根据病人身体状况采用:①单纯放疗:适用于老年有严重的合并症不能耐受手术或晚期不宜手术的病人;②术后放疗:对有淋巴结转移、深肌层浸润、盆腔及阴道残留病灶者,进行术后放疗是最主要的辅助治疗手段。

3. **化疗** 适用于晚期不能手术或治疗后复发者,可单独或联合应用。

4. **药物治疗** 对于晚期或癌症复发、不能手术,或早期、要求保留生育功能的病人,选用大剂量的孕激素治疗,可合用抗雌激素制剂增加疗效。

理论与实践   案例中的病人,护理评估的重点内容有:

(1)高危因素:高血压、糖尿病、肥胖。

(2)症状:绝经期阴道不规则流血,流液。

（3）体征：子宫增大如孕40天大，质中。

（4）辅助检查：B超示子宫内膜增厚2.5cm，并有团块状低回声区范围4cm×3cm；病理报告：子宫内膜高分化腺癌。

【护理诊断/问题】

1. **焦虑**　与担忧肿瘤可危及生命或需接受手术会产生后遗症等有关。
2. **舒适的改变**　与癌组织破溃、感染、癌灶浸润周围组织或压迫神经有关。
3. **潜在感染和损伤**　与失血过多、机体抵抗力降低、肿瘤并发症和放射治疗有关。
4. **营养失调**　与出血、化疗或恶性肿瘤慢性消耗有关。

【护理目标】

1. 病人的焦虑减轻。
2. 疼痛减轻，不适感降低。
3. 病人不存在感染的征象。
4. 病人营养得到改善，贫血得到纠正。

【护理措施】

（一）心理护理

护士应主动与病人交谈，使用通俗的语言给病人讲解疾病的相关知识，使其了解子宫内膜癌虽是一种恶性肿瘤，但转移晚，预后较好；并解释治疗过程中可能出现的不适反应及应对措施，为病人提供安静舒适的环境，缓解其心理应激，减轻紧张、焦虑的心理状态。

（二）一般护理

1. 鼓励病人进高蛋白、高维生素、足够矿物质、易消化饮食。进食不足或全身营养状况极差者，应遵医嘱静脉输入补充营养。如病人合并有贫血、糖尿病、高血压，术前要注意治疗合并症。

2. 阴道排液多时，嘱病人可取半卧位，指导病人勤换会阴垫，便盆及床旁要注意消毒，防止交叉感染。每日用0.1%苯扎溴铵溶液冲洗会阴1~2次。

（三）病情观察

1. 手术治疗的病人，观察生命体征的变化，观察切口敷料有无渗出，引流管和导尿管是否通畅，引出液的色、量及性质等。

2. 药物治疗病人，对于采用孕激素治疗的病人，注意观察可能出现的副作用，如可引起水钠潴留，出现水肿，药物性肝炎等，一般副作用轻者，停药后会逐渐好转。

3. 晚期病人，考虑化疗或放疗者，注意观察化疗或放疗引起的各种不良反应，及时通知医生，指导病人采取积极的应对措施。

（四）健康指导

1. 健康知识宣教

（1）对生育期、绝经期的女性，宣传定期防癌普查的重要性，一般1～2次/年。尤其对合并有内科疾病，如肥胖、糖尿病、高血压者，增加检查次数。

（2）用雌激素替代治疗的女性必须严格遵医嘱用药，加强监护及严密随访。

（3）凡出现绝经后阴道流血或不规则阴道流血的病人均应进行有关检查，如分段诊断性刮宫或宫腔镜下活组织送病理检查，以便明确诊断、及早治疗。

2. 用药指导　需用孕激素治疗者应严格按医嘱执行，定期进行肝肾功能检查和超声检查。

3. 出院指导　对于手术治疗后的病人，应做好出院指导。

（1）生活指导：休息1个月后适当做家务，注意饮食，加强营养；保持会阴部清洁，术后3个月禁止性生活及盆浴。

（2）术后随访：要建立定期随访制度，及时发现有无复发。术后2～3年内，每3个月随访1次，3～5年每6个月随访1次，5年后1年随访1次。随访检查内容包括：①盆腔检查（三合诊）；②阴道细胞涂片；③胸片；④晚期病人，根据情况选用CT、MRI等。采用放、化疗的病人，嘱咐按疗程进行治疗，每一疗程结束，进行疗效评估，根据情况制定随访计划。

理论与实践　　　　　该病人术前的护理要点是：

（1）做好心理护理。

（2）配合医生完善相关检查，积极治疗内科疾病。

【护理评价】

1. 病人能讲述疾病的相关知识。

2. 病人掌握减轻症状、促进舒适的有效措施。

3. 病人如期恢复体能并能生活自理。

4. 出院时，病人不存在感染的征象。

第五节　卵巢肿瘤病人的护理

卵巢肿瘤（ovarian tumor）是女性生殖器常见的肿瘤，可发生于任何年龄。卵巢肿瘤可以有各种不同的形态和性质：单一型或混合型、一侧性或双侧性、囊性或实质性；又有良性、交界性和恶性之分。由于卵巢位于盆腔深部，早期病变难以发现，一旦出现症状多属晚期，应提高警惕。由于缺乏早期诊断手段，卵巢恶性肿瘤死亡率居妇科恶性肿瘤之首。

【病因】

卵巢肿瘤病因不清楚，一般认为与遗传和家族史有关，约20%～25%卵巢恶性肿瘤病人有家族史。此外，还与饮食习惯（如长期食用高胆固醇类食物）及内分泌因素有关。

【常见的卵巢肿瘤类型及其特点】

1. **卵巢上皮性肿瘤** 是卵巢肿瘤中最常见的一种，多见于老年妇女，少发生于青春期前和婴幼儿。卵巢上皮性肿瘤分为良性、交界性和恶性。其发生和持续排卵、遗传因素及环境因素有关。未婚、不孕、初潮早、绝经迟等是高危因素，多次妊娠、哺乳和口服避孕药是保护因素。

（1）浆液性肿瘤：①浆液性囊腺瘤：约占卵巢良性肿瘤的25%，肿瘤多发于单侧卵巢，圆球形，大小不一，表面光滑，囊内液稀薄、呈淡黄色。分为单纯性和乳头状两型：前者常为单房性，囊壁薄、光滑；后者常为多房性，有乳头状物向囊外生长；②交界性浆液性囊腺瘤：多双侧，中等大小，可见乳头向囊外生长；③浆液性囊腺癌：是最常见的卵巢恶性肿瘤，多为双侧，体积较大，半实质性，呈圆形或卵圆形，囊壁有乳头生长，囊液浑浊，有时为血性，常伴出血或坏死灶。

（2）黏液性腺瘤：①黏液性囊腺瘤：约占卵巢良性肿瘤的20%，多单侧，多房性，灰白色，圆形或卵圆形，体积较大，囊壁光滑，囊内充满稀薄或胶冻样灰色液体，囊腔内很少有乳头生长；②交界性黏液性囊腺瘤：一般较大，表面光滑，常为多房，切面见囊壁增厚，质软，有实质区和乳头状形成；③黏液性囊腺癌：占卵巢恶性肿瘤的10%～20%，多为单侧，瘤体较大，灰白色，囊壁可见乳头或实质区，囊液浑浊或血性，常伴出血和坏死灶。

2. **卵巢生殖细胞瘤** 来源于胚胎性腺的原始生殖细胞的一组肿瘤，多见于年轻的妇女及幼女，青春期前病人占60%～90%。卵巢恶性生殖细胞肿瘤恶性程度大，死亡率高。

（1）畸胎瘤：由多胚层组织结构构成的肿瘤。肿瘤的良、恶性及其程度取决于组织分化程度。①成熟畸胎瘤：又称皮样囊肿，占畸胎瘤的95%以上，以20～40岁居多。常为单侧，中等大小，表面光滑，灰白色。多单房，囊内充满油脂和毛发，有时可见牙齿、神经组织、软骨等，其内任何一种组织成分均可恶变，形成各种恶性肿瘤。②未成熟畸胎瘤：属恶性肿瘤，多发生于青少年。肿瘤由分化程度不同的未成熟胚胎组织构成，主要为原始神经组织。多为单侧、实性，表面呈结节状，体积较大，切面多以实性为主，少数以囊性为主。

（2）无性细胞瘤：属中等恶性肿瘤，多为单侧，中等大小，包膜光滑。对放疗特别敏感，5年存活率达90%。

（3）内胚窦瘤：又称卵黄囊瘤，属高度恶性肿瘤，多见于儿童及青少年，多数单侧、体积较大，易破裂。内胚窦瘤生长迅速，易早期转移。

3. **卵巢性索间质细胞瘤**

（1）颗粒细胞瘤：肿瘤能分泌雌激素，是最常见的功能性肿瘤，发病高峰年龄在45～55岁，属低度恶性肿瘤。肿瘤表面光滑，圆形或卵圆形，多为单侧，大小不一。一般预后良好，5年存活率达80%左右。

（2）卵巢膜细胞瘤：属良性肿瘤，多单侧、大小不一，质硬，表面光滑。可分泌雌激素，常与颗粒细胞瘤同时存在。

（3）纤维瘤（fibroma）：是较常见的卵巢良性肿瘤，多见于中老年妇女。肿瘤多为单侧、中等大小，实性，坚硬，表面光滑或结节状。偶见纤维瘤伴有腹水或胸水称梅格斯综合征（Meigs syndrome）。

（4）支持细胞-间质细胞瘤（Sertoli-Leyding cell tumor）：又称睾丸母细胞瘤，临床上罕见，多发于40岁以下的妇女。多数为良性、单侧、较小、实性，表面光滑。

4. **卵巢转移性肿瘤** 体内任何部位的原发性肿瘤均可转移到卵巢，常见的原发肿瘤器官有乳腺、肠、胃、生殖道及泌尿道等。库肯勃瘤（Krukenberg tumor）是一种特殊的转移性腺癌，原发部位在胃肠道，肿瘤多为双侧、中等大小，切面实性，胶质样。

【卵巢恶性肿瘤的转移途径】

卵巢肿瘤转移主要通过直接蔓延及腹腔种植。淋巴系统也是重要的转移途径。血性转移少见。

【卵巢恶性肿瘤的临床分期】

采用国际妇产科联盟（FIGO，2006年）手术病理分期（表15-3）。

表15-3 卵巢恶性肿瘤的手术病理分期（FIGO，2006年）

分期	肿瘤范围
Ⅰ期	肿瘤局限于卵巢
ⅠA	肿瘤局限于一侧卵巢，包膜完整，表面无肿瘤；腹腔积液中未找到恶性细胞
ⅠB	肿瘤局限于双侧卵巢，包膜完整，表面无肿瘤；腹腔积液中未找到恶性细胞
ⅠC	肿瘤局限于一侧或双侧卵巢并伴有如下任何一项：包膜破裂；卵巢表面有肿瘤；腹腔积液或腹腔冲洗液中有恶性细胞
Ⅱ期	肿瘤累及一侧或双侧卵巢，伴有盆腔内扩散
ⅡA	扩散和（或）转移至子宫和（或）输卵管
ⅡB	扩散至其他盆腔器官
ⅡC	ⅡA或ⅡB，伴有卵巢表面有肿瘤，或包膜破裂，或腹腔积液或腹腔冲洗液中有恶性细胞
Ⅲ期	肿瘤侵犯一侧或双侧卵巢，并有组织学证实的盆腔外有腹膜种植和（或）局部淋巴结转移；肝表面转移；肿瘤局限于真骨盆，但组织学证实肿瘤细胞已扩散至小肠或大网膜
ⅢA	肉眼见肿瘤局限于真骨盆，淋巴结阴性，但组织学证实腹腔腹膜表面存在镜下转移，或组织学证实肿瘤细胞已经扩散到小肠或大网膜
ⅢB	一侧或双侧卵巢肿瘤，并有组织学证实的腹膜表面肿瘤种植，但转移直径≤2cm，淋巴结阴性
ⅢC	盆腔外腹膜转移灶直径＞2cm，和（或）区域淋巴结转移
Ⅳ期	肿瘤侵犯一侧或双侧卵巢，伴有远处转移。有胸腔积液且胸腔肿瘤细胞阳性；肝实质转移

【护理评估】

（一）健康史

早期无特殊病史，通常与妇科普查中发现盆腔肿块而就医。收集与发病有关的高危因素。根据病人年龄、病程长短及局部体征初步判断是否为卵巢肿瘤，有无并发症，并对良恶性作出评估。

（二）身体状况

1. **症状** 卵巢良性肿瘤生长缓慢。因肿瘤早期较小，病人常无症状，常不被病人发觉，常于妇科检查时发现。肿瘤中等大时，病人常有腹胀感并可扪及肿块。肿瘤继续增大占满盆腹腔可出现压迫症状，如尿频、尿急、呼吸困难、心悸、下肢水肿等。卵巢恶性肿瘤病人早期多无症状或轻微。肿瘤生长迅速，一旦出现腹胀，或发现腹部肿块及腹水时已至晚期。症状轻重取决于肿瘤大小、位置、侵犯转移的程度、组织学类型及有无并发症。若肿瘤压迫盆腔静脉可出现水肿；压迫神经或盆腔浸润时可引起腹痛、腰痛及坐骨神经痛。晚期病人出现明显消瘦、贫血、水肿、衰竭等恶病质表现。

2. 体征 早期肿瘤较小，不易被发现。肿瘤长到中等大小或出现明显症状时，妇科检查可触及一侧或两侧卵巢囊性、实质性或半实性包块，表面光滑或高低不平，活动与周围组织无粘连，或固定不动与周围组织有粘连。卵巢良性肿瘤和恶性肿瘤的鉴别见表15-4。

表15-4 卵巢良性肿瘤和恶性肿瘤的区别

鉴别内容	良性肿瘤	恶性肿瘤
病史	病程长，生长缓慢	病程短，迅速增大
体征	多为单侧，囊性，表面光滑，活动，常无腹腔积液	多为双侧，固定，实性或囊实性，表面不规则，结节状，常有腹腔积液，多为血性，可查到癌细胞
一般情况	良好	可有消瘦、恶病质
B型超声	为液性暗区，边界清晰，可有间隔光带	液性暗区内有杂乱光团、光点，肿瘤界限不清
CA_{125}（>50岁）	<35U/ml	>35U/ml

3. 并发症 卵巢肿瘤的并发症有蒂扭转、破裂、感染和恶变。

（1）蒂扭转（图15-4）：是常见的妇科急腹症。多发于中等大、蒂长、活动度大、重心偏一侧的肿瘤（如畸胎瘤）。病人体位改变或妊娠期、产褥期由于子宫位置的改变易发生蒂扭转。蒂扭转后因血循环受阻，瘤体可肿胀、出血、坏死、破裂或感染。蒂扭转的典型症状是突然发生一侧下腹剧痛，常伴恶心、呕吐、甚至休克。

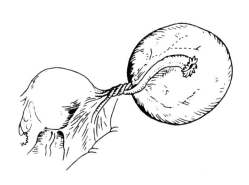

图15-4 卵巢囊肿蒂扭转

（2）破裂：分自发性和外伤性两种。自发性破裂是因为肿瘤过速生长所致，大部分为恶性肿瘤浸润性生长穿破囊壁引起；外伤性破裂是因为挤压、穿刺、性交、盆腔检查等所致。症状轻重取决于破裂口大小、囊肿的性质及流入腹腔的囊液量。轻者仅有腹痛，重者出现剧烈腹痛、恶心、呕吐，甚至腹膜炎及休克。

（3）感染：常见于肿瘤蒂扭转、肿瘤破裂及邻近器官感染。病人有高热、腹痛、压痛、腹肌紧张和白细胞计数升高等腹膜炎征象。

（4）恶变：早期不易被发现，常表现为肿瘤迅速增长，且为双侧性。诊断后应及时手术切除。

（三）心理-社会状况

在判断卵巢肿瘤性质时期，对病人及家属而言，是一个艰难而又恐怖的时期，病人迫切需要相关信息支持，并渴望尽早得到确切的诊断结果。病人得知自己患有可能致死的疾病，该病的治疗有可能改变自己的生育状态及既往的生活方式，从而产生极大压力，需要护理人员协助应对这些压力。

（四）辅助检查

1. **B 型超声检查**　对直径 > 2cm 盆腔肿块，可测知肿块的部位、大小、形态及性质，彩色多普勒超声扫描，能够显示新生组织的血流情况。

2. **腹腔镜检查**　可直接观察到盆、腹腔情况，并行多点活检，鉴别盆腔肿物的性质。

3. **细胞学检查**　腹水或腹腔冲洗液查找癌细胞。

4. **放射学诊断**　腹部平片可显示卵巢畸胎瘤的牙齿及骨骼；CT、MRI 检查可显示盆腔肿块与周围脏器的关系，肝、肺等脏器及腹膜后淋巴结有无转移结节。

5. **肿瘤标志物**　目前常用的肿瘤标志物有血清 CA_{125}、CA_{199}、AFP、HCG 等。

相关链接　　　　　　　　**肿瘤标志物**

目前无某一肿瘤专有的肿瘤标志物，但某些卵巢肿瘤有相对特殊的肿瘤标志物，可用于协助诊断和监测病情。① CA_{125}：80% 卵巢上皮癌病人高于正常值（正常值 < 35u/ml），90% 以上的病人其水平高低与病情相一致，可用于监测病情，敏感性高；② ATP：对卵巢内胚窦瘤有特异性价值，对未成熟畸胎瘤、混合型无性细胞瘤有协助诊断意义；③ HCG：对原发性卵巢癌具有特异性；④性激素：颗粒细胞瘤、卵泡膜细胞瘤产生较高水平的雌激素。

（五）治疗原则

卵巢肿瘤一经确诊，应及时手术治疗。

1. **良性卵巢肿瘤**　若病人年轻、有生育要求应尽量保留正常卵巢组织，可行患侧卵巢切除术或卵巢肿瘤剥除术；绝经后期病人可行全子宫及双侧附件切除术。

2. **交界性肿瘤**　主要采用手术治疗。参照卵巢癌手术方法进行全面的手术分期或肿瘤细胞减灭术。年轻且希望保留生育功能的 I 期病人可保留正常的子宫和对侧卵巢。

3. **恶性肿瘤**　治疗原则是以手术为主，辅以化疗、放疗的综合性治疗。手术范围一般做全子宫及双侧附件切除术，尽可能的切除肉眼可见的病灶，并作大网膜及盆腔、腹主动脉旁淋巴结切除。对手术不彻底、术后复发或转移者，可采用化疗。

【护理诊断 / 问题】

1. **营养失调，低于机体需要量**　与恶性肿瘤慢性消耗，化疗药物的治疗反应有关。

2. **自我形象紊乱**　与切除子宫、卵巢有关。

3. **焦虑**　与发现盆腔包块，担心肿瘤性质及疾病的预后有关。

【护理目标】

1. 病人的营养状况良好。

2. 病人恢复自我形象。

3. 病人焦虑程度减轻。

【护理措施】

（一）心理护理

为病人提供表达情感的机会和环境，了解病人应对压力的方式方法。对病人提出的疑问给予明确、有效的答复，向病人介绍有关的疾病知识，说明手术治疗的必要性和安全性。讲解手术及化疗对肿瘤的效果，安排与已康复的病友见面，增强其信心，争取病人的主动配合。鼓励家属照顾病人，增强家庭的支持作用。

（二）一般护理

1. 促进舒适 对肿瘤过大，或伴有腹水、出现压迫症状严重者，指导病人采取感觉舒适的体位，如侧卧位、半卧位；对长期卧床的病人做好生活护理。

2. 加强营养 鼓励病人进食高蛋白、富含维生素、高热量、易消化的食物，必要时可经静脉补充营养。

（三）病情观察

1. 观察有无并发症的发生 注意观察病人腹胀、腹痛的程度和性质。卵巢肿瘤蒂扭转或破裂，会出现腹痛，常伴恶心、呕吐、甚至休克；感染会有体温升高、白细胞计数升高或腹膜炎表现；恶变病人会有恶病质的表现。如发现卵巢肿瘤的并发症及时报告医师，及早做好手术准备，不要盲目使用止痛剂，以免掩盖病情，贻误治疗。

2. 放腹水的观察 在为病人抽腹水的过程中，要严密观察病人有无头晕、心悸、气促、恶心、脉搏加快及面色苍白等不良反应。放腹水速度宜缓慢，一次放腹水 3000ml 左右，不宜过多，以免腹压骤降发生虚脱，并记录腹水量与性质。抽水完毕需用腹带包扎腹部，并观察穿刺口有无引流液外渗，敷料浸湿时及时更换。及时送检标本。

3. 手术病人，按腹部手术的要求，进行术前、术后护理。

4. 接受放、化疗的病人，注意观察不良反应，积极采取应对措施。

（四）健康指导

1. 保健知识宣教

（1）加强高危妇女的监测：高危人群不论年龄大小，每半年接受一次检查，以排除卵巢肿瘤，必要时配合辅助检查，以提高阳性检出率。提倡高蛋白、富含维生素 A 的饮食，避免高胆固醇饮食，高危妇女口服避孕药有利于预防卵巢癌的发生。

（2）正确处理卵巢肿物：①卵巢实性肿瘤或囊肿直径＞5cm 者，应及时手术切除；②青春期前、绝经后或生育年龄口服避孕药的妇女，若发现卵巢肿大，应考虑为卵巢肿瘤；③对于查体中发现卵巢小囊肿直径＜5cm，疑为卵巢瘤样病变者（卵泡囊肿、黄体囊肿、黄素囊肿）暂行观察或口服避孕药，如为非赘生性肿物，一般追踪观察 1～2 个月，无需特殊治疗，囊肿会自行消失；④有盆腔肿物诊断不清或治疗无效者，应及早行腹腔镜或剖腹探查。

（3）凡乳癌、胃肠癌等病人，治疗后应严密随访，定期作妇科检查。

2. 出院指导

（1）生活指导：嘱病人术后两个月内应避免持重物，要逐渐增加运动量，不可操之过急；根据术后恢复情况指导性生活。

（2）随访指导：良性肿瘤手术后的病人，术后 1 个月常规检查。恶性肿瘤病人应遵医嘱长期随访和监测，一般术后 1 年内，每月 1 次；术后第 2 年，每 3 个月 1 次；术后第 3～5 年，每 6 个月 1 次，5 年以上，每年 1 次。向病人说明卵巢切除术后出现的潮热、阴道分泌物减少等属正常现象，可在医生指导下进行药物治疗。如有阴道分泌物异常、阴道流血等异常情况，随时就诊。

（3）手术后需加化疗或放疗者，应按医务人员的要求按时到医院进行各种治疗，并遵医嘱及时复查血常规、肝、肾功能。

【护理评价】

1. 病人能用语言表达对丧失子宫及附件的看法，并积极配合治疗。
2. 病人能说出影响营养摄取的原因及应对措施。
3. 病人能描述焦虑情绪，并明确缓解焦虑的方法。

第六节　妇科腔镜手术及护理

根据人体内脏器官的特点，采用不同腔镜进行检查和手术，是医学发展的重大进步，已经广泛应用于临床诊断和治疗，目前妇科常用的腔镜主要有腹腔镜、宫腔镜和阴道镜。

一、腹腔镜手术及护理

腹腔镜手术是利用冷光源照明，将腹腔镜镜头插入病人腹腔内，运用数字摄像技术使镜头拍摄到的图像能实时显示在专用监视器上。医生可通过监视器屏幕上所显示的图像，对病人病情进行分析判断，并且运用特殊的器械实施手术。妇科腹腔镜手术已从单纯诊断发展到治疗多种妇科疾病，目前几乎每种需要开腹手术的妇科疾病都可以在镜下进行。

腹腔镜手术的突出优点是手术创伤小、病人痛苦少、术后恢复快、恢复早、治疗效果好，但同时要求的设备和医术水平也比较高。

【适应证】

1. 子宫内膜异位症的诊断。
2. 不孕症病人，判断输卵管通畅度，观察排卵情况，明确或排除盆腔疾病。
3. 原因不明的急、慢性腹痛与盆腔疼痛及治疗无效的痛经者。
4. 生殖系统畸形的诊断，盆腔包块性质的鉴别。
5. 恶性肿瘤术后或化疗后的效果评价。
6. 计划生育并发症（子宫穿孔、腹腔脏器损伤、节育器异位或嵌顿）的诊治。
7. 子宫肌瘤的手术治疗、早期子宫内膜癌和宫颈癌的手术治疗，均可通过腹腔镜来手术。

【禁忌证】

1. 严重心、肺功能不全或大的腹壁疝或膈疝。

2. 凝血功能障碍。

3. 腹腔内大出血。

4. 弥漫性腹膜炎或腹腔内广泛粘连。

5. 盆腔肿块过大,超过脐水平;妊娠 > 16 周,宫底高度达脐水平。

【物品准备】

腹腔镜最基本的设备包括:①光源、传导系统及内镜;②电视摄像系统;③充气装置;④止血设备如电凝器(单极电凝、双极电凝、内凝器);⑤冲洗器;⑥各种手术器械如气腹针、穿刺套管、转换器、举宫器、阴道拉钩、分离器、爪状钳、各种剪刀、活检钳、缝合器、肌瘤粉碎器、打结器等。在病人进入手术室前均应逐一检查,以确保各种装置及手术器械处于完好备用状态。用后器械由消毒供应中心进行规范化消毒灭菌处理。

【操作方法】

1. **术前麻醉** 根据病情需要和麻醉人员的技术水平选择选择局麻、硬膜外麻醉或全麻。

2. 腹部皮肤及外阴阴道消毒,放置导尿管和举宫器。

3. **人工气腹** 将气腹针于脐孔正中与皮肤呈 90°穿刺插入腹腔,确定针头在腹腔内,接 CO_2 充气机,以 1 ~ 2L/ 分注入 CO_2 气体,调整病人头低臀高位,继续充气使腹腔内压力达 12mmHg 左右,拔除气腹针。

4. **置入腹腔镜** 将腹腔镜与冷光源、电视摄像系统、录像系统连接。根据手术需要在脐下做 2 ~ 3 个手术切口,置入套管,拔出针芯,置入腹腔镜,根据光学数字转换系统反映在屏幕上的图像,进行检查或手术操作。

5. **取出腹腔镜** 检查和手术操作后,无内出血及脏器损伤,取出腹腔镜,关闭光源及气体,排出腹腔内气体后拔除套管,缝合腹部切口,覆以无菌纱布,胶布固定。

【护理措施】

(一)心理护理

术前对准备实施腹腔镜手术的病人进行术前宣教,配合医师向病人介绍腹腔镜手术的优点:手术切口小、盆腔粘连发生率低、术后痛苦小、恢复快、住院时间短;耐心细致地向病人讲解麻醉方式、手术步骤、治疗效果以及术后注意事项。可以请已通过腹腔镜手术治愈的病人现身说法,消除病人的思想顾虑,使病人能够积极配合医师进行手术治疗。

(二)一般护理

1. **术前准备** 协助病人完善相关检查,腹部皮肤准备要注意脐部清洁,术前一日晚上灌肠,术日晨禁食水。

2. **术中配合** 调整体位,使病人头低臀高 15°,保证术野清晰,肩托保护;注意观察病人的生命体征变化,发现异常及时通知医生。如术中发现胸壁上部及颈部皮下气肿,应立即停止手术。

3. 术后护理

（1）体位与活动：术后病人安全返回病房，取去枕平卧位，头偏向一侧，保持呼吸道通畅，持续吸氧 6 小时，氧流量为 3L/ 分，6 小时后改为半卧位，并指导病人适当在床上翻身活动，拔出尿管后鼓励下床活动。

（2）生命体征观察：连接心电监护，6 小时内严密观察病人的生命体征，观察面色及精神状况。

（3）饮食指导：腹腔镜手术术后排气时间早，肠蠕动功能恢复较快，术后 6 小时麻醉清醒后即可酌情进流质饮食，逐渐过渡到半流食、普食。

（4）保持导尿管通畅和会阴部清洁：置尿管时间视手术大小而定，一般附件及子宫肌瘤剥除术于术后 24 小时拔除，全子宫切除者可适当延长导尿管留置时间至 48 小时，尿管留置期间应行会阴擦洗 2 次 / 日，观察尿色、尿量。

（三）并发症的观察与护理

1. **咽喉部不适**　由于全麻气管插管损伤气管黏膜以及麻醉未清醒前咳嗽反射较弱，易发生咽喉部疼痛、咳嗽、痰多。要鼓励病人早下床活动、深呼吸，协助病人翻身、拍背，及时清除呼吸道分泌物。

2. **术后呕吐**　术后呕吐原因较多，多因麻醉药物所致及 CO_2 人工气腹引起催吐中枢兴奋性增高。术后可预防性使用止吐药物，将病人头偏向一侧，防止误吸，及时清理呕吐物。

3. **皮下气肿**　皮下气肿会有捻发感，轻微的皮下气肿一般 2~3 天可自行吸收，无需处理；如术后出现肩部酸痛，是腹腔内残留 CO_2 刺激膈神经反射所致。持续低流量吸氧可减少该症的发生率。

4. **皮下出血或腹腔内出血**　术中穿刺损伤血管或手术部位止血不彻底，出现切口渗血，生命体征发生变化，有腹腔引流管的病人，观察引流液的颜色、量、性质，出现异常立即报告医师，及时止血。

5. **脏器损伤**　盆腹腔粘连时，术中易发生膀胱、输尿管、肠管等脏器损伤，一经发现，及时修补。术后观察病人有无腹胀、发热，观察尿量、尿色，如有异常，及时报告医生予以处理。

（四）健康指导

1. **注意休息，避免劳累**　术后 2 周内应避免提超过 5kg 的物品、骑马、骑脚踏车、久坐、跳舞，以免盆腔充血，影响恢复。

2. **调整饮食，加强营养**　多食蔬菜、水果防止便秘，避免进食产气多的食物，如豆类、洋葱等，减少术后腹胀引起不适。

3. **保持外阴清洁**　勤换会阴垫，防止细菌上行性感染。

4. **性生活指导**　禁性生活和盆浴 1 个月，镜下全子宫切除者应在手术后 3 个月复查，经医生指导后再行性生活。

二、宫腔镜手术及护理

宫腔镜是应用膨宫介质扩张宫腔，通过玻璃导光纤维束和柱状透镜将冷光源经宫腔镜导入宫腔内，对宫颈管及宫腔内疾病进行检查和治疗的内镜技术。

【适应证】

1. 诊断性宫腔镜

（1）异常子宫出血。

（2）反复流产，原发或继发不育。

（3）评估异常的 B 超或子宫输卵管造影。

（4）宫腔内异物诊断、宫内节育器定位。

（5）宫腔畸形及粘连的诊断。

（6）宫腔镜手术前检查、手术后随访。

2. 治疗性宫腔镜

（1）疏通输卵管，选择性输卵管插管通液试验。

（2）取出宫腔内残留片状碎骨、断裂或嵌顿的宫内节育器等。

（3）宫腔镜下注药治疗输卵管妊娠。

（4）子宫内膜息肉切除术。

（5）黏膜下子宫肌瘤切除术。

（6）子宫纵隔切除术。

（7）子宫腔粘连分解术。

（8）宫颈管内赘生物切除术。

【禁忌证】

1. 体温≥37.5℃，急性或亚急性生殖道炎症。

2. 严重心、肺、肝、肾功能不全病人。

3. 活动性子宫出血，或近期子宫穿孔修补术后。

4. 宫颈瘢痕，不能充分扩张或宫颈松弛灌流液外漏者。

【物品准备】

1. **宫腔镜器械**　有光源，传导系统及内镜（分检查镜与手术镜），管鞘器械（分检查管鞘与手术管鞘），电视成像系统，膨宫及灌流系统，双电极治疗系统，激光电凝器。

2. **宫腔镜手术包**　内有卵圆钳，阴道窥器，宫颈扩张棒，刮匙，探针，宫颈钳，活检钳，取环器，弯盘，纱布，纱球等。

3. **其他**　膨宫液 2000～3000ml，消毒液，标本固定液。

【操作方法】

1. 病人麻醉成功后，取膀胱截石位，保持输液通畅。

2. 常规消毒外阴阴道和宫颈，有扩张棒的病人取出扩张棒，再次消毒阴道及宫颈，宫颈钳夹持宫颈，探针探查宫腔，经宫颈放入管镜鞘。

3. 接通膨宫液体泵，调节压力至 120～150mmHg，排除管内空气，连接宫腔镜，调节摄像系统。

4. 宫腔镜入宫腔，打开膨宫液管道，向宫腔内注入膨宫液，冲洗宫腔至流出液清亮。调整液体流量和宫腔压力，移动宫腔镜按顺序检查宫腔，根据病情进行诊断和治疗，取出标本做好标记，及时送检。

5. 宫腔内操作结束，边退镜，边检查宫颈内口和宫颈管，消毒宫颈和阴道，清点器械及敷料。

【护理措施】

（一）心理护理

术前向病人讲解宫腔镜手术特点、手术过程、手术优点、安全性以及手术前后的注意事项。针对不同疾病给予耐心细致的心理疏导，请术后恢复好的宫腔镜手术病人介绍亲身感受和体会，解除病人心理顾虑，缓解紧张情绪，树立信心，主动配合手术治疗。

（二）一般护理

1. 术前准备

（1）术前常规作妇科检查、阴道分泌物检查和宫颈细胞学检查以及血常规和心电图检查等。

（2）手术时间一般选择在月经干净后 3～7 天，此时子宫内膜薄，黏液分泌少，为宫腔镜检查或手术的理想时期。

（3）子宫颈准备：根据宫颈松紧度术前放置宫颈扩张棒或海藻棒。亦可于术前 12 小时在后穹窿放置米索前列醇 200μg 来软化宫颈管。

（4）术晨禁食，可不排尿，以便于术中 B 超监护。

2. 术中摆好体位，密切观察病人的反应，给予心理支持，及时提供台上临时所需无菌物品，预防低钠水中毒。

3. 术后护理

（1）术后卧床休息 30 分钟，观察病人的血压、脉搏、心率，注意阴道流血及腹痛等情况，注意水电解质、酸碱平衡。

（2）禁食 6 小时，因麻醉反应常可引起恶心、呕吐，防止误吸。

（3）观察体温变化，必要时予以抗生素预防感染。

（三）并发症的观察与护理

1. 子宫穿孔　常见于严重的宫腔Ⅰ、瘢痕子宫、子宫过度前倾或后屈病人。一旦发生，立即降低膨宫压力，遵医嘱迅速静脉输注缩宫素 20U 和地塞米松 10mg，应用抗生素预防感染。

2. 心脑综合征　扩张宫颈和膨宫时均可引起迷走神经功能亢进，出现头晕、胸闷、流汗、脸色苍白、恶心、呕吐、脉搏和心率减慢等症状称为心脑综合征。因此，术前 30 分钟应肌注阿托品 0.5mg，以预防心脑综合征的发生。一旦发生上述症状应暂停手术，立即让病人平卧，予以吸氧及对症治疗，待症状好转后再继续操作。

3. 过度水化综合征　手术时间超过 1 小时，大量灌流液被吸收入血循环，导致血容量过多及低钠血症，故又称水中毒。病人出现血压下降、疲倦感、头晕、头痛、恶心、神志淡漠等低钠症状。一旦发生应立即停止手术，监测血钠，积极利尿、纠正水电解质失衡。

4. 空气栓塞 是宫腔镜手术中来源于膨宫介质的罕见的严重并发症,术前要排空整个系统中的空气。发生空气栓塞应立即停止手术,病人左侧卧位并抬高右肩,正压通气,填塞阴道及宫颈,阻断气体来源。

(四)健康指导

1. 术后病人注意卫生,保持外阴清洁;进食富含蛋白及纤维素的软食,预防便秘;适量活动,避免长期站立。

2. 术后可有少量阴道流血,一般持续 3~5 天,若出血超过 1 周或出血量大于平时月经量、腹痛加剧等,应及时通知医生。

3. 出院指导 禁性生活、盆浴 2 周,1 个月后来院复查。

三、阴道镜手术及护理

阴道镜检查是利用阴道镜在强光源照射下将宫颈阴道部上皮放大 10~40 倍直接观察,以了解肉眼看不到的微小病变,在可疑部位做定位活检,以提高宫颈疾病的确诊率。阴道镜分为光学阴道镜和电子阴道镜两种。

阴道镜检查的目的在于:及时诊断下生殖道的癌前病变,以降低癌症的发生率;及时诊断原位癌、镜下早期浸润癌,使病人能得到早期诊断及早期治疗,从而提高恶性肿瘤病人的生存率;避免盲目地对下生殖道进行创伤性的多点活检,在阴道镜下仅对可疑病变处活检,既减少损伤,又提高阳性检出率;提高对生殖道湿疣的亚临床型的诊断阳性率,以提高治疗效果,有效地控制性病的传播,进而达到预防下生殖道恶性肿瘤发生的目的;确定病变范围,制定正确的治疗方案。

【适应证】

1. 宫颈细胞学检查巴氏 Ⅲ 级以上或 TBS 提示上皮细胞异常和(或)高危型 HPV 阳性者。

2. 有接触性出血,肉眼观察宫颈无明显病变者。

3. 肉眼观察可疑病变,对可疑病灶行定位活检。

4. 可疑下生殖道尖锐湿疣。

5. 可疑阴道腺病、阴道恶性肿瘤。

6. 宫颈、阴道及外阴病变治疗后复查和评估。

【禁忌证】

1. 外阴、阴道、宫颈、盆腔急性炎症。

2. 大量阴道流血。

3. 宫颈恶性肿瘤。

【物品准备】

1. **器械** 阴道镜、窥阴器、活检钳、刮匙、纱布钳、拉钩、棉纱、棉签、一次性无菌检查垫、无菌手套等。

2. **试剂** 3% 醋酸溶液、复方碘溶液、含 10% 甲醛固定液的活检标本瓶。

【操作方法】

1. 病人排空膀胱,协助取膀胱截石位,用窥阴器暴露阴道、子宫颈,窥器不使用润滑剂,以免影响检查效果。

2. 先观察宫颈形态有无异常,然后用棉球蘸取 3% 醋酸溶液涂宫颈表面 30 秒后,观察醋酸白消退的时间及血管、上皮有无异常,再做碘试验,观察上皮碘着色情况,最后在阴道镜图像异常区可疑部位进行活检。

3. 如果镜下未发现可疑病变者,则在移行带的 3、6、9、12 点处做活检。标本病理瓶做好标记及时送到病理科检查。

4. 病人阴道内放入明胶海绵并填塞棉纱压迫止血,嘱病人 24 小时后取出。

【护理措施】

(一)心理护理

通过护患沟通掌握病人的心理状况,针对性地做好解释工作,使病人明白阴道镜检查和宫颈活检术具有的无痛、简便、快捷的特点,阴道镜检查的重要性和必要性,消除恐惧心理,积极配合检查。

(二)一般护理

1. **术前护理** 向病人宣教阴道镜检查的有关知识,在检查前 2~3 天禁性生活,不做妇科检查,急性宫颈炎及阴道炎先进行适当治疗,如需要取活检应于月经干净后 2~14 天进行。

2. **术中护理** 协助病人取膀胱截石位,臀下垫一次性无菌治疗巾,确保无菌操作,减少人员流动,保持环境安静。宫颈血管丰富,操作不当或无菌操作不严格容易引起大出血和感染,要密切观察出血量和生命体征的变化,确保手术顺利进行。手术完毕,宫颈填塞带尾大棉纱压迫止血,取出窥阴器,嘱病人 24 小时自行取出。对出血较多的病人可在创面加用止血药或明胶海绵。将手术出的标本写清姓名及取材部位,送病理科检查。

3. **术后护理** 告知病人适当休息,避免重体力劳动或剧烈活动,同时要保持外阴清洁,观察阴道出血情况。

(三)健康指导

1. 术后 1 个月禁止性生活、盆浴和游泳,当阴道出血多于月经量、色鲜红,要及时就医,酌情使用抗生素,防止术后感染。

2. 指导病人定期复诊,及时发现癌前病变,减少或避免宫颈癌的发生。

（张　平）

学习小结

妇科肿瘤腹部手术病人护理

- 子宫颈癌
  - 典型表现：接触性出血
  - 确诊方法：宫颈活组织病理检查
  - 治疗原则：手术为主，放化疗为辅
  - 护理要点：手术病人做好术前、术后护理及随访观察

- 子宫肌瘤
  - 典型表现：月经量增多和压迫症状
  - 确诊方法：B超检查及MRI检查
  - 治疗原则：根据病人的年龄、生育要求决定手术治疗或保守治疗
  - 护理要点：加强营养，预防感染，手术病人做好术前、术后护理

- 子宫内膜癌
  - 典型临床表现：不规则阴道流血
  - 确诊方法：分段诊断性刮宫活组织病理检查
  - 治疗原则：手术治疗为主，激素治疗和放射治疗为辅，晚期病人可选择化疗
  - 护理要点：做好用药指导和随诊观察

- 卵巢肿瘤
  - 治疗原则：肿瘤一经确诊，及时手术治疗，手术不彻底或术后复发、转移者，可采用化疗
  - 护理要点：手术病人做好术前、术后护理

妇科腔镜手术
- 腹腔镜
- 宫腔镜 —— 手术的适应证、禁忌证、操作步骤以及护理要点
- 阴道镜

复习参考题

1. 简述妇科手术术前准备及术后护理要点。

2. 简述子宫肌瘤的类型及其临床表现。

3. 腹腔镜手术后可出现哪些并发症？如何护理？

第十六章　妇科阴式手术病人的护理

16

16章

经外阴、阴道实施手术的方式称为阴式手术,在妇科应用比较广泛。会阴部手术区域血管神经丰富、组织松软,前方有尿道,后面近肛门,这些特点使病人容易出现疼痛、出血、感染等相关的护理问题;阴式手术与腹部手术相比有其特殊性,涉及身体的隐私部位,因此在心理上病人常具有紧张、焦虑等情绪反应。护理人员在护理病人时,要注意病人身心变化,根据病人具体情况提供整体化护理。

第一节　妇科阴式手术病人的一般护理

【手术类型】

阴式手术按手术范围区分,有外阴手术和阴道手术。

1. **外阴手术**　是指女性外生殖器部位的手术,包括外阴癌根治术、前庭大腺脓肿或囊肿切开引流术、处女膜切开术、阴蒂过长切除术、外阴肿瘤切除术等。

2. **阴道手术**　是指阴道手术及经阴道的手术,包括宫颈手术和阴道成形术、陈旧性会阴裂伤修补术、阴道前后壁修补术、尿瘘修补术、子宫黏膜下肌瘤摘除术、阴式子宫切除术等。

【阴式手术特点】

1. **阴式手术的优点**　阴式手术利用阴道自然腔隙施行手术,与开腹手术相比,阴式手术具有手术创伤小、对腹腔脏器干扰小、手术后疼痛轻、康复快、外表不留瘢痕等优点,更符合微创观念。

2. **阴式手术的缺点**

(1)由于阴道解剖特点,阴式手术视野小,暴露差,操作困难,技术要求高,尤其子宫大、活动度差、盆腔有粘连时,易导致手术失败和并发症增加。

(2)由于会阴部血管、神经丰富,与尿道、肛门和直肠邻近,暴露于易污染部位,因此,容易出现疼痛、出血、感染等并发症。

(3)阴式手术涉及身体的隐私部位,病人常担心手术能否彻底根治疾病、术后能否保持女性特征、对性生活以及工作和劳动有无影响等,易出现自我形象紊乱等心理问题。

【术前护理】

(一)心理护理

因阴式手术涉及病人的隐私部位,会加重病人的心理负担,病人常担心手术可能导致将来性生活不和谐等,对阴式手术病人的心理护理尤为重要。

1. 护士应关心理解病人,在取得病人信任的基础上,让病人充分表达内心感受,耐心地倾听,并以亲切和蔼的语言解答病人的疑问。

2. 为病人讲解疾病和手术知识,纠正其不正确的认知,让病人理解:唯有手术治疗才能彻底治愈疾病,手术不会影响女性特征,并且经过一段时间的恢复,有些完全可以过正常的性生活,对工作和劳动也不会造成影响,且由于疾病得到根治,体力还可能增强等。

3. 详细地向病人交代术前术后注意事项,帮助病人选择积极的应对措施,使其参与到治疗过程,主动配合手术,增加其康复的信心。

4. 进行术前准备和检查时用屏风遮挡病人,尽量减少暴露部位,减轻病人的羞怯感。

5. 应做好家属的工作,让病人的家属了解病人的身体状况,理解病人的感受和反应。家属的理解和支持,对病人负性情绪的缓解有积极的作用。

(二)全身情况准备

了解全身重要脏器的功能,评估病人对手术的耐受力,有异常给予纠正。观察病人的生命体征,注意有无月经来潮,有异常情况及时通知医生。

(三)皮肤准备

1. 外阴皮肤有损伤或感染者,局部涂抗生素软膏,每日消毒液坐浴,保持局部清洁干燥,待治愈后手术。

2. 术前 1 日行皮肤准备,备皮范围上至耻骨联合上 10cm,下至会阴部、肛门周围、腹股沟及大腿内侧上 1/3 的皮肤。

(四)肠道准备

由于阴道与肛门邻近,术后排便易污染外阴切口,不利于愈合,因此外阴、阴道手术前应作好肠道准备。

1. 术前 3 天进无渣饮食。

2. 遵医嘱给予肠道抗生素,常用庆大霉素、甲硝唑等。

3. 术前 8 小时禁食,4 小时禁饮水。

4. 术前 1 天口服番泻叶 30g 代茶饮,术前日晚及术晨行清洁灌肠。

(五)阴道准备

由于阴道不是无菌环境,为防止术后感染,应在术前 3 日开始阴道准备。

1. 一般行阴道冲洗或坐浴,每日 2 次,常用 1 : 5000 的高锰酸钾溶液等。

2. 术日晨用消毒液行阴道擦洗消毒,消毒时应特别注意阴道穹窿,尤其是阴道后穹窿,擦洗消毒要彻底。

(六)膀胱准备

嘱病人术前排空膀胱,无需留置导尿,根据手术需要,术中或术后留置导尿管。

(七)术前训练

外阴癌等手术的病人,术后卧床时间长,需要训练病人习惯床上使用便盆大小便等。

【术后护理】

(一)体位

根据不同手术采取相应的体位。

1. 处女膜闭锁及有子宫的先天性无阴道病人，术后应采取半卧位，有利于经血的流出。

2. 行外阴癌根治术的病人术后应采取平卧位，双腿外展屈膝，膝下垫软枕，减少腹股沟及外阴部的张力，有利切口的愈合。

3. 阴式子宫切除术、阴道前后壁修补或盆底修补术后的病人应以平卧位为宜，3天内尽量不取坐位，以降低外阴阴道张力，促进切口的愈合。

4. 膀胱阴道瘘病人术后应相对瘘口位置采取健侧卧位，减少尿液对修补瘘口处的浸泡，以利于愈合。

（二）切口护理

外阴、阴道肌肉组织少，切口张力大，不易愈合，要求：

1. 护士要随时观察会阴切口的情况，注意有无渗血、红肿等炎性反应，有异常及时通知医生。

2. 注意阴道分泌物的量、性质、颜色及有无异味。

3. 注意保持外阴清洁、干燥，嘱病人勤更换内衣内裤，保持床单位清洁，每天行外阴擦洗2次，病人排便后用同法清洁外阴以防止感染。

4. 手术时阴道内填塞纱条一般在术后12~24小时内取出，取出时注意核对数目。

5. 有引流管时要保持引流管通畅，严密观察引流物的量及性质，定时更换引流袋。

6. 会阴部切口一般术后5~6天拆线，阴阜部切口术后7~10天拆线。

（三）导尿管的护理

外阴、阴道手术后保留尿管时间较长，根据手术范围及病情导尿管分别留置2~10日。

1. 注意观察尿液的颜色、尿量及气味，鼓励多饮水，保持通畅。

2. 每日消毒尿道口周围2次，加强尿管及尿袋衔接处的消毒，每日更换尿袋1次，保持尿袋的位置低于膀胱。

3. 拔管前应训练膀胱功能，夹管定时开放，每2~3小时1次，共2天。

4. 拔除尿管后应嘱病人尽早排尿，注意观察病人自解小便情况。如有排尿困难，给予诱导、热敷等措施帮助排尿，必要时重新留置尿管。

（四）肠道护理

阴式手术术后一般不禁食，根据手术的范围指导病人的饮食。涉及肠道手术，如直肠或膀胱阴道瘘修补术、阴道前后壁修补、外阴根治术，术后给予无渣流食或半流食3~5天，病人排气后抑制肠蠕动，可每天给予鸦片酊0.5ml或复方樟脑酊4ml，每天3次，以控制首次大便的时间在术后5~7天；5天后给予液体石蜡油30ml，每晚1次，以软化大便；乙状结肠阴道成形术，术后3天禁食，排气后无渣流食3天，半流食3天，逐步过渡到普通饮食。

【出院指导】

1. 活动 指导病人术后注意休息，半年内避免重体力劳动，积极预防咳嗽、久蹲等增加腹压的动作，多吃蔬菜、水果，预防便秘。

2. 出院后1个月来院检查术后恢复情况。

3. 保持会阴清洁,术后 3 个月内禁止盆浴,若发现盆腔疼痛、会阴部有不正常的出血及分泌物等,应及时就诊。

4. 术后 3 个月内禁止性生活,3 个月时来院复查,经医生检查确定伤口完全愈合后方可恢复性生活。手术后,对女性性功能产生影响的主要因素是社会及心理因素。此外,丈夫的态度是决定日后性生活质量一个主要因素。因而术后应对夫妻双方进行必要的解释和指导,对女性性功能的保护尤为重要。

第二节　外阴癌病人的护理

外阴癌(carcinoma of vulva)是女性外阴恶性肿瘤中最常见的一种,多见于 60 岁以上妇女。主要包括外阴鳞状细胞癌、外阴恶性黑色素瘤及外阴基底细胞癌等,其中外阴鳞状细胞癌是最常见的一种类型。占外阴恶性肿瘤的 80% ～ 90%。

【病因】

外阴癌的病因尚不明确,可能与下列因素有关:①人乳头状瘤病毒、单纯疱疹病毒Ⅱ型及巨细胞病毒感染有关;②慢性外阴营养不良发展为外阴癌的危险性为 5% ～ 10%;③其他因素:淋巴肉芽肿、外阴尖锐湿疣、梅毒及性卫生不良等可能和外阴癌发生有关。

【病理】

外阴癌病变初期多数表现为圆形硬结,少数为乳头状或菜花样赘生物,继续发展形成硬的溃疡或菜花状肿物。镜下见多数外阴癌分化良好,有角化珠和细胞间桥。外阴癌转移早、发展快,恶性程度高。

【转移途径】

以淋巴转移、直接浸润为主。最初转移至腹股沟浅淋巴结,最后转移至腹主动脉旁淋巴结。癌灶沿皮肤黏膜向内侵及阴道、尿道、肛门、直肠和膀胱等。

【临床分期】

目前采用国际妇产科联盟(FIGO, 2009 年)提出的临床分期法(表 16-1)。

表 16-1　外阴癌 FIGO 分期

分期	肿瘤范围
Ⅰ期	肿瘤局限于外阴
ⅠA	肿瘤最大直径≤2cm,局限于外阴或会阴且间质浸润≤1mm
ⅠB	肿瘤最大直径＞2cm 或间质浸润＞1mm,局限于外阴或会阴
Ⅱ期	任何大小的肿瘤侵犯至会阴邻近结构(下1/3尿道、下1/3阴道、肛门),无淋巴结转移

分期	肿瘤范围
Ⅲ期	任何大小的肿瘤,有或无侵犯至会阴邻近结构(下 1/3 尿道、下 1/3 阴道、肛门),有腹股沟 - 股淋巴结转移
ⅢA	1 个淋巴结转移(≥5mm);或 1~2 个淋巴结转移(<5mm)
ⅢB	≥2 个淋巴结转移(≥5mm);或≥3 个淋巴结转移(<5mm)
ⅢC	阳性淋巴结伴囊外扩散
Ⅳ期	肿瘤侵犯其他区域(上 2/3 尿道,上 2/3 阴道),或远处转移
ⅣA	肿瘤侵犯上尿道和(或)阴道黏膜、膀胱黏膜、直肠黏膜,或固定于骨盆壁;或腹股沟 - 股淋巴结出现固定或溃疡形成
ⅣB	包括盆腔淋巴结的任何远处转移

【护理评估】

(一)健康史

了解病人有无不明原因的外因瘙痒史、外因赘生物史等。外阴癌病人一般发生在 60 岁以上的老年人,该年龄组人群常有高血压、冠心病、糖尿病等,应仔细评估病人各系统的健康状况。

(二)身体状况

1. **症状** 早期病人可有外阴皮肤灼痛及瘙痒,搔抓后破溃、出血。晚期可出现疼痛、渗液、出血等。肿瘤侵犯尿道、直肠时出现尿频、尿急、尿痛、血尿及便秘、便血等症状。

2. **体征** 早期癌灶可生长在外阴任何部位,但大多数发生在大阴唇,有单个或多个融合或分散的灰白色、粉红色丘疹或斑点,也可能是硬结、溃疡或菜花样的赘生物。晚期见不规则肿块,组织脆而易脱落、溃烂及感染,出现脓性或血性分泌物。淋巴转移时腹股沟淋巴结肿大、质硬固定。评估肿块、溃疡的大小、深浅及其他外阴皮肤的特点。

(三)心理 - 社会状况

外阴局部的症状、局部分泌物的增多,使病人烦躁;工作及参与活动能力下降,病人感到悲哀及被遗弃;外阴部手术致使身体完整性受到影响等原因常导致病人出现自尊低下、自我形象紊乱、恐惧等心理方面的护理问题。

(四)辅助检查

外阴活体组织检查可以明确诊断。无明显病灶的病人可用 1% 甲苯胺蓝涂抹局部,干燥后再用 1% 醋酸脱色,在蓝染部位取活检或在阴道镜下取活检,可提高准确性。

(五)治疗原则

1. **手术治疗** 为外阴癌的主要治疗方法,范围取决于临床分期、病变部位、肿瘤分化程度、浸润深度、病人的年龄及身体状况。一般采取外阴根治术及双侧腹股沟深淋巴清扫术。0 期行单纯浅表外阴切除术;Ⅰa 期行外阴局部或单侧广泛切除术;Ⅰb 期行外阴广泛切除术及病灶同侧或双侧腹股沟淋巴结清扫术;Ⅱ、Ⅲ期行外阴广泛切除术及双侧腹股沟淋巴结清扫或盆腔淋巴结清扫术；Ⅳ期行外阴广泛切除术、双侧腹股沟淋巴结清扫及盆腔淋巴结清扫术,并根据膀胱、上尿道、直肠情况做相应切除。

2. 放射治疗 外阴癌对放射治疗敏感,但外阴组织对放射线耐受性差,易出现放射反应,因此放疗仅属于辅助治疗。常用于:①不能手术者;②术前局部照射,缩小癌灶配合手术;③外阴广泛切除术后行盆腔淋巴结照射;④术后残存癌灶或复发癌治疗。

3. 化学药物治疗 用于晚期癌或复发癌的治疗,配合手术及放疗缩小手术范围或提高放射治疗效果,化疗药常采用静脉注射或局部动脉灌注。

【护理诊断／问题】

1. **疼痛** 与晚期癌肿侵犯神经、血管和淋巴系统有关。

2. **自我形象紊乱** 与外阴切除有关。

3. **有感染的危险** 与病人年龄大、抵抗力低下、手术创面大且接近肛门、安置引流管有关。

【护理目标】

1. 住院期间病人疼痛程度逐渐减轻。

2. 手术后病人有正确的自我认识。

3. 伤口愈合过程中病人不发生创面感染。

【护理措施】

（一）心理护理

鼓励病人表达不适,给予解释,帮助和支持,并指导积极应对;讲解外阴癌的相关知识、手术方式,使病人及家属充满信心,积极配合治疗。

（二）一般护理

1. 术前准备 除了做好外阴、阴道手术的准备外,还应做好以下准备:协助病人完善相关检查、积极治疗内科合并症;指导病人练习深呼吸、咳嗽、床上翻身,床上使用便器等;讲解预防便秘的方法;需要植皮者要进行供皮区剃毛、消毒,用治疗巾包裹,并备好棉垫、绷带等。

2. 术后护理 除按一般外阴、阴道手术病人护理外,还应做好如下护理

（1）体位:术后取平卧位,屈膝外展,腘窝下垫软枕;按摩受压部位,预防压疮。

（2）保持引流通畅:观察引流液的量、颜色和性状。

（3）留置尿管固定可靠:保持外阴清洁、干燥,每日会阴消毒2次;术后48小时后用红外线照射,每日2次,每次20分钟,促进切口愈合。

（4）病情观察:观察生命体征的变化,观察切口有无渗血,皮肤有无红、肿、热、痛等感染征象,以及皮瓣的愈合情况等。

（5）指导病人合理进食:术后无渣流食,第5日给予缓泻剂口服,预防便秘。

（6）拆线时间:外阴切口可于术后5天开始间断拆线,腹股沟切口术后7天拆线;遵医嘱给予抗生素预防感染。

3. **放疗病人皮肤护理**　观察照射区皮肤颜色、结构及完整性，询问病人有无疼痛、干燥、瘙痒等。皮肤反应常在照射后 8～10 天出现，如红斑或脱屑，可在观察和保护皮肤的基础上下继续放疗；若出现水泡或溃疡，应停止照射，避免感染，保持皮肤清洁干燥，可涂 1% 甲紫、抗生素软膏等。

（三）健康指导

嘱病人出院后保持外阴部清洁。指导外阴癌根治术病人于术后 3 个月到医院复查，评估术后恢复情况，并商讨制定治疗和随访计划。具体随访时间是：第 1 年的 1～6 个月每月 1 次，7～12 个月每 2 个月 1 次；第 2 年每 3 个月 1 次；第 3～4 年每半年 1 次；第 5 年及以后每年 1 次。随访内容包括放疗的效果、不良反应及有无肿瘤复发的征象。

【护理评价】

1. 住院期间病人诉说疼痛可以忍受或活动逐渐增加。
2. 病人用语言表达或行为展示对外表的改变。
3. 治疗期间病人伤口无红肿及渗血，体温正常，白细胞计数及分类维持在正常范围内。

第三节　盆底功能障碍性疾病病人的护理

盆底功能障碍性疾病（pelvic floor dysfunction，PFD），又称盆底器官缺陷或支持组织松弛，表现为阴道壁膨出、子宫脱垂和压力性尿失禁等。随着人口的老龄化，此类疾病的发生率逐年增高，严重影响女性的生活和健康，特别是影响女性的工作和社交，对病人进行全面评估，制定个体化的护理措施，可以提高病人的生活质量。

一、阴道前、后壁膨出病人的护理

阴道前壁膨出多因膀胱和尿道膨出所致，以膀胱膨出常见，常伴有不同程度的子宫脱垂。阴道后壁膨出也称直肠膨出。阴道前、后壁膨出可以单独存在，也可以同时存在。

【病因】

阴道前壁主要由耻骨宫颈韧带、膀胱宫颈筋膜和泌尿生殖膈的深筋膜支持。分娩时，这些韧带、筋膜和肌肉撕裂，产后过早参加体力劳动，这些因素导致与膀胱紧连的阴道前壁向下膨出，在阴道口或阴道口外可见，称膀胱膨出（图 16-1），若支持尿道的膀胱宫颈筋膜受损严重，尿道紧连的阴道前壁以尿道外口向下膨出，称尿道膨出。分娩后，若受损的耻尾肌、直肠、阴道筋膜或泌尿生殖膈等盆底支持组织未能修复，直肠向阴道后壁中段逐渐膨出，在阴道口能见到膨出的阴道后壁黏膜，称直肠膨出（图 16-2）。老年女性盆底肌肉及肛门内括约肌的肌力弱、便秘、排便时用力均可导致或加重直肠膨出。

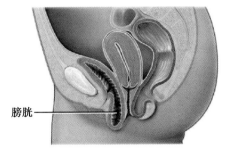

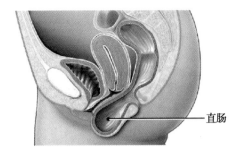

图 16-1　阴道前壁膨出（膀胱膨出）　　　　　　图 16-2　阴道后壁膨出（直肠膨出）

【临床分度】

阴道前、后壁膨出临床上传统分度为3度。以屏气下膨出最大限度来判定。

1. 阴道前壁膨出

Ⅰ度：阴道前壁形成球状物，向下突出，达处女膜缘，但仍在阴道内。

Ⅱ度：阴道壁展平或消失，部分阴道前壁突出于阴道口外。

Ⅲ度：阴道前壁全部突出于阴道口外。

2. 阴道后壁膨出

Ⅰ度：阴道后壁达处女膜缘，但仍在阴道内。

Ⅱ度：阴道后壁部分脱出阴道口。

Ⅲ度：阴道后壁全部脱出阴道口外。

【护理评估】

（一）健康史

了解病人既往分娩经过，有无产程延长、阴道助产、会阴损伤及其程度；了解产后恢复情况，有无慢性咳嗽，有无便秘、排尿困难；了解阴道肿块脱出的时间以及影响因素等。

（二）身体状况

1. 症状　轻者无症状。重者自述阴道内有肿物脱出，有外阴异物摩擦感。伴腰酸、下坠感，可有尿频、尿急、尿痛，阴道前壁严重膨出，如膀胱膨出，可导致排尿困难，需用手将阴道前壁向上抬起方能排尿。阴道后壁严重膨出，如直肠膨出，可导致排便困难，需下压阴道后壁方能排便等症状。

2. 体征　检查可见阴道口松弛，多伴陈旧性会阴裂伤，阴道壁黏膜皱襞消失，阴道前壁或后壁呈球状膨出，反复摩擦，可发生溃疡。常伴膀胱膨出和直肠膨出。肛门指诊了解肛门括约肌功能；盆底肌肉组织的检查，了解肛提肌的肌力和生殖裂隙宽度。

（三）心理-社会状况

阴道前、后壁膨出严重病人，因排尿、排便困难或肿块影响性生活，常有自卑、羞愧心理，同时会担心手术增加家庭经济负担，担心预后，出现焦虑心理，要了解病人及家属心理状态和对疾病的认知程度。

（四）辅助检查

血常规检查，了解病人有无感染、贫血等征象。

（五）治疗原则

有症状的阴道前、后壁膨出病人，应行阴道前、后壁修补术。加用合成网片或生物补片能够达到加强修补、减少复发的作用。

【护理诊断 / 问题】

1. **舒适改变**　与阴道前、后壁膨出导致会阴坠胀、腰痛有关。
2. **有感染的危险**　与解剖关系和阴道前、后壁膨出受到摩擦有关。
3. **皮肤受损的危险**　与排尿、排便异常刺激有关。

【护理目标】

1. 阴道前、后壁膨出改善，病人舒适度增加。
2. 会阴部皮肤完整，无感染发生。
3. 病人情绪稳定，积极配合治疗。

【护理措施】

（一）心理护理

主动和病人及家属沟通与交流，了解病人的心理状态，有针对性地进行心理疏导，耐心讲解疾病的病因、术前相关准备、术后注意事项以及家庭支持系统配合的重要性，使病人以积极的心态接受治疗和护理。

（二）术前护理

协助病人做各项术前准备，口服肠道抗生素3～5天，外阴备皮，连续3天阴道灌洗，术前晚上和术日晨清洁灌肠。阴道后壁修补病人术前3天无渣饮食，术晨禁食水。

（三）术后护理

术后平卧位，卧床休息，给予生活护理，避免咳嗽等增加腹压的动作，留置尿管5～7天，每日2次会阴护理，保持外阴清洁，观察切口愈合情况。后壁修补病人给予无渣或少渣流食，遵医嘱口服阿片全碱延迟排便，排便前给予缓泻剂，保持大便通畅。必要时遵医嘱使用抗生素预防感染。

（四）健康指导

1. 注意休息，避免重体力劳动，积极治疗慢性咳嗽。
2. 合理饮食，多食富含纤维素的蔬菜和新鲜水果，保持大便通畅。
3. 保持外阴清洁干燥，预防细菌感染。
4. 按时到医院复诊。

【护理评价】

1. 病人能自主排尿、排便,阴道异物感消失,舒适度增加。

2. 病人情绪稳定,自信心增强,积极配合治疗。

3. 病人了解疾病相关知识,掌握自我护理技能。

二、子宫脱垂病人的护理

案例16-1

　　李某,女,65岁,阴道口有肿物脱出,伴有白带增多半年来院就诊。病人患尿频、尿急、排尿不畅3年,近半年有肿物自阴道口脱出,排尿时需将肿物还纳回阴道内才能顺利排尿,站立及行走后不适感明显,并伴有脓样或带血的白带增多,为此她感到很痛苦,生活也十分苦闷。妇科检查:见阴道脱出一4cm×5cm肿物,表面黏膜糜烂、溃疡。

　　思考:

　　1. 该病人的最可能的诊断是什么?

　　2. 如何进行术前、术后护理?

　　子宫脱垂(uterine prolapse)指子宫从正常位置沿阴道下降,宫颈外口达坐骨棘水平面以下,甚至子宫全部脱出于阴道口外。

【病因】

　　1. **分娩损伤**　是最主要的发病原因,特别是阴道助产或第二产程延长,使盆底肌肉、筋膜、子宫韧带均过度牵拉,削弱其支撑力量;产后过早参加体力劳动,特别是重体力劳动,影响盆底组织张力的恢复,导致未复旧的子宫下移。

　　2. **长期腹压增加**　如:慢性咳嗽、习惯性便秘、腹腔内巨大肿瘤、腹水、肥胖等。

　　3. **先天性盆底组织发育不良或退行性变**　子宫脱垂病人偶见于未产妇或处女,多为先天性盆底组织发育不良或营养不良的病人;绝经后妇女由于雌激素水平下降导致盆底组织缺乏弹性,松弛、萎缩、退化也可导致子宫脱垂。

【临床分度】

　　以病人平卧,用力向下屏气时,子宫下降最低点为分度标准。将子宫脱垂分为3度(图16-3):

　　Ⅰ度:轻型:宫颈外口距离处女膜缘<4cm,但未达处女膜缘。

　　重型:宫颈已达处女膜缘,阴道口可见到宫颈。

　　Ⅱ度:轻型:宫颈已脱出阴道口外,但宫体仍在阴道内。

　　重型:宫颈及部分宫体已脱出阴道口。

　　Ⅲ度:宫颈和宫体全部脱出至阴道口外。

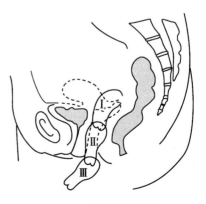

图16-3　子宫脱垂的分度

【护理评估】

（一）健康史

评估病人分娩史，有无产程延长、阴道助产及盆底组织撕裂伤史；询问有无慢性病史，如慢性咳嗽、腹水、便秘等，是否长期从事重体力劳动；评估病人年龄、营养状况，是否伴有其他脏器的下垂。

（二）身体状况

1. **症状** 轻度无症状，加重以后出现以下症状。

（1）下坠感及腰背酸痛：由于下垂子宫对韧带的牵拉及盆腔充血所致。常在久站、蹲位、走路、重体力劳动以后加重，卧床休息以后症状可减轻。

（2）肿物自阴道脱出：常在行走、下蹲、排便等腹压增加时，有肿物自阴道口脱出，开始在休息平卧时肿物可变小或消失，严重时休息也不能自行回缩。

（3）压迫症状：由于膀胱、尿道的膨出，常出现排尿困难、尿潴留或尿失禁，咳嗽时有尿液溢出；如合并有直肠膨出病人可有便秘、排便困难。

2. **体征** 在病人屏气增加腹压时可见子宫脱出，可能并发有膀胱、直肠膨出。脱出的子宫及阴道壁由于长期暴露摩擦，可见宫颈及阴道壁溃疡，甚至有少量出血或脓性分泌物。

妇科检查：注意评估子宫脱垂的程度、宫颈、阴道壁有无溃疡及溃疡面的大小、深浅，注意有无阴道前后壁膨出。

压力性尿失禁的检查：让病人憋尿，取膀胱截石位，嘱病人咳嗽，观察有无尿液自尿道口溢出。若有尿液溢出，检查者用示、中两指放于阴道内，分别轻压阴道前壁尿道两侧，再嘱病人咳嗽，如尿液不再溢出，提示病人有压力性尿失禁。

（三）心理-社会状况

由于长期的子宫脱出使行动不便，生活、工作受到影响，病人甚感烦恼；严重者性生活受到影响，病人常出现忧伤、情绪低落等心理反应。

（四）辅助检查

1. 子宫颈细胞学检查，排除 CIN 及早期宫颈癌。
2. 尿常规、尿培养及残余尿测定等。

理论与实践 　　　该病人的临床诊断是子宫脱垂Ⅲ度伴阴道前后壁膨出。

（五）治疗原则

1. **非手术治疗**

（1）支持疗法：加强营养，注意休息，适当活动，避免重体力劳动，预防便秘，治疗长期增加腹压的疾病，肥胖病人注意控制体重。

（2）盆底肌训练：正确的锻炼方法可以增强盆底支持力。嘱病人收缩肛门运动，用力收缩盆底肌肉3秒以上后放松，每次10~15分钟，每日2~3次。

（3）使用子宫托：适用于各度子宫脱垂和阴道前后壁膨出病人。但是重度子宫脱垂伴盆底肌肉明显萎缩以及宫颈、阴道壁有炎症、溃疡者不能使用子宫托。使用子宫托应定期随访，常见并发症有机械刺激、阴道黏膜溃疡及感染等。局部使用雌激素可以缓解症状。

2. 手术治疗 适用于非手术治疗无效或Ⅱ、Ⅲ度子宫脱垂的病人。手术目的是缓解症状，恢复正常的解剖位置和脏器功能，有满意的性功能并能够维持效果。根据病人年龄、脱垂程度、生育要求、健康状况选择术式。常用术式：曼氏手术、经阴道全子宫切除及阴道前后壁修补术、阴道闭合术及盆底重建手术等。

【护理诊断／问题】

1. **舒适的改变** 与子宫下垂牵拉韧带及阴道脱出块状物有关。

2. **排尿／排便形态改变** 与同时伴有阴道前后壁膨出有关。

3. **焦虑** 与长期子宫脱出影响工作、生活有关。

【护理目标】

1. 腰酸、下坠感减轻或消失。

2. 病人排尿／排便方式恢复正常。

3. 病人能表达焦虑的原因，并能有效应对，焦虑减轻。

【护理措施】

（一）心理护理

护士应关心理解病人，让病人说出自己的感受；向病人讲解子宫脱垂的治疗和预后，做好家属的工作，得到家属的支持。

（二）子宫托使用指导

教会病人正确使用子宫托。选择大小适宜的子宫托，放置前排空大小便，洗净双手。指导病人蹲下，两腿分开，一手持子宫托盘呈倾斜位进入阴道内，然后将托柄边向内推，边向阴道顶端旋转，直至托盘达于子宫颈；将托柄弯度朝前，对正耻骨弓后面。取子宫托时，手指捏住子宫托的柄部，上、下、左、右轻轻摇动，等负压消失后向后外方牵拉，子宫托可自阴道滑出。每天早晨放入阴道，睡前取出消毒后备用，以免放置时间过久压迫生殖道而致生殖道瘘。开始使用子宫托者应分别于第1、3、6个月到医院复查，以后每3～6月到医院复查一次。

（三）做好术前准备

选择手术时间，一般在月经干净后3～5日进行。阴道准备一般从术前5日开始，Ⅰ度子宫脱垂病人用1∶5000的高锰酸钾溶液坐浴，每日2次；Ⅱ、Ⅲ度子宫脱垂病人用0.02%碘伏棉球擦洗阴道每日1次，黏膜溃疡者局部涂雌激素软膏，然后戴无菌手套将脱垂的子宫还纳于阴道内，让病人平卧半小时。其他按一般阴道手术病人术前准备。

（四）术后护理

术后除按一般外阴、阴道手术病人的护理外，应用网片行盆底修补病人注意观察阴道分泌物的性状、阴道有无异物感、有无里急后重、肛门疼痛、血便、会阴部疼痛等症状,有异常及时通知医生。

相关链接　　　　　　　　盆底修补材料的并发症

> 关于盆底修补材料的并发症:应用网片最常见的并发症是侵蚀感染,即网片于阴道壁表面露出而形成侵蚀和溃烂,发生率为 1.7%,多表现为阴道分泌物增多,有时有少量血性分泌物,有异味,阴道有异物感;阴道后壁置入网片并发症的发生率高于前壁置入的网片,主要并发症是直肠损伤,便秘及会阴体疼痛,所以行阴道后壁修补及全盆底重建术的病人应注意有无里急后重,肛门疼痛,血便,会阴部疼痛等症状。

(五)健康指导

1. 开展全民健康指导,宣传产后护理知识,产褥期避免重体力劳动;实行计划生育。

2. 术后休息 3 个月,出院后 1 个月、3 个月到医院复查切口愈合情况,经医生确认切口完全愈合以后方可恢复性生活;积极治疗急慢性咳嗽、便秘等,禁做增加腹压的运动,做下蹲动作时,双腿应尽可能并拢,半年内避免重体力劳动。

3. 应用网片病人阴道局部应用雌激素 2 个月,以增加阴道黏膜弹性、厚度和抗感染的能力。

4. 避免憋尿,保持膀胱的空虚状态,减少充盈的膀胱对周围刚刚修复的筋膜的压力。

理论与实践　　　　　　　护理措施:术前按一般阴道手术病人做好术前准备,尤其做好阴道准备。术后除按一般外阴、阴道手术病人的护理外,注意观察阴道分泌物的性状、阴道有无异物感、有无里急后重、肛门疼痛、血便、会阴部疼痛等症状,有异常及时通知医生。

【护理评价】

1. 病人不适症状感减轻或消失,学会子宫托放置及盆底肌肉锻炼的方法。

2. 治疗后病人排尿/排便方式恢复正常。

3. 病人能说出减轻焦虑的应对措施。

三、压力性尿失禁病人的护理

压力性尿失禁(stress urinary incontinence,SUI)是指腹压突然增加导致的尿液不自主流出,但不是由逼尿肌收缩压或膀胱壁对尿液的张力压所引起。特点是正常状态下不漏尿,而腹压突然增高时尿液自动流出,也称张力性尿失禁或真性压力性尿失禁。中国 2006 年流行病学调查显示,压力性尿失禁在成年女性的发生率为 18.9%,是一个重要的健康和社会问题。

【病因】

压力性尿失禁分为解剖型压力性尿失禁和尿道内括约肌障碍型尿失禁两种类型。解剖型压力性尿失禁约占 90%，主要是由妊娠与阴道分娩损伤、绝经后雌激素水平降低等原因导致盆底组织松弛引起。另有压力传导理论认为压力性尿失禁病因在于盆底支持结构缺损而使膀胱颈 / 近端尿道脱出于盆底外。因此，咳嗽时腹腔内压力不能被平均地传递到膀胱和近端的尿道，导致增加的膀胱内压力大于尿道内压力而出现漏尿。尿道内括约肌障碍型尿失禁仅占 10%，多为先天发育异常所致。

【临床分度】

压力性尿失禁有主观分度和客观分度。临床常采用简单的主观分度：

Ⅰ级尿失禁：只有发生在剧烈的压力下，如咳嗽，打喷嚏或慢跑。

Ⅱ级尿失禁：发生在中度的压力下，如快速运动或上下楼梯。

Ⅲ级尿失禁：发生在轻度的压力下，如站立时，但病人在仰卧位时可控制尿液。

【护理评估】

（一）健康史

评估病人分娩史，有无产程延长、阴道助产及盆底组织撕裂伤史；询问有无慢性咳嗽，长期从事重体力劳动；评估病人年龄、营养状况，是否伴有阴道壁膨出或子宫脱垂病史。

（二）身体状况

1. **症状**　主要表现为打喷嚏、大笑、咳嗽等腹压突然增加时不自主漏尿。或出现尿频、尿急，排尿后膀胱区胀满感。

2. **体征**　是腹压增加时能观察到尿液不自主地从尿道流出。80% 的压力性尿失禁病人伴有不同程度的阴道壁膨出。

（三）心理 - 社会状况

压力性尿失禁病人，因不自主漏尿，影响正常活动和生活，常有自卑心理，同时会担心手术和预后，出现恐惧心理，要了解病人及家属心理状态和对疾病的认知程度，采取针对性的护理措施。

（四）相关检查

1. **血、尿常规，尿培养及肝肾功能检查**　了解有无泌尿系感染等症状。

2. **压力试验**　当病人膀胱充盈时，取截石位检查，嘱病人咳嗽的同时，医生观察尿道口，如果每次咳嗽时均伴随着尿液的不自主溢出，则可提示压力性尿失禁。如果截石位状态下没有尿液溢出，应让病人站立位时重复压力试验。

3. **指压试验**　检查者把示、中两指放入阴道前壁的尿道两侧，指尖位于膀胱与尿道交接处，向前上抬高膀胱颈，再行诱发压力试验，如压力性尿失禁现象消失，则为阳性（图 16-4）。

4. **尿动力学检查**　包括膀胱内压测定和尿流率测定，了解病人尿失禁的原因，了解膀胱排尿速度和排空能力。

5. **膀胱镜检查和泌尿系超声检查**　可以协助诊断。

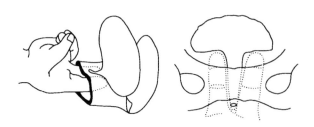

图 16-4　指压试验

（五）治疗原则

1. 非手术治疗

（1）药物治疗：α受体激动剂，β受体拮抗剂，度洛西丁，雌激素。

（2）物理治疗和行为治疗：阴道托，盆底肌训练，生物反馈治疗，电刺激治疗，体外磁疗。

2. **手术治疗**　手术治疗压力性尿失禁的方法很多，有100余种。常用以下两种。

（1）中段尿道吊带手术：常用经阴道无张力尿道中段悬吊术，疗效更稳定，创伤小，并发症少，现已成为一线手术治疗方法。

（2）耻骨后膀胱尿道悬吊术：Cooper 韧带（Burch 手术），疗效稳定，并发症少，但创伤较大。

（3）膀胱颈填充物注射治疗：主要适用于膀胱内括约肌缺陷的压力性尿失禁。

【护理诊断／问题】

1. **自我形象紊乱**　与长期尿液不自主流出有关。

2. **排尿异常**　与腹压突然增加，漏尿有关。

3. **焦虑、恐惧**　与害怕手术疼痛，担心预后有关。

4. **潜在并发症**　膀胱穿孔，出血，排尿困难，感染。

【护理目标】

1. 病人恢复正常排尿功能，生活质量提高，自信心增强。

2. 病人焦虑、恐惧程度减轻，积极配合治疗护理。

3. 病人疼痛减轻，舒适度增加。

4. 病人术后未发生并发症，或发生并发症但及时被发现并处理。

【护理措施】

（一）心理护理

病人因长期尿液不自主流出，容易产生自卑压抑心理，对手术治疗及预后易产生恐惧、担忧心理。要主动关心病人，以亲切诚恳的态度，耐心讲解疾病相关知识及术后注意事项，尽量满足病人的需求，减轻不良情绪，增加战胜疾病的信心。

（二）术前护理

指导病人做会阴部肌肉收缩和放松，即提肛运动；练习床上使用便器；术前1天清洁灌肠，术前8小时禁食，4小时禁水；术日晨严格备皮（上至脐下、下至大腿内上1/3及整个会阴部）。

（三）术后护理

术后卧床休息，观察阴道渗血情况，注意耻骨后血肿发生，如无渗血，术后 24 小时取出阴道填塞的纱条。根据病情调整尿管拔出时间，拔除尿管后，指导病人多饮水，观察排尿情况。

（四）健康指导

1. 指导病人多饮水，促进排尿反射，预防尿路感染；多食含纤维素丰富的食物，防止便秘引起腹压增高。

2. 告知病人坚持做盆底肌的收缩与放松运动，加强盆底肌的力量。

3. 保持会阴部清洁卫生，预防感染。

4. 术后 2 周恢复正常活动和生活。

相关链接　　　　　　**盆底肌肉锻炼康复法**

经过临床观察发现，产后是盆底肌锻炼防治压力性尿失禁的理想时期。产后盆底肌康复治疗是一种无损伤、简便、安全、有效的方法，在孕期和产后早期进行盆底肌康复训练，防止压力性尿失禁的发生。在产后压力性尿失禁的康复治疗中还有生物反馈和电刺激疗法，但最终都离不开盆底肌的训练。

具体方法：指导病人做收缩肛门及阴道的动作，每次进行 3 秒后放松，连续 15～30 分钟，每日 3 次，4～6 周为一个疗程。盆底肌锻炼可在站位、坐位及卧位时进行。与此同时训练间断排尿，即在每次排尿时停顿或减缓尿流，以及在任何"尿失禁诱发动作"如咳嗽、弯腰等之前收缩盆底肌，从而达到抑制不稳定的膀胱收缩，减轻排尿紧迫感程度、频率和溢尿。

【护理评价】

1. 病人焦虑、恐惧程度缓解，积极配合治疗护理。

2. 病人恢复正常排尿功能，生活质量得到改善。

3. 病人掌握自我保健的相关知识。

第四节　妇科常用护理技术

一、阴道灌洗

阴道灌洗是用消毒液对阴道进行清洗的技术。

1. 目的　阴道灌洗可以使宫颈、阴道保持清洁，减少阴道内分泌物，有利于炎症的消退。

2. 适应证

（1）治疗阴道炎、宫颈炎。

（2）子宫切除术前或阴道手术前的常规阴道准备。

3. 用物准备

（1）用物：中单橡皮布1块，一次性中单1块，一次性塑料垫巾1块，一次性手套1副，消毒灌洗筒1个，橡皮管1根，灌洗头1个，输液架1个，弯盘1个，便盆1个，窥阴器1个，卵圆钳1把及消毒大棉球。

（2）灌洗溶液：常用灌洗溶液有0.02%聚维碘酮（碘伏）溶液、1:5000的高锰酸钾溶液、0.1%苯扎溴铵（新洁尔灭）、生理盐水、2%～4%碳酸氢钠溶液、1%乳酸溶液、4%硼酸溶液及0.5%醋酸溶液等。

4. 操作方法

（1）核对病人的床号、姓名，向病人说明阴道灌洗的目的及方法，取得病人的合作。

（2）病人排尿后，协助病人上妇科检查床，取膀胱截石位，暴露外阴，臀下铺中单橡皮布、一次性中单和一次性塑料垫布，放好便盆。

（3）按需要配制500～1000ml灌洗液，将灌洗桶挂于距床沿60～70cm的支架上，先排出管内空气，调节适当的水温（41～43℃左右）后备用。

（4）护士戴一次性手套，用右手持冲洗头，先冲洗外阴部，然后分开小阴唇，将灌洗头沿阴道纵侧壁方向插入阴道至后穹窿处，边冲洗边在阴道内围绕子宫颈轻轻左右上下移动灌洗头；或用窥阴器暴露宫颈后再冲洗，冲洗时不断转动窥阴器，使整个阴道后穹窿及阴道侧壁冲洗干净后再将窥阴器按下，以使阴道内残留的液体完全流出。冲洗液将近流完（约剩100ml）时，夹紧皮管，取出灌洗头和窥阴器，再冲洗一遍外阴部，然后扶病人坐在便盆上，使阴道内存留的液体流出。

（5）灌洗结束后，用干纱布擦干外阴，撤离便盆，整理用物及床单，并协助病人下妇科检查床。

5. 注意事项

（1）溶液温度以41～43℃为宜，阴道黏膜不耐热，温度过高容易致烫伤；温度过低病人不舒服。

（2）灌洗筒不宜超过床沿70厘米，以免压力过大，水流过速，使溶液或阴道分泌物流入子宫腔，引起上行感染，或灌洗液在阴道停留时间过短，穹窿部及阴道壁的某些皱褶处未能洗净。

（3）灌洗液应该根据灌洗目的选择：滴虫性阴道炎病人用酸性溶液；假丝酵母菌病病人用碱性溶液；非特异性炎症病人则用一般溶液或生理盐水灌洗；术前病人可用聚维碘酮（碘伏）溶液、高锰酸钾溶液、新洁尔灭灌洗。

（4）操作需轻巧，勿伤阴道及宫颈。

（5）未婚妇女不可使用窥阴器，可用导尿管进行阴道灌洗。经期、产后或人工流产术后，宫口未闭阴道内有血液，容易引起上行感染，一般禁作阴道灌洗。但如产后10天以上或某些妇科手术2周后，阴道分泌物味臭，阴道伤口感染坏死者，可做低压灌洗，压力不可高于30厘米，以免污物进入宫腔或损伤阴道残端伤口。

二、阴道或宫颈上药

阴道或宫颈上药是将治疗性药物涂抹到阴道壁或宫颈黏膜上，达到局部治疗的作用。

1. **目的**　治疗各种阴道和子宫颈的炎症。

2. **适应证**　治疗各种阴道炎、子宫颈炎及术后阴道残端炎。

3. **用物准备**

（1）用物：中单橡皮布1块、一次性治疗巾1块、一次性手套1副。阴道灌洗用物1套、窥阴器、长镊子、消毒干棉球、消毒长棉棍、带尾丝的大棉球或棉纱。

（2）药品

1）阴道后穹窿塞药：甲硝唑、制霉菌素等片剂、丸剂或栓剂。

2）局部非腐蚀性药物：1%甲紫、大蒜素、新霉素或氯霉素等。

3）腐蚀性药物：20%～30%硝酸银溶液、20%或100%铬酸溶液。

4）宫颈棉球上药：止血药、消炎止血粉和抗生素等。

5）喷雾器上药：土霉素、磺胺嘧啶、呋喃西林、己烯雌酚等。

4. **操作方法**　核对病人的床号、姓名，说明阴道或宫颈上药的目的、方法及效果，取得病人的理解和配合。嘱病人排空膀胱，协助上妇科检查床后取膀胱结石位，臀部垫中单橡皮布和一次性垫巾。上药前应先作阴道冲洗、灌洗，暴露宫颈后用干棉球拭去宫颈黏液或炎性分泌物，使药物直接接触炎性组织面而取得疗效。上药方法有以下4种方法。

（1）阴道后穹窿塞药：将药物直接塞入阴道后穹窿处。用于治疗阴道滴虫性阴道炎、阴道假丝酵母菌病、老年性阴道炎及慢性宫颈炎等病人。可指导病人自行放置，睡前洗净双手或戴无菌手套，用示指将药片沿阴道后壁向上向后推进，直到示指完全进入为止。睡前用药，每晚1次，10次为一个疗程。

（2）局部用药：包括腐蚀性药物和非腐蚀性药物，用于治疗宫颈炎和阴道炎病人。

1）腐蚀性药物：多用于慢性宫颈炎颗粒增生型病人。

①20%硝酸银溶液：用长棉签蘸少许药液涂于宫颈糜烂面，并插入宫颈管内口约0.5cm，然后用生理盐水棉球洗去表面残余的药液，再用棉球吸干，每周1次，2～4次为一疗程。

②20%或100%铬酸溶液：用棉签蘸铬酸溶液涂于宫颈糜烂面上，糜烂面乳头较大的可反复涂药数次，使局部呈黄褐色，再用长棉签蘸药液插入宫颈管内约0.5cm持续1分钟。每20～30天上药1次，直至糜烂面乳头完全光滑为止。

2）非腐蚀性药：用棉球或长棉棍蘸取药液涂擦阴道壁或宫颈。治疗假丝酵母菌病可用1%甲紫，每天1次，7～10天为一疗程。治疗急性或亚急性宫颈炎、阴道炎可选择新霉素、氯霉素。

（3）宫颈棉球上药：适用于宫颈急性或亚急性炎症伴有出血者。常用药物有抗生素药液和止血粉等。用窥阴器充分暴露宫颈，用长镊子夹持带尾线的大棉球，蘸上药液和药粉，再将棉球塞压在子宫颈处，将棉球尾线留于阴道外，并用胶布将尾线固定于阴阜侧上方。嘱病人于放药12～24小时后自行牵引尾线取出棉球。

（4）喷雾期上药：阴道用的各种粉剂，如磺胺嘧啶、土霉素、呋喃西林等药物，可用喷雾器将药物均匀地喷在炎症组织的表面。适用于非特异性阴道炎及老年性阴道炎病人。

5. **注意事项**

（1）月经期或阴道出血者应停止阴道上药，避免引起逆行感染。

（2）上药期间禁止性生活。

（3）阴道壁上非腐蚀性药物时，应转动阴道窥器，将药物均匀地涂布阴道四壁。

（4）应用腐蚀性药物时，要注意保护阴道壁及正常子宫颈组织。上药前将棉球或纱布垫于阴道后壁及后穹窿部,蘸取的药液不宜过多,以免药液下流灼伤正常组织,药液涂擦后,用棉球吸干,然后如数取出棉球和纱布。

(5)未婚女性上药时不可使用阴道窥器,可用长棉签涂。但应注意将棉签上的棉捻紧,涂药时顺着一个方向转动,避免棉花脱落遗留于阴道内。

(6)宫颈棉球上药者,放药完毕切记嘱病人按时取出阴道内的棉球。

(7)阴道、宫颈局部上药一般每天一次,7~10次为1个疗程。

三、阴道填塞术

1. **目的**　阴道填塞术常用于宫颈出血、妊娠滋养细胞肿瘤等病人阴道转移结节破溃出血、子宫切除术后阴道断端出血、阴道壁血肿挖除术以及阴道手术后病人。

2. **用物准备**　无菌包(内有纱球、消毒环钳、消毒杯、阴道纱条数根、敷料钳、阴道窥器或阴道拉钩、宫颈钳、弯盘)、一次性治疗巾、一次性洞巾、消毒液(如碘伏)、灭菌油纱、无菌手套、橡胶单,必要时备吸引器、一次性吸引管和吸引头。

3. **操作方法**

(1)协助病人取膀胱截石位,臀下垫橡胶单和治疗巾,带好无菌手套。

(2)将纱球置于消毒杯中,倒入碘伏,用消毒环钳夹住纱球常规消毒外阴及阴道,铺洞巾。

(3)用阴道窥器或阴道拉钩扩开阴道,用纱球蘸干血及血凝块,暴露出血点。如出血量多,可用吸引器吸引。

(4)用碘伏浸湿阴道纱条,并拧干,用敷料钳夹住阴道纱条一端,放入阴道内达后穹窿处,阴道纱条在阴道内呈Z形折叠放置,压迫出血点止血。边放阴道纱条,边向外退出阴道窥器或阴道拉钩。

(5)对一些小出血点,如活检后出血,可用纱球填塞压迫出血。而阴道手术后应用灭菌油纱包裹纱条或纱球填塞阴道,以利于取出。

4. **注意事项**

(1)阴道纱条一般放置24小时应取出,最长不超过72小时,放置时间过长易导致感染。

(2)阴道填塞纱条可影响排尿,通常应安置保留尿管,术后注意观察尿管是否通畅。

(3)术后注意观察阴道分泌物的量、颜色、性质、味道,注意有无继续出血或感染。如有感染,应及时取出纱条。

四、坐浴

坐浴是借助水温和药液的作用促进局部组织的血液循环,增强抗病能力,减轻外阴局部炎症和疼痛,使创面清洁,有利于组织的修复。

1. **目的**　用于外阴、阴道手术或经阴道子宫切除术术前准备,清洁外阴;术后切口愈合不良的病人,或辅助治疗外阴炎、阴道炎及子宫脱垂的病人,消除炎症。

2. **适应证**

(1)外阴、阴道手术或经阴道行子宫切除术的术前准备。

(2)外阴炎、阴道炎、子宫脱垂病人的治疗或辅助治疗。

（3）会阴切口愈合不良。

3. 用物准备

（1）坐浴椅1个、坐浴盆1个、消毒小毛巾1块。

（2）根据医嘱选择坐浴溶液。

1）滴虫性阴道炎：一般用0.5%醋酸溶液、1%乳酸溶液或1:5000高锰酸钾溶液。

2）阴道假丝酵母菌病：一般用2%～4%碳酸氢钠溶液。

3）萎缩性阴道炎：一般用0.5%～1%乳酸溶液。

4）外阴炎、其他非特异性阴道炎、外阴阴道手术前准备：一般用1:5000高锰酸钾溶液、1:1000苯扎溴铵（新洁尔灭）溶液、0.02%碘伏溶液，或中成药液如洁尔阴、肤阴洁等溶液。

4. 操作方法

（1）核对病人的床号、姓名，并向其解释坐浴的目的、方法、效果及预后，以取得病人的理解和配合。

（2）根据病情需要，按比例配置好溶液，将坐浴盆置于坐浴椅子上。

（3）嘱病人排空膀胱后将臀部和外阴部浸泡于溶液中，持续坐浴20分钟，结束后用无菌小毛巾蘸干外阴部。

（4）根据水温不同，坐浴分为3种。

1）热浴：水温在39～41℃，适用于渗出性病变和急性炎性浸润，可先熏后坐，持续20分钟左右。

2）温浴：水温在35～37℃，适用于慢性盆腔炎和术前准备。

3）冷浴：水温在14～15℃，能刺激肌肉神经，使其张力增加，改善血液循环。适用于膀胱阴道松弛、性无能及功能性无月经等疾病，持续2～5分钟。

5. 注意事项

（1）坐浴液严格按比例配制，浓度太高容易造成黏膜烧伤；浓度太低影响治疗效果。

（2）坐浴液水温适中，水温过高易烫伤黏膜。

（3）月经期妇女、阴道流血者，孕妇及产后7天内的产妇禁止坐浴。

（4）坐浴前将外阴和肛门周围擦洗干净。坐浴时将臀部和全部外阴浸入药液中。注意保暖，防止受凉。

（张　平）

```
          ┌ 外阴癌 ┬─ 主要临床表现是外阴瘙痒
          │       ├─ 手术治疗为主，辅以放疗和化疗
          │       └ 护理措施 ┬─ 术前做好阴道、肠道、会阴皮肤准备
          │                  └─ 术后注意卧位及切口、引流管、导尿管护理
妇
科        │
阴        │          ┌ 阴道前、┬─ 前壁膨出常伴膀胱膨出，观察排尿情况
式        │          │ 后壁膨出 └─ 后壁膨出常伴直肠膨出，观察排便情况
手        │          │
术        │          │         ┌─ 分娩损伤是最主要的病因
病 ┤      │          │         │
人        │ 盆底功能 ┤ 子宫脱垂 ┼─ 临床分Ⅰ度、Ⅱ度、Ⅲ度
护        │ 障碍性疾病│          │
理        │          │          ├─ 保守或手术治疗
          │          │          │
          │          │          └─ 护理要点：指导盆底肌训练和使用子宫托
          │          │              手术病人做好术前、术后护理
          │          │
          │          └ 压力性尿 ── 术前术后指导病人多饮水，加强盆底肌功能
          │            失禁        锻炼，减少增加腹压的动作
          │
          │ 妇科常用 ┌ 阴道灌洗
          └ 护理技术 ┤ 阴道或宫颈上药 ── 护理技术的操作方法和注意事项
                     │ 阴道填塞
                     └ 坐浴
```

复习参考题

1. 阴式手术病人术后护理措施？

2. 外阴癌术后病人回病房应采取何种体

位为宜？

3. 如何对子宫脱垂进行临床分度？

第十七章　妊娠滋养细胞疾病病人的护理

17

学习目标

掌握	葡萄胎、妊娠滋养细胞肿瘤的临床表现、治疗原则及护理要点。
熟悉	妊娠滋养细胞疾病化疗的不良反应、随访时间与内容。
了解	妊娠滋养细胞疾病病因与病理。

妊娠滋养细胞疾病（gestational trophoblastic disease，GTD）是一组来源于胎盘绒毛滋养细胞的疾病。根据组织学特征可将其分为葡萄胎、侵蚀性葡萄胎和绒毛膜癌（简称绒癌）。由于侵蚀性葡萄胎和绒癌在临床表现、诊断和处理原则等基本相同，因此国际妇产科联盟（FIGO）妇科肿瘤委员会于 2000 年建议将这两种疾病合称为滋养细胞肿瘤（gestational trophoblastic neoplasia，GTN）。滋养细胞疾病绝大部分继发于妊娠，但尚有少数来源于卵巢或睾丸生殖细胞称非妊娠绒癌，本章主要讲解妊娠滋养细胞疾病。

第一节　葡萄胎病人的护理

案例 17-1

王女士，25 岁，因"停经 2 个月，阴道流血 3 天"就诊。查体：T 36.5℃，P 76 次/分，R 20 次/分，BP 120/70mmHg。妇科检查：阴道有少许暗红色血液，子宫增大如孕 3 个月，质软。B 超检查：子宫腔内未见囊胚，有落雪状阴影。X 线胸片检查示肺部正常。

思考：

1. 请问该病人还应该收集哪些资料？

2. 该病人的护理诊断有哪些？

3. 如何对该病人进行随访？

葡萄胎（hydatidiform mole，HM）因妊娠后胎盘绒毛滋养细胞增生、间质水肿，而形成大小不等的水泡，水泡间借蒂相连成串，形如葡萄而得名，也称水泡状胎块。葡萄胎是一种滋养细胞的良性病变，分为完全性葡萄胎和部分性葡萄胎两类，前者水泡状物占满宫腔，无胎儿及附属物，较为多见；后者除水泡状物外可见胎儿及附属物组织。

【病因】

葡萄胎的确切病因并不清楚，完全性葡萄胎的发病可能与下列因素有关：

1. 年龄　可发生在任何年龄的生育期妇女，年龄 <20 岁及 >35 岁的妇女葡萄胎的发生率明显增高。

2. 既往葡萄胎史　有 1 次或 2 次葡萄胎妊娠的妇女再次发病概率高

3. 地区因素　亚洲及拉丁美洲发生率比北美及欧洲高。

4. 营养状况、感染因素、孕卵异常、遗传因素等可能与发病有关。

【病理】

1. **完全性葡萄胎**　如葡萄串样水泡状的组织占满整个子宫腔，无胎儿及其附属物。镜下见：绒毛体积增大，滋养细胞增生、间质水肿，间质内胎源性血管消失。

2. **部分性葡萄胎**　只有部分绒毛变为水泡状，合并有胚胎或胎儿组织，胎儿多已死亡，合并足月儿极少,且常伴发育迟缓或多发性畸形。镜下见:局限性滋养细胞增生,绒毛大小及水肿程度明显不一,滋养细胞呈不同程度的增生,间质可见胎源性血管。

【护理评估】

(一)健康史

询问病人的月经史、生育史、既往史,尤其是滋养细胞疾病史;此次妊娠的反应,有无剧吐,阴道流血等;如有阴道流血,应询问阴道流血的量、性状、时间,及是否有水泡状组织排出。

(二)身体状况

1. **完全性葡萄胎** 由于诊疗技术的进步,越来越多的病人在未出现症状或仅有少量阴道流血时,就已得到诊治,所以症状典型者已少见,完全性葡萄胎的典型症状有:

(1)停经后阴道出血:为最常见的症状。停经 8~12 周开始出现不规则阴道流血,时断时续,开始量少,呈咖啡色黏液或暗红色血,其后量逐渐增多。葡萄胎组织可自行排出,但排出之前和排出时常伴有大量流血,如不及时治疗,可致贫血和继发感染。

(2)子宫异常增大、变软:由于滋养细胞增生及宫腔内积血,大多数病人的子宫体积大于停经月份,质地极软,并伴有血清 HCG 水平异常升高。

(3)子痫前期征象:在妊娠 24 周前出现蛋白尿、水肿、高血压等症状。

(4)妊娠呕吐:妊娠呕吐的出现较正常妊娠为早,症状严重,且持续时间较长。

(5)卵巢黄素化囊肿(theca lutein ovarian cyst):是指大量的绒毛膜促性腺激素(HCG)刺激卵泡内膜细胞发生黄素化而形成囊肿。常为双侧,囊壁薄,表面光滑。一般无症状,偶可发生扭转。黄素化囊肿在水泡状胎块清除后 2~4 个月自行消退。

(6)腹痛:常为阵发性下腹痛,常发生于阴道流血之前,一般不剧烈。当黄素化囊肿扭转或破裂时,可出现急性腹痛。

(7)甲状腺功能亢进征象:约有 7% 的病人出现轻度甲状腺功能亢进,表现为心动过速、皮肤潮湿、震颤,但突眼少见。

2. **部分性葡萄胎** 除阴道流血外,病人常没有完全性葡萄胎的典型症状,子宫大小与停经月份多数相符或小于停经月份,妊娠呕吐少见并较轻,常无腹痛及卵巢黄素化囊肿。

(三)心理-社会状况

评估病人及家属对妊娠滋养细胞疾病的认识,是否担心此次妊娠结局对今后生育有影响。评估病人对清宫手术是否了解,是否具有对手术及预后的恐惧情绪及其程度等。

(四)辅助检查

1. **人绒毛膜促性腺激素(HCG)测定** 血、尿 HCG 处于高值范围且持续不降或超出正常妊娠水平,可辅助诊断葡萄胎。

2. **超声检查** 是诊断葡萄胎的重要辅助检查方法。完全性葡萄胎可见增大的宫腔内无妊娠囊或胎心搏动,宫腔内充满不均质密集状或短条状回声,呈"落雪状"。常可测到一侧或双侧卵巢囊肿。

（五）治疗原则

1. 清宫术　一经确诊应立即行清宫术。由于葡萄胎清宫时出血较多,子宫大而软,容易穿孔,所以清宫应在手术室内进行,在输液、备血准备下进行。吸出的组织送病检。葡萄胎清宫若一次无法吸刮干净,一般于 1 周后再次刮宫。

2. 卵巢黄素化囊肿的处理　一般会自行消退不必处理。发生扭转时,可在腹腔镜下穿刺吸液,扭转多能复位。

3. 子宫切除　年龄接近绝经、无生育要求者可行全子宫切除术,可保留双侧卵巢。但现已证明切除子宫不能完全防止子宫外转移,故现已很少应用。

4. 预防性化疗　现存在争议,目前认为对具有高危因素和随访有困难者可考虑。

5. 随访　了解有无阴道流血、咯血、胸痛等转移症状。测定 HCG,必要时行 X 线胸片、B 超等检查。

【护理诊断 / 问题】

1. 有体液不足的危险　与葡萄胎组织排出大出血有关。

2. 有感染的危险　与长期不规则阴道流血、贫血造成免疫力下降有关。

3. 自尊紊乱　对生育得不到满足和今后的生育担心有关。

4. 焦虑　与担心清宫手术及预后有关。

【护理目标】

1. 病人不发生低血容量性休克。
2. 病人的焦虑程度减轻。
3. 病人能接受葡萄胎及流产的结局。

【护理措施】

1. 心理护理　评估病人对疾病的心理承受能力,鼓励病人表达内心的想法及对疾病、治疗手段的认识,确定其主要的心理问题。向病人及家属讲解有关葡萄胎的疾病知识,说明尽快清宫的必要性。解除顾虑和恐惧,增强信心,接受清宫术。

2. 严密观察病情变化　观察和评估腹痛及阴道流血的情况。应严密观察腹痛的位置、程度、持续的时间及疼痛后是否有压痛及较多的阴道流血等,出血多的病人应注意观察血压、脉搏及呼吸等生命体征的变化。注意阴道排出物,一旦发现水泡状组织应立即送检。

3. 做好治疗配合　葡萄胎一般应在确诊之后尽快清宫,因此,护理人员必须积极做好治疗配合,术前准备包括:配血,建立静脉通路,根据需要备好药品和物品。

4. 预防感染　保持外阴清洁干燥,及时更换卫生垫;同时注意观察病人的体温,如有异常及时向医生汇报,遵医嘱给予抗生素。

5. 健康指导

(1)向病人及家属讲解坚持正规治疗和随访的重要性及必要性。HCG 测定是监测本病发展、预后、治疗的重要指标。

(2)指导病人摄取高蛋白、富含维生素 A、易消化的食物,尽量多吃新鲜蔬菜和水果;适当活动,保证充足的睡眠,提高机体免疫功能。

(3)保持外阴清洁,每次清宫手术后禁止性生活及盆浴一个月以防感染。

(4)制定随访计划及随访内容:①定期 HCG 测定,葡萄胎清宫术后每周 1 次血、尿 HCG 检测,连续 3 次阴性后每月检测 1 次共 6 个月;然后再每 2 个月一次共 6 个月,自第一次阴性后共计 1 年;②平时自我观察阴道流血,有无不明原因的咳嗽、胸疼、血痰、咯血等症状,若出现上述症状应及时到医院就诊;③定期行妇科检查、盆腔 B 超及胸片检查等。

理论与实践　　　　　　随访内容:①定期 HCG 测定,葡萄胎清宫术后每周 1 次血尿 HCG
检测,连续 3 次阴性后每月检测 1 次共 6 个月;然后每 2 个月一次共 6
个月,自第一次阴性后共计 1 年。②平时自我观察阴道流血,有无不
明原因的咳嗽、胸痛、血痰、咯血等症状,若出现以上任何一种症状应
及时到医院就诊。③定期做妇科检查、盆腔 B 超及胸片检查等。

---

(5)避孕指导:葡萄胎病人随访期间必须严格避孕 1 年。首选避孕套,也可选择口服避孕药,一般不选用宫内节育器,以免混淆子宫出血的原因或造成穿孔。

【护理评价】

1. 病人在住院期间没有发生低血容量性休克。

2. 病人在住院期间没有发生感染。

3. 病人和家属能理解清宫术的重要性,病人能听从医生的指导,配合顺利完成清宫术。清宫术后病人情绪稳定。

4. 能主动按时随访。

第二节　妊娠滋养细胞肿瘤病人的护理

案例 17-2

王女士,30 岁,因"葡萄胎清宫术后 10 个月,阴道不规则流血 2 个月,伴反复咳嗽、咯血半个月"就诊。查体:T 36.2℃,P 80 次 / 分,R 20 次 / 分,BP 120/70mmHg。妇科检查:外阴经产型,阴道左侧壁见直径 1cm 紫蓝色结节,子宫孕 8 周大小,质软,活动差。血 HCG:335 758U/L;X 线检查示:右肺下段多个小圆形阴影,直径 2cm。

妊娠滋养细胞肿瘤（gestational trophoblastic tumor，GTT）是滋养细胞的恶性病变，包括侵蚀性葡萄胎（invasive mole）、绒毛膜癌（choriocarcinoma）及胎盘部分滋养细胞肿瘤。妊娠滋养细胞肿瘤大约60%继发于葡萄胎妊娠，继发于葡萄胎排空后半年内的妊娠滋养细胞肿瘤，其组织学诊断多数为侵蚀性葡萄胎，1年以上的病人多数为绒毛膜癌。30%继发于流产，10%继发于足月妊娠或者异位妊娠。继发于流产、足月妊娠及异位妊娠的病人组织学诊断大多为绒毛膜癌。

侵蚀性葡萄胎全部继发于葡萄胎之后，具有恶性肿瘤行为，但是恶性程度不高，大多数为局部侵犯，仅4%病人有远处转移，预后较好。绒毛膜癌恶性程度极高，早期即可通过血行转移至全身。

【病理】

1. **侵蚀性葡萄胎** 大体见子宫肌壁内有大小不等、深浅不一的水泡样组织，当侵蚀病灶接近浆膜层时，子宫表面可以见紫蓝色的结节。镜下可见水泡状组织侵入子宫肌层，可见绒毛结构及滋养细胞有增生和分化不良。绒毛结构也可退化仅见绒毛阴影。

2. **绒毛膜癌** 多数原发于子宫，肿瘤病灶可位于子宫肌层内、也可突向宫腔或者穿破浆膜层，单个或者多个，无固定形态，与周围组织分界清楚，质软而脆，癌组织呈暗红色，伴明显出血坏死。镜下见：滋养细胞不形成绒毛或者水泡状结构，极度不规则增生，排列紊乱，广泛侵袭子宫肌层造成出血坏死。

【护理评估】

（一）健康史

采集病人既往史，尤其是滋养细胞疾病史；若既往曾患葡萄胎，应详细了解第一次清宫的时间、水泡大小、吸出组织物的量等，收集血、尿HCG随访的资料；肺X线检查结果；是否用过化疗及化疗的时间、药物、剂量、疗效以及用药后的副反应等此外应评估孕产史，如胎次、产次等。

（二）身体状况

1. **无转移灶妊娠滋养细胞肿瘤** 多数继发于葡萄胎后，仅少数继发于流产或足月产后。

（1）不规则阴道流血：葡萄胎清除后、流产或者足月产后出现持续或者间歇性阴道流血，量多少不定，也可以表现为一段时间的正常月经后停经，然后又出现阴道流血。长期流血者可继发贫血。

（2）子宫复旧不全或者不均匀增大：子宫常在葡萄胎清空后4~6个月后未恢复到正常大小，质地软，也可以是子宫不均匀增大。

（3）卵巢黄素化囊肿：由于HCG持续作用，在葡萄胎排空、流产或足月产后，卵巢黄素化囊肿可持续存在。

（4）腹痛：一般无腹痛，当肿瘤穿破浆膜层时可引起急性腹痛及腹腔内出血症状。若子宫病灶坏死继发感染也可引起腹痛及脓性白带。较大的黄素化囊肿蒂扭转或破裂可引起剧烈腹痛。

（5）假孕症状：由于肿瘤分泌 HCG 及雌、孕激素的作用，表现为乳房增大，乳头及乳晕着色，甚至有初乳分泌，外阴、阴道、宫颈着色，生殖道质地变软。

2. 转移妊娠滋养细胞肿瘤 大多为绒毛膜癌，症状和体征视转移部位而异。主要经血液转移，发生早而且广泛。最常见的转移部位是肺（80%），其次阴道（30%）、盆腔（20%）、肝脏（10%）和脑（10%），各转移部位的共同特点是局部出血。

（1）肺转移：典型表现为胸痛、咳嗽、咯血及呼吸困难。

（2）阴道转移：转移灶常位于阴道前壁及穹窿，呈紫蓝色结节，破溃易导致阴道大出血。

（3）肝脏转移：有上腹部或肝区疼痛，肿瘤穿过肝包膜可导致腹腔内大出血，甚至生命危险，预后不良。

（4）脑转移：预后凶险，为主要的致死原因。按病情进展分为三期，即瘤栓期、脑瘤期和脑疝期。可有头痛、呕吐，甚至抽搐、昏迷等症状。

（5）其他转移：包括脾、肾、膀胱、消化道、骨等，症状视转移部位而异。

（三）心理 - 社会状况

由于不规则阴道流血，病人会有不适感、恐惧感，若出现转移症状病人及家属会担心疾病预后，担心化疗药物的毒副作用，对治疗和生活失去信心。由于反复的化疗，出现脱发、皮肤色素沉着等，病人自我形象受到影响，可能出现焦虑、抑郁等；如需要手术，生育过的病人因为要切除子宫而产生心理负担；未生育过的病人则因为生育无望而绝望。因此，渴望得到家人和朋友的理解和支持。

（四）辅助检查

1. 血清 HCG 测定 葡萄胎后滋养细胞肿瘤，凡符合下列标准中的任何一项且排除妊娠物残留或再次妊娠即可诊断为滋养细胞肿瘤：① HCG 测定 4 次高水平呈平台状态（±10%），并持续 3 周或更长时间；② HCG 测定 3 次上升（＞10%），并至少持续 2 周或更长时间。

非葡萄胎后滋养细胞肿瘤诊断标准：足月产、流产和异位妊娠 4 周以上，血清 HCG 持续高水平，或一度下降后又上升，排除妊娠残留或再次妊娠，可诊断为妊娠滋养细胞肿瘤。

2. X 线胸片 是诊断肺转移的重要检查方法，早期肺纹理增粗，以后发展成片状或小结节阴影。典型为棉球状或团块状阴影，以右侧肺及中下部多见。

3. CT 和磁共振检查 可发现肺、脑、肝等部位的转移病灶。

4. B 型超声检查 是诊断子宫原发灶最常用的方法，子宫正常大小或呈不同程度增大，病灶区早期改变为子宫肌层见棉团状强回声光团，形态不规则。

5. 组织学检查 侵蚀性葡萄胎镜下可见绒毛结构或绒毛退化痕迹，而绒毛膜癌则无绒毛结构。

（五）治疗原则

以化疗为主、手术和放疗为辅。年轻未生育者尽可能不切除子宫，保留生育能力，若必须切除子宫者仍可保留正常卵巢。需手术治疗者一般主张先化疗,待病情稳定后再手术,对脑、肝有转移的耐药病灶可加用放疗。

理论与实践　　　　　1. 该病人最可能的临床诊断是绒毛膜癌(阴道转移,肺转移)。

　　　　　　　　　　2. 对于该病人,应首选化疗。

【护理诊断/问题】

1. **自我形象紊乱**　与化疗副反应引起的脱发、皮肤色素沉着有关。
2. **潜在并发症**　肺转移、阴道转移、脑转移。

【护理目标】

1. 病人恢复原有的自尊和自我形象。
2. 及时发现并发症,并得到相应的处理。

【护理措施】

1. **心理护理**　建立良好的护患关系是有效护理的基础,鼓励病人诉说,让病人有机会宣泄痛苦心理及失落感。让病人及家属了解治疗方案的可信性,以增强疗效,减少不良反应。详细解释病人所担忧的各种问题,减轻其心理压力,树立战胜疾病的信心。

2. **密切观察病情变化**　注意观察病人腹痛及阴道流血情况,记录出血量,出血多的病人应注意观察血压、脉搏、呼吸等生命体征的变化;识别转移灶症状,发现异常立即通知医生并配合处理。

3. **化疗护理**　见本章第三节。

4. **手术前后护理**　手术治疗病人按照妇科手术前后护理常规进行护理。

5. **有转移灶病人护理**

(1)阴道转移病人的护理:①密切观察阴道有无出血,禁止做不必要的阴道检查。②破溃出血时,立即建立静脉通路,作好输血准备。③备齐阴道填塞所需物品,配合医生做阴道填塞,并安慰病人,保暖。阴道填塞后,让病人卧床休息,保持外阴清洁,严密观察生命体征,及早发现感染及休克先兆,遵医嘱用抗生素。填塞的纱布必须于24~48小时内如数取出,取出时必须做好输液、输血及抢救的准备。若出血未止可用无菌纱布重新填塞,记录取出和再次填入的纱条数量。

(2)肺转移病人护理:①出现呼吸困难时,给予半卧位,吸氧。②遵医嘱给予镇静剂及实施化疗。③大咯血时,有发生窒息的危险,应立即取头低患侧卧位,并保持呼吸道通畅,轻叩背部,排出积血,迅速通知医生,配合医生实施止血抗休克处理。同时注意安慰病人,避免病人因烦躁不安而加剧咯血的结果。

(3)脑转移病人的护理:①尽量卧床休息,起床应有人陪伴,以防瘤栓期的一过性脑缺血症状发生造成的意外损伤。②严密观察脑瘤期颅内压增高的伴随症状,一旦发现异常立即通知医生。记录出入量,严格控制补液总量和速度。以防颅内压升高。若颅压升高,需输入脱水剂,记录出入量,并给予吸氧、化疗,采取必要的护理措施,预防因昏迷、抽搐引起的一系列并发症。如病人昏迷应专人守护,采取一些安全防护措施,如放置床档,作好口腔、皮肤、黏膜护理,预防咬伤、吸入性肺炎、褥疮发生等。③做好 HCG 测定、腰穿等项目的检查配合。

6. 健康指导 建议科学的饮食习惯,推荐高蛋白、高维生素、清淡易消化的饮食,增强机体抵抗力。注意生活规律、劳逸结合。有阴道转移者应卧床休息,以免破溃引起大出血,并注意保持外阴清洁,防止感染。节制性生活,做好避孕指导。出院后严密随访,2 年内随访同葡萄胎病人,2 年后仍需每年 1 次,持续 3～5 年。随访内容同葡萄胎。随访期间需严格避孕,应于化疗停止≥12 个月方可妊娠。

理论与实践　　　　　护士应对该病人进行的健康指导:坚持化疗,阴道转移症状的观察,肺部转移症状观察,保持外阴清洁,注意饮食和休息。

【护理评价】

1. 病人能理解并信任所采取的治疗方案和护理措施,正确评价自我,积极配合治疗、护理。
2. 病人转移器官的症状、体征得到控制,生命体征平稳。

第三节　妇科疾病化疗病人的护理

化学药物治疗(简称化疗)在妇科恶性肿瘤治疗中取得了肯定的效果,目前化疗成为恶性肿瘤的主要治疗方法之一,滋养细胞肿瘤是所有妇科恶性肿瘤中对化疗药物最敏感的疾病。随着化疗的方法学和药物学的快速发展,使滋养细胞肿瘤病人死亡率大幅度下降。

【化疗药物作用机制】

化疗药物的主要作用机制包括:①影响去氧核糖核酸(DNA)的合成;②直接干扰核糖核酸(RNA)的复制;③干扰转录、抑制信使核糖核酸(mRNA)的合成;④阻止纺锤丝的形成;⑤阻止蛋白质的合成。

【常用化疗药物种类】

1. 烷化剂 是细胞周期非特异性药物。临床上常用的有邻脂苯芥、硝卡芥、环磷酰胺,一般静脉给药为主,副作用有骨髓抑制、白细胞下降。

2. 抗代谢药物 是细胞周期特异性药物,主要通过干扰核酸代谢,导致细胞死亡。临床上常用的有甲氨蝶呤、氟尿嘧啶。甲氨蝶呤为抗叶酸类药,一般经口服、肌肉、静脉给药;氟尿嘧啶口服不能吸收,需静脉给药。

3. 抗肿瘤抗生素 周期非特异性药物是由微生物产生的具有抗肿瘤活性的化学物质,属细胞周期非特异药物。常用的有放线菌素 D、平阳霉素,需静脉给药。

4. 抗肿瘤植物药 是细胞周期特异性药物。常用药物有长春新碱、长春碱、紫杉醇,一般静脉给药。

【常用化疗方案及给药方法】

低危病人选择单一药物化疗,高危病人选择联合化疗。单一化疗药有:甲氨蝶呤、氟尿嘧啶、放线菌素 D 等,联合化疗国内应用比较普遍的是以氟尿嘧啶为主的方案和 EMA-CO 方案(依托泊苷、放线菌素 D、甲氨蝶呤、四氢叶酸、长春新碱)。较常用的给药方法有静脉滴注、肌内注射、口服给药,目前还有腹腔内给药,动脉插管局部灌注化疗、靶向治疗等方法。

【化疗药物的常见毒副反应】

1. **骨髓抑制**　主要表现是外周血白细胞和血小板计数减少。一般在停药后 14 天可自然恢复。

2. **消化系统损害**　恶心、呕吐为最常见的副反应,一般在化疗的 2～3 天开始,5～6 天达到最高峰,停药以后逐渐好转。呕吐过多可造成电解质紊乱,出现低钠、低钾或低钙症状,病人可有腹胀乏力,精神淡漠及痉挛等。口腔溃疡多在用药后的 7～8 天出现,停药后自然消失。有些病人出现腹泻、便秘等。

3. **神经系统损害**　长春新碱对神经系统有毒性作用,主要表现为复视、指或趾端麻木。

4. **药物中毒性肝炎**　主要表现为血转氨酶升高,偶见黄疸,一般停药后一段时间恢复正常,但未恢复时不能继续化疗。

5. **泌尿系统损害**　环磷酰胺对膀胱有损害,甲氨蝶呤对肾脏有一定的毒性,肾功能正常者才能应用。

6. **皮肤的损害**　皮疹最常见于应用甲氨蝶呤后,严重者可以导致剥脱性皮炎。脱发最常见于应用放线菌素 D 者,停药后可生长。

【护理评估】

(一)健康史

采集病人的肿瘤病史,发病时间,治疗方法及效果,目前的病情状况。还需要收集既往用药史,尤其是化疗史及药物过敏史。接受化疗过程中出现的药物毒副反应及应对情况。询问有关造血系统、肝脏、消化系统及肾脏疾病史。

(二)身体状况

测量病人的生命体征,了解病人的一般情况,观察皮肤、黏膜、淋巴结有无异常,了解原发肿瘤的症状与体征以及本次化疗的副作用等。

(三)心理 - 社会状况

滋养细胞肿瘤病人化疗过程中出现脱发、色素沉着及恶心、呕吐等严重副反应,导致自我形象受到影响,病人常表现出焦虑、烦躁等情绪变化。

(四)辅助检查

血、尿常规,肝、肾功能,心电图,胸片等常规检查。

【护理诊断/问题】

1. **营养失调,低于机体需要量** 与化疗所致的消化道反应有关。

2. **自我形象紊乱** 与化疗所致的脱发及皮肤反应有关。

3. **有感染的危险** 与化疗引起的白细胞减少有关。

4. **有体液不足的危险** 与化疗所致恶心、呕吐、腹泻有关。

【护理目标】

1. 病人能满足机体的营养需求。

2. 病人能接受自己形象的改变。

3. 病人未发生严重感染。

【护理措施】

1. **心理护理**

（1）向病人和家属介绍该病的治愈率,增强病人战胜疾病的信心,以配合化疗。鼓励病人克服化疗不良反应,帮助其度过脱发等造成的心理危险期。

（2）向病人及家属讲解化疗药物的性能,理解不同药物的给药时间、剂量浓度、维持时间、滴速等。让病人及家属学会观察及识别化疗的一些毒副作用以及预防措施。使病人及家属能主动配合化疗。

2. **用药护理**

（1）准确测量体重,以确定用药的剂量及调整剂量:测体重一般在一个疗程用药前、中分别测量一次;测量体重的时间应在清晨、空腹时,并排空大小便,减去衣服,以保证体重的准确。

（2）正确溶解和稀释药物,并做到现配现用,常温下不超过 1 小时,药物应集中配制,密闭后送入病区,在配制过程应做好自我防护。如果联合用药应根据药性排出先后顺序。放线菌素 D、顺铂等需要避光的药物,使用时要用避光罩或黑布包好。根据各种药物的特性,选择药液滴注方式及速度。腹腔化疗者应让其经常变动体位以保证疗效。

（3）合理使用静脉:注意保护血管,遵循长期补液选择静脉血管原则,从远端开始有计划的穿刺。用化疗药前先注入少量生理盐水,确认针头在静脉内再注入化疗药物。一旦怀疑或发现药物外渗应重新穿刺,当局部刺激性较强的药物外渗时,需立即停止滴入并给予局部冷敷,同时用生理盐水或普鲁卡因局部封闭,减轻疼痛和肿胀,防止局部组织坏死。化疗结束前应用生理盐水冲管,减少局部药物的残留刺激。建议病人使用 PICC 及输液泵给药,减少反复穿刺以保护静脉。

3. **化疗副反应的护理**

（1）骨髓抑制的护理:观察有无牙龈出血、鼻出血、皮下淤血或阴道活动性出血倾向,定期检查血象,每日或隔日用药前检查,若白细胞计数低于 $4.0 \times 10^9/L$、血小板低于 $50 \times 10^9/L$ 不能用药;用药过程中若白细胞计数低于 $3.0 \times 10^9/L$,应与医生联系考虑停药,并采取预防感染的措施,严格执行无菌操作。一旦白细胞计数低于 $1.0 \times 10^9/L$,则应保护性隔离,应尽量谢绝探视,医护人员及家属都须穿戴消毒口罩、帽子、更换隔离衣、鞋,接触病人前后双手消毒。有条件者入住层流室。遵医嘱给予抗生素,输入新鲜血或白细胞浓缩液、血小板浓缩液等。

（2）消化道反应的护理:食欲缺乏、恶心、呕吐是常见的症状,采取有效措施减轻恶心呕吐的发生，用化疗药物前、后适时给予止吐剂。提供病人可口饮食，合理安排用药时间，分散注意力，创造良好的进餐环境，对不能进餐者提供帮助，呕吐严重者补充液体，以防电解质紊乱；如有腹痛、腹泻，要严密观察大便的次数及性状，报告医生以警惕伪膜性肠炎，并正确收集大便标本，按医嘱给药；保持口腔清洁，做好口腔护理，使用软毛牙刷刷牙或用清洁水漱口，进食前后用消毒溶液漱口。若有口腔溃疡者，给予温凉的流质或软食，避免刺激性食物，在进食前15分钟用丁卡因溶液涂敷溃疡面以减少进食疼痛。进食漱口后，用锡类散或冰硼散等局部涂抹。鼓励病人进食，促进咽部活动，减少咽部溃疡引起充血、水肿、结痂，保持口腔清洁。

（3）其他系统的损害的护理：观察有无上腹疼痛、恶心等肝脏损害的症状和体征；观察有无尿频、尿急、血尿等膀胱炎症状；观察有无皮疹、或神经系统的副作用，如肢体麻木、肌肉软弱、偏瘫等。如有上述发现，应立即报告医生。皮肤出现色素沉着、脱发者停药后方可恢复，可以建议病人购买假发。

【护理评价】

1. 病人能坚持进食，未发生水电解质紊乱。
2. 病人能接受自己形象的改变。
3. 病人住院期间无感染征象。

（李　霞）

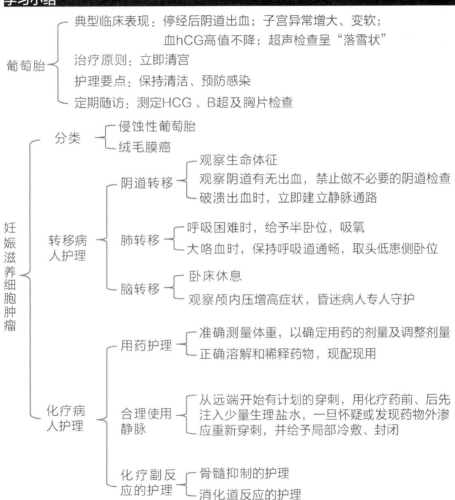

葡萄胎
- 典型临床表现：停经后阴道出血；子宫异常增大、变软；血hCG高值不降；超声检查呈"落雪状"
- 治疗原则：立即清宫
- 护理要点：保持清洁、预防感染
- 定期随访：测定HCG、B超及胸片检查

妊娠滋养细胞肿瘤
- 分类
  - 侵蚀性葡萄胎
  - 绒毛膜癌
- 转移病人护理
  - 阴道转移
    - 观察生命体征
    - 观察阴道有无出血，禁止做不必要的阴道检查
    - 破溃出血时，立即建立静脉通路
  - 肺转移
    - 呼吸困难时，给予半卧位，吸氧
    - 大咯血时，保持呼吸道通畅，取头低患侧卧位
  - 脑转移
    - 卧床休息
    - 观察颅内压增高症状，昏迷病人专人守护
- 化疗病人护理
  - 用药护理
    - 准确测量体重，以确定用药的剂量及调整剂量
    - 正确溶解和稀释药物，现配现用
  - 合理使用静脉
    - 从远端开始有计划的穿刺，用化疗药前、后先注入少量生理盐水，一旦怀疑或发现药物外渗应重新穿刺，并给予局部冷敷、封闭
  - 化疗副反应的护理
    - 骨髓抑制的护理
    - 消化道反应的护理

复习参考题

1. 试比较葡萄胎、侵蚀性葡萄胎及绒毛膜癌的临床特点。

2. 如何对绒癌阴道转移、脑转移和肺转移病人进行护理？

3. 常见化疗副反应及护理措施有哪些？

第十八章　女性生殖内分泌疾病病人的护理

18

18章

第一节　排卵障碍性异常子宫出血病人的护理

正常月经的周期为 21～35 日，经期持续 2～8 日，平均失血量为 20～60ml。凡不符合上述标准的均属异常子宫出血（abnormal uterine bleeding，AUB）。引起 AUB 的病因很多，可由全身或生殖器官器质性病变所致，如血液系统疾病、黏膜下子宫肌瘤等，也可由生殖内分泌轴功能紊乱所致，后者也称为功能失调性子宫出血（dysfunctional uterine bleeding，DUB），还可由多种病因综合所致。本节主要叙述临床上最常见的排卵障碍性异常子宫出血。

排卵障碍性异常子宫出血包括稀发排卵、无排卵及黄体功能不足，主要由于下丘脑-垂体-卵巢轴功能异常引起，常见于青春期、绝经过渡期，生育期也可因内、外环境刺激、肥胖、多囊卵巢综合征等引起。排卵障碍性异常子宫出血常表现为不规律的月经，经量、经期长度、周期频率、规律性均可异常，有时会引起大出血和重度贫血。子宫内膜不规则脱落所致的经期延长是临床常见的病变，虽无明确的归类，但目前国内多认为与黄体功能异常有关，故本节一并介绍。

【病因】

1. **无排卵性异常子宫出血**　无排卵引起的异常子宫出血好发于青春期和绝经过渡期，也可发生于生育期。

（1）青春期：青春期女性月经初潮后平均需要 4 年左右建立起稳定的月经周期调节机制。在这段时期内下丘脑-垂体-卵巢轴激素间的反馈调节尚未成熟，大脑中枢对雌激素的正反馈作用存在缺陷，FSH 持续低水平，虽有卵泡生长，但不能发育为成熟卵泡，合成、分泌的雌激素量不能达到促使 LH 高峰（排卵必须）释放的阈值，而无排卵。

（2）绝经过渡期：因卵巢功能下降，卵泡数量极少，卵巢内剩余卵泡对垂体促性腺激素的反应低下，卵泡发育受阻而不能排卵。

（3）生育期：有时因内、外环境刺激，如劳累、应激、流产、手术和疾病等引起短暂的无排卵，也可因肥胖、多囊卵巢综合征、高催乳素血症等引起持续无排卵。

各种因素造成的无排卵，均导致子宫内膜受单一雌激素刺激，无孕激素拮抗而达到或超过雌激素的内膜出血阈值，发生雌激素突破性出血（breakthrough bleeding）或撤退性出血（withdrawal bleeding）。

2. **黄体功能异常**

（1）黄体功能不足：病因复杂，常见原因包括卵泡发育不良、LH 排卵高峰分泌不足、LH 排卵峰后低脉冲缺陷。

（2）子宫内膜不规则脱落：由于下丘脑-垂体-卵巢轴调节功能紊乱，引起黄体萎缩不全，内膜持续受孕激素影响，以致不能如期完整脱落。

【病理】

1. **无排卵性异常子宫出血**　子宫内膜受雌激素持续作用而无孕激素拮抗，可发生不同程度的增生性改变，少数亦可呈萎缩性改变，常见以下类型。

（1）子宫内膜增生症：可表现为单纯性增生、复杂性增生、不典型增生。不典型增生改变已经不属于无排卵性异常子宫出血的范畴，属癌前病变，发展为子宫内膜癌的概率约为23%。

（2）增殖期子宫内膜：与正常月经周期的增殖期内膜形态一致，只是在月经周期后半期甚至月经期，仍表现为增殖期形态。

（3）萎缩性子宫内膜：子宫内膜菲薄。

2. 黄体功能异常

（1）黄体功能不足：子宫内膜形态一般表现为分泌期内膜，腺体分泌不良，间质水肿不明显或腺体与间质发育不同步，或在内膜各个部位显示分泌反应不均。

（2）子宫内膜不规则脱落：常表现为混合型子宫内膜，即残留的分泌期内膜与出血坏死组织及新增生的内膜混合共存。

【护理评估】

（一）健康史

1. 询问病人年龄、月经史、婚育史及避孕措施等；了解全身慢性疾病史，如肝脏疾病、血液系统、循环系统及代谢性疾病等。回顾病程，如发病时间、流血前有无停经史、诊治经历及其诊断结果、所用激素名称和剂量、效果等。

2. 了解病人子宫出血特点　①月经过多：周期规则，经期延长（>7天）或经量过多（>80ml）；②子宫不规则过多出血：周期不规则，经期延长，经量过多；③子宫不规则出血：周期不规则，经期延长，但经量正常；④月经过频：周期缩短，<21天。

（二）身体状况

1. 评估病人的营养状态，尤其注意有无贫血症状和感染征象。

2. 评估病人目前流血情况，初步判断子宫出血的类型。

（1）无排卵性异常子宫出血：可有各种不同的临床表现。临床上最常见的症状有：①月经周期紊乱；②经期长短和经量多少不一，出血量少者仅为点滴出血，出血量多、时间长者可能继发贫血，大量出血可导致休克。出血期间一般无腹痛或其他不适。

（2）黄体功能异常：①黄体功能不足：月经周期缩短，表现为月经频发（周期<21日）。有时月经周期虽在正常范围内，但卵泡期延长、黄体期缩短（<11日），以致病人不易受孕或在妊娠早期流产；②子宫内膜不规则脱落：月经周期正常，经期延长，可达9~10日，出血量可多可少。

3. 体征　出血时间长、出血量多者常合并贫血，口唇、面色苍白，严重时出现晕厥、休克表现；妇科检查子宫正常大小，出血时子宫较软。

（三）心理-社会状况

异常子宫出血会造成病人的思想压力；长期反复出血导致贫血使病人产生焦虑和恐惧；绝经过渡期妇女常疑患有肿瘤而焦虑不安。

（四）辅助检查

1. 实验室检查

（1）凝血功能检查：排除凝血和出血功能障碍性疾病。可检查凝血酶原时间、部分促凝血酶原激酶时间、血小板计数、出凝血时间等。

（2）全血细胞计数：确定有无贫血及血小板减少。

（3）尿妊娠试验或血 HCG 检测：有性生活史者，应除外妊娠及妊娠相关疾病。

（4）血清激素测定：可在下次月经前 7 日测定血清孕酮水平，了解黄体功能，确定有无排卵，但因出血频繁，常难以选择测定孕酮的时间。可于早卵泡期测定血清 E_2、FSH、LH、T、PRL 及 TSH 等，以排除其他内分泌疾病。

（5）宫颈黏液结晶检查：经前检查出现宫颈黏液羊齿植物叶状结晶提示无排卵。

2. 盆腔超声检查 了解子宫内膜厚度及回声，以明确有无宫腔占位病变及其他生殖道器质性病变。

3. 其他检查

（1）基础体温测定（basal body temperature，BBT）是测定排卵的简易可行方法，该法不仅有助于判断有无排卵，还可了解黄体功能的情况。无排卵性异常子宫出血者 BBT 无上升改变而呈单相曲线（图 18-1），提示无排卵。黄体功能不足者 BBT 双相型，但高温相<11 日（图 18-2）。子宫内膜不规则脱落者 BBT 呈双相型（图 18-3），但下降缓慢。

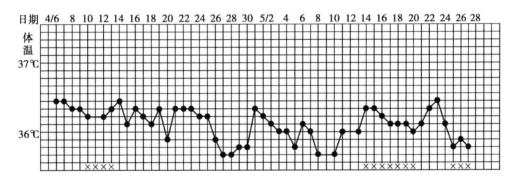

图 18-1 基础体温单相型（无排卵性异常子宫出血）

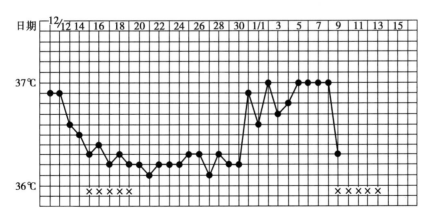

图 18-2 基础体温双相型（黄体功能不全）

（2）诊断性刮宫（dilation & curettage，D&G）简称诊刮，其目的是止血和明确子宫内膜病理诊断。年龄>35 岁、药物治疗无效或存在子宫内膜癌高危因素的异常子宫出血病人，应行分段诊刮，以排除宫颈管病变。不规则阴道流血或大量出血时，可随时刮宫。拟确定卵巢排卵功能或了解子宫内膜增生程度时，宜在经前期或月经来潮 6 小时内刮宫。子宫内膜不规则脱落者在月经第5~6日诊刮。无性生活史的病人，若激素治疗失败或疑有器质性病变，应经病人或其家属知情同意后行诊刮。

（3）宫腔镜检查：可直接观察子宫内膜情况，表面是否光滑，有无组织突起及充血。

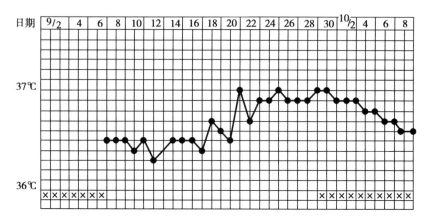

图18-3 基础体温双相型（黄体萎缩不全）

（五）治疗原则

1. 无排卵性异常子宫出血 一线治疗是药物治疗。青春期以止血、调整周期为主，有生育要求需促排卵治疗；绝经过渡期以止血、调整周期、减少经量，防止子宫内膜病变为主。

2. 黄体功能异常

（1）黄体功能不足：针对发生原因，调整性腺轴功能，促使卵泡发育和排卵，以利于正常黄体的形成；

（2）子宫内膜不规则脱落：促进黄体功能，使黄体及时萎缩，内膜按时完整脱落。

【护理诊断／问题】

1. 疲乏 与子宫异常出血导致的贫血有关。

2. 有感染的危险 与子宫不规则出血、出血量多导致贫血，机体抵抗力下降有关。

【护理目标】

1. 病人的异常阴道出血停止，疲乏的感觉减弱或消失。

2. 病人无感染发生。

【护理措施】

（一）补充营养

病人机体抵抗力较低，应加强营养，改善全身情况。向病人推荐含铁较多的食物如猪肝、豆角、蛋黄、胡萝卜、葡萄干等。根据病人的饮食习惯，为其制订适合于个人的饮食计划，保证获得足够的营养。

（二）观察病情变化

观察并记录病人的生命体征，嘱病人保留出血期间使用的会阴垫及内裤，以便更准确地估计出血量。出血量较多者，督促其卧床休息，避免过度疲劳和剧烈活动。贫血严重者，遵医嘱做好配血、输血、止血等措施，以维持正常血容量。

（三）治疗配合

1. 无排卵性异常子宫出血

（1）止血：根据病人出血量选择合适的制剂和使用方法进行止血。①对少量出血病人，使用最低有效量激素，减少药物副作用。②对大量出血病人，要求性激素治疗8小时内见效，24~48小时内出血基本停止，若96小时以上仍不止血，应考虑有器质性病变存在的可能。

1）性激素止血：①雌孕激素联合用药：性激素联合用药的止血效果优于单一药物。采用孕激素占优势的口服避孕药，可以有效治疗青春期和生育期无排卵性异常子宫出血。目前使用第三代短效口服避孕药，如去氧孕烯炔雌醇片、复方孕二烯酮片或炔雌醇环丙孕酮片；②单纯雌激素：应用大剂量雌激素可促使子宫内膜迅速生长，短期内修复创面而止血，也称"子宫内膜修复法"，适用于急性大量出血的病人。常用药物有结合雌激素（片剂、针剂），戊酸雌二醇等，也可在24~48小时内开始服用口服避孕药。所有雌激素疗法在血红蛋白计数增加至90g/L以上后均必须加用孕激素撤退出血。对存在血液高凝状态或血栓性疾病史的病人，禁忌应用大剂量雌激素止血；③单纯孕激素：孕激素可使雌激素作用下持续增生的子宫内膜转化为分泌期，并有对抗雌激素作用。停药后子宫内膜脱落较完全，起到药物性刮宫作用，也称"子宫内膜脱落法"或"药物刮宫"。适用于体内有一定雌激素水平、血红蛋白 >80g/L、生命体征稳定的病人。常用药物包括地屈孕酮、17α-羟孕酮衍生物（甲羟孕酮、甲地孕酮）、左炔诺孕酮和19-去甲基睾酮衍生物（炔诺酮）等。

2）刮宫术止血：适用于急性大出血、存在子宫内膜癌高危因素、病程长的生育期病人和绝经过渡期病人。对无性生活史的青少年，不轻易做刮宫术，仅适用于大量出血且药物治疗无效，需立即止血或检查子宫内膜组织者。

3）辅助治疗：①一般止血药：氨甲环酸、巴曲酶、酚磺乙胺、维生素K等；②雄激素：如丙酸睾酮等，具有对抗雌激素，减少盆腔充血和增强子宫平滑肌及子宫血管张力的作用，可减少子宫出血量；③矫正凝血功能：出血严重时可补充凝血因子，如纤维蛋白原、血小板、新鲜冻干血浆或新鲜血；④纠正贫血：对中重度贫血病人在上述治疗的同时给予铁剂和叶酸治疗，必要时输血；⑤预防或控制感染：出血时间长、贫血严重、机体抵抗力低下，或有合并感染的临床征象时应及时使用抗生素。

4）宫内孕激素释放系统：放置含孕酮或左炔诺孕酮缓释系统的宫内节育器，每日释放左炔诺孕酮20μg，能在宫腔内局部抑制子宫内膜生长，减少经量80%~90%，甚至出现闭经，有效期4~5年，适用于已无生育要求的育龄期病人。

（2）调整月经周期：应用性激素止血后，必须调整月经周期。常用雌、孕激素序贯疗法即人工周期，是指通过模拟自然月经周期中卵巢的内分泌变化，将雌、孕激素序贯应用，从而使子宫内膜发生相应变化，引起周期性脱落。适用于青春期或育龄期无排卵性异常子宫出血内源性雌激素水平较低者。用药方法：从撤退性出血第5日开始，用妊马雌酮1.25mg或戊酸雌二醇2mg，每晚1次，连服21日，服雌激素11日起加用醋酸甲羟孕酮，每日10mg，连用10日，雌孕激素同时停药，一般在停药后2~7天，出现激素撤退性出血。一般连续应用3个周期，用药2~3个周期后，病人常可自发排卵。

（3）促排卵：适用于有生育要求的病人。常用药物有氯米芬、HMG、GnRH-a 等。治疗期间应加强监测，警惕可能并发卵巢过度刺激综合征。

（4）手术治疗：对于药物治疗疗效不佳或不宜用药、无生育要求的病人，尤其是不易随访的年龄较大病人，应考虑子宫内膜切除术或子宫切除术等手术治疗。

2. 黄体功能不足　①可口服氯米芬或采用人绝经后尿促性腺激素联合人绒毛膜促性腺激素（hMG-HCG）疗法，促进卵泡发育和诱发排卵，促使正常黄体形成；②肌内注射绒毛膜促性腺激素，可促进黄体形成，并提高孕酮的分泌，延长黄体期；③选用天然黄体酮制剂，补充黄体分泌孕酮的不足；④对于合并高催乳素血症者，可口服溴隐亭，降低催乳素水平，改善黄体功能；⑤口服避孕药 3 个周期，适用于有避孕需求的病人。

3. 子宫内膜不规则脱落　可口服甲羟孕酮、天然微粒化孕酮，或肌内注射黄体酮等孕激素，使黄体及时萎缩，内膜按时完整脱落，也可肌内注射绒毛膜促性腺激素，促进黄体功能。对于无生育要求者，可口服避孕药，调整周期。

（四）使用性激素的注意事项

1. 按时、按量正确服用性激素，保持药物在血中的稳定水平，不得随意停服和漏服。

2. 药物减量必须按医嘱规定在血止后才能开始，每 3 日减量一次，每次减量不得超过原剂量的 1/3，直至维持量。

3. 通常按停药后发生撤退性出血的时间与病人上一次行经时间相应考虑维持量服用的时间。

4. 告知病人在治疗期间如出现不规则阴道流血应及时就诊。

（五）预防感染

严密观察与感染有关的征象，如体温、子宫体压痛等，监测白细胞计数和分类，同时做好会阴部护理，保持局部清洁。如有感染征象，及时与医师联系并遵医嘱进行抗生素治疗。

（六）心理护理

鼓励病人表达内心感受，耐心倾听病人诉说，了解疑虑。向病人解释病情及提供相关信息，帮助病人澄清问题，解除思想顾虑，摆脱焦虑。

【护理评价】

1. 病人异常阴道出血停止，疲乏的感觉减弱或消失。

2. 病人未发生感染，体温正常、血白细胞正常。

第二节　闭经病人的护理

闭经（amenorrhea）是常见的妇科症状，表现为无月经或月经停止。根据既往有无月经来潮，分为原发性闭经和继发性闭经两类。原发性闭经（primary amenorrhea）指年龄超过 14 岁，第二性征未发育;或年龄超过 16 岁,第二性征已发育,月经还未来潮。继发性闭经(secondary amenorrhea)指正常月经建立后,月经停止 6 个月,或按自身原有月经周期计算停止 3 个周期以上。闭经可分为生理性闭经和病理性闭经,青春期前、妊娠期、哺乳期及绝经后的无月经来潮属生理性闭经,本节不讨论。

【病因】

正常月经的建立和维持,有赖于下丘脑 - 垂体 - 卵巢轴的神经内分泌调节,靶器官子宫内膜对性激素的周期性反应和下生殖道的通畅,其中任何一个环节发生障碍均可导致闭经。

(一)原发性闭经

较少见,多为遗传因素或先天性发育缺陷引起。约 30% 病人伴有生殖道异常,根据第二性征的发育情况,分为第二性征存在和第二性征缺乏两类。

(二)继发性闭经

继发性闭经的发生率明显高于原发性闭经。按生殖轴病变和功能失调的部位分为下丘脑性闭经、垂体性闭经、卵巢性闭经、子宫性闭经以及其他内分泌功能异常引起的闭经。

1. **下丘脑性闭经** 最常见,指中枢神经系统及下丘脑各种功能和器质性疾病引起的闭经,以功能性原因为主。此类闭经属低促性腺激素性闭经,治疗及时尚可逆。

(1)精神应激:突然或长期精神压抑、紧张、忧虑、环境改变、过度劳累、情感创伤、寒冷等,均可能引起神经内分泌障碍而导致闭经,其机制可能与应激状态下,下丘脑分泌的促肾上腺皮质激素释放激素和皮质素分泌增加,进而刺激内源性阿片肽和多巴胺分泌,抑制下丘脑分泌 GnRH 和垂体分泌促性腺激素有关。

(2)体重下降:中枢神经对体重急剧下降极敏感,若体重减轻 10%～15%,或体脂丢失 30% 时将出现闭经。因体重急剧下降,导致下丘脑多种神经激素分泌降低,引起垂体前叶多种促激素包括 LH、FSH、促肾上腺皮质激素等分泌下降。

(3)运动性闭经:长期剧烈运动或芭蕾舞、现代舞等训练易致闭经,与病人的心理、应激反应程度及体脂下降有关。初潮的发生和月经的维持有赖于一定比例(17%～22%)的机体脂肪,肌肉 / 脂肪比率增加或总体脂肪减少,均可使月经异常。运动剧增后,GnRH 释放受抑制,使 LH 释放受抑制,也可引起闭经。

(4)药物性闭经:长期应用甾体类避孕药,因药物抑制下丘脑 GnRH 的分泌,引起闭经。吩噻嗪衍生物(奋乃静、氯丙嗪)、利血平等,通过抑制下丘脑多巴胺,使垂体分泌催乳素增多,引起闭经。药物性闭经通常是可逆的,停药后 3～6 月月经多能自然恢复。

(5)颅咽管瘤:瘤体增大可压迫下丘脑和垂体柄引起闭经、生殖器萎缩、肥胖、颅内压增高、视力障碍等症状,也称肥胖生殖无能营养不良症。

2. **垂体性闭经** 主要病变在垂体。腺垂体器质性病变或功能失调,均可影响促性腺激素分泌,继而影响卵巢功能引起闭经。常见有:垂体梗死如希恩综合征,垂体肿瘤如分泌催乳素的腺瘤以及空蝶鞍综合征。

3. **卵巢性闭经** 闭经的原因在卵巢。卵巢分泌的性激素水平低下,子宫内膜不发生周期性变化而导致闭经。常见于卵巢早衰、卵巢功能性肿瘤如卵巢支持 - 间质细胞瘤、卵巢颗粒 -

卵泡膜细胞瘤,以及多囊卵巢综合征。

4. 子宫性闭经 闭经的原因在子宫。可因感染、创伤导致宫腔粘连引起闭经。月经调节功能正常,第二性征发育也正常,如 Asherman 综合征,也可因手术切除子宫或放疗破坏子宫内膜所致。

5. 其他 内分泌功能异常,如甲状腺、肾上腺、胰腺等功能紊乱也可引起闭经。常见的疾病有甲状腺功能减退或亢进、肾上腺皮质功能亢进、肾上腺皮质肿瘤等。

【护理评估】

(一)健康史

详细询问月经史,包括初潮年龄、月经周期、经期、经量和闭经时间长短及伴随症状等。了解发病前有无导致闭经的诱因,如精神因素、环境改变、体重变化、有无剧烈运动以及各种疾病、用药情况等。已婚妇女需询问生育史及产后并发症史。原发性闭经应询问第二性征发育情况,了解生长发育史,有无先天缺陷或其他疾病及家族史。

(二)身体状况

闭经是病人就诊的主要症状。注意观察病人精神状态、营养、全身发育状况,测量身高、体重、躯干和四肢的比例、智力情况,检查五官生长特征及第二性征发育情况,有无多毛、溢乳等。妇科检查应注意内、外生殖器发育,有无先天畸形等。

(三)心理 - 社会状况

闭经对病人的自我概念有较大影响,病人会担心闭经对自己的健康、性生活和生育能力有影响。病程过长及反复治疗效果不佳时会加重病人和家属的心理压力,表现为情绪低落,对治疗和护理丧失信心,这反过来又会加重闭经。

(四)辅助检查

1. 功能试验

(1)药物撤退试验:用于评估体内雌激素水平,以确定闭经程度。

1)孕激素试验:口服孕激素。停药后出现撤退性出血(阳性反应),提示子宫内膜已受一定水平雌激素影响。停药后无撤退性出血(阴性反应),应进一步行雌孕激素序贯试验。

2)雌孕激素序贯试验:适用于孕激素试验阴性的闭经病人。服用足够量的雌激素,连服20～30 日后,加用孕激素,停药后发生撤退性出血为阳性,提示子宫内膜功能正常,可排除子宫性闭经。无撤退性出血为阴性,应重复一次试验,若仍无出血,提示子宫内膜有缺陷或被破坏,可诊断为子宫性闭经。

(2)垂体兴奋试验:又称 GnRH 刺激试验,了解垂体对 GnRH 的反应性。注射黄体生成素释放激素后 LH 值升高,说明垂体功能正常,病变在下丘脑。经多次重复试验,LH 值无升高或升高不显著,说明垂体功能减退,如希恩综合征。

2. 血清激素测定 应停用雌孕激素药物至少 2 周后行雌二醇、孕酮及睾酮的测定。血孕酮水平升高,提示排卵;雌激素水平低,提示卵巢功能不正常或衰竭;睾酮水平高,提示可能为多囊卵巢综合征。另外还可以做 FSH、LH、PRL、TSH、胰岛素等激素测定，以协助诊断。

3. **影像学检查** 盆腔超声检查、子宫输卵管造影、CT 或磁共振显像（MRI）、静脉肾盂造影等可辅助诊断。

4. **宫腔镜检查** 能精确诊断宫腔粘连。

5. **腹腔镜检查** 可在直视下观察卵巢形态、子宫大小。

6. **染色体检查** 对鉴别性腺发育不全的病因及指导临床处理有重要意义。

7. **其他检查** 如靶器官反应检查，包括基础体温测定、子宫内膜取样等。怀疑结核或血吸虫病，应行内膜培养。

（五）治疗原则

明确病变环节及病因后，针对病因治疗，改善全身健康情况，进行心理治疗，给予相应激素治疗，达到治疗目的。

【护理诊断 / 问题】

1. **长期低自尊** 与长期闭经，治疗效果不明显，月经不能正常来潮而出现自我否定等有关。

2. **焦虑** 与担心疾病对健康、性生活、生育的影响有关。

3. **持续性悲伤** 与担心丧失女性形象有关。

【护理目标】

1. 病人能够主动、积极地配合诊治。

2. 病人能够接受闭经的事实，客观地评价自己。

【护理措施】

（一）心理护理

建立良好的护患关系，鼓励病人表达自己的感受，对治疗和预后等提出问题。向病人提供正确的诊疗信息，鼓励病人与同伴、亲人交往，参与社会活动，减轻心理压力。

（二）减轻或消除诱发闭经的原因

应激或精神因素所致闭经，应进行耐心的心理治疗，消除精神紧张和焦虑。因体重下降引起闭经，应供给足够营养，保持标准体重。运动性闭经者应适当减少运动量。因肿瘤、多囊卵巢综合征等引起的闭经，应进行特异性治疗。

（三）合理用药

根据医嘱用药，说明性激素的作用，具体用药方法、剂量、用药时间、不良反应等。嘱病人严格遵医嘱用药，不得擅自停服、漏服、不随意更改药量，并监测用药效果。

【护理评价】

1. 病人接受闭经的现实，主动、积极地配合诊治。

2. 病人表示了解病情，并能与病友交流病情和治疗感受。

第三节　绝经综合征病人的护理

绝经综合征（menopausal syndrome，MPS）指妇女绝经前后出现性激素波动或减少所致的一系列躯体及精神心理症状。绝经（menopause）指卵巢功能停止所致永久性无月经状态。绝经分为自然绝经和人工绝经。自然绝经指卵巢内卵泡生理性耗竭，或残余卵泡对促性腺激素失去反应，卵泡不再发育和分泌雌激素，导致绝经；人工绝经指手术切除双侧卵巢或放疗、化疗等损伤卵巢功能，人工绝经者更容易发生绝经综合征。绝经年龄与遗传、营养、地区、环境、吸烟等因素有关。

【内分泌变化】

绝经前后最明显的变化是卵巢功能衰退，随后表现为下丘脑-垂体功能退化。

1. **雌激素**　卵巢功能衰退的最早征象是卵泡对 FSH 敏感性降低，FSH 水平升高。绝经过渡期早期雌激素水平波动很大，由于 FSH 升高对卵泡过度刺激引起雌二醇分泌过多，甚至可高于正常卵泡期水平，因此整个绝经过渡期雌激素水平并非呈逐渐下降趋势，只是在卵泡完全停止生长发育后，雌激素水平才迅速下降。

2. **孕激素**　绝经过渡期卵巢尚有排卵功能，仍有孕激素分泌。但因卵泡期延长，黄体功能不良，导致孕激素分泌减少。

3. **雄激素**　绝经后雄激素来源于卵巢间质细胞及肾上腺，总体雄激素水平下降。

4. **促性腺激素**　绝经过渡期 FSH 水平升高，呈波动型，LH 仍在正常范围，FSH/LH 仍＜1。绝经后雌激素水平降低，诱导下丘脑释放 GnRH 增加，刺激垂体释放更多的 FSH 和 LH，其中 FSH 升高较 LH 更显著，FSH/LH＞1。

5. **抑制素**　绝经后妇女血抑制素水平下降，较 E_2 下降早且明显，可能成为反映卵巢功能衰退更敏感的指标。

卵泡闭锁导致雌激素和抑制素水平降低以及 FSH 水平升高，是绝经的主要信号。

【护理评估】

（一）健康史

了解绝经综合征症状持续时间、严重程度及治疗疗效等信息；了解月经史、生育史，既往健康状况，排除肝病、高血压、糖尿病、冠心病、其他内分泌腺体器质性疾病以及精神疾病；了解有无切除子宫、卵巢的手术，有无接受盆腔放疗等；注意收集乳腺癌、子宫内膜癌、动静脉血栓、骨折及骨质疏松等病史和家族史。

（二）身体状况

1. **月经紊乱**　月经紊乱是绝经过渡期最早出现的症状，大致分为三种类型：①月经周期缩短、经量减少，最后绝经；②月经周期不规则，周期和经期延长，经量增多，甚至大出血或出血淋漓不断，然后逐渐减少而停止；③月经突然停止，较少见。

2. 血管舒缩症状 主要表现为潮热，为血管舒缩功能不稳定所致，是雌激素低落的特征性症状，其特点是反复出现短暂的面部、颈部及胸部皮肤阵阵发红，伴有轰热，继之出汗，一般持续 1～3 分钟。症状轻者每日发作数次，严重者十余次或更多，夜间或应激状态易促发。该症状可持续 1～2 年，有时长达 5 年或更长。潮热严重时可影响妇女的工作和生活质量，是需要性激素治疗的主要原因。

3. 自主神经失调症状 常出现心悸、眩晕、头痛、失眠、耳鸣等症状。

4. 精神神经症状 常表现为注意力不易集中，情绪波动大，如激动易怒、焦虑不安或情绪低落、抑郁、不能自我控制等，记忆力减退也较常见。

5. 泌尿生殖道症状 主要表现为泌尿生殖道萎缩症状，如阴道干燥、性交困难及反复阴道感染，子宫脱垂、膀胱或直肠膨出、压力性尿失禁，尿频、尿急、反复发生的尿路感染。

6. 心血管疾病 绝经后妇女糖、脂代谢异常增加，动脉硬化、冠心病的发病风险较绝经前明显增加，这可能与雌激素水平低落有关。

7. 骨质疏松 绝经后妇女缺乏雌激素使骨量快速丢失而出现骨质疏松。一般发生在绝经后 5～10 年内，最常发生在椎体。

8. 阿尔茨海默病 绝经后期妇女比老年男性患病风险高，可能与绝经后内源性雌激素水平降低有关。

（三）心理 - 社会状况

妇女进入绝经过渡期后由于家庭和社会环境的变化可加重身体与精神的负担，较易发生心情不愉快、忧虑、焦虑、多疑、孤独等。

（四）辅助检查

1. 血清激素测定 FSH 及 E_2 测定：绝经过渡期血清 FSH ＞ 10U/L，提示卵巢储备功能下降。闭经、FSH ＞ 40U/L 且 E_2 ＜ 10～20pg/ml，提示卵巢功能衰竭。

2. 超声检查 基础状态卵巢的窦状卵泡数减少、卵巢容积缩小、子宫内膜变薄。

（五）治疗原则

缓解症状，早期发现并有效预防骨质疏松症、动脉硬化等老年性疾病。

【护理诊断 / 问题】

1. **焦虑** 与绝经过渡期内分泌改变，或个性特点、精神因素等有关。
2. **知识缺乏** 缺乏绝经期生理心理变化知识及应对技巧。

【护理目标】

1. 病人能够描述自己的焦虑心态和应对方法。
2. 病人能够正确描述绝经期生理心理变化。

【护理措施】

（一）心理护理

与病人建立良好相互信任的关系，认真倾听，让病人表达自己的困惑和忧虑，帮助病人及其家属了解绝经过渡期的生理和心理变化，以减轻焦虑和恐惧的心理，并争取家人的理解和配合，护患双方共同努力，缓解病人症状。

（二）调整生活状态

帮助病人建立适应绝经过渡期生理、心理变化的新生活形态，使其安全度过该阶段。帮助病人选择既有营养又符合饮食习惯的食物。鼓励病人加强体育锻炼，参加社交和脑力活动，以增强体质，促进正性心态。

（三）用药护理

1. 激素补充治疗（hormone replacement therapy，HRT） HRT 是针对绝经相关健康问题而采取的一种医疗措施，可有效缓解绝经相关症状，并会对骨骼、心血管和神经系统产生长期的保护作用。在综合评估治疗目的和风险的前提下，可采用单纯雌激素、单纯孕激素以及雌、孕激素联合应用的方案。

HRT 适应证：用于潮热出汗、月经紊乱，适用于患泌尿生殖道萎缩、低骨量及骨质疏松等疾病的妇女。

HRT 禁忌证：包括已知或可疑妊娠，原因不明的阴道流血，已知或可疑患有乳腺癌，性激素依赖性恶性肿瘤，最近 6 个月内患有活动性静脉或动脉血栓栓塞性疾病，严重肝肾功能障碍等。

2. 非激素类药物 ①选择性 5-羟色胺再摄取抑制剂，如盐酸帕罗西汀，可有效改善血管舒缩症状及精神神经症状；②阿仑膦酸钠、降钙素、雷洛昔芬等药物，可防治骨质疏松症。此外，也要适当摄入钙剂，与维生素 D 合用有利于钙的完全吸收；③适量镇静药如艾司唑仑，有助于睡眠；④谷维素，可调节自主神经功能。

3. 使用性激素注意事项

（1）在专业医师的指导下用药。帮助病人了解用药的目的、适应证、禁忌证、药物剂量及用药时可能出现的反应等。

（2）用药期间注意观察是否有子宫不规则出血，如有突破性出血，应做诊断性刮宫以排除子宫内膜癌。

（3）雌激素剂量过大可引起乳房胀痛、白带增多、头痛、水肿、阴道出血、色素沉着及体重增加等。

（4）单一雌激素长期应用，可增加子宫内膜癌危险性，雌孕激素联合用药能够降低风险。

（5）较长时间口服用药可能影响肝功能，应定期复查。

（四）健康指导

介绍绝经前后减轻症状的方法，以及预防绝经综合征的措施，如规律的运动可以促进血液循环，维持肌肉良好的张力，延缓老化的速度，还可以刺激骨细胞的活动，延缓骨质疏松症的发生；正确对待性生活等。设立"妇女围绝经期门诊"，提供系统的绝经过渡期咨询、指导和知识教育。

【护理评价】

1. 病人认识到绝经是女性正常生理过程，能以乐观、积极的态度对待自己，参与社区活动。病人的焦虑感减轻或消失。

2. 病人了解激素补充治疗的利弊。

（王艳红）

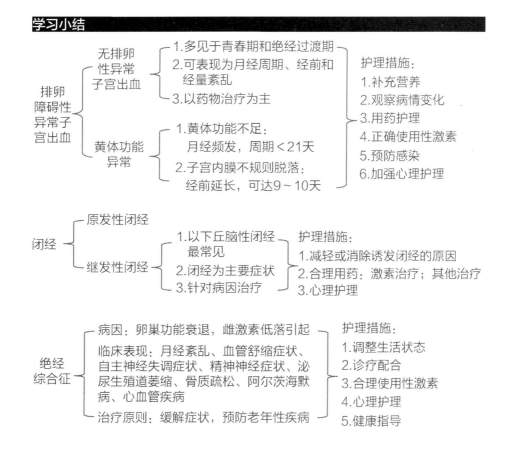

学习小结

排卵障碍性异常子宫出血
  - 无排卵性异常子宫出血
    1. 多见于青春期和绝经过渡期
    2. 可表现为月经周期、经前和经量紊乱
    3. 以药物治疗为主
  - 黄体功能异常
    1. 黄体功能不足：月经频发，周期＜21天
    2. 子宫内膜不规则脱落：经前延长，可达9～10天
  - 护理措施：
    1. 补充营养
    2. 观察病情变化
    3. 用药护理
    4. 正确使用性激素
    5. 预防感染
    6. 加强心理护理

闭经
  - 原发性闭经
  - 继发性闭经
    1. 以下丘脑性闭经最常见
    2. 闭经为主要症状
    3. 针对病因治疗
  - 护理措施：
    1. 减轻或消除诱发闭经的原因
    2. 合理用药：激素治疗；其他治疗
    3. 心理护理

绝经综合征
  - 病因：卵巢功能衰退，雌激素低落引起
  - 临床表现：月经紊乱、血管舒缩症状、自主神经失调症状、精神神经症状、泌尿生殖道萎缩、骨质疏松、阿尔茨海默病、心血管疾病
  - 治疗原则：缓解症状，预防老年性疾病
  - 护理措施：
    1. 调整生活状态
    2. 诊疗配合
    3. 合理使用性激素
    4. 心理护理
    5. 健康指导

复习参考题

1. 简述排卵障碍性异常子宫出血的常见类型。

2. 阐述排卵障碍性异常子宫出血的病人服用性激素的注意事项。

3. 简述继发性闭经的常见病因。

第十九章　妇科其他疾病病人的护理

19

学习目标

掌握	子宫内膜异位症、不孕症治疗原则及辅助生育技术的护理要点。
熟悉	不孕症的常见原因；男女双方辅助检查项目及方法；辅助生殖技术常见并发症及处理。
了解	子宫内膜异位症、不孕症、原发不孕、继发不孕的概念。

第一节　子宫内膜异位症病人的护理

子宫内膜异位症（endometriosis），指具有生长功能的子宫内膜组织出现在子宫腔以外的其他部位，称为子宫内膜异位症，简称内异症。异位子宫内膜可以侵犯全身任何部位，如手术切口、脐、外阴、肺、膀胱、肾、输尿管，但绝大多数位于盆腔内。其中宫骶韧带、子宫直肠陷凹及卵巢是最为常见的受侵部位，其次为子宫浆膜、输卵管、乙状结肠、腹膜脏层、阴道直肠膈，故有盆腔子宫内膜异位症之称（图 19-1）。组织学上虽属良性，但却有增生、浸润、转移及复发等恶性行为，是生育年龄妇女最常见的疾病之一。

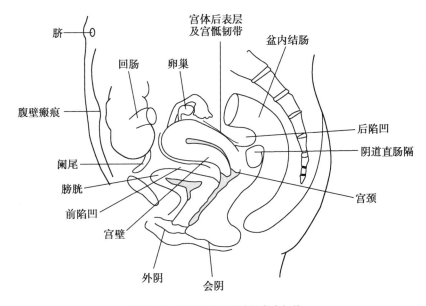

图 19-1　子宫内膜异位症的发生部位

【病因】

本病病因仍未完全阐明，目前主要学说有三种。

1. **子宫内膜种植学说**　Sampson 于 1921 年首次提出该学说。提出在经期时妇女子宫内膜腺上皮和间质细胞可随经血逆流，经输卵管进入腹腔，种植于卵巢和腹腔腹膜并在该处继续生长和蔓延，形成盆腔内异症。

2. **体腔上皮化生学说**　异位内膜细胞来源于盆腔腹膜的体腔上皮化生，其基础是米勒管、生殖上皮和盆腔腹膜具有相同的来源，即均是由具有高度化生潜能的体腔上皮分化而来，在受到卵巢激素、经血及慢性炎症刺激后，被激活而转化成内膜组织。

3. **诱导学说**　经血逆流无疑是内异症的重要原因，但并不是所有有经血逆流的妇女都发生子宫内膜异位症，提示内异症的发生还有其他原因。该理论认为，种植的内膜释放某种未知物质诱导未分化的间质形成子宫内膜异位组织。

4. **其他**　除上述学说外，不同部位子宫内膜异位可能还与遗传因素，免疫与炎症因素，环境因素，血管生成因素等有关。

【病理】

主要病理变化为异位的子宫内膜随卵巢激素的变化而发生周期性出血,病灶局部反复出血和缓慢吸收导致周围纤维组织增生和粘连,病变区出现紫褐色斑点或小泡,最后发展成为大小不等的紫蓝色实质性结节或形成囊肿。绝大多数发生在盆腔称盆腔子宫内膜异位症。

(一)巨检

1. **卵巢子宫内膜异位症** 卵巢最易被异位内膜侵犯,约80%累及一侧,约50%累及双侧。异位子宫内膜在卵巢皮质内生长、周期性出血,形成单个或多个囊肿。典型情况下,陈旧性血液聚集在囊内形成咖啡色黏稠液体,似巧克力样,故俗称卵巢"巧克力囊肿"。囊肿直径一般在5~6cm,最大直径可达10~20cm。如囊肿破裂内容物流入腹腔出现急性腹膜刺激症状,引起急腹症。

2. **腹膜子宫内膜异位症** 分布于盆腔腹膜和各脏器表面,以宫骶韧带、子宫直肠陷凹和子宫后壁下段浆膜最常见,为子宫内膜异位症最好发部位。

3. **深部浸润型子宫内膜异位症** 指病灶浸润深度≥5mm的子宫内膜异位症,常见于宫骶韧带、子宫直肠陷凹、阴道穹窿、阴道直肠隔等。

(二)镜检

异位内膜组织在纤维镜下见到4种成分,即子宫内膜腺体、子宫内膜间质、纤维素和红细胞/含铁血黄素。异位内膜很少发生恶变,恶变率低于1%。

相关链接 **子宫腺肌病**

子宫腺肌病(adenomyosis)是指子宫内膜腺体和间质存在于肌层中,伴有周围肌层细胞的代偿性肥大和增生。子宫内膜异位症和子宫腺肌病都是由于生长功能的异位子宫内膜所致,多发生于生育年龄的经产妇,均是妇产科常见疾病,但病因不同。都受雌激素调节,子宫内膜异位症对孕激素敏感,子宫腺肌病则不敏感,无根治性药物,手术是主要的治疗手段。子宫腺肌症约有15%~40%合并子宫内膜异位症,约半数同时合并子宫肌瘤,术前诊断困难,确诊取决于术后病理学检查。子宫肌层病灶有弥漫性和局限性两种。多数弥漫性生长,少数呈局限性生长称子宫腺肌瘤(adenomyoma)。子宫腺肌病镜下特征是子宫肌层内呈岛状分布的子宫内膜腺体与间质。子宫腺肌病妇科检查发现子宫均匀性增大或有局限性结节隆起,质硬有压痛,经期尤为显著。主要症状:经量增多、经期延长和进行性痛经,有35%病人无典型症状。

【护理评估】

(一)健康史

了解病人的月经史、孕产史,遗传史、免疫性疾病、有无周期和经量的变化,详细了解有无痛经以及痛经时间和程度的特点;是否有性交痛;有无人流术、输卵管通液术等手术史。

（二）身体状况

1. 症状

（1）痛经和下腹痛：继发性痛经是子宫内膜异位症最典型的症状，随病变加重而进行性加重。下腹痛多位于下腹部或腰骶部，可放射至阴道、会阴、肛门或大腿，月经前1~2天开始，经期第1日最重，以后逐渐缓解。

（2）性交痛：一般表现深部性交痛，约30%病人出现，月经来潮前性交疼痛更明显。

（3）月经异常：15%~30%病人有经量增多、经期延长或月经淋漓不尽。

（4）不孕：内异症病人不孕率高达40%，其中20%病人有中度以上病变。自然流产率约40%。

（5）急腹痛：由于经期卵巢子宫内膜异位囊肿囊内出血、压力增加而多次出现小的破裂，表现为一过性腹痛；如囊肿出现大的破裂时，内容物流入腹腔出现剧烈腹痛伴恶心、呕吐、肛门坠胀。

（6）其他症状：肠道内异症病人可出现腹痛、腹泻或便秘，甚至有周期性少量便血。膀胱内异症可在经期出现尿痛和尿频。异位内膜侵犯和压迫输尿管时，可出现一侧腰痛和血尿。

2. 体征　较大的子宫内膜异位囊肿妇科检查可触及与子宫粘连的囊性肿块，典型的盆腔内异症子宫后倾固定，在子宫直肠窝、子宫骶韧带或子宫后壁下段常可触及痛性结节。腹壁或会阴瘢痕内异症病灶可在切口附近触及结节状肿块。

（三）心理 - 社会状况

因病程长，疗效不理想，病人产生恐惧或无助感，月经来潮前或性交前紧张、焦虑，害怕手术，未生育过的妇女担心不能再生育。

（四）辅助检查

1. 腹腔镜检查　是目前诊断子宫内膜异位症的最佳方法。可直视病变部位，在腹腔镜下见到大体病理所示典型病灶或可疑病变进行活组织检查即可确诊，术中所见亦是临床分期的重要依据。

2. B 型超声检查　可确定卵巢子宫内膜异位囊肿的位置、大小、形状和囊内容物，与周围脏器特别是与子宫的关系等。

3. 血清 CA_{125} 测定　中、重度子宫内膜异位症病人血清 CA_{125} 值可能会升高，但一般均为轻度升高，多低于 100U/L，定期测定血 CA_{125} 有助于评估疗效或追踪随访。CA_{125} 在卵巢癌、盆腔炎性疾病也会出现增高，其诊断子宫内膜异位症的特异性和敏感性较低，需与卵巢癌、盆腔炎性疾病相鉴别。

4. 抗子宫内膜抗体　正常妇女血清中抗子宫内膜抗体多为阴性，子宫内膜异位症病人则60% 以上呈阳性，此抗体是子宫内膜异位症的标志抗体。

（五）治疗原则

治疗子宫内膜异位症的方法要根据病人年龄、症状、病变部位和范围以及对生育要求等全面考虑，选择适合个体要求的治疗方案，以"缩减和去除病灶，减轻和控制疼痛，治疗和促进生育，预防和减少复发"为根本目的。

1. 期待治疗　应用非甾体类抗炎药对症治疗病变引起的腹痛或痛经。适用于轻度内膜异位症病人,要进行定期随访,一般 3~6 个月随访一次,随访期间发现症状加重或体征加剧时及时调整治疗方案,期待治疗一般不用于有生育要求者。对于希望生育者,应尽早进行系统的不孕检查,促使其怀孕,妊娠后异位内膜病灶可坏死、萎缩,分娩后大部分内膜异位症病人可以症状缓解甚至消失。

2. **药物治疗**　激素抑制治疗主要机制是造成体内低雌激素环境,使病人形成假孕假绝经或药物性卵巢切除状态,导致异位内膜萎缩、退化、坏死而达到治疗目的。适用于慢性盆腔疼、经期痛经症状明显,有生育要求及未形成卵巢囊肿者。常用药物有口服避孕药、孕激素类药物、促性腺激素释放激素激动剂(GnRH-a)、孕三烯酮、达那唑、米非司酮等。

3. **手术治疗**　有开腹手术和经腹腔镜手术两种。适用于药物治疗后症状不缓解,局部病变加剧、生育功能未恢复者及较大卵巢内膜异位囊肿者。腹腔镜手术是本病最佳处理方法,能提高术后妊娠率。目前认为以腹腔镜确诊、手术 + 药物为子宫内膜异位症治疗的金标准。手术治疗目的:①明确诊断及进行临床分期;②清除异位内膜病灶及囊肿;③分离粘连及恢复正常解剖结构;④治疗不孕;⑤缓解和治疗疼痛等症状。手术方式:①有保留生育功能的手术;②保留卵巢功能手术;③根治性手术(切除全子宫、双附件及盆腔内所有异位病灶)。

4. **手术与药物联合治疗**　手术前给予 3~6 个月药物治疗使病灶缩小软化,利于手术操作,对手术不彻底或术后疼痛不缓解再给 3~6 个月药物治疗推迟复发。

【护理诊断/问题】

1. **性生活形态紊乱**　与发生在子宫直肠陷凹的内异病灶有关。

2. **疼痛**　与经血潴留、广泛盆腔粘连有关。

3. **自尊紊乱**　与不孕有关。

【护理目标】

1. 病人有满意的性生活。

2. 病人疼痛减轻或者消失。

3. 病人正确认识不孕的原因,配合治疗。

【护理措施】

(一)心理护理

对病人心理状况进行评估,向病人及家属讲解疾病及怀孕相关的知识,注意沟通技巧,理解和尊重病人的想法,告知病人及家属子宫内膜异位是良性疾病,积极治疗疾病对缓解疼痛、治疗不孕有明显效果。指导病人怀孕,有效的降低子宫内膜异位症的复发率,使病人以积极的心态应对身体不适,减轻心理负担,积极配合治疗。

(二)用药护理

讲解药物治疗相关知识,指导病人正确使用性激素,特别强调治疗中不得随意停药,观察药物的副作用。

1. **口服避孕药**　其目的是降低垂体促性腺激素水平,并直接作用于子宫内膜和异位内膜,导致异位内膜萎缩。长期连续服用造成类似妊娠的人工闭经，称假孕疗法，一般连用6~9个月，适用于轻度内异症病人。主要副作用有恶心、呕吐，有血栓形成的危险。

2. 孕激素 其作用机制为抑制垂体促性腺激素释放并直接作用于子宫内膜和异位内膜，最初引起子宫内膜组织的蜕膜化，继而导致内膜萎缩和闭经，连用6个月，如甲羟孕酮30mg/日。副反应有恶心、轻度抑郁、钠水潴留、不规则阴道出血等。

3. 促性腺激素释放激素激动剂（GnRH-a） 作用与天然的促性腺激素释放激素（GnRH）相似，但对GnRH受体亲和力强，半衰期长，效价约是GnRH的100倍。作用机制主要是通过抑制垂体促性腺激素的分泌，导致卵巢分泌的性激素减少，造成体内低雌激素状态，出现暂时性绝经，起到药物暂时去势的作用而达到治疗目的。故此疗法又称"药物性垂体切除"。常用亮丙瑞林3.75mg于月经第1日皮下注射后，每隔28日注射1次，连用3~6个月，用药后一般第2个月开始闭经，可使痛经缓解。主要副作用是潮热、阴道干涩、性欲减退和骨质疏松等绝经症状。

（三）手术护理

对于病灶广泛、粘连较重、巨大卵巢子宫内膜异位囊肿病人需要开腹手术，手术前、手术后按妇科腹部手术护理常规进行护理。目前妇科腔镜手术技术比较成熟，又有创伤小、恢复快、术后粘连少等优点，是手术治疗子宫内膜异位症的首选，如选择妇科腔镜手术，手术前、手术后按妇科腔镜手术护理常规进行护理。

（四）健康指导

1. 加强疾病知识的宣传教育 经期避免过度劳累和剧烈运动、禁止性生活、无特殊情况不做盆腔检查，防止医源性内膜异位种植。确诊病人应接受规范治疗。

2. 防止经血逆流 及时发现并治疗引起经血潴留的疾病，如先天性生殖道畸形、继发性阴道狭窄、宫颈管粘连、子宫极度后屈等。

3. 防止医源性内膜异位种植 经前禁止做输卵管通畅试验，宫颈及阴道手术均不宜在经前进行，经期避免不必要的盆腔检查、过多的宫腔内手术等；凡是经腹部的手术进入宫腔者，术中要用纱布垫保护腹壁及子宫壁切口周围。

4. 药物避孕 对于无生育要求者，长期口服避孕药可降低本病的发病风险。

5. 正确使用性激素 子宫内膜异位病人的药物治疗以性激素应用为主，选择用药时应讲解相关药理知识，告知用药的目的、方法及药物的副作用，应按时服用不能随意增减或停药。对于无生育要求者，长期口服避孕药可降低本病的发病风险。

6. 做好随访及复查 告知用药物治疗或手术后需要补充药物治疗的病人，用药期间需要定期随访，并告知病人了解随访的意义、目的、时间及内容。住院病人出院后也要告知按期复查，做好康复指导。

【护理评价】

1. 病人和家属了解此病特点，愿意试行改变性交方式以减轻痛苦。

2. 病人了解止痛方法，疼痛减轻或好转。

3. 病人正确认识不孕的原因，配合治疗。

第二节 不孕症病人的护理

案例 19-1

李女士，女，30 岁，已婚 7 年，结婚当年行人工流产 2 次，其后节育器避孕两年，取环后未避孕，至今未孕。平素月经规律，月经周期 28～32 日，持续 5～6 日，量中等，无痛经史，B 超监测排卵显示有排卵，男性精液检查正常。

思考：

1. 根据上述病史初步临床诊断是什么？

2. 为进一步明确诊断需做哪些辅助检查？

3. 如果该病人经过治疗仍不能怀孕，医护人员应为她提供怎样的治疗方法？

女性无避孕性生活至少 12 个月而未孕，称为不孕症（infertility），在男性则称为不育症。不孕症分为原发性和继发性两大类，既往从未有过妊娠史，无避孕而从未妊娠者为原发不孕；既往有过妊娠史，而后无避孕连续 12 个月未孕者，称继发不孕。不孕症发病率因国家、民族和地区不同存在差别，我国不孕症发病率约为 7%～10%。

【病因】

自然受孕是一个复杂的生理过程，自然受孕过程中任何一个或几个环节异常均可造成不孕不育。流行病学调查显示不孕妇女中女方因素约占 40%，男方因素约占 30%～40%，男女共同因素约占 20%，不明原因约占 5%～10%，具体原因应对男女双方进行全面的不孕检查后方能确诊。

（一）女性不孕因素

1. **盆腔和输卵管因素** 最常见，约占女性不孕因素的 40%。各种原因引起输卵管炎使输卵管阻塞导致不孕；输卵管发育不良、盆腔炎性疾病、子宫内膜异位症也可导致不孕。

2. **排卵障碍** 约占女性不孕因素的 25%～35%。包括：①卵巢的病变，如先天性卵巢发育不全、多囊卵巢综合征等；②下丘脑 - 垂体 - 卵巢轴功能紊乱；③全身性因素，如营养不良、压力、肥胖、甲状腺功能亢进等。

3. **宫颈、子宫因素** 约占 10%，宫颈狭窄、宫颈炎症影响精子的活动和通过；先天性子宫畸形及黏膜下肌瘤，内膜分泌不良等，均影响受精卵着床，导致不孕。

4. **阴道因素** 阴道闭锁、损伤，严重阴道炎，影响精子的通过和降低精子的活力。

（二）男性不育因素

1. **精液异常** 先天或后天原因所致精子的数量、结构和功能的异常，表现为少精、弱精、畸精、无精等。

2. **精子运送障碍** 外生殖器发育不良或阳痿、早泄、逆行射精、不射精引起精子排出障碍。

3. **免疫因素** 在男性生殖道免疫屏障被破坏的条件下，体内产生抗精子抗体，引起精子凝集现象，不能穿过宫颈黏液导致不孕。

（三）男女双方因素

1. **缺乏性生活的基本知识** 个别夫妇知识极度缺乏，导致无性生活或不能正常性生活。

2. **精神因素** 精神紧张可影响受孕，对大多数病人而言，紧张、焦虑等负性情绪可加重不孕症。

3. **免疫因素** 精子、精浆、受精卵这些生殖系统抗原均可产生自身免疫或同种免疫，产生相应的抗体，阻碍精子和卵子的结合导致不孕。

4. **不明原因的不孕** 双方经临床系统检查，仍不能确认不孕原因。

【护理评估】

（一）健康史

应同时评估男女双方的健康史。

1. **男方** 详细询问年龄、婚育史、性生活频度、性功能等情况，既往有无腮腺炎、睾丸炎、结核病史、外生殖器外伤、手术史，了解个人生活习惯、嗜好及工作生活环境等。

2. **女方** 询问年龄、月经史、婚育史、家族史、手术史、性生活情况、避孕状况、工作环境，了解既往病史，如生殖器官炎症（阴道炎、宫颈炎、盆腔炎）、阑尾炎及慢性病史。对继发不孕者了解以往流产或分娩情况，有无感染。

（二）身体状况

1. **症状** 不孕是病人就诊的主要原因。

2. **体征** 夫妇双方均应进行全身检查以除外全身疾病。男方重点应检查外生殖器有无畸形或病变，包括阴茎、阴囊、睾丸及前列腺的大小、形状等。女方检查内外生殖器官和第二性征的发育，身高体重、生长发育，注意有无多毛、溢乳等。

（三）心理 - 社会状况

不孕的诊治过程比较漫长，个人在心理、生理、社会和经济方面都要承受很大压力。一旦诊断为不孕症，病人便会出现精神紧张、焦虑、抑郁、自卑、内疚、孤独无助等负性情绪，以上情绪又反过来影响受孕。因此，医护人员在关注病人躯体治疗和护理同时，还要认真评估不孕夫妇双方的心理反应，并进行有效的心理疏导，从而增加受孕的机会。

（四）辅助检查

1. **男方精液常规检测** 精液常规重复异常，才能诊断为男性因素不育。精液检查应在排精后 2～7 天范围内进行。WHO 1999 年精液参考指标：精液量≥2.0ml，pH 7.0～7.8，精子密度≥20×10^6/ml，总精子数≥40×10^6/ 一次射精，精子活率≥50%，正常形态的精子（严格形态学分析标准）≥15%，白细胞＜1×10^6/ml，在室温放置 30 分钟内完全液化。精子数目或活动度低于以上指标为异常。

2. **女方检查**

（1）卵巢功能检查：通过采血检查性激素和监测排卵来评定卵巢功能。①性激素检查：月经出血 2～4 天测雌二醇、孕酮、卵泡雌激素、黄体生成素、睾酮、催乳素等六项，可以评定卵巢功能；月经前一周采血查孕酮指标，可以了解排卵和黄体功能；②监测排卵：常用的方法有 B 超监测卵泡发育、基础体温测定、观察宫颈黏液变化等。

（2）输卵管畅通检查：常用的方法有子宫输卵管碘油造影及子宫输卵管通液术。

相关链接　　　　　　　**输卵管通畅检查**

一、输卵管通液术

输卵管通液术（hydrotubation）是检查输卵管是否通畅的一种方法，并具有一定的治疗功效。检查者通过子宫气囊导管向宫腔内注入液体，根据注液阻力大小、有无液体反流及注入液体量和病人感觉等判断输卵管是否通畅。

（一）适应证

1. 不孕症，男方精液基本正常，可疑有输卵管异常者。

2. 对输卵管黏膜轻度粘连有疏通作用。

（二）禁忌证

1. 内外生殖器急性炎症或慢性炎症急性或亚急性发作。

2. 月经期或有不规则阴道流血者。

3. 可疑妊娠。

4. 严重的全身性疾病，如心、肺功能异常等，不能耐受手术。

5. 体温高于 37.5℃。

（三）术前准备

1. 物品准备　阴道窥器、宫颈钳、20ml 注射器、宫颈导管、生理盐水等。

2. 操作时间月经干净 3～7 日，术前禁性生活。

3. 病人排空膀胱。

（四）操作步骤

1. 病人取膀胱截石位，外阴、阴道常规消毒。

2. 放置阴道窥器充分暴露宫颈，再次消毒阴道穹窿及宫颈，以宫颈钳钳夹宫颈前唇。沿宫腔方向置入宫颈双腔导管，推入 2ml 气体，使导管气囊充盈，防止导管脱出。

3. 用注射器向宫颈导管内推入生理盐水或抗生素溶液。观察推注时阻力大小、经宫颈注入的液体是否回流、病人下腹部是否疼痛等。

4. 术毕取出宫颈导管，再次消毒宫颈、阴道，取出阴道窥器。

（五）护理要点

1. 观察病人生命体征，注意有无腹痛及阴道出血情况。

2. 术后 2 周禁止盆浴及性生活，酌情给予抗生素预防感染。

二、子宫输卵管造影

子宫输卵管造影（hysterosalpingography，HSG）是通过导管向宫腔及输卵管注入造影剂，行 X 线透视及摄片，根据造影剂在输卵管及盆腔内的显影情况了解输卵管是否通畅、阻塞部位及宫腔形态。

（一）适应证

1. 了解输卵管是否通畅及其形态、阻塞部位。

2. 了解宫腔形态，有无宫腔粘连、子宫黏膜下肌瘤、子宫内膜息肉及异物等。

3. 内生殖器结核非活动期。

4. 不明原因的习惯性流产，了解宫颈内口是否松弛，宫颈及子宫有无畸形。

（二）禁忌证

1. 内、外生殖器急性或亚急性炎症。

2. 严重的全身性疾病，不能耐受手术。

3. 妊娠期、月经期。

4. 产后、流产、刮宫术后6周内。

5. 造影剂过敏者。

（三）术前准备

1. 物品准备　X线放射诊断仪、阴道窥器、宫颈钳、20ml注射器、子宫导管、造影剂等。

2. 操作时间　月经干净3~7日，术前禁止性生活。

3. 造影剂过敏试验阴性者方可造影。

（四）操作步骤

1. 病人取膀胱截石位，常规消毒外阴及阴道，双合诊检查子宫位置及大小。

2. 扩张阴道，使宫颈充分暴露，再次消毒阴道穹窿及宫颈，用宫颈钳钳夹宫颈前唇，探查宫腔。

3. 将造影剂充满宫颈导管，排出空气，沿宫腔方向将其置入宫颈管内，徐徐注入造影剂，在X线透视下观察造影剂流经输卵管及宫腔情况并摄片。若用泛影葡胺液造影，应在注射后立即摄片，10~20分钟后第二次摄片，观察泛影葡胺液流入盆腔情况。

4. 注入造影剂后子宫角圆钝而输卵管不显影，则考虑输卵管痉挛，可保持原位，肌内注射阿托品0.5mg，20分钟后再透视、摄片；或停止操作，下次摄片前先使用解痉药物。

（五）护理要点

1. 观察病人生命体征，注意有无腹痛及阴道出血情况。

2. 术后2周禁止盆浴及性生活，酌情给予抗生素预防感染。

（3）宫腔镜检查：月经干净3~7天进行，观察有无宫腔粘连、黏膜下肌瘤、内膜息肉、子宫畸形等。

（4）腹腔镜检查：能直接观察子宫、输卵管、卵巢有无病变或粘连，并可结合输卵管通液术，直视下确定输卵管是否通畅。

（5）性交后试验：经上述检查未见异常时进行。在预测的排卵期进行，试验前3天禁止性交、阴道用药或冲洗,于性交后 2~8 小时内接受检查。

<table>
<tr><td>理论与实践</td><td>1. 该病人初步诊断为继发不孕,根据结婚当年行人工流产 2 次,取环以后未避孕,5 年未孕,符合继发不孕的诊断。

2. 为明确诊断,还需进一步做输卵管造影或输卵管通液术检查,以判断输卵管是否通畅。</td></tr>
</table>

(五)治疗原则

不孕与年龄的关系是不孕最重要的因素之一,选择恰当治疗方案应充分估计到女性卵巢的生理年龄、治疗方案合理性和有效性,以及性能价格比。尽量采取自然、安全、科学有效的方案进行治疗。针对明确原因的不孕症,分为以下治疗方法。

1. 输卵管性不孕的治疗

(1)经宫腔输卵管通液术:在月经干净 3~7 日行输卵管通液术,治疗药物包括庆大霉素、地塞米松、糜蛋白酶等。

(2)输卵管重建术:包括输卵管吻合术、输卵管粘连松解术、输卵管伞端成形术以及输卵管造口术。

2. 排卵障碍不孕的治疗 临床常用枸橼酸氯底酚胺(CC,又称氯米芬)、绒促性素(HCG)、尿促性素(HMG)、促性腺激素释放激素(GnRH)等促排卵药物。

3. 子宫、宫颈、阴道因素所致的不孕 针对不同病变采取相应的治疗,包括药物和手术治疗。

4. 免疫性不孕的治疗 可应用避免抗原刺激和免疫抑制剂治疗;以上方法无效,可根据具体情况选择辅助生殖技术(详见本章第三节)。

【护理诊断/问题】

1. **有长期低自尊的危险** 与多年不孕,经历长期而繁杂的检查及治疗效果无效有关。
2. **舒适改变** 与接受各种检查及手术有关。
3. **知识缺乏** 缺乏生殖与不孕的相关知识。
4. **社交孤立** 与缺乏家庭及社会的支持,缺乏人际沟通有关。

【护理目标】

1. 病人对不孕症有客观评价,消除挫败、内疚及自卑感,正确评价自我能力。
2. 病人舒适度增加。
3. 病人关于不孕症病因、检查、治疗等方面的知识达到提高。
4. 能够表达对不孕的内心感受,主动与他人进行情感交流。

【护理措施】

1. **心理护理** 不孕的压力可引起一些不良的心理反应如焦虑和抑郁等,而这些负性情绪又进一步影响受孕概率,因此护理人员应与病人建立良好的护患关系,用通俗的语言、恰当的方法向夫妇双方讲解有关生殖方面的解剖、生理知识;纠正夫妇关于受孕的一些错误的观念和认识,教会妇女放松技巧。当多种治疗措施效果不佳时,护理人员帮助夫妇正视治疗结果,与其探讨辅助生殖技术,尊重不孕夫妇的选择。同时做好家属的解释指导工作,减轻病人的心理压力。

2. 健康指导

(1)提高受孕概率的技巧:保持健康生活方式,规律生活,劳逸结合,保持良好心态,戒烟、戒酒,适当体育锻炼;与伴侣交流自己的感受和希望,保持愉悦心情;选择最佳的受孕时机,在排卵期前后(排卵前2~3日至排卵后24小时内)增加性交次数,隔日一次为宜,性交后抬高臀部20~30分钟,利于精子进入宫颈管;性交前后避免阴道灌洗、用药和使用润滑剂。

(2)指导用药:若选用克罗米酚、绒毛膜促性腺激素等药物诱发排卵,应遵医嘱指导病人用药,详细说明药物的作用、副作用和不良反应,提醒病人及时报告药物的副反应如潮热、恶心、呕吐、头痛等;告知其在发生妊娠后立即停药,进行保胎治疗。

理论与实践   经过反复治疗仍不能正常受孕,医护人员应为病人提供辅助生殖技术助孕,应帮助其分析和了解此项技术相关知识及流程,目前常用的辅助生殖技术主要包人工受精、体外受精-胚胎移植及其衍生技术。

【护理评价】

1. 病人能表达出自己对不孕的感受(正性和负性的),并能客观认识此种疾病,寻求解决问题的途径,保持良好心态。

2. 病人掌握不孕症基本知识,积极配合各种检查、治疗和护理。

3. 不孕夫妇能够很好沟通,获得家庭和社会支持系统的理解及帮助。

第三节　辅助生殖技术及护理

辅助生殖技术(assisted reproductive techniques,ART)也称为医学助孕,是指在体外对配子和胚胎采用显微操作技术,帮助不孕夫妇受孕的一组方法,包括人工授精和体外受精-胚胎移植及衍生技术等。

(一)人工授精

人工授精(artificial insemination,AI)是将精子通过非性交的方式注入女性生殖道内,使其受孕的一种技术。包括使用丈夫精液的夫精人工授精(artificial insemination with husband,AIH)和使用供精者精液的供精人工授精(artificial insemination by donor,AID)。

1. 适应证

(1)AIH适用于:①精液异常轻度或中度少精症、弱精症、非严重畸形精子症、液化异常等;②因宫颈黏液异常造成精子无法通过宫颈导致的不孕;③因性功能障碍或生殖道畸形造成的性交障碍;④排卵障碍;⑤原因不明不育;⑥免疫性不育。

（2）AID 适用于：①不可逆的无精子症、严重的少精症、弱精症和畸精症；②输精管复通失败；③射精障碍；④男方和（或）家族有不宜生育的严重遗传性疾病；⑤母儿血型不合不能得到存活新生儿。

2. 禁忌证

（1）女方患有生殖泌尿系统急性感染或性传播疾病。

（2）女方患有严重的遗传、躯体疾病或精神疾患。

（3）女方近期接触致畸量的射线、毒物、药品、毒品等并处于作用期。

3. 主要技术步骤

（1）促排卵或预测自然排卵的规律：排卵障碍者用药促排卵治疗。预测排卵方法：① B 型超声监测卵泡；②月经周期史；③基础体温测定；④宫颈黏液；⑤激素测定 E_2、LH。

（2）选择 AI 时间：当优势卵泡直径达到 16～20mm，LH 水平上升到大于基础值 2 倍以上，可以在 24～48 小时后行人工授精。

（3）收集及处理精液：取精前，禁欲 3～7 天，用自慰法采集精液，盛于干燥、清洁、无菌的玻璃器皿中，精液作常规检查及洗涤分离处理。

（4）方法：病人取膀胱截石位，略抬高臀部，妇科检查确定子宫位置，用阴道窥器暴露宫颈，然后用专用人工授精管吸取精液 0.3～0.5ml，通过插入宫腔的导管注入宫腔内授精。

（5）人工授精后可用药物进行黄体支持，授精后 14～16 天诊断生化妊娠，5 周 B 超确认临床妊娠。

（6）多胎妊娠必须到具有选择性减胎术条件的机构行选择性减胎术。

4. 人工授精技术管理规范

（1）实施授精前，不育夫妇必须签订《知情同意书》及《多胎妊娠减胎术同意书》。

（2）供精人工授精只能从持有原国家卫生和计划生育委员会批准证书的人类精子库获得精源。

（3）机构必须及时做好不育夫妇的病历书写并按《医疗机构病历管理规定》严格管理，对每一位受者都应进行随访。

（4）实施供精人工授精的机构，必须向人类精子库反馈妊娠、子代以及受者使用冷冻精液后是否出现性传播疾病的临床信息等情况，记录档案应永久保存。

（5）严格控制每一位供精者的冷冻精液最多只能使 5 名妇女受孕。

（6）除司法机关出具公函或相关当事人具有充分理由同意查阅外，其他任何单位和个人一律谢绝查阅供、受精者双方的档案；确因工作需要及其他特殊原因非得查阅档案时，则必须经授精机构负责人批准，并隐去供受者双方的社会身份资料。

（7）人工授精必须具备完善、健全的规章制度和技术操作手册并切实付诸实施。

（8）机构必须按期对人工授精的情况进行自查，按要求向卫生行政审批部门提供必要的资料及年度报告。

（二）体外受精 - 胚胎移植

体外受精 - 胚胎移植（in vitro fertilization and embryo transfer，IVF-ET）技术指从妇女卵巢内取出卵子，在体外与精子发生受精并培养 3～5 日，再将发育到卵裂期或囊胚期阶段的胚胎移植到宫腔内，使其着床发育成胎儿的全过程，俗称"试管婴儿"。

1. 适应证

（1）女方各种因素导致的配子运输障碍。

（2）排卵障碍。

（3）子宫内膜异位症。

（4）男方少、弱、畸精子症。

（5）免疫性不孕及原因不明性不孕。

2. 禁忌证

（1）男女任何一方患有严重的精神疾患、泌尿生殖系统急性感染、性传播疾病。

（2）患有《母婴保健法》规定的不宜生育的、目前无法进行胚胎植入前遗传学诊断的遗传性疾病。

（3）任何一方具有吸毒等严重不良嗜好。

（4）任何一方接触致畸量的射线、毒物、药品并处于作用期。

（5）女方子宫不具备妊娠功能或严重躯体疾病不能承受妊娠。

3. 主要技术步骤

（1）控制性超促排卵：应用促排卵药物诱发排卵以获取多个卵子。控制性超促排卵方案主要有使用 GnRH 激动剂降调节的超排卵方案（包括黄体期开始的长方案及卵泡期开始的超长方案、短方案、超短方案），无降调节的超排卵方案以及使用 GnRH 拮抗剂的超排卵方案等。

（2）检测卵泡发育：采 B 超检测卵泡直径及测血 E_2、P、LH 水平监测卵泡发育情况。

（3）取卵：在给予 HCG36 小时后，于卵泡发育成熟尚未破裂时，在 B 超引导下经后穹窿穿刺取卵。

（4）体外受精：将取出的卵母细胞在培养皿内培养，使卵子进一步成熟，达到排卵前状态，再与优化处理的精子混合受精，体外培养受精卵 2~3 日。

（5）胚胎移植：将分裂为 4~8 个细胞的早期卵裂期胚胎或囊胚用胚胎移植管经阴道送入宫腔内；每周期移植胚胎总数不得超过 3 个，其中 35 岁以下妇女第 1 次助孕周期移植胚胎数不得超过 2 个。

（6）移植后处理：移植后卧床休息，限制活动 3~4 日。用黄体酮或 HCG 支持黄体功能。移植后 14 日测血或尿 HCG，若为阳性，2~3 周后行 B 超检查，确定是否妊娠。

4. 体外受精-胚胎移植技术管理规范

（1）实施体外受精与胚胎移植及其衍生技术的机构，必须遵守国家人口和计划生育法规和条例的规定，并同不育夫妇签署相关技术的《知情同意书》和《多胎妊娠减胎术同意书》。

（2）机构必须预先认真查验不育夫妇的身份证、结婚证，保留其复印件备案，并与不孕夫妇签署符合国家人口和计划生育法规和条例规定的承诺书；涉外婚姻夫妇及外籍人员应出示护照及婚姻证明并保留其复印件备案。

（3）机构必须按期对工作情况进行自查，按要求向国家卫生健康委员会提供必需的各种资料及年度报告。

（4）机构的各种病历及其相关记录，须按原国家卫生和计划生育委员会和原国家中医药管理局关于《医疗机构病历管理规定》的要求，予以严格管理。

（5）机构实施供精体外受精与胚胎移植及其衍生技术，必须向供精的人类精子库及时准确地反馈受者的妊娠和子代等相关信息。

（三）卵细胞浆内单精子注射

卵细胞浆内单精子注射（intracytoplasmic sperm injection，ICSI）技术是将单个精子通过显微注射的方法注入卵细胞质内，从而使精子和卵细胞被动结合，形成受精卵并进行胚胎移植，达到妊娠的目的。主要用于治疗男性严重少、弱、畸形精子症和不可逆的梗阻性无精子症造成不育的病人，体外受精失败也是采用 ICSI 的适应证。

【护理评估】

（一）健康史

详细询问病史，包括年龄、既往不孕症治疗时的并发症史以及超排卵治疗用药名称、剂量、取出卵泡数量、血清雌二醇峰值、使用 HCG 的日期、取卵的日期、胚胎移植日期和数量等。

（二）身体状况

1. 评估病人有无腹胀、腹痛、或恶心、呕吐、少尿、呼吸困难等症状，评估腹胀、呼吸困难的程度以及外阴、下肢皮肤情况。评估有无阴道出血症状。

2. 常见并发症及临床表现

（1）卵巢过度刺激综合征（ovarian hyperstimulation syndrom，OHSS）：在接受超排卵治疗的病人中 5%～10% 发生卵巢过度刺激综合征。其发病机制尚不完全清楚，目前认为，超促排卵后的卵巢多卵泡发育，导致血管内皮生长因子等因子增多，使血管通透性增加，从而引起一系列临床综合症状。OHSS 的主要病理变化是毛细血管通透性增加、体液大量外渗、低蛋白血症并继发一系列的改变，引起腹水、胸水；血液浓缩、有效循环血容量减少；血液呈高凝状态；肾血流量减少而导致少尿甚至无尿，同时可伴水、电解质及酸碱平衡失调。

临床 OHSS 分为轻、中、重三度：①轻度：有胃部不适，轻度腹胀，也可有少量腹腔积液，卵巢直径≤5cm；②中度：有腹胀、腹痛、或恶心、呕吐等消化道症状，卵巢直径 5～10cm；③重度：腹胀明显、腹部膨隆，有大量腹水，可伴胸水，少尿，外阴、下肢水肿，或有呼吸困难，电解质紊乱，肝肾功能异常，静脉血栓形成，严重者有生命危险，卵巢直径≥12cm。

（2）流产和宫外孕：IVF-ET 妊娠后流产率约为 25%～30%，明显高于自然妊娠流产率，多发生在年龄较大病人中，可能与胚胎质量有关。宫外孕的发生率约为 3% 左右。

（3）多胎妊娠：IVF-ET 后多胎发生率约为 25%～50%。多胎可增加母体孕产期并发症和早产的发生，导致围产儿死亡率增加。

（三）心理 - 社会状况

辅助生殖技术的成功率偏低、费用较高，而且有一定的风险，病人及家属担心是否成功及病人的身体状况而出现焦虑、疑虑等心理反应，常常出现应对无效等。因此，应认真评估病人对辅助生殖技术成功率的认知程度及心理反应的程度。

（四）辅助检查

血常规、凝血酶原时间、电解质、肝功能、肾功能、B超检查等。

（五）治疗原则

1. **卵巢过度刺激综合征**　提高循环胶体渗透压，改善微循环，纠正水、电解质与酸碱平衡失调和血液浓缩状态，保持有效循环血量，维持正常尿量，根据病情可使用白蛋白、低分子右旋糖酐、羟乙基淀粉、血浆等胶体溶液扩容，控制补液总量，慎用利尿剂；压迫症状明显时可放胸水和腹水。

2. **预防流产**　IVF-ET 术后肌肉注射黄体酮或 HCG 以维持黄体功能。

3. **多胎妊娠**　三胎或三胎以上妊娠可早期实施选择性胚胎减灭术；异位妊娠、流产病人选择相应治疗措施。

【护理诊断/问题】

1. **知识缺乏**　对疾病相关知识不了解有关。

2. **焦虑与恐惧**　与接受取卵、移植手术、担心能否成功妊娠有关。

3. **潜在并发症**　感染、卵巢过度刺激综合征、流产及宫外孕。

【护理目标】

1. 病人能够了解疾病相关知识，掌握药物使用方法及注意事项。

2. 病人焦虑及恐惧程度减轻或者消失。

3. 住院期间无感染发生。

【护理措施】

1. **心理护理**　向病人介绍该技术的适应证、治疗的基本过程、可能出现的并发症以及应对措施，使病人有一定的思想准备，消除焦虑、紧张。

2. **卵巢过度刺激综合征护理要点**

（1）严密观察病情变化：中、重度 OHSS 病人每 4 小时测量生命体征，注意尿量变化，准确记录 24 小时液体出入量；观察腹痛、腹胀及呼吸情况，每日测量体重、腹围；配合医生准确留取血、尿标本。

（2）休息与饮食：不能平卧者取半卧位，嘱病人减少活动，避免增加腹压的动作，保持大便通畅，以免腹压增高导致卵巢破裂；进清淡易消化、低盐饮食，以免加重水肿。为预防血栓形成协助病人定时床上翻身及肢体活动。

3. **流产、异位妊娠及多胎妊娠病人**　根据病情采取相应护理措施实施护理。

【护理评价】

1. 病人出现的失眠、紧张、出汗等焦虑的生理、心理、行为方面的表现缓解。

2. 病人腹胀、呼吸困难得到及时治疗，症状消失。

3. 病人住院期间无发热、白细胞增加等感染征象。

（陈　洁）

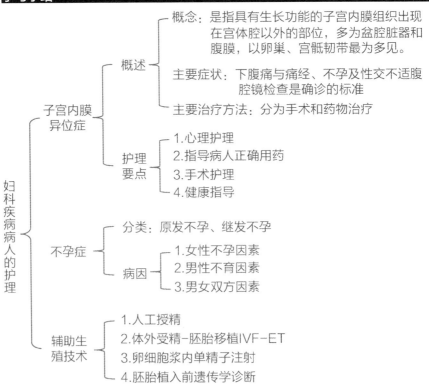

妇科疾病病人的护理

子宫内膜异位症

概述
- 概念：是指具有生长功能的子宫内膜组织出现在宫体腔以外的部位，多为盆腔脏器和腹膜，以卵巢、宫骶韧带最为多见。
- 主要症状：下腹痛与痛经、不孕及性交不适腹腔镜检查是确诊的标准
- 主要治疗方法：分为手术和药物治疗

护理要点
- 1.心理护理
- 2.指导病人正确用药
- 3.手术护理
- 4.健康指导

不孕症

分类：原发不孕、继发不孕

病因
- 1.女性不孕因素
- 2.男性不育因素
- 3.男女双方因素

辅助生殖技术
- 1.人工授精
- 2.体外受精-胚胎移植IVF-ET
- 3.卵细胞浆内单精子注射
- 4.胚胎植入前遗传学诊断

复习参考题

1. 简述导致不孕症的原因及不孕症妇女的辅助检查项目。

2. 阐述辅助生殖技术的常见并发症有

哪些？

3. 简述卵巢过度刺激综合征临床表现及护理措施。

第二十章　计划生育妇女的护理

20

20章

学习目标	
掌握	宫内节育器避孕原理、放置时间与方法及术后并发症的防治；人工流产术、中期妊娠引产术的适应证、禁忌证及术后并发症的防治。
熟悉	药物避孕原理、避孕药物的选择；药物流产的适应证、禁忌证及用药方法；输卵管绝育术术前准备及术后护理。
了解	紧急避孕、自然避孕及避孕套避孕的适应证及使用方法。

计划生育（family planning）是通过采用科学的方法实施生育调节，控制人口数量，提高人口素质，是我国的一项基本国策，使人口增长与经济、资源、环境和社会发展计划相适应。做好计划生育工作，对女性生殖健康有直接的影响。做好避孕方法知情选择，是实现计划生育优质服务的根本。实行计划生育以避孕为主，本章主要介绍避孕、避孕失败补救措施及绝育妇女的护理。

第一节　避孕方法

案例 20-1

王女士，31 岁，G_2P_1。既往体健，平时月经周期规律。3 年前足月顺产一女孩，产后采用避孕套避孕，1 年前因避孕失败而怀孕行人工流产术 1 次，术后恢复良好。此次月经干净后 4 天，要求放置宫内节育器避孕。医生进行双合诊检查，无特殊异常；尿检 HCG（−），阴道分泌物检查（−）。

思考：

1. 该妇女放置宫内节育器的避孕原理是什么？
2. 放置宫内节育器术后的健康指导内容有哪些？

避孕（contraception）是计划生育的重要组成部分，是采用科学手段使妇女暂时不受孕，主要控制生殖过程中的 3 个关键环节：①抑制精子与卵子产生；②阻止精子与卵子相遇；③使子宫环境不利于精子获能、生存，或不适于受精卵着床和发育。目前常用的女性避孕方法有宫内节育器、药物避孕及外用避孕等。男性避孕在我国主要是阴茎套。理想的避孕方法，应符合安全、有效、简便、实用、经济的原则，对性生活及性生理无不良影响。

一、宫内节育器

宫内节育器（intrauterine device，IUD）是一种安全、有效、简便、经济、可逆、广大妇女易于接受的节育器具，我国占世界使用 IUD 避孕总人数的 80%，是世界上使用 IUD 最多的国家。

【种类】

宫内节育器大致分为两大类。

1. 惰性宫内节育器（第一代 IUD）　由惰性材料如金属、硅胶、塑料或尼龙等制成。国内主要为不锈钢圆环，因其带器妊娠率和脱落率高，已于 1993 年淘汰。

2. 活性宫内节育器（第二代 IUD）　其内含有活性物质如金属铜、孕激素、药物（吲哚美辛、抗纤溶药等）及磁性物质等，可以提高避孕效果并减少不良反应。

（1）含铜宫内节育器（TCu-IUD）：是目前临床推荐的宫内节育器。在宫内持续释放具有生物活性、有较强抗生育能力的铜离子。从形态上分为 T 形、V 形、宫形等多种形态。不同形态的 IUD 根据含铜的表面积分为不同类型。避孕效果与含铜表面积成正比,临床副反应主要表现为点滴出血。避孕有效率均在 90% 以上。

（2）药物缓释宫内节育器:含孕激素 T 形宫内节育器采用 T 形聚乙烯为支架,孕激素储存在纵杆的药管中,管外包有聚二甲基硅氧烷膜控制药物释放。目前研制出用左炔诺孕酮(LNG)代替孕酮,并以中等量释放($20\mu g/d$),有效期为 5 年,具有脱落率低、带器妊娠率低、经量少的优点,主要不良反应为闭经和点滴出血,取出 IUD 后不影响月经的恢复和妊娠。

（3）含其他活性物质的宫内节育器:包括含锌、磁、前列腺素合成酶抑制剂吲哚美辛及抗纤溶药物等的节育器。

【避孕原理】

至今尚未完全明了。IUD 抗生育作用主要是局部组织对异物的组织反应而影响受精卵着床。IUD 不同材料引发的组织反应也不尽相同。

1. 毒胚杀精　IUD 压迫局部产生炎性反应,分泌的炎性细胞有毒害胚胎的作用。同时产生大量巨噬细胞覆盖于子宫内膜,影响受精卵着床,并能吞噬精子及影响胚胎发育。含铜 IUD 释放的铜离子有杀精子作用,铜离子能使精子首尾分离,使精子不能获能。

2. 干扰着床　IUD 使宫内膜细胞质雌激素受体停留在胞质内,导致子宫内膜生物学变化,干扰受精卵着床。IUD 机械性压迫使宫内膜缺血、间质萎缩、腺上皮变性和坏死。

3. 左炔诺孕酮 IUD 的避孕原理　主要是孕激素对子宫内膜的局部作用:①使腺体萎缩,间质蜕膜化,间质炎性细胞浸润,不利于受精卵着床;②使宫颈黏液变的稠厚,不利于精子穿透。

理论与实践　　　　　　宫内节育器避孕原理:毒胚杀精、干扰着床。

【护理评估】

（一）健康史
了解既往的月经情况及避孕措施,协助医师评估放置节育器的适应证与禁忌证。

1. 适应证　凡已婚育龄妇女无禁忌证自愿放置者。

2. 禁忌证　①妊娠或可疑妊娠者;②生殖器官炎症;③月经异常,尤其三个月内月经频发、月经过多或不规则阴道出血者;④生殖器官肿瘤;⑤子宫畸形;⑥重度子宫脱垂、宫颈内口松弛、重度陈旧宫颈裂伤;⑦严重的全身性疾病;⑧子宫腔深度 <5.5cm 或 >9.0cm 者;⑨有铜过敏史者,禁止放置含铜 IUD。

3. 放置时间　①月经干净后 3～7 天内,无性交;②产后 42 天子宫恢复正常大小,恶露已净,会阴切口已愈合;③剖宫产术后半年,哺乳期排除早孕;④人工流产术后,宫腔深度 <10cm;⑤自然流产于转经后放置,药物流产 2 次正常月经后放置;⑥含孕激素 IUD 在月经第 3 日放置;⑦性交后 5 日内放置为紧急避孕方法之一。

（二）身体状况
1. 详细的全身及妇科检查,除外禁忌证。

2. 辅助检查测体温，如超过 37.5℃暂不放置；量血压，做阴道清洁度、血常规的化验。填好登记卡。

（三）心理 - 社会评估

少数妇女会对手术产生恐惧或因担心避孕效果及性生活质量而产生焦虑。

【护理诊断 / 问题】

1. **知识缺乏** 缺乏宫内节育器避孕的知识。

2. **恐惧** 与手术或担心副反应及并发症有关。

3. **有感染的可能** 与宫腔内手术有关。

【护理目标】

1. 能说出宫内节育器的有关知识。

2. 恐惧心理减弱或消失，能积极配合手术。

3. 无感染发生。

【护理措施】

（一）宫内节育器放置术

1. **心理护理** 评估病人对手术的心理反应，鼓励病人叙述，护士能有针对地进行心理护理，给病人以安慰，讲解宫内节育器放置术的方法及可能出现的问题，消除病人的思想顾虑，减轻病人心理压力。

2. **术前护理**

（1）节育器大小选择：T 型节育器按其横臂宽度（mm）分为 26、28、30 号 3 种。护士应协助医生根据宫腔深度为育龄妇女选择合适的节育器。通常宫腔深度≤7cm 者用 26 号，＞7cm 者用 28 号。

（2）手术物品准备：阴道窥器 1 个，宫颈钳 1 把，子宫探针 1 个，卵圆钳 2 把，放环器 1 个，剪刀 1 把，弯盘 1 个，洞巾 1 块，无菌手套 1 副，干棉球若干，节育器 1 个，0.5% 聚维酮碘液。

（3）受术者的准备：向受术者讲解手术过程，消除其顾虑，嘱其术前排空膀胱。

3. **术中护理** 受术者排尿后取膀胱截石位，外阴常规消毒后铺无菌洞巾。双合诊检查子宫位置、大小、形状及附件状况，阴道窥镜暴露宫颈后再次消毒，以宫颈钳钳夹宫颈前唇，用子宫探针按子宫屈向探测宫腔深度。用放环器将节育器推送入宫腔底部，若放置带有尾丝的节育器，应在距宫颈外口 2cm 处将尾丝剪断。观察无出血，取出宫颈钳和阴道窥器。

4. **常见并发症及护理**

（1）子宫出血：表现为月经量增多或不规则子宫出血。可给予止血剂对症处理，疗效不佳时应考虑更换节育器型号或改用其他节育措施。

（2）腰酸、下腹坠痛：节育器与宫腔大小或形态不符时，可引起子宫过度收缩，而致腰酸或下腹坠胀。轻者不需治疗，重者经休息和用解痉药物等无效时，应取出。待下次月经干净后，重新选择适当大小同类型的节育器，再次放置。

（3）感染：放置时无菌操作不严格、节育器尾丝过长及生殖道本身存在感染灶等均可导致上行性感染。表现为腹痛、白带增多等。需及时用抗生素治疗，并取出节育器。

（4）节育器脱落：多发生在放置后的第1年中，其中约50%发生在头3个月中。脱落的原因可能是因宫颈口过松，节育器大小不合适或节育器未放至子宫底部所致。受术者上环1年内应定期随访，以便及时发现节育器脱落。

（5）带器妊娠：多因所选用的宫内节育器大小型号不当，致使宫内节育器下移，囊胚仍可着床于子宫底部，而发生带器妊娠。一旦发生带器妊娠，应行人工流产术，同时取出节育器。

（6）节育器嵌顿或断裂：较常见的原因有放置 IUD 时损伤子宫壁、放置时间过长及绝经后取出 IUD 过晚。一经确诊，需尽早取出。若取出困难时，应在 X 线或 B 型超声监视下或借助宫腔镜取出。完全嵌入肌层者，需经腹腔镜取出。

（7）子宫穿孔、节育器异位：发生率极低，但危害性大。多因操作不当、查错子宫位置、哺乳期子宫软且壁薄等原因，术中造成子宫穿孔，将节育器放置于子宫腔以外。确诊后应根据其所在部位采取适当的方法将节育器取出。

5. 健康指导

（1）术后休息3天，避免重体力活动1周。

（2）术后2周内禁止性生活及盆浴，保持外阴清洁。

（3）术后3个月每次行经或排便时注意有无节育器脱落。

（4）节育器放置后3、6、12个月各复查1次，以后每年复查1次，直至取出。

（5）术后可能有少量阴道出血及下腹不适，若发热、下腹痛及阴道流血量多时，应随时就诊。

（6）月经量较多时，应注意在月经期、排便时有无节育器脱出。

理论与实践　　　　　该妇女放置宫内节育器术后应休息3天，避免重体力活动1周；术后2周内禁止性生活及盆浴，保持外阴清洁；术后注意有无节育器脱落及加强随访；术后不适随诊。

（二）宫内节育器取出术

1. 适应证　①计划再生育者；②放置期限已满需要更换者；③改用其他避孕措施或绝育者；④因不良反应治疗无效或出现并发症者；⑤围绝经期停经1年内者。

2. 禁忌证　患生殖器官急性、亚急性炎症或严重全身性疾病者。

3. 取器时间　以月经干净3~7天为宜，出血多者随时可取。

4. 操作方法　常规消毒后，有尾丝者用血管钳夹住后轻轻牵引取出。无尾丝者，按进宫腔操作程序操作，用取环钩或取环钳取出。若遇取器困难，可在 B 型超声、X 线监视下或借助宫腔镜取环。

5. 健康指导　术后休息1天，术后2周内禁止性生活和盆浴，并保持外阴清洁。

【护理评价】

1. 夫妇双方在获得计划生育知识基础上，积极与医务人员共同协商采取适宜的计划生育措施。

2. 受术者自述焦虑程度减轻，术前、术中、术后情绪稳定，能够积极配合手术。

3. 受术者离院时体温正常，白细胞计数及分类在正常范围内。

二、药物避孕

药物避孕也称为激素避孕（hormonal contraception），是指应用甾体激素达到避孕效果。目前国内常用的几乎都是女用避孕药，主要为人工合成的甾体激素避孕药，由雌激素和孕激素配伍组成。

【避孕原理】

1. **抑制排卵**　通过干扰下丘脑-垂体-卵巢轴的正常功能，抑制下丘脑释放 GnRH，使垂体分泌 FSH 和 LH 减少；同时影响垂体对 GnRH 的反应，不出现排卵前 LH 高峰，排卵受到抑制。

2. **改变宫颈黏液性状**　孕激素使宫颈黏液量减少，黏稠度增加，不利于精子穿透，阻碍受精。

3. **改变子宫内膜形态与功能**　孕激素使腺体提早发生类似分泌期变化，抑制子宫内膜增生，腺体停留在发育不完全阶段，不利于受精卵着床。

4. **改变输卵管的功能**　受持续的雌、孕激素作用，输卵管的正常分泌和蠕动频率发生改变，从而改变受精卵正常的运行速度，干扰受精卵着床。

【适应证与禁忌证】

1. **适应证**　健康的育龄妇女均可服用甾体激素避孕药。

2. **禁忌证**　①严重脑血管或心血管疾病；②急慢性肝炎或肾炎；③血液病或血栓性疾病；④内分泌疾病，如糖尿病需用胰岛素控制者、甲状腺功能亢进者；⑤恶性肿瘤、癌前病变、子宫或乳房肿块病人；⑥哺乳期；⑦月经稀少者或年龄大于 45 岁者；⑧年龄大于 35 岁的吸烟妇女，不宜长期服用避孕药，以免引起卵巢功能早衰。

【药物不良反应及处理】

1. **类早孕反应**　服药初期约 10% 妇女有恶心、食欲减退、困倦、头晕等类似早孕反应，轻者不必处理，坚持服药数个周期后常自行缓解，症状严重者需考虑更换制剂或停药改用其他措施。

2. **阴道出血**　服药期间出现不规则少量阴道出血，多因漏服、迟服（不定时服药）引起突破性出血。若点滴出血，则不需处理；若出血量较多，可每晚加服炔雌醇 1 片（0.005mg），与避孕药同服至 22 天停药；若阴道流血量如月经量，或流血时间接近月经期者，应停止用药，作为 1 次月经来潮，在流血第 5 天再开始下 1 周期用药，或更换避孕药。

3. **月经过少或闭经**　一般服药后月经变规律，经期缩短，经血量减少，痛经减轻或消失。若服药后出现闭经，说明药物对下丘脑-垂体轴抑制过度，如连续停经 2 个月，应停药改用其他避孕药，多数人可自行恢复月经。如换药后仍无月经来潮或连续 3 个月停经者，可用黄体酮 20mg 肌内注射或口服甲羟孕酮 10mg，每日 1 次，连续 5 日，停药 2~7 日出现撤退性出血。

4. **色素沉着**　少数妇女颜面皮肤出现蝶形淡褐色色素沉着，停药后多数可自行消退或减轻。

5. 体重增加 少数妇女长期服药后出现体重增加，其原因与避孕药中炔诺酮具有弱雄激素活性、能促进体内合成代谢有关，加之雌激素使水钠潴留，使体重增加。

6. 其他 偶尔出现皮疹、皮肤瘙痒、头痛、乳房胀痛等，可对症处理，严重者需停药。

【甾体激素避孕药种类】

甾体激素避孕药包括口服避孕药、长效避孕针、缓释系统避孕药和避孕贴剂。常用药物种类（表20-1）。

表20-1 常用甾体激素避孕药种类

类别		名称	成分		剂型	给药途径
			雌激素含量（mg）	孕激素含量（mg）		
口服避孕药	短效片	单相片	复方炔诺酮片（避孕片1号）	炔雌醇 0.035	炔诺酮 0.6	薄膜片	口服
			复方甲地孕酮片（避孕片2号）	炔雌醇 0.035	甲地孕酮 1.0	片	口服
			复方左炔诺孕酮片	炔雌醇 0.03	左炔诺孕酮 0.15	片	口服
			复方去氧孕烯片（妈富隆）	炔雌醇 0.03	去氧孕烯 0.15	片	口服
			复方孕二烯酮片	炔雌醇 0.03	孕二烯酮 0.075	片	口服
			屈螺酮炔雌醇片	炔雌醇 0.03	屈螺酮 3.0	片	口服
		三相片	左炔诺孕酮三相片				口服
			第一相（1～6片）	炔雌醇 0.03	左炔诺孕酮 0.05		口服
			第二相（7～11片）	炔雌醇 0.04	左炔诺孕酮 0.075		口服
			第三相（12～21片）	炔雌醇 0.03	左炔诺孕酮 0.125		口服
	长效片		复方炔雌醚片	炔雌醚 3.0	氯地孕酮 12.0		口服
			复方炔诺孕酮二号片（复甲2号）	炔雌醚 2.0	炔诺孕酮 10.0	片	口服
			三合一炔雌醚片	炔雌醚 2.0	氯地孕酮 6.0 炔诺孕酮 6.0		口服
	探亲避孕药		炔诺酮探亲避孕片		炔诺酮 5.0	片	口服
			甲地孕酮探亲避孕片1号		甲地诺酮 2.0	片	口服
			炔诺孕酮探亲避孕片		炔诺孕酮 3.0	片	口服
			双炔失碳酯片（53号抗孕片）		双炔失碳酯 7.5	片	口服
长效针	单方		庚炔诺酮注射液		庚炔诺酮 200.0	针	肌注
			醋酸甲羟孕酮避孕针（迪波普拉维）		甲羟孕酮 150.0	针	肌注
	复方		复方己酸孕酮	戊酸雌二醇 2.0	己酸羟孕酮 250.0	针（油剂）	肌注
			复方甲地孕酮避孕针	17β-雌二醇 5.0	甲地孕酮 25.0	针（混悬剂）	肌注
			复方甲羟孕酮注射针	环戊丙酸雌二醇 5.0	醋酸甲羟孕酮 25.0	针	肌注
缓释避孕药	皮下埋植剂		左炔诺孕酮硅胶囊I型		左炔诺孕酮 36×6 皮下埋植		皮下埋植
			左炔诺孕酮硅胶棒II型		左炔诺孕酮 75×2 皮下埋植		皮下埋植
	缓释阴道避孕环		甲硅环		甲地孕酮 200.0 或 250.0		阴道放置
	微球或微囊避孕针		庚炔诺酮微球针		庚炔诺酮 65.0 或 100.0	针	皮下注射
			左旋诺孕酮微球针剂		左旋炔诺酮 50.0	针	皮下注射
			肟高诺酮微囊针剂		肟高诺酮 50.0	针	皮下注射
避孕贴剂			Ortho Evra	炔雌醇	17-去酰炔肟酯	贴片	皮肤外贴

1. **短效口服避孕药** 以孕激素为主,辅以雌激素构成的复方避孕药。

用法:①单相片:自月经周期第 5 天起,每晚 1 片,连服 22 天不间断。若漏服必须于次晨补服。一般于停药后 2~3 天出现撤药性出血,类似月经来潮,于月经第 5 天,开始下一周期药。若停药 7 天尚无阴道出血,于当晚或第 2 天开始第 2 周期服药。若服用 2 个周期仍无月经来潮,则应该停药,考虑更换避孕药物种类或就医诊治。②三相片:于月经周期第 3 天开始服药,每天 1 片,先服黄色片 6 片,再服白色片 5 片,最后服棕色片 10 片,连服 21 天不间断。若停药 7 天尚无撤药性出血,于第 2 天开始服下一个周期三相片。

2. **长效避孕针** 目前有单纯孕激素和雌、孕激素复合制剂两种。单纯孕激素类长效避孕针容易并发月经紊乱,雌孕激素复合制剂发生月经紊乱较少。

用法:首次于月经周期第 5 天和第 12 天各肌内注射 1 支,以后在每次月经周期第 10~12 天肌注 1 支,一般于注射后 12~16 天行经。每月肌注 1 次,避孕 1 个月,避孕有效率达 98%。

3. **速效避孕药(探亲避孕药)** 探亲避孕药包括非孕激素制剂、孕激素制剂和雌孕激素复合制剂。常用的探亲避孕药除 C53 号抗孕药(含双炔失碳酯)外,均为后两种制剂。探亲避孕药不受月经周期时间的限制,在任何一天开始服用均能发挥避孕作用,避孕有效率达 98% 以上。主要避孕原理是改变子宫内膜形态和功能,并能够使宫颈黏液变黏稠,不利于精子穿透和受精卵着床。

用法:孕激素制剂和雌孕激素复合制剂的服用方法是在探亲前 1 天或当天中午服用 1 片,以后每晚服 1 片,连续服用 10~14 天。若已服 14 天而探亲期未满,可改服短效口服避孕药至探亲结束。C53 号抗孕药的服用方法是在第一次性交后即刻服 1 片,次日早晨加服 1 片,以后每次性交后即服 1 片。

4. **缓释系统避孕药** 缓释系统是指控制药物释放制剂。缓释系统避孕药是将避孕药(主要是孕激素)与具备缓释性能的高分子化合物制成多种剂型,一次给药,避孕药在体内缓慢释放,以维持恒定的血药浓度,达到长效避孕效果。

(1)皮下埋植剂:皮下埋植剂不含雌激素,不影响乳汁质量,可用于哺乳期妇女。因能随时取出,使用方便,取出后恢复生育功能迅速。皮下埋植剂避孕时间为 5 年,平均年妊娠率为 0.3% 使用者。

用法:月经周期第 7 天在上臂内侧作皮下扇形插入,埋植后 24 小时即可发挥避孕作用。不良反应主要有不规则阴道少量流血或点滴出血,少数闭经,一般 3~6 个月后能够逐渐减轻或消失,也可采用中药止血。

(2)微球和微囊避孕针:是一种新型缓释系统避孕针,采用具有生物降解作用的高分子聚合物与甾体激素避孕药混合或包裹制成微球或微囊,将其注入皮下,缓慢释放避孕药,高分子聚合物能够在体内降解、吸收,无需取出。

用法:皮下注射微球或微囊避孕针,一次注药,可避孕 3 个月。我国研制的复方甲地孕酮微囊,每月注射 1 次,妊娠率为 0.88%。

(3)缓释阴道避孕环:其原理同皮下埋植剂,通过载体携带甾体激素避孕药,制成环状放入阴道,阴道黏膜上皮直接吸收药物,产生避孕作用。我国研制的硅胶阴道环也称甲硅环,每天可释放甲地孕酮130μg,一次放置,避孕 1 年,有效率达到 97.3%。

用法:月经干净后将甲硅环放入阴道后穹窿或套在宫颈上,有效期为 1 年,缓释阴道避孕环具有取、放方便的优点。

5. **避孕贴剂** 是一种外用的缓释系统避孕药。贴剂中含有人工合成的雌激素及孕激素储药区，粘贴于皮肤后，可按一定的药物浓度和比例释放，通过皮肤吸收，发挥避孕作用，效果同口服避孕药。

用法：美国研制的 Ortho Evra 贴剂含有炔雌醇和 17- 去酰炔诺肟酯，月经周期第 1 天使用，每周 1 贴，使其黏附于皮肤，连用 3 周，停药 1 周。

【其他避孕方法】

（一）紧急避孕

紧急避孕（emergency contraception）或称房事后避孕，是指在无保护性生活或避孕失败后的三天内，妇女为防止非意愿妊娠而采取的避孕方法。其避孕机制是阻止或延迟排卵、干扰受精或阻止受精卵着床。紧急避孕虽可减少不必要的人工流产率，但该方法只能一次性起保护作用，一个月经周期也只能用 1 次。

1. 适应证

（1）避孕失败者（如阴茎套破裂或滑脱、IUD 脱落或移位、漏服避孕药等）。

（2）未采取任何避孕措施者。

（3）遭到性强暴者。

2. 禁忌证 已确定妊娠的妇女。

3. 方法 有宫内节育器和服用紧急避孕药两类方法。

（1）宫内节育器（IUD）：常用带铜 IUD，在无保护性生活后 5 天（120 小时）内放置，带铜 IUD 避孕有效率达 99% 以上。适合希望长期避孕，并无放置 IUD 禁忌证的妇女。

（2）紧急避孕药：在无保护性交后 3 天（72 小时）内服用紧急避孕药，主要有：①激素类：如左炔诺孕酮片，首剂 1 片，12 小时后再服 1 片；②非激素类：如米非司酮，在无保护性生活后 120 小时内服用，单片口服 25mg。

（二）自然避孕方法

多数育龄妇女具有正常的月经周期，为 28～30 天，排卵多在下次月经前 14 天左右，排卵前后 4～5 天内为受孕期，其余时间不受孕为安全期。自然避孕法（natural family planning，NFP）也称安全期避孕法，是根据妇女的自然生理规律，不用任何避孕药物或器具，选择在月经周期中的不易受孕期内进行性交而达到避孕目的。应引起注意的是妇女排卵过程受情绪、健康状况、性生活以及外界环境等多种因素影响，可提前或推迟排卵，也可发生额外排卵。因此，自然避孕法不十分可靠，失败利率高达 20%。

（三）外用避孕

1. 阴茎套 也称男用避孕套，是一种乳胶制成的男用避孕工具，性交时套在阴茎上能阻止精子进入阴道，从而达到避孕的目的。此种方法使用简单，避孕效果好，无副作用，并且可防止性病的传播。使用前选择适宜的型号，检查阴茎套有无破损，排空顶端小囊内的空气，套在半勃起的阴茎上，射精时使精液排在阴茎套内，射精后在阴茎未软缩前按住套口连同阴茎一起退出。事后必须检查阴茎套有无破裂，若有破裂或使用过程中发生阴茎套脱落，需采取紧急避孕措施。正确使用者避孕成功率达 95% 以上。

2. **阴道套** 为女用避孕套,既有避孕又有防止艾滋病等性传播疾病的作用。目前我国尚无供应。

3. **外用杀精剂** 于性交前 10 分钟放入阴道深处,待其溶解后即可性交。通过阴道给药杀精或改变精子的功能起到避孕作用。若正确使用,避孕率可达 95% 以上。使用失误,失败率高达 20% 以上,不作为避孕首选方法。

(四)免疫避孕法

免疫避孕法主要分为抗生育疫苗和导向药物避孕。抗生育疫苗是筛选生殖系统或生殖过程的抗原成分制成疫苗,通过免疫反应,攻击相应的生殖靶抗原,以阻断正常生殖生理过程中的某一环节,起到避孕作用。导向药物避孕是利用单克隆抗体将抗生育药物导向受精卵或滋养层细胞,引起抗原抗体反应,而达到抗着床的目的。

第二节 人工终止妊娠术病人的护理

一、手术流产

案例 20-2

王女士,25 岁,初孕妇,因停经 60 天要求终止妊娠而就诊。既往体健,月经规律。经检查诊断早孕后行负压吸宫术。手术中病人精神紧张,宫口紧,反复用力扩张宫颈后,用 6 号吸管吸刮宫壁。病人感到下腹疼痛、头晕、胸闷、恶心,面色苍白,冷汗淋漓,查血压 90/60mmHg,脉搏 58 次 / 分。

思考:

1. 受术者出现了人工流产的何种并发症?

2. 针对此情况,护士应采取哪些护理措施?

3. 如何预防此并发症发生?

采用工具避孕、药物避孕和绝育术,均有一定的失败率。避孕失败且不愿生育者、患有遗传性疾病或其他严重疾病不宜继续妊娠者或检查发现胚胎异常者,均需要终止妊娠。

避孕失败后妊娠早期的补救措施有药物流产和手术流产两种方法终止妊娠,统称人工流产(induced abortion)。

【护理评估】

(一)健康史

询问病史、月经史、孕育史、特别注意有无停经史,近期流产史,评估适应证与禁忌证。

1. **适应证**

（1）妊娠 14 周内自愿要求终止妊娠而无禁忌证者。

（2）因各种疾病不宜继续妊娠者。

2. **禁忌证**

（1）生殖器官急性炎症。

（2）各种急性传染病，或慢性传染病急性发作期。

（3）严重的全身性疾病或全身状况不良，不能耐受手术。

（4）术前两次体温均在 37.5℃ 以上者。

（二）身体状况

行全身检查及妇科检查，全面评估受术者的身心情况，子宫大小是否与停经月份相符。

（三）心理 - 社会评估

有些妇女害怕受术时疼痛，而极度恐惧，尚未生育妇女则担心手术会影响以后的正常生育。

（四）辅助检查

测体温，量血压，做血常规、出、凝血时间检查，必要时进行阴道清洁度和阴道分泌物滴虫、白色念珠菌的化验。做 B 超协助诊断。

【护理诊断 / 问题】

1. **恐惧** 与对人工流产手术不了解，害怕疼痛和组织损伤有关。

2. **有组织完整性受损的危险** 与术中容易损伤子宫有关。

3. **有感染的危险** 与术中未执行无菌操作及术后不注意卫生有关。

【护理目标】

1. 孕妇无痛苦感。

2. 无组织损伤。

3. 手术操作规范，术后注意卫生，无感染发生。

【护理措施】

（一）心理护理

评估病人对手术的心理反应，有针对地进行心理护理，给病人以安慰，讲解手术流产的方法及可能出现的问题，护士需要应用专业知识，采用通俗易懂的语言耐心解答病人的提问，为其提供信息资料等，消除病人的思想顾虑，减轻病人心理压力。

（二）术前准备

1. **准备无菌敷料及器械** 具体内容与放置宫内节育器相同，另加宫颈扩张器 1 套，不同号吸管各 1 根，刮匙 1 把，人工流产负压电吸引器，其他有关药品及物品：如缩宫素、阿托品、肾上腺素,强心药、氧气等。

2. 受术者准备

（1）向受术者简单介绍手术过程,告知孕妇,惧怕疼痛者,可选择局部或静脉麻醉、阴道置药等方法,解除其对手术的恐惧心理,并主动配合手术的进行。

（2）如需静脉镇痛,嘱孕妇术前1餐禁食。

（三）术中配合

1. 负压吸引术 适应于妊娠10周以内者。

（1）体位及消毒:受术者排空膀胱后取膀胱截石位,常规消毒外阴、阴道,铺无菌洞巾。行双合诊复查子宫位置、大小及附件状况。用阴道窥器暴露宫颈并消毒。

（2）探测宫腔及扩张宫颈:宫颈钳钳夹宫颈前唇或后唇中部,用子宫探针探测宫腔深度,用宫颈扩张器扩张宫颈。扩张时注意用力均匀,切忌强行进入宫腔,以免发生宫颈内口损伤或用力过猛造成子宫穿孔。

（3）吸管负压吸引:根据孕周选择吸管及负压大小,所用负压不宜超过500mmHg。将吸管头部缓慢送入宫底,按顺时针方向吸引宫腔1～2周,当感觉子宫缩小、吸管被包紧、子宫壁有粗糙感、吸管头部移动受阻时,表示妊娠产物已经吸净,此时可捏紧橡皮管阻断负压后缓慢取出吸管。再用小刮匙轻刮宫腔一周,特别注意宫角和宫底处,确认已吸净,结束手术。

（4）检查吸出物:用纱布过滤全部吸出物,仔细检查有无绒毛、胚胎组织或水泡状物,所吸出量是否与孕周相符,若肉眼未发现绒毛或见到水泡状物,应将吸出物送病理检查。

2. 钳刮术 适用于妊娠10～14周者。由于胎儿较大,为保证钳刮术顺利进行,必须要充分扩张宫颈管。先夹破胎膜,使羊水流尽,酌情应用缩宫素。用卵圆钳钳夹胎盘与胎儿组织,必要时用刮匙轻刮宫腔一周,观察有无出血,若有出血,加用缩宫素。术后注意预防出血与感染。

（四）术后护理

受术者术后应在观察室卧床休息1～2小时,注意观察腹痛及阴道流血情况。

（五）并发症及护理

1. 子宫穿孔 多因手术时未查清子宫位置及大小,操作粗暴所致,是手术流产的严重并发症,但发生率低。多见于哺乳期子宫、瘢痕子宫、子宫过度倾屈或畸形者。一旦发生,应立即停止手术,给予静脉滴注缩宫素和抗生素,收住院治疗,并严密观察受术者的生命体征、有无腹痛及腹腔内出血征象。子宫穿孔后,若病人情况稳定,确认胚胎组织尚未吸净,可在B超或腹腔镜监护下完成手术;尚未进行吸宫操作,可以等待观察1周后再清除妊娠产物;难以排除腹腔内出血或脏器损伤时,应立即剖腹探查,修补损伤脏器。

2. 人工流产综合征（artificial abortion syndrome） 由于精神紧张和手术扩张宫颈管、负压吸引等刺激,引起迷走神经兴奋,在术中或手术即将结束时,部分受术者出现心动过缓、心律不齐、血压下降、面色苍白、头晕、胸闷,甚至昏厥和抽搐等,也称人工流产综合征,发生率为12%～13%。多数人在手术停止后逐渐恢复。术前应做好受术者的心理护理,帮助其缓解紧张焦虑的情绪;扩张宫颈时操作要轻柔,切忌用力过猛;吸宫时注意掌握适度负压,进出宫颈时关闭负压,吸净宫腔后不应反复吸刮宫壁;一旦出现心率减慢,静脉注射阿托品 0.5～1mg,即可迅速缓解症状。

理论与实践	1. 受术者出现了人工流产综合征。
	2. 应采取下列护理措施:①立即报告手术医生,暂停手术;②安慰、鼓励受术者,消除恐惧心理,稳定其情绪;③立即给予阿托品 0.5～1mg 静脉或肌内注射。
	3. 预防人工流产综合征的措施:①术前向受术者介绍手术过程及需要注意的问题,消除其紧张、恐惧心理,鼓励其积极配合手术;②手术中陪伴受术者,随时提供心理支持;③手术操作如扩张宫颈、吸刮宫壁时须避免过强刺激,注意掌握适度负压。

3. **吸宫不全** 是指人工流产后有部分胚胎组织或胎盘组织残留宫腔,是手术流产常见并发症。与术者技术不熟练或子宫位置异常有关。术后流血超过 10 天,血量过多,或流血停止后又有大量流血,均应考虑为吸宫不全,B 型超声检查有助于诊断。若无明显感染征象,应行刮宫术,刮出物送病理检查,术后用抗生素预防感染。若同时伴有感染,应在控制感染后再行刮宫术,术后继续抗感染治疗。

4. **漏吸** 确定为宫内妊娠,但术中未吸到妊娠物。多因胎囊太小、子宫过度屈曲或子宫畸形造成。当吸出物过少时,需复查子宫位置及大小,重新探查宫腔再行清宫术。将吸出物送病理检查还有助于排除宫外孕的诊断。

5. **术中出血** 多见于妊娠月份较大,吸管过小,妊娠物不能迅速排出,影响子宫收缩所致。此时应迅速钳出或吸出宫腔内容物,并同时肌注缩宫素促使子宫收缩。

6. **术后感染** 多因吸宫不全或流产后过早性交引起,也可因器械、敷料消毒不严或手术消毒不严等所致。病人表现为体温升高、下腹疼痛、白带异常或不规则流血等。一旦发生感染,应嘱病人多取半坐卧位休息,保持外阴清洁,遵医嘱使用抗生素控制感染。

7. **羊水栓塞** 偶发于钳刮术。宫颈损伤和胎盘剥离使血窦开放,此时应用缩宫素更易促进羊水进入母体血液循环而发生羊水栓塞。妊娠早、中期时羊水中有机成分极少,即使发生羊水栓塞,其症状和严重性也不如晚期妊娠发病凶猛。

8. **宫颈或宫腔粘连** 常因多次吸宫流产后,术中过分吸刮宫壁,造成宫颈管及子宫内膜损伤,发生局部或全部粘连。表现为人工流产术后闭经或月经过少,周期性腹痛,继发不孕等。可采用宫腔镜或子宫输卵管造影来确诊。确诊后配合医生用探针或小刮匙逐步分离粘连,粘连分离后,宫腔内放置节育器以防再粘连。

(六)健康指导

1. 术后保持外阴清洁,1 个月内禁止盆浴及性生活。

2. 遵医嘱给予药物治疗。

3. 吸宫术后休息 3 周,钳刮术后休息 4 周。若有腹痛及阴道流血增多,嘱随时就诊。

4. 告知受术者手术流产不宜经常实施,指导夫妇双方采用安全可靠的避孕措施。

【护理评价】

1. 受术者术前、术中、术后情绪稳定，能积极配合手术。

2. 手术过程顺利，无损伤。

3. 受术者离院时体温正常。

二、药物流产

药物流产也称药物抗早孕，是指应用药物终止早期妊娠的方法，目前临床常用药物为米非司酮与米索前列醇配伍。药物流产应用比较广泛，具有方法简便，无创伤等优点。

【护理评估】

（一）健康史

了解病史，核实适应证，排除禁忌证。

1. 适应证

（1）宫内妊娠，停经49天以内。

（2）人工流产术高危因素者，如瘢痕子宫、哺乳期、宫颈发育不良或严重子宫畸形。

（3）多次人工流产病史，对手术流产有顾虑或恐惧心理者。

2. 禁忌证

（1）有使用米非司酮禁忌证，如肾上腺及其他内分泌疾病、妊娠期皮肤瘙痒史、血液病、血管栓塞等病史。

（2）禁忌应用前列腺素者，如青光眼、哮喘、心血管疾病、癫痫、胃肠功能紊乱等。

（3）带宫内节育器妊娠者。

（4）疑为宫外孕者。

（5）其他：过敏体质、妊娠剧吐、长期服用下列药物利福平、异烟肼、抗癫痫药、抗抑郁药、前列腺素合成抑制药(阿司匹林、吲哚美辛等)、巴比妥类药物。

（二）身体评估

1. 进行体检及妇科检查(注意子宫的大小是否与停经日期相符)，排除药物流产的禁忌证。

2. 辅助检查　①常规的化验检查，如血常规、尿常规、血型、阴道清洁度、滴虫、真菌、妊娠试验；②肝功能、血小板、血绒毛膜促性腺激素（HCG）测定；③B超可进一步排除宫外孕，确定胎囊大小及妊娠天数。

经检查后无服药禁忌证，需说明用药方法、用药效果、可能的副反应，自愿选用后，应填写记录表，确定服药日期、随访日期，告知注意事项。

（三）心理-社会评估

个别妇女因担心流产的效果及对以后月经、生育的影响，表现为焦虑、紧张。

【护理诊断/问题】

1. 焦虑　与知识缺乏、担心流产结果有关。

2. 潜在并发症 感染、失血性休克,与药物流产不全有关。

【护理目标】

1. 孕妇获得药物流产的有关知识。

2. 孕妇无并发症发生。

【护理措施】

（一）心理护理

评估病人对药物流产的心理反应,鼓励病人说出自己的担心,护士通过专业的知识及通俗的语言解答疑问,使其能掌握药物的口服方法,并能了解各个时间段可能出现的症状,以消除病人的思想顾虑,减轻病人心理压力。

（二）指导孕妇正确用药

1. **分次服法** 米非司酮 25mg（1 片）,每日口服 2 次,连续服用 3 天,于第 4 天上午口服米索前列醇 0.6mg（3 片）。每次服药前后至少空腹 1 小时。

2. **顿服法** 米非司酮 200mg 顿服,第 3 日晨如上法加用米索前列醇 0.6mg。

（三）服用米索前列醇的注意事项

1. 严密观察血压、脉搏、阴道出血和有无胎囊排出,用前列腺素后个别孕妇会出现腹痛、腹泻,或出现心动过缓、出冷汗等迷走神经兴奋现象,或有恶心呕吐副反应。症状较重者的可报告医师,对症处理。注意排除宫外孕。

2. 胎囊排出后,要认真检查并注意观察出血情况、出血多的要及时处理,继续留观 1 小时方准离开。并嘱 2 周后随诊。

3. 观察期间未见胎囊排出者,需观察 6 小时后方可离开,嘱用药后第八天应到医院检查,经检查证实流产失败者必须行人工流产术。

4. 留院观察期间胎囊排出者,用药第 15 天如出血多于月经量亦到医院检查,若为不全流产时要进行清宫术,并送病理检查。

（四）健康指导

1. 服药期间忌用拮抗前列腺素的药物（吲哚美辛等）,注意服药用水的温度不得超过 30℃,最好用凉开水服药。

2. 少数早孕妇女服用米非司酮后即发生自然流产,如出血量多,或有组织物排出应及时就诊,组织物送病理检查。

3. 前列腺素类药物应在医疗单位使用,80% 妇女在使用米索前列醇（或卡孕栓）后,6 小时内排出胎囊;约 10% 的孕妇在服药后 1 周内排出妊娠物。密切注意出血和胎囊排出情况。

4. 用药者应按医嘱用药和随访。在开始阴道出血后,大小便应使用专用便器,以便观察有无组织物排出,排出物应及时送检。

5. 如突然发生大量活动性阴道出血、发烧、持续或剧烈腹痛,立即就诊。

6. 药物流产后月经复潮前应禁性生活。

7. 使用药物流产失败者，或因不全流产发生阴道多量流血者，必须做人工流产术或清宫术。

【护理评价】

1. 孕妇能讲述药物流产的用药方法及注意事项。

2. 孕妇未发生大出血及感染。

三、中期妊娠终止方法

孕妇患有严重疾病不宜继续妊娠或防止先天性畸形儿出生需要终止中期妊娠，可以采取依沙吖啶引产和水囊引产。

【护理评估】

（一）健康史

详细询问病人的年龄、现病史、停经时间，停经后有无早孕反应、阴道流血、胎动等。评估适应证与禁忌证。

1. **适应证**

（1）妊娠在13～28周，要求终止妊娠而无禁忌证者。

（2）因患某种疾病不宜继续妊娠者。

（3）妊娠早期接触导致胎儿畸形因素，检查发现胚胎异常者。

2. **禁忌证**

（1）严重全身性疾病。肝、肾疾病能胜任手术者不作为水囊引产禁忌证。

（2）各种急性感染性疾病、慢性疾病急性发作期及生殖器官急性炎症。

（3）剖宫产术或子宫肌瘤切除术2年内。子宫壁有瘢痕、宫颈有陈旧性裂伤者慎用。

（4）术前1天体温两次均超过37.5℃。

（5）前置胎盘或局部皮肤感染者。

（二）身体评估

1. 测体温，作全身系统体格检查，评估宫底高度，是否与妊娠月份相符，能否听到胎心音。

2. 辅助检查　B型超声检查确定羊水量及胎盘位置。查血常规、出、凝血时间、血小板计数、尿常规、肝功能、肾功能等。

（三）心理 - 社会评估

有些妇女害怕手术时疼痛表现为极度恐惧，尚未生育妇女担心是否会影响以后正常生育。因患有严重疾病不宜继续妊娠或胎儿先天性畸形儿必须终止妊娠的妇女，不能接受孩子丧失，常出现巨大情绪波动。通过评估，了解恐惧反应及其程度。

【护理诊断/问题】

1. **知识缺乏** 缺乏终止妊娠的相关知识。

2. **恐惧** 与可能的手术疼痛及并发症有关。

3. **潜在的并发症** 感染、失血性休克，与胎盘、胎膜残留有关。

【护理目标】

1. 病人获得相关知识。

2. 病人恐惧减轻。

3. 无并发症发生。

【护理措施】

（一）心理护理

中期引产的病人一般因胎儿畸形或自身患有某种疾病不能继续妊娠，情绪悲伤，对手术会产生恐惧和担心。护士要了解病人的心理及不良情绪，有针对的进行心理护理，给予安慰，消除病人的思想顾虑。

（二）术前护理

1. **做好无菌物品的准备**

（1）羊膜腔内注入法：卵圆钳2把，腰椎穿刺针2个，弯盘1个，5ml及50ml注射器各1个，洞巾1块，纱布，棉球，0.5%聚维酮碘液，0.2%依沙吖啶液25~50ml，无菌手套。

（2）羊膜腔外注入法：长镊子2把，阴道窥器1个，宫颈钳1把，敷料镊2把，橡皮导尿管1根，5ml及50ml注射器各1个，洞巾1块，布巾钳2把，纱布，棉球，0.5%聚维酮碘液，0.2%依沙吖啶液25~50ml，无菌手套。

（3）水囊引产法：阴道窥器1个，宫颈钳1把，敷料镊2把，宫颈扩张器1套，阴茎套2个，橡皮导尿管1根，10号丝线，棉球，0.5%聚维酮碘液，0.9%氯化钠溶液500ml，无菌手套。

2. **受术者准备**

（1）向孕妇及家属讲明可能出现的并发症，做到知情同意，签署手术同意书。

（2）术前3天禁止性生活，每日冲洗阴道一次。

（3）腹部羊膜腔穿刺前备皮。

（三）术中护理

熟悉手术过程，严格无菌操作，随时为医生提供所需物品，并注意观察术中病人的反应，如出现呼吸困难、发绀、腹痛等，及时通知医生。

1. **操作方法**

（1）依沙吖啶引产：依沙吖啶是一种强力杀菌剂，将其注入羊膜腔内或羊膜外宫腔内，可使胚胎组织变性坏死。引产成功率达90%~100%。

（2）水囊引产：将消毒水囊放置在子宫壁和胎膜之间，囊内注入一定量0.9%氯化钠溶液，通过增加宫腔压力和机械性刺激宫颈管，诱发子宫收缩，促使胎儿和胎盘排出。

2. 术中注意事项

（1）依沙吖啶引产术中注意事项

1）给药量以 50~100mg 为宜，不超过 100mg。

2）注射器回抽时有血，可能是刺入胎盘，不应注药，应结合 B 超胎盘定位，改变针头的深度或方向。如仍有血液，可另换穿刺点，每次操作穿刺不得超过 3 次。

3）注药过程中，要注意孕妇有无呼吸困难、发绀等羊水栓塞征象。

（2）水囊引产法术中注意事项

1）一般放置 1 个水囊，囊内注水量以每 1 孕月注 100ml 计算，最多不超过 500ml，过多易导致胎盘早剥。

2）水囊引产最好只放 1 次，不得超过 2 次。第 2 次放水囊前一定要注意局部有无感染，确定无感染后再放置，两次间隔 72 小时以上，并给抗生素预防感染。

3）放置水囊时不要接触阴道壁，严格无菌操作，放置时间不超过 24 小时。期间如有宫缩加强、阴道分泌物有臭味，及时取出。

（四）术后护理

1. 依沙吖啶引产术后护理

（1）观察孕妇的体温、脉搏、血压情况。依沙吖啶引产，个别孕妇在 24~48 小时内常有发热现象，但一般不超过 38℃，在胎儿排出后很快下降，不必处理。

（2）观察孕妇的子宫收缩，注意产程进展。依沙吖啶引产，自给药到胎儿胎盘排出一般需要 24~48 小时。应注意子宫收缩的频率和强度，观察产程的进展，发现横位及时纠正，严防子宫破裂。

（3）注意无菌接生，胎儿娩出后，可用缩宫素加强宫缩，促使胎盘完整娩出。胎盘娩出后，仔细检查胎盘胎膜是否完整，疑有胎盘、胎膜残留者，可行清宫术。

（4）防止出血及感染。仔细检查软产道有无裂伤，如有立即缝合，并注意保持外阴清洁，预防感染。

（5）妊娠月份较大者，产后遵医嘱给予退乳。

2. 水囊引产术后护理

（1）放置水囊后，让孕妇卧床休息，避免阴道内纱布及导尿管脱出。保持外阴清洁，防止感染。

（2）水囊引产时，如体温升高，孕妇出现寒战、发热等不适症状，未见宫缩而宫体压痛，应怀疑感染，立即取出水囊，给予抗生素预防感染；如出现宫底升高、子宫持续变硬、压痛明显、血压及脉搏改变，要考虑胎盘早剥的发生，也应立即取出水囊，迅速结束分娩。

（3）水囊一般放置 10 小时左右即可出现宫缩，待子宫收缩规律有力时，即可放出囊内液体取出水囊；若 24 小时仍无宫缩或宫缩较弱，也应取出水囊，静点缩宫素加强宫缩。要根据宫缩调整缩宫素的滴度与浓度，并有专人看护。

（4）接生时注意无菌操作，并预防产后出血与感染，遵医嘱协助产妇退乳。

（五）并发症及护理

1. 全身反应　偶见体温升高，一般不超过 38℃，多发生在应用依沙吖啶后 24~48 小时，胎儿排出后体温很快下降。

2. 阴道流血 80%受术者出现阴道流血,量少于100ml,个别妇女可超过400ml。注意观察孕妇的脉搏、血压、阴道流血情况。

3. 产道裂伤 少数受术者可有不同程度的软产道裂伤。仔细检查软产道有无裂伤,如有立即缝合,并注意保持外阴清洁,预防感染。

4. 胎盘胎膜残留 发生率低。为避免妊娠组织残留,多主张胎盘排出后即行刮宫术。

5. 感染 发生率较低,但严重感染可致死亡。病人表现为体温升高、下腹疼痛、白带异常或不规则流血等。一旦发生感染,应嘱病人取半坐卧位休息,保持外阴清洁,积极使用抗生素控制感染。

(六)健康指导

1. 术后休息1个月。

2. 保持外阴清洁,术后6周内禁止性生活及盆浴。提供避孕指导。

3. 术后1个月复诊。如出现发热、腹痛、出血多等症状,要随时就诊。

4. 退乳期间若出现泌乳,指导病人不要挤压,保持局部清洁。避免饮用过多汤类滋补饮食。遵医嘱用药,数日后乳胀会逐渐消退。

【护理评价】

1. 病人能正确复述引产手术后的健康指导。

2. 病人积极配合引产手术,无并发症发生。

第三节 输卵管绝育术病人的护理

案例20-3

王女士,36岁,G₄P₂,因采用多种避孕措施均失败,医生劝其行输卵管绝育术。王女士担心经过手术痛苦后仍避孕失败,同时也担心绝育后会影响性生活质量,心有疑虑。

思考:

1. 输卵管绝育术的作用机理是什么?

2. 输卵管绝育术最好选择在什么时间进行?

3. 该女士现存的主要护理诊断是什么?

输卵管绝育术(tubal sterilization operation)是一种安全、永久性节育措施,通过手术将输卵管结扎或用药物使输卵管粘连堵塞,阻断精子与卵子相遇而达到绝育。绝育方式可经腹、经腹腔镜或经阴道操作。目前常用方法为经腹输卵管结扎术或腹腔镜下输卵管绝育术,经阴道穹窿输卵管绝育术极少开展,药物粘堵因输卵管吻合复通困难,输卵管再通率低,现已较少应用。本节重点介绍前两种方法。

理论与实践　　　　　　　通过手术将输卵管结扎或用药物使输卵管粘连堵塞,阻断精子与卵子相遇而达到绝育。

一、经腹输卵管绝育术

经腹输卵管绝育术是国内应用最广的绝育手术,经腹壁小切口结扎输卵管,手术操作简单、方便、安全,对妇女损伤小,不损伤受术者机体生理功能。若有生育要求时,可行输卵管吻合术,可逆性高。

【护理评估】

(一)健康史

了解病史,核实适应证、排除禁忌证。

1. **适应证**

(1)夫妇双方不愿再生育,自愿接受女性绝育手术且无禁忌证者。

(2)患有严重全身性疾病、遗传性疾病不宜生育者。

2. **禁忌证**

(1)各种疾病的急性期、全身情况不良不能胜任手术者。

(2)腹部皮肤感染,急、慢性盆腔感染。

(3)24小时内两次体温超过37.5℃以上者。

(4)患严重的神经衰弱或神经官能症者。

3. **手术时间**

(1)非妊娠妇女可在月经干净后3～7天进行。

(2)人工流产后、剖宫产术的同时。

(3)中期妊娠引产或正常分娩后24小时内。

(4)哺乳期或闭经妇女应排除妊娠后再行手术。

理论与实践　　　　　　　最好选择在以下时间进行手术:

(1)非妊娠妇女可在月经干净后3～7天。

(2)人工流产后、剖宫取胎或剖宫产术的同时。

(3)中期引产或正常产后24小时内。

(4)哺乳期或闭经妇女应排除妊娠后再行手术。

(二)身体评估

1. 行全身检查及妇科检查,排除禁忌证。

2. **辅助检查**　血、尿常规,出、凝血时间,肝功能,阴道清洁度,心电图检查。

（三）心理-社会评估

多数受术者害怕手术过程，担心手术效果及术后的健康问题。

【护理诊断/问题】

1. **焦虑** 与担心手术失败有关。
2. **有感染的危险** 与手术有关。
3. **知识缺乏** 缺乏关于绝育手术的相关知识。

理论与实践　　　　　　目前主要护理诊断：

（1）焦虑：与知识缺乏有关。

（2）知识缺乏：缺乏关于绝育手术的相关知识。

【护理目标】

1. 情绪稳定，自愿接受手术。
2. 未发生感染。

【护理措施】

（一）心理护理

术前与病人充分交流，让病人了解绝育术的方法、麻醉方法及术前、术后注意事项，解除受术者的思想顾虑，使其配合手术。

（二）术前准备

1. **手术物品准备** 消毒用卵圆钳1把，甲状腺拉钩2个，输卵管钩（或指板）1个，无齿小头卵圆钳1把，直止血钳4把，弯止血钳4把，鼠齿钳2把，弯蚊钳4把，巾钳4把，无齿及有齿镊各1把，持针器1把，小直拉钩2把，尖刀片及圆刀片各1个，刀柄2把，5ml注射器1个，组织剪及线剪各1把，弯盘1个，型号9×24弯三角针及弯圆针各1枚，型号6×14的弯圆针1枚，0号及4号线各1团。双层大包布1块，双层方包布1块，腹单1块，治疗巾5块，粗纱布2块，细纱布10块，手术衣2件，无菌手套3副。

2. **受术者准备**

（1）按妇科腹部手术术前常规准备。

（2）有宫内节育器或早孕者须先取节育器或行人工流产。

（三）术中配合

1. 受术者排空膀胱，取臀高头低仰卧位，常规消毒手术野，铺无菌巾。

2. **切口** 取下腹正中耻骨联合上两横指（4cm）处行2cm纵切口，产后则在宫底下2cm处行纵切口。依次切开皮肤、皮下脂肪、腹直肌前鞘和腹膜直至打开腹腔。

3. **提取辨认输卵管** 术者先用左手示指伸入腹腔，沿宫底后方宫角处滑向一侧，到达卵巢或输卵管后右手持卵圆钳提取输卵管。见到伞端后证实为输卵管，同时检查卵巢。

4. 结扎输卵管　主要有抽心近端包埋法和压挫结扎切断法两种方法。

5. 检查无出血,清点纱布、器械无误后,按层缝合腹壁,术后送受术者回病房休息。

（四）术后护理

1. 除行硬膜外麻醉外,受术者不需禁食,局部浸润麻醉者静卧数小时后可下床活动。

2. 术后密切观察受术者体温、脉搏变化,有无腹痛、内出血或脏器损伤体征。

3. 若发生脏器损伤等,应严格执行医嘱,给予对症处理。

4. 保持腹部切口敷料干燥、清洁,防止感染,有渗血时及时通知医生。

5. 鼓励受术者及早排尿。

6. 告知受术者术后休息3~4周,禁止性生活1个月。

（五）并发症及防治

经腹输卵管结扎常见并发症有以下几种:

1. **出血及血肿**　多因手术时动作粗暴,过度牵拉、钳夹损伤输卵管或其系膜,引起腹腔内出血或血肿。术后护士要严密观察伤口及敷料情况,发现出血及时通知医生,防止发生出血性休克。

2. **感染**　可发生盆腔及腹壁切口的感染。术前严格掌握适应证,术中严格无菌操作,术后严密观察伤口、体温及血象的变化,发现有感染征象及时处理。

3. **脏器损伤**　手术时如果膀胱或肠管充盈遮挡手术野,操作粗糙或不熟练可损伤膀胱及肠管。故术前应排空膀胱并做好肠道准备。术中医生操作应谨慎、细致,以避免损伤其他脏器。

4. **绝育失败**　绝育术后再孕的情况偶有发生。主要是由于绝育方法本身缺陷、手术操作技术的误差引起。多发生宫内妊娠,也应警惕输卵管妊娠的可能。

5. **远期并发症**　慢性盆腔炎、肠粘连、月经异常、神经症等。

（六）健康教育

1. 术后休息3~4周。

2. 禁止性生活1个月。

3. 1个月后到医院复查。

【护理评价】

1. 病人术后无感染征象。

2. 病人以良好的心态接受手术。

二、经腹腔镜输卵管绝育术

随着医学科学技术的不断发展,腹腔镜在临床应用越来越广泛。应用腹腔镜技术实施绝育术对受术者损伤小,术后恢复快,容易为广大妇女所接受。

经腹腔镜绝育术包括热损坏输卵管绝育术、内套圈结扎输卵管术、输卵管夹绝育术和输卵管硅胶圈绝育术。其中热损坏输卵管绝育术术中、术后受术者痛感轻,但对输卵管组织损伤大,不易作再通术,故也称为不可逆绝育术,临床少用。另外3种方法,组织损伤小,易行输卵管再通术,故称之为可逆性绝育术。

（一）适应证

同经腹输卵管绝育术。

（二）禁忌证

患有腹腔粘连、心肺功能不全、膈疝等。余同经腹输卵管绝育术。

（三）物品准备

腹腔镜,气腹针,CO_2 气体,单极或双极电凝钳,电凝剪,钳夹器及套管针,弹簧夹或硅胶环2个,有齿卵圆钳2把,组织镊2把,持针器1把,缝合线,圆针,角针,刀柄1把,刀片,线剪刀1把,棉球,棉签,纱布及0.02%聚维酮碘液等。

（四）操作方法

采用局麻、硬膜外麻醉或静脉全身麻醉。常规消毒腹部皮肤,于脐孔下缘行1～1.5cm横弧形切口,将气腹针插入腹腔,充气2～3L,然后换置腹腔镜。在腹腔镜直视下用弹簧夹钳夹硅胶环套于输卵管峡部,使输卵管通道中断。也可采用双极电凝烧灼输卵管峡部1～2cm。

（五）术后护理

静卧4～6小时后可下床活动,严密观察受术者有无发热、腹痛、内出血或脏器损伤等征象。

（李　霞）

避孕方法
- 宫内节育器
  - 避孕原理：毒胚杀精，干扰着床
  - 放置时间
    - 月经干净后3~7天内，无性交
    - 产后42天子宫恢复正常大小，恶露已净，会阴切口已愈合；剖宫产术后半年，哺乳期排除早孕；人工流产术后，宫腔深度＜10cm；自然流产1次正常月经后，药物流产2次正常月经后；含孕激素IUD在月经第3日
  - 常见并发症：子宫出血；感染；节育器脱落；带器妊娠；节育器嵌顿或断裂；子宫穿孔；节育器异位
- 药物避孕
  - 避孕原理：抑制排卵，改变宫颈黏液性状，改变子宫内膜形态与功能，改变输卵管的功能
  - 药物不良反应：类早孕反应，阴道出血，月经过少或闭经，色素沉着，体重增加
- 其他避孕方法
  - 紧急避孕
  - 自然避孕方法（失败率高）
  - 外用避孕：最常用阴茎套

人工终止妊娠
- 早期妊娠终止方法
  - 手术流产
    - 适应证：妊娠14周内
    - 并发症：子宫穿孔；人工流产综合征；术中出血；漏吸；羊水栓塞；术后感染；宫颈、宫腔粘连
  - 药物流产
    - 适应证：停经49天以内；手术流产高危者（瘢痕子宫、哺乳期、子宫畸形）
- 中期妊娠终止方法
  - 适应证：妊娠13~28周，因各种原因不继续妊娠者
  - 并发症：全身反应（体温升高）、阴道流血、产道裂伤、胎盘胎膜残留、感染

绝育手术
- 经腹输卵管绝育手术
  - 手术时间：非妊娠妇女月经干净后3~7天；人工流产、剖宫产术的同时；哺乳期或闭经妇女应排除妊娠后再行手术
  - 并发症
    - 出血及血肿
    - 感染
    - 脏器损伤
    - 绝育失败
- 经腹腔镜输卵管绝育手术：损伤小，手术时间短，恢复时间快

复习参考题

1. 宫内节育器和甾体激素药物的避孕原理有哪些?

2. 放置宫内节育器的适应证及禁忌证有哪些?

3. 简述人工流产术的并发症及护理措施。

第二十一章　妇 女 保 健

21

21章

学习目标	
掌握	妇女各期保健措施；妇女常见病和恶性肿瘤的普查普治；妇女计划生育技术指导。
熟悉	妇女保健工作的意义、目的和方法；妇女劳动保护措施；女性性行为与性卫生健康指导。
了解	妇女保健工作的组织机构；与妇女保健和计划生育相关的政策、制度、法律；妇女保健统计指标。

妇女保健学是研究妇女身体健康、心理行为及生理发育特征的变化及其规律,分析其影响因素,制订有效保健措施的一门学科。妇女保健工作是以妇女为对象,运用先进的医学科学技术、有效的防治措施和科学管理方法,做好妇女一生各期健康保健、常见病防治、职业劳动保护及统计管理,旨在保护和促进妇女身心健康,提高人口素质。

第一节 妇女保健概述

一、妇女保健工作的意义

妇女保健是以"妇女保健为中心,临床为基础,保健与临床相结合,以生殖健康为核心,面向基层,面向群体,预防为主"工作方针,开展以群体为服务对象,做好妇女保健工作,维护与促进妇女身心健康保护妇女健康,提高人口素质,是国富民强的基础工程。

二、妇女保健工作的目的

妇女保健工作是以生殖健康为目的,通过积极的预防、普查、监护和保健措施,做好妇女各期保健以降低患病率,消灭或控制某些疾病及遗传病的发生,控制性传播疾病的传播,降低孕产妇和围生儿死亡率,促进妇女身心健康。

三、妇女保健的服务范围

妇女保健服务范围是妇女一生身心健康,研究女性各期的特点和保健要求,以及影响妇女健康的卫生服务、社会环境、自然环境和遗传等方面的各种高危因素,制定保健对策和管理方法,开展妇女各期保健、妇女常见病和恶性肿瘤的普查普治、计划生育指导、妇女劳动保护、妇女心理保健等保健工作,以利于提高妇女健康水平。

四、妇女保健工作的组织机构

（一）行政机构

1. **国家级** 国家卫生与计划生育委员会内设妇幼健康服务司,下设综合处、妇女卫生处、儿童卫生处、计划生育技术服务处、出生缺陷防治处,领导全国妇幼保健工作。

2. **省级** 省(直辖市、自治区)卫生与计划生育委员会内设妇幼健康服务处、计划生育基层指导处、计划生育家庭发展处。

3. **市(地)级** 一般与省卫生与计划生育委员会关于妇幼保健行政机构的设置保持一致,也有设立妇幼卫生处。

4. **县(市)级** 县(市)级卫生与计划生育委员会内设妇幼保健/妇幼卫生科。

（二）专业机构

各级妇幼保健机构、各级妇产科医院、综合医院妇产科、计划生育科、预防保健科、中医医疗机构中的妇科均属妇幼卫生专业机构。专业机构的设置是根据辖区常住人口数、妇女儿童健康需求、功能定位、职责任务和区域卫生规划进行妇幼健康服务机构建设。规定了省、市、县三级原则上均应当设置1所政府举办、标准化的妇幼健康服务机构，各级妇幼健康服务机构是具有公共卫生性质、不以营利为目的的公益性事业单位。按照2013年《关于优化整合妇幼保健和计划生育技术服务资源的指导意见》提出的"省选设、市县合、乡增强、村共享"的方式，积极推进妇幼保健和计划生育技术服务机构和职责整合，2015年国家卫生与计划生育委员会发布了《关于各级妇幼健康服务机构业务部门设置指南》（简称《设置指南》)，对妇幼健康专业机构的设置提出了明确要求。

1. 省级妇幼健康服务机构　承担全省妇幼保健技术中心任务，并协助卫生与计划生育行政部门开展区域业务规划、科研培训、信息分析利用、技术推广及对下级机构的指导、监督和评价等工作；《设置指南》还明确提出省级妇幼健康服务机构应设妇幼保健科学研究中心、妇幼卫生计划生育适宜技术培训推广中心，承担科学研究和适宜技术培训推广等工作。

2. 地市级妇幼健康服务机构　根据区域卫生规划承担妇幼保健技术分中心任务，并发挥着承上启下作用。

省、市级妇幼健康服务机构主要设有4个部门。

（1）孕产保健部：设有孕产群体保健科、婚前保健科、孕前保健科、孕期保健科、医学遗传与产前筛查科、产科、产后保健科。此外，根据功能定位、群众需求和机构业务发展需要可增设产前诊断等科室。

（2）儿童保健部：设有儿童群体保健科、新生儿疾病筛查科、儿科、新生儿科等13个科室。

（3）妇女保健部：设有妇女群体保健科、青春期保健科、更老年期保健科、乳腺保健科、妇科、中医妇科。此外，根据功能定位、群众需求和机构业务发展需要可增设妇女营养科、妇女心理卫生科、不孕不育科等科室。

（4）计划生育技术服务部：设有计划生育服务指导科、计划生育咨询指导科、计划生育手术科、男性生殖健康科、避孕药具管理科。

3. 县区级妇幼健康服务机构　是三级妇幼健康服务机构的基础。侧重辖区管理、人群服务和基层指导。业务部门设置主要有：

（1）孕产保健部：设置孕产保健科、产科。

（2）儿童保健部：设置儿童保健科、儿科。

（3）妇女保健部：设置妇女保健科、妇科。

（4）计划生育技术服务部：设计划生育指导科、计划生育技术服务科、避孕药具管理科。

4. 乡级计划生育技术服务机构与乡（镇）卫生院妇幼保健职能整合，村级卫生室和计划生育服务室同时保留。

五、妇女保健工作的方法

2015年国家卫生与计划生育委员会发布《关于妇幼健康服务机构标准化建设与规范化管理指导意见》，意见提出了妇幼健康服务机构应按照保健与临床相结合原则，优化服务流程，整合服务内容,做到群体保健与临床保健相结合,防与治相结合。妇幼保健工作是一个社会系统性工作,应充分发挥各级妇幼保健专业机构及三级妇幼保健网的作用。有计划地组织培训和开展继续教育,不断提高专业队伍的业务技能和水平。在调查研究的基础上,制定工作计划和防治措施,做到群众保健与临床保健相结合;同时开展广泛的社会宣传和健康教育,提高群众的自我保健意识;同时健全有关法律和法规,保障妇女和儿童的合法权利,加强管理和监督。

六、与妇女保健相关的政策、制度、法律

(一)婚前保健和孕产期保健的法规

1. **婚前保健** 医疗保健机构应为公民提供婚前保健服务,包括婚前卫生指导、婚前卫生咨询、婚前医学检查。男女双方经婚前保健教育和医学检查合格后到婚姻登记处登记结婚。对患有特定疾病或不宜生育的男女双方,应向其提供医学建议,暂缓或采取必要措施后结婚。

2. **孕产期保健** 医疗保健机构应为育龄妇女和孕产妇提供孕产期保健,包括:母婴保健、孕产妇保健、胎儿保健、新生儿保健。若发现严重疾病或对孕妇、胎儿生命构成威胁的危险因素,应建议采取避孕或终止妊娠的措施。

3. **终止妊娠及结扎手术的管理** 《母婴保健法》规定应经本人同意签名后方可实施终止妊娠或者结扎手术。本人无行为能力,应征得监护人同意,并签署意见。无监护人的特殊公民,应由其所在单位或居住所在地的居民委员会、村民委员会或民政部门担任监护人。依法接受终止妊娠或结扎手术者享受免费服务。医务人员应严格遵守有关操作规程,提高助产技术和服务质量,预防和减少产科并发症。家庭分娩的产妇应由培训合格的接生人员实行消毒接生,并出具统一印制的新生儿出生医学证明。产妇或新生儿死亡、新生儿先天缺陷者应向当地卫生行政部门报告。

4. **技术鉴定** 公民对婚前医学检查意见、孕产期保健建议、终止妊娠或结扎技术等有异议,可申请技术鉴定;医疗保健机构也可提出技术鉴定申请。技术鉴定结论具有法律效力。县级以上地方人民政府可设立医学技术鉴定组织,依法行使技术鉴定权,负责医学技术鉴定。国家不设技术鉴定组织,省级鉴定为终级鉴定。医学技术鉴定实行回避制度,与当事人有利害关系、可能影响鉴定公正性的人员应当回避。

(二)违反母婴保健法的法律责任

1. **行政责任** 医疗保健机构和医疗保健人员从事医疗保健工作必须有从业资格证书。未按照《母婴保健法》规定取得县级以上卫生行政部门许可的医疗保健机构及非医疗保健机构、医疗保健人员及非医疗保健人员,有下列行为之一的,县级以上地方人民政府卫生行政部门应当予以制止,并根据情节严重程度给予警告或者罚款处罚,其出具的有关婚前医学检查证明、医学技术鉴定证明、遗传病诊断、产前诊断等证明应视为无效,包括:①从事婚前医学检查、遗传病诊断或医学技术鉴定的;②施行终止妊娠手术或结扎术的;③出具法律规定的有关医学证明的。持有从业资格证书的母婴保健工作人员违反规定,出具虚假医学证明或进行胎儿性别鉴定的,按干部人事管理权限由所在的医疗保健机构或所属的卫生行政部门视情节严重性给予行政处分;情节严重者依法取消执业资格。

2. 民事责任　母婴保健人员在诊疗护理过程中，因诊疗护理过失造成母婴死亡、残疾、组织器官损伤，或导致功能障碍的，应根据医疗事故处理办法的有关规定，承担相应的民事责任。

3. 刑事责任　持有从业资格证书的母婴保健人员由于严重失职，造成母婴死亡或者严重损害其身体健康的，依照《刑法》第335条医疗事故罪追究刑事责任。未取得国家颁发的有关资格证书，包括取得行医资格而未取得《母婴保健法》规定的执业资格证书者和非法行医者，施行终止妊娠手术或采取其他方法终止妊娠，致人死亡、残疾、丧失或者基本丧失劳动能力的，依照《刑法》第336条有关规定追究刑事责任。

七、与计划生育相关的政策、制度、法律

《中华人民共和国宪法》规定："国家推行计划生育，使人口的增长同经济和社会发展计划相适应。"而《婚姻法》则将计划生育作为一个基本原则确立在总则之中。

（一）晚婚晚育

《婚姻法》对结婚年龄的规定为：男不得早于22周岁，女不得早于20周岁；晚婚晚育应予鼓励。各地计划生育条例将婚龄推迟3年以上结婚定为晚婚，晚婚后生育为晚育。

（二）生育数量

要以促进人口均衡发展为主线，坚持计划生育基本国策，鼓励按政策生育，2016年1月，我国开始实施修订后的《人口与计划生育法》，全面落实两孩政策，创造有利于发展的人口总量势能、结构红利和素质资本叠加优势，促进人口与经济社会、资源环境协调可持续发展。

（三）优生优育

《婚姻法》规定："直系血亲和三代以内的旁系血亲，患麻风病未经治愈或患其他在医学上认为不应当结婚的疾病"的禁止结婚。《母婴保健法》规定：婚检发现医学上认为不宜生育的严重遗传性疾病；产前诊断发现胎儿患有严重遗传性疾病和严重缺陷者应终止妊娠；生育过严重缺陷患儿的妇女再次妊娠前应进行医学检查等。这些规定为优生工作提供了法律依据。《母婴保健法》还规定：严禁采用技术手段对胎儿进行非法性别鉴定；从事母婴保健工作的人员违反规定，出具虚假医学证明或进行非法胎儿性别鉴定者，由医疗保健机构或卫生行政部门根据情节给予行政处分，严重者取消执业资格。这是我国法律第一次提及关于禁止进行非法性别鉴定，防止出生婴儿性别比失调的规定。

（四）保护妇女计划生育权

妇女权益保障法、劳动法等对妇女在计划生育方面的合法权益都有明确规定：妇女在经期、孕期、产褥期、哺乳期受特殊保护，任何单位不得以结婚、怀孕、产假、哺乳等理由，辞退女职工或者单方解除劳动合同；女方按计划生育要求终止妊娠后6个月内，男方不得提出离婚，因实施绝育手术或其他原因丧失生育能力的女方，离婚时在子女抚养分配方面，应在有利于子女权益的条件下，照顾女方的合理要求；妇女有依法生育子女的权利，也有不生育的自由；育龄夫妇双方依法计划生育，有关部门应当提供安全、有效的避孕措施，保障接受节育术妇女的

健康和安全。这些规定为保障妇女的生育权利和实行计划生育的合法权益、督促有关部门做好计划生育服务工作提供了法律依据。

（五）流动人口计划生育的管理

县级以上人民政府、公安、工商行政管理、劳动就业、卫生、房产管理等行政部门应当配合同级计划生育行政管理部门,做好流动人口计划生育管理和服务工作。

第二节　妇女保健工作内容及妇女保健统计

一、妇女保健工作的内容

（一）妇女各期保健

1. **女童保健**(girls health care)　是指对青春期前(10 岁以下)女性儿童提供的特殊保健服务,是妇女一生生殖健康的基础。女童保健的目的是保护女童生殖系统健康发育,为以后的性及生育功能、生殖健康打下良好基础。

（1）卫生保健：女童注意保持外阴清洁：①大小便后及时清洁外阴,以免尿渍、粪便残留污染内裤和外阴、阴道引起炎症；②婴幼儿尽量不要穿开裆裤,以避免外阴、阴道炎症,同时,可以预防阴道异物损害幼女生殖道健康；③养成每日睡前清洗外阴的好习惯,且做到洗浴用品专人专用,避免交叉感染；④内裤尽量选用棉质的,尽量做到每日更换,用专用洗涤剂清洗,避免穿弹力紧身的化纤内裤,避免刺激外阴皮肤。

（2）预防常见疾病：女童生殖器官较稚嫩,容易受创伤和感染,因此,应注意预防和治疗女童生殖系统常见病,如幼女的外阴阴道炎、外阴阴唇损伤、女童生殖系统肿瘤和畸形等,保护幼女的生殖健康。

（3）性教育：家庭、幼儿园、学校、社会应根据女童生理发育不同阶段特点及时给予有针对性的指导与教育,内容包括：介绍生殖器官的解剖和生理特点；生命的形成和生育过程；青春期发育的表现；月经的知识与外阴清洁卫生的重要性；正确对待女童无意识的性自慰现象；防范对女童的性骚扰和性侵犯。

（4）营养指导：定期对女童进行生长发育监测,了解身高、体重变化,并及时给予适当的营养指导。女童应重点强调预防佝偻病和贫血,因这两种疾病可能会影响女性未来的生育,应及早防治。

2. **青春期保健**(adolescence care)　目的是保证青春期女性正常发育,其内容包括青春期卫生宣教和常见疾病的防治。青春期保健分为三级,其中一级预防是青春期保健的重点。

（1）根据青春期女性的生理、心理和社会行为特点,为培养良好的健康行为给予的保健指导,属于一级预防：包括培养良好的个人生活习惯、合理营养、适当的体育锻炼和劳动。重点进行月经期卫生保健指导、乳房保健指导、青春期心理卫生指导、性知识健康指导及性道德培养。

（2）通过介绍青春期心理变化、与异性的接触交流、健康的价值观等知识，增强青春期女性的自我保健意识，从而形成正确的人生观、世界观、价值观和恋爱观，培养责任心和自我约束力，以顺利地度过青春期；同时，定期进行体格检查，早期发现疾病和行为问题，减少危险因素等属于二级预防。

（3）对青春期女性所患疾病进行治疗属于三级预防。

3. **围婚期保健**（perimarital period care） 是结婚前后为保障婚配双方及其下一代健康所进行的一系列保健服务措施，其目的是为了提高妇女的婚姻保健意识，并接受系统的生育知识指导，以保障婚配双方及下一代的健康。

（1）婚前检查：目的是保证健康的婚配，避免医学上认为不适当的结婚和生育，以利婚配双方和后代的健康，防止一些疾病的传播，特别是遗传性疾病的延续，以减少人群中的遗传病负荷。婚前检查的内容主要包括询问病史、全身体格检查、生殖器官检查及实验室检查。婚前检查在自愿的基础上进行。

（2）婚前保健指导：对妇女进行婚前的健康指导，以生殖健康为中心，提供与结婚、生育以及预防病残儿出生等有关的生殖保健知识教育，提高妇女的婚育保健意识。内容包括《婚姻法》宣传、性保健指导、生育保健指导、新婚节育指导。

4. **围生期保健**（perinatal health care） 是指从妊娠前开始，历经妊娠期、分娩期、产褥期、哺乳期、新生儿期，持续为孕产妇和胎儿、新生儿提供高质量、全方位的健康保健措施，努力提高产科工作质量，降低围生儿及孕产妇死亡率。

（1）孕前期保健：为准备妊娠的夫妇提供健康指导与咨询、孕前医学检查、健康状况评估、健康指导等系列保健服务。指导夫妻双方选择最佳受孕时期，如受孕年龄、最佳的身心状况、良好的社会环境等。长期使用避孕药者应停药半年后再妊娠。积极治疗影响妊娠的疾病。有不良孕产史、遗传病史、传染病史者应接受产前咨询。孕前确定有无病原微生物感染。女性最佳生育年龄为21～29岁，男性为23～30岁。

（2）孕期保健：从确诊妊娠之日起到临产前，为孕妇及胎儿提供的系列保健服务，其目的是加强母儿监护，预防和减少孕产期并发症；开展出生缺陷产前筛查和产前诊断，并及早干预，确保母儿安全。

1）孕早期保健：孕早期是胚胎和胎儿分化、发育的关键时期，应注意防病防畸，内容包括：①确定早孕，登记早孕保健卡；②确定基础血压和体重；③进行高危妊娠的初筛；④询问家族中有无遗传病史；⑤保持室内空气清新，避免接触空气污浊环境，避免病毒感染，戒烟酒；⑥患病用药要遵医嘱，以防药物致畸；⑦了解有无接触过有害的化学制剂及长期放射线接触史；⑧避免精神刺激，保持心情舒畅；注意营养，提供足够热量、蛋白质，多吃蔬菜和水果；⑨生活起居要有规律，避免过度劳累，保证睡眠时间，每日有适度的活动。

2）孕中期保健：孕中期是胎儿发育较快的时期，保健的重点是应加强营养、预防贫血、监测胎儿生长发育。该期应加强营养，适当补充铁剂、钙剂；监测胎儿生长发育的各项指标；预防胎儿发育异常，对胎儿进行开放性神经管畸形和唐氏综合征的筛查；预防妊娠并发症等。

3）孕晚期保健：孕晚期是胎儿生长发育最快的时期，因此营养的补充极为重要。注意补充热量、蛋白质、维生素、微量元素及矿物质，并注意保持营养平衡。定期监测胎儿生长发育的各项指标，防止妊娠并发症。孕晚期还应特别注意监测胎盘功能，及早发现和纠正胎儿缺氧。做好分娩前的心理准备。做好乳房保健以利于产后哺乳。

（3）产时保健：分娩过程中应密切观察产程进展，及时发现和处理异常情况，重点抓好"五防"和"一加强"：①防难产：严密观察产程，推广使用产程图，出现难产及时处理；②防感染：严格执行产房消毒隔离制度及无菌操作技术；③防产伤：严格执行产程处理常规，正确处理难产，严格掌握剖宫产指征；④防出血：积极防治产后出血；⑤防窒息：积极防治胎儿宫内窘迫，正确处理新生儿窒息，高危产妇要加强监护；⑥"一加强"：加强对高危妊娠的产时监护和产程处理，保证母婴安全。同时应重视分娩期产妇的心理护理，耐心安慰产妇，提倡开展家庭式产室，家人陪伴，减轻产妇的焦虑和恐惧。

（4）产褥期保健：目的是预防产后出血、感染等并发症的发生，促进产妇产后生理功能的恢复，其内容包括产后健康指导、家庭适应及产后亲子关系的建立、产后检查及计划生育指导。

1）健康指导：指导产妇注意保持身体的清洁，尤其注意保持外阴和乳房清洁，居室安静、舒适，合理营养，防止便秘，及早下床活动，指导产妇坚持做产后保健操，以利于盆底肌肉和腹肌张力的恢复。

2）家庭适应及产后亲子关系的建立：遵循以家庭为中心的产科护理理念，促进家庭和谐。

3）产后检查和计划生育指导：产后检查包括产后访视及产后健康检查。产后访视安排在产后 3 日内、产后 14 日、产后 28 日，共 3 次。了解产妇子宫复旧、会阴切口及剖宫产伤口愈合情况；检查乳房及母乳喂养情况，产妇的饮食、休息，婴儿的健康情况等，并给予指导和处理。产褥期内严禁性生活。于产后 42 天到医院接受全面的健康检查。

（5）哺乳期保健：哺乳期指产妇用自己的乳汁喂养婴儿的时期，一般为 1 年。哺乳期保健的主要目的是保持和促进母乳喂养。哺乳期保健的内容为指导母乳喂养与哺乳期卫生，包括母乳分泌量、影响乳汁分泌的因素、喂养方法及乳房护理，乳母的饮食、休息、睡眠、断乳等。

5. 围绝经期保健（perimenopausal period care） 围绝经期是指妇女从接近绝经时出现了与绝经有关的内分泌、生物学和临床特征至绝经后 1 年内的时期。围绝经期保健的目的是提高围绝经期妇女自我保健意识和生活质量。内容包括：

（1）通过健康指导帮助围绝经期妇女了解这一特殊时期的生理、心理特点，合理安排生活，加强营养，注意锻炼身体，并保持心情愉快；指导保持外阴清洁以防止感染；每 1～2 年进行 1 次妇科疾病及肿瘤的筛查。

（2）指导并鼓励围绝经期妇女进行缩肛训练，每日 3 次，每次 15 分钟，以预防子宫脱垂和张力性尿失禁；积极防治绝经前月经失调和绝经后阴道流血。指导围绝经期妇女进行激素替代疗法或补充钙剂等防治围绝经期综合征、骨质疏松等。

6. 老年期保健 国际老龄学会规定 60～65 岁为老龄前期，65 岁以上为老龄期。由于生理和心理上的一些变化，老年妇女易出现各种身心疾病。因此，应指导老年人注意劳逸结合，保持生活规律；从事力所能及的工作和社会活动，定期体格检查，防治老年常见病和多发病。

（二）定期进行妇女常见疾病和恶性肿瘤的普查普治

建立健全妇女疾病及防癌保健网，定期进行妇女疾病及恶性肿瘤的普查普治工作，35 岁以上妇女每 1～2 年普查一次。普查内容包括妇科检查（外阴、阴道、宫颈、双合诊、三合诊）、阴道分泌物检查、宫颈细胞学检查、B 型超声检查。当普查发现异常时，应进一步进行阴道镜检查、宫颈活组织检查、分段诊刮术、CT、MRI 等特殊检查。对妇科恶性肿瘤应早发现、早诊断、早治疗，以降低发病率，提高治愈率。

（三）做好计划生育技术指导

开展计划生育技术咨询，普及节育科学知识，大力推广以避孕为主的综合节育措施；人工流产只能作为避孕失败后的补救手段；指导育龄夫妇选择安全有效的节育方法，以降低非意愿妊娠，其中屏障式避孕措施还能预防性病的传播；保证和提高节育手术质量，减少和防止手术并发症的发生，确保手术者安全与健康。

（四）做好妇女劳动保护

采用法律手段，贯彻预防为主的方针，确保女职工在劳动工作中的安全与健康。目前我国已建立较为完善的妇女劳动保护和保健的法律，有关规定如下：

1. 对妊娠 7 个月以上的女职工，用人单位不得延长劳动时间或者安排夜班劳动，并应当在劳动时间内安排一定的休息时间。妊娠女职工在劳动时间内进行产前检查，所需时间计入劳动时间；不得在女职工妊娠期、分娩期、哺乳期降低其基本工资或解除劳动合同；对有两次或以上自然流产史，现又无子女的女职工，应暂时调离有可能导致流产的工作岗位。

2. 女职工顺产假为 98 日，其中产前休息 15 日，难产增加产假 15 日。生育多胞胎的，每多生育 1 个婴儿，增加产假 15 日。女职工怀孕未满 4 个月流产的，享受 15 日产假；怀孕满 4 个月流产的，享受 42 日产假。

3. 哺乳期为 1 年，不得安排夜班及加班。用人单位应当在每日的劳动时间内为哺乳期职工安排 1 小时哺乳时间；女职工生育多胞胎的，每多 1 个婴儿每日多增加 1 小时哺乳时间。

二、妇女保健统计指标

妇女保健统计是研究妇女保健的数量关系及其规律的科学，旨在反映各项妇女保健指标的数量和质量问题。各级医疗保健机构应认真做好原始资料的收集和调查工作，定期向有关部门提供数据资料。

（一）孕产期保健工作统计指标

1. 产前检查率 = 期内产前检查总人次数 / 期内孕妇总数 ×100%

2. 高危妊娠管理率 = 期内高危妊娠管理人数 / 同期高危妊娠人数 ×100%

3. 住院分娩率 = 期内住院分娩的人数 / 同期产妇数 ×100%

4. 剖宫产率 = 期内某地区剖宫产活产儿数 / 期内该地区活产儿数 ×100%

5. 产后访视率 = 期内接受产后访视的产妇人数 / 同期产妇数 ×100%

6. 孕产妇系统管理率 = 期内接受系统管理的孕产妇人数 / 活产儿数 ×100%

（二）孕产期保健效果指标

1. 孕产妇死亡率 = 年内孕产妇死亡数 / 年内孕产妇总数 ×10 万 /10 万

2. 围生儿死亡率 =（孕 28 足周以上死胎 + 生后 7 日内新生儿死亡人数）/（孕 28 足周以上死胎 + 活产数）×1000‰

3. 新生儿死亡率 = 期内生后 28 日内新生儿死亡数 / 期内活产儿数 ×1000‰

4. 6 个月内母乳喂养率 =（调查前 24 小时母乳喂养婴儿数 / 调查 6 个月内婴儿数）×100%

5. 新生儿访视覆盖率 =（该年接受 1 次及 1 次以上访视的新生儿人数 / 同期活产数）× 100%

（三）计划生育统计指标

1. 人口出生率 = 期内出生人数 / 期内平均人口数 × 1000‰

2. 计划生育率 = 符合计划生育要求的活胎数 / 同年活产儿总数 × 100%

3. 节育率 = 落实节育措施人数（夫妇任一方）/ 已婚育龄妇女数 × 100%

4. 节育失败率 = 采取节育措施而妊娠的人数 / 落实节育措施总人数 × 100%

5. 某项计划生育手术并发症发生率 = 期内该地区该项计划生育手术并发症发生例数 / 期内该地区该项计划生育手术总例数 × 10 000/ 万

（四）妇女常见病普查普治统计指标

1. 妇女常见病筛查率 = 期内该地区实查人数 / 期内某地区 20 ~ 64 岁妇女人数 × 100%

2. 妇女常见病患病率 = 期内该地区妇女常见病患病总人数 / 期内某地区实查人数 × 100%

3. 妇女常见病的普治率 = 接受治疗人数 / 患病总人数 × 100%

第三节　女性性行为与性卫生的健康指导

随着社会经济的飞速发展，人们在物质需要满足的同时，社会上不健康的东西也侵入人们的生活，使性犯罪和性传播性疾病成为当今世界严重的社会经济问题和公共卫生问题。为保证妇女生殖健康，有计划地进行性知识和性道德教育，使人们具有科学地性知识、正确的性观念、高尚的性道德和健康的性行为是妇女保健工作的重要内容。

一、女性性行为及健康指导

（一）女性性行为

1. **性欲**（sexual desire） 是人类本能之一，是一种在一定的生理和心理基础上，在性刺激的激发下产生与性伴侣完成身心结合的欲望。性刺激可以是来自触觉、视觉、听觉、嗅觉及味觉等非条件的感官刺激，也可以是建立在性幻想、性意识、性知识、性经验等复杂思维活动基础上的条件刺激。性欲可以分为接触欲和胀满释放欲。女性表现为要求抚摸和阴道容纳的欲望。这种欲望在青春期前不明显，青春期后逐渐增强并成熟。性成熟后的性欲称为成熟性欲，成熟性欲的出现使得性生活具有生殖意义。性欲在绝经后逐渐减弱，但能保持终身。

2. **性行为**（sexual behavior） 是指为满足性欲和获得性快感而出现的动作和活动，可分为狭义和广义两种。狭义性行为专指性交（sexual intercourse），即以男性阴茎和女性阴道交媾方式进行的性行为，具有生殖意义。广义性行为泛指接吻、拥抱、爱抚、自慰等各种其他性刺激形成的行为及各种本性、象征性、与性有联系的行为，如恋爱、结婚、阅读成人书刊、观看成人电影等。性行为的功能是繁衍后代、获得愉悦和维护健康。人类性行为最重要的特征是必须受社会道德规范和法律约束。

3. 影响性欲和性行为的因素

（1）生理因素：性欲和性行为是一种与生俱来的本能，个体的性遗传特征和生殖器解剖结构以及神经内分泌的生理调节是性欲和性行为的生物学基础，也决定了本能性性行为的方式和动力。

（2）心理因素：是人类性行为独有的也是重要的影响因素。儿童自3~4岁开始便认知自己的生物学性别。这种自身性别的确认影响其一生在服饰、言语、举止及生活、人际交往和职业活动的性别特征。进入青春期，随着生理发育和性心理逐渐成熟，产生性要求和择偶意识。到一定年龄又自然产生恋爱和结婚的要求。心理因素决定性取向，性取向又决定性行为。虽然绝大多数人的性取向为异性，但约有5%男性和2%女性的性取向为同性。"同性恋"已不再被认为是异常的性取向。一般认为"同性恋"是由先天因素所决定的，部分可以在后天被诱导发生。另有少数人的性取向为异性和同性，被称为"双性恋"。"双性恋"可发生于同一时期，也可因境遇分别发生于一生不同时期。

（3）社会因素：人的社会属性决定人类性行为是特殊的社会行为，两性关系是一切人际关系的前提和起源。社会以它的风俗、宗教、伦理、规章及法律修饰和制约个人性行为的内容和方式，使人类性行为必须对社会负责，并接受社会制约。随着科技发展和社会文明进步，人类性行为也会改变社会认可的性行为模式。因此，社会也要不断研究和改进人类自身的性问题，并进行正确的控制。

（二）女性性行为的健康指导

性健康指导的目的是向各年龄段的人群普及性生理和性心理知识，树立对性的正确态度，确立科学的性观念，重视性教育道德价值，选择健康的性行为，预防性传播疾病和消除性犯罪。

1. 性健康指导的内容 主要是性知识教育。包括：①性生理医学知识：如男女生殖器解剖生理、性反应特点、与性有关的疾病、性功能障碍、性传播疾病及其预防、计划生育和优生优育等；②性心理知识包括男女性心理形成、发展和成熟，社会性别的规范，性欲和性冲动的心理特点等；③性道德教育包括恋爱和婚姻道德、男女平等、尊重女性等；④性法学教育包括性犯罪预防等。

2. 女性不同年龄阶段的性健康指导

（1）儿童期：性健康教育的重点是指导孩子树立正确的性态度和帮助孩子培养正确的性别自认和性别角色意识。男女在生物学上的差别称为"性"，在心理学上的差别称为"性别"，在社会学上的差别称为"性别角色"。一个人把自己看成男性或女性就是"性别自认"。儿童的性别自认是在生物学基础上通过后天学习得来的。因此必须对孩子进行性别自认教育，正确引导孩子从幼年起保证其性别角色、性别与性保持一致。

（2）青少年期：青少年期是性健康指导的关键阶段。主要向青少年传授科学的性知识，纠正与性有关的认识和行为偏差，树立健康的性意识。教育他们正确认识初次遗精和月经初潮，正确认识性欲和性冲动，正确认识手淫。应该让青少年知道，手淫是常见和正常的现象，是消除性紧张的自慰行为，其本身对健康并无害处。青少年性健康指导要在普及性知识基础上，重点突出性道德教育，帮助青少年认识和适应青春期身心的急剧变化，能够正确、理智地对待性问题，树立健康的性观念，使他们的行为方式符合社会发展和社会行为规范。

（3）成人期：性健康指导的主要任务是帮助成年人建立幸福的夫妻生活，并在普及性知识的同时，教育他们遵守合乎性道德规范的行为准则，帮助他们学会如何对自己子女进行性健康指导。

（4）老年期：老年人性健康指导的重点是帮助他们了解老年人生理特点，树立正确的性观念，建立适合老年人生理特点的性生活习惯和方式，从而达到延年益寿的目的。

二、女性性卫生及健康指导

性卫生（sexual hygiene）是指通过性卫生保健而实现性健康和达到提高生活质量的目的。性卫生包括性心理卫生和性生理卫生。

（一）性心理卫生及健康指导

健康的性心理是健康性生活的基础和前提，它要求夫妻双方首先清楚性生活是人类心理和生理的需要，是人体性功能的正常表现，也是夫妻生活重要的和不可缺少的组成部分。因此，夫妻双方不应为对方的性要求而反感或恐惧，也不应为自身的性要求而内疚或羞愧。对于妇女，更要改变自己在性生活中的被动角色，要主动参与。其次，夫妻双方要充分认识男女双方性反应的差异。一般来说，女性性反应具有以下几个特点：①女性性唤起较缓慢；②性敏感区较广泛，除生殖器外，还包括大腿内侧、臀部、乳房、唇、舌、脸颊、颈项、腋下等，几乎占了全身大部分区域；③对听觉和触觉较敏感，尤其触觉最敏感，但视觉不及男性；④虽然达到性高潮较慢，但高潮体验较男性强烈，而且拥有连续性高潮能力。另外，女性性反应个体差异较大，即使同一个体在不同时期、不同条件下反应也可能不一致。所以对女性性反应的特点应有充分了解，合理安排性生活，正确掌握每次性生活的节奏。盲目追求女性性高潮或完全忽视女性正常性要求，均可能导致双方性功能障碍。

（二）性生理卫生及健康指导

1. **良好的生活习惯**　妇女应有良好的生活习惯，不酗酒、不吸烟。酗酒既不利于健康，也可抑制性功能。酒精剂量越大、浓度越高，性兴奋越弱。吸烟可抑制卵巢功能。吸毒对性功能更不利。

2. **性器官卫生**　女性外生殖器解剖结构特殊，较男性更容易发生感染，因此，需要特别注意外生殖器清洁。在每次性生活之前，清洁男女外生殖器对预防女性泌尿生殖系统感染性疾病有特殊意义。

3. **性生活卫生**　要根据夫妻双方具体情况，合理安排性生活时间、频率和时机。应特别注意女性月经期、妊娠期、哺乳期和绝经期的性生活卫生。另外，由于性生活时消耗体力，伴有心率增加、血压升高、呼吸增快、全身肌肉张力增加等生理变化，所以对于心、肺、肝、肾等重要脏器有功能不全或有高血压、动脉硬化等严重疾病者，应在医师指导下进行性生活。

4. **避孕**　对不再有生育要求的育龄夫妇，应采取有效的、适合夫妻双方的避孕措施，避免意外妊娠。

5. 预防性传播疾病 对于一方已患性传播疾病时，应积极治疗。患病期间暂停性生活。必要时使用避孕套，以预防夫妻间传播。

（夏焕君）

学习小结

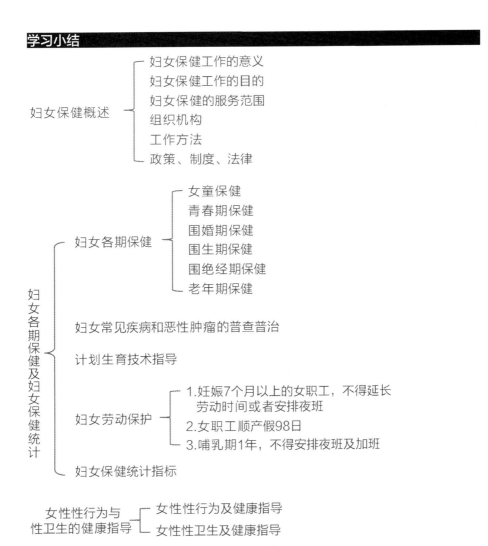

妇女保健概述 ┬ 妇女保健工作的意义
　　　　　　├ 妇女保健工作的目的
　　　　　　├ 妇女保健的服务范围
　　　　　　├ 组织机构
　　　　　　├ 工作方法
　　　　　　└ 政策、制度、法律

妇女各期保健及妇女保健统计 ┬ 妇女各期保健 ┬ 女童保健
　　　　　　　　　　　　　　├ 青春期保健
　　　　　　　　　　　　　　├ 围婚期保健
　　　　　　　　　　　　　　├ 围生期保健
　　　　　　　　　　　　　　├ 围绝经期保健
　　　　　　　　　　　　　　└ 老年期保健
├ 妇女常见疾病和恶性肿瘤的普查普治
├ 计划生育技术指导
├ 妇女劳动保护 ┬ 1.妊娠7个月以上的女职工，不得延长劳动时间或者安排夜班
　　　　　　　　├ 2.女职工顺产假98日
　　　　　　　　└ 3.哺乳期1年，不得安排夜班及加班
└ 妇女保健统计指标

女性性行为与性卫生的健康指导 ┬ 女性性行为及健康指导
　　　　　　　　　　　　　　　└ 女性性卫生及健康指导

复习参考题

1. 妇女各期保健的内容有哪些？

2. 简述产时保健"五防、一加强"的内容。

3. 简述妇女劳动保护措施。

参考文献

<<<<<< 1　安力彬,陆虹. 妇产科护理学. 第 6 版. 北京：人民卫生出版社,2017.

<<<<<< 2　余艳红,陈叙. 助产学. 第 1 版. 北京：人民卫生出版社,2017.

<<<<<< 3　谢辛,苟文丽. 妇产科学. 第 8 版. 北京：人民卫生出版社,2013.

<<<<<< 4　蔡文智,王玉琼. 妇产科护理学. 第 2 版. 北京：人民卫生出版社,2013.

<<<<<< 5　张新宇,张秀平. 妇产科护理学. 第 3 版. 北京：人民卫生出版社,2013.

<<<<<< 6　张秀平. 母婴保健. 第 2 版. 北京：人民军医出版社,2014.

<<<<<< 7　郑修霞. 妇产科护理学. 第 5 版. 北京：人民卫生出版社,2012.

<<<<<< 8　沈铿,马丁. 妇产科学. 第 3 版,北京：人民卫生出版社,2016.

<<<<<< 9　夏海鸥. 妇产科护理学. 第 3 版. 北京：人民卫生出版社,2014.

<<<<<< 10　丰有吉,沈铿. 妇产科学. 第 2 版. 北京：人民卫生出版社,2013.

<<<<<< 11　张宏玉,王爱华,徐鑫芬. 助产学. 北京：科学技术文献出版社,2015.

<<<<<< 12　柏树令,应大君. 系统解剖学. 第 8 版. 北京：人民卫生出版社,2015.

<<<<<< 13　李和,黄辰. 生殖系统. 北京：人民卫生出版社,2015.

<<<<< 14 李小寒, 尚少梅主编. 基础护理学. 第 5 版. 北京. 人民卫生出版社, 2016.

<<<<< 15 吕探云, 孙玉梅主编. 健康评估. 第 3 版. 北京. 人民卫生出版社, 2016.

<<<<< 16 张学红. 辅助生殖护理技术. 第 1 版. 北京: 人民卫生出版社, 2015.

<<<<< 17 刘黎青. 组织学与胚胎学. 第 3 版. 北京: 人民卫生出版社, 2016.

<<<<< 18 吴圣楣, 蔡威. 新生儿营养学. 第 2 版. 北京: 人民卫生出版社, 2016.

<<<<< 19 邵淑娟. 组织学与胚胎学. 第 6 版. 北京: 人民卫生出版社, 2015.

<<<<< 20 李晓捷. 人体发育学. 第 2 版. 北京: 人民卫生出版社, 2013.

<<<<< 21 黄群. 围产期护理. 北京: 人民卫生出版社, 2012.

<<<<< 22 卢碧瑛. 简明产科护理. 北京: 人民军医出版社, 2006.

<<<<< 23 杜玉开, 张静. 妇幼保健学. 北京: 人民卫生出版社, 2009.

<<<<< 24 国家卫生和计划生育委员会. 卫生部办公厅关于在医疗机构推行表格式护理文书的通知. 卫办医政发[2010] 125 号.

<<<<< 25 国家卫生和计划生育委员会. 卫生部关于印发《病历书写基本规范》的通知. 卫医政发[2010]11 号.

<<<<< 26 Chris Henderson, Sue Macdonald. Mayes' Midwifery. 13th. London: Elsevier Limited. 2004.

索 引

阔韧带（broad ligament） 012